Dr. Peter J. D'Adamo
mit Catherine Whitney
4 Blutgruppen
Richtig leben

PIPER

Zu diesem Buch

Überall auf der Welt leben schon Millionen Menschen nach dem Blutgruppen-Konzept von Dr. Peter J. D'Adamo, im deutschsprachigen Raum sind es viele Hunderttausend. Nach zwei Bestsellern – dem Grundlagenbuch und dem Kochbuch – legt der Naturheilmediziner nun sein drittes Buch vor. Es verwertet neueste Forschungsergebnisse und zahlreiche Patientenberichte. Diese zeigen, dass es ein blutgruppenspezifisches Profil für beinahe jeden Aspekt unseres Lebens gibt und dass uns unsere Blutgruppe »sagt«, wie wir besser leben können. Dr. Peter J. D'Adamo gibt Ratschläge für körperliches und seelisches Wohlbefinden: Er zeigt geeignete Strategien für die richtige Lebensweise und den emotionalen Ausgleich, auch modifiziert für Kinder und ältere Menschen. Außerdem beschreibt er die passende Zwei-Stufen-Diät und empfiehlt individuelle Diätrichtlinien und Therapien bei bestimmten chronischen Krankheiten.

Dr. Peter J. D'Adamo, geboren 1956 in New York, ist einer der bekanntesten Naturheilmediziner der USA. Über viele Jahre hinweg hat er die Zusammenhänge zwischen Blutgruppe, Lebensweise, Ernährung, Gesundheit und Krankheiten erforscht. Er hat mit seinem ersten Buch zum Blutgruppenkonzept »4 Blutgruppen. 4 Strategien für ein gesundes Leben« einen internationalen Bestseller veröffentlicht.

www.dadamo.com

Catherine Whitney, geboren 1950 in Seattle, ist Co-Autorin zahlreicher Gesundheitsbücher.

Dr. Peter J. D'Adamo
mit Catherine Whitney

4 Blutgruppen
RICHTIG LEBEN

Das individuelle Konzept für körperliches und seelisches Wohlbefinden

Aus dem Amerikanischen von
Christa Broermann, Erica Mertens-Feldbausch,
Elsbeth Ranke und Werner Roller

PIPER
München Berlin Zürich

Mehr über unsere Autoren und Bücher:
www.piper.de

Von Dr. Peter J. D'Adamo liegen im Piper Verlag vor:
4 Blutgruppen. Das Original-Blutgruppenkonzept (Tipps für die Blutgruppe A)
4 Blutgruppen. Das Original-Blutgruppenkonzept (Tipps für die Blutgruppe 0)
4 Blutgruppen. Das Original-Blutgruppenkonzept (Tipps für die Blutgruppe B)
4 Blutgruppen. Das Original-Blutgruppenkonzept (Tipps für die Blutgruppe AB)
4 Blutgruppen. 4 Strategien für ein gesundes Leben
4 Blutgruppen. Das Lexikon für ein gesundes Leben
4 Blutgruppen. Das Kochbuch für ein gesundes Leben
4 Blutgruppen. Richtig leben
4 Blutgruppen. Das große Kochbuch

Die deutsche Ausgabe wurde gegenüber dem amerikanischen Original leicht gekürzt. Teil I wurde von Erica Mertens-Feldbausch übersetzt, die anderen Teile von Christa Broermann, Elsbeth Ranke und Werner Roller.

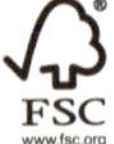

MIX
Papier aus verantwortungsvollen Quellen
FSC® C083411

Ungekürzte Taschenbuchausgabe
Juli 2002 (TB 23550)
1. Auflage Januar 2015
3. Auflage 2016
© Hoop-A-Joop, LLC 2001
Titel der amerikanischen Originalausgabe:
»Live Right For Your Type – The Individualized Prescription for Maximizing Health, Metabolism, and Vitality in Every Stage of Your Life«, G. P. Putnam's Sons, New York 2001
© der deutschsprachigen Ausgabe:
Piper Verlag GmbH, München/Berlin 2001
Umschlaggestaltung: FAVORITBUERO, München
Umschlagabbildung: Shutterstock.com/Yuganov Konstantin
Redaktion: Linda Strehl
Satz: Dr. Ulrich Mihr GmbH, Tübingen
Gesetzt aus der Times
Druck und Bindung: CPI books GmbH, Leck
Printed in Germany   ISBN 978-3-492-30653-9

Für Martha, zu der alle Gedanken zurückkehren

Ein wichtiger Hinweis

Das vorliegende Buch stellt keinen Ersatz für die Empfehlungen eines Arztes oder anderer mit der medizinischen Versorgung beauftragter Personen dar. Es soll den Leser vielmehr mit den nötigen Informationen versorgen, die ihm bei der Zusammenarbeit mit Ärzten und anderen Gesundheitsexperten im Hinblick auf Gesundheit und optimales Wohlbefinden von Nutzen sein können. Alle Fragen der Gesundheit bedürfen der fachkundigen Beurteilung durch einen Arzt. Autor und Verlag sind weder haftbar noch verantwortlich für irgendwelche Nachteile oder Schäden, die angeblich aus einer in diesem Buch enthaltenen Information oder einem darin gemachten Vorschlag erwachsen.
Aus Gründen der ärztlichen Schweigepflicht hat der Autor alle Angaben zur Identität der in den Fallgeschichten und Studien über die Ergebnisse der Blutgruppendiät vorgestellten Personen geändert.
Autor und Verlag übernehmen keine Verantwortung für allfällige Waren und/oder Dienstleistungen, die in diesem Buch angeboten oder erwähnt werden, und lehnen ausdrücklich jede Haftung in bezug auf die Verfügbarkeit solcher Waren und/oder Dienstleistungen ab. Desgleichen sind Autor und Verlag weder verantwortlich noch haftbar für irgendwelche Nachteile, Schäden oder Kosten, die Personen oder Eigentum im Zusammenhang mit derlei Waren und/oder Dienstleistungen erwachsen.

Inhalt

Danksagungen

Die vier Jahre seit Veröffentlichung von *4 Blutgruppen – Vier Strategien für ein gesundes Leben* waren arbeitsreich und produktiv. In dieser Zeit wurde das Buch in über vierzig Sprachen übersetzt und damit die Blutgruppendiät Millionen von Lesern bekannt. Mittlerweile findet die Blutgruppendiät international Anerkennung, und wir gingen neue Wege, um den Zugang zur Lehre von den Blutgruppen und den Umgang mit der Blutgruppendiät zu erleichtern – ein Ziel, das mit der Veröffentlichung von *4 Blutgruppen – Das Kochbuch für ein gesundes Leben* erreicht wurde. Und schließlich machen wir uns inzwischen die Möglichkeiten des Internet voll zunutze. Auf unserer Website www.dadamo.com. finden Sie allerlei Wissenswertes, Hinweise zur Ernährungsumstellung und – besonders wichtig – das Feedback von Tausenden von Lesern in aller Welt.

Dieses Werk ist das Ergebnis gemeinsamer Anstrengungen von zahlreichen begabten und engagierten Mitarbeitern – von Ärzten, Wissenschaftlern, Ernährungsexperten und anderen ärztlichen Spezialisten, von Verlegern und Buchhändlern. Hinzu kommen die wertvollen Anregungen und Kommentare unzähliger Einzelpersonen, die mit ihren Gedanken und Erfahrungen dazu beitrugen, unsere Arbeit ständig zu verbessern und auf den neuesten Stand zu bringen. Es ist mir nicht möglich, jeden einzelnen Namen zu nennen, aber ich bin allen zu großem Dank verpflichtet.

4 Blutgruppen – Richtig leben ist das Ergebnis jahrelanger Forschungs- und Entwicklungsarbeit, für die wir uns neue, bahnbrechende Erkenntnisse aus der Genforschung und die Ergebnisse zahlloser klinischer Studien über Blutgruppe und Gesundheit

zunutze machten. Mein besonderer Dank gilt jenen, die sich um die Entstehung dieses Werkes besonders verdient gemacht haben:
Catherine Whitney, meine Mitautorin, und deren Mitarbeiter Paul Krafin formten eine unglaubliche Fülle wissenschaftlicher Fakten zu einem gut lesbaren Text und leichtverständlichen Ratgeber – eine Aufgabe, die sie mit Enthusiasmus und Hingabe bewältigten.
Des weiteren gilt mein Dank meinem Freund und Kollegen Dr. Gregory Kelly, der mit einem hohen Maß an unschätzbarer klinischer Erfahrung und scharfem wissenschaftlichem Verstand zur Glaubwürdigkeit der jüngsten, medizinisch fundierten Informationen beitrug.
Janis Vallely, meine Agentin und hochgeschätzte Kollegin und Freundin, ist die beste Fürsprecherin, die man sich nur wünschen kann.
Amy Hertz, meine Lektorin bei Riverhead/Putnam, nahm sich in drei Büchern meiner Arbeit mit Geduld und Kompetenz an. Dasselbe gilt für die Mitarbeiter des Verlages Riverhead/Putnam, die unter Führung von Susan Petersen durch ihre unermüdliche Arbeit zu einem derartigen Erfolg beigetragen haben.
Danken möchte ich zudem folgenden Personen, die mich mit ihren Fähigkeiten und ihrem Können in meiner Arbeit unterstützten:
Michael Geoghegan von Penguin Putnam für seinen wertvollen Rat; Dr. Klaus Stadler, meinem Lektor beim Piper Verlag; Jane Dystel, Catherine Whitneys Literaturagentin; Paul Schulick und Thomas Newmark von New Chapter; Dr. Joseph und Lara Pizzorno; Dr. Jules Harran; Ron Rubin von The Rebublic of T; Dr. Steven Barries von den Great Smokies Diagnostic Laboratories für seine Unterstützung und Dr. Jeffrey Bland für sein gedankenanregendes Nachwort.
Zu danken habe ich auch meinen Mitarbeitern in der Summer Street 2009, die die Stellung hielten und sich hervorragend um meine Patienten kümmerten, während ich dieses Buch schrieb.
Zwei Cyber-Freunde möchte ich ganz besonders erwähnen:

Heidi (^heidi^) Merritt und Steve (sTeve) Shapiro, die soviel dazu beigetragen haben, die Webseite www.dadamo.com zu einem beliebten Treffpunkt zu machen.
Mein besonderer Dank gilt Eric und Olga Butterworth für ihre Zuneigung und Unterstützung, sowie Robert Messineo für gemeinsame Segelabenteuer.
Und wie immer bin ich besonders dankbar für die Einsicht, die Liebe und Ermunterung von Seiten meiner Familie: Dr. James und Christl D'Adamo, James und Ann D'Adamo und Michele D'Adamo.
Besonders dankbar bin ich auch Marge und Jim Burris für ihre unermüdliche Hilfe und die großzügige Überlassung ihres Wohnsitzes auf Martha's Vineyard – einer einladenden Umgebung während der Arbeit an diesem Buch.
Und schließlich danke ich meiner Frau und Gefährtin Martha und meinen Töchtern Claudia und Emily; sie sorgten während der Arbeit an diesem Buch für die nötige Bodenhaftung und machen mein Leben zu einem einzigen glücklichen Abenteuer.

»Nimm ein Blatt Papier und zerreiße es in kleine Fetzen. Das Ergebnis: ein in Fragmente geteiltes Papier. Das ganze Blatt ist die Summe aller Fragmente. Das nennt man Teilung. Der Geist jedoch läßt sich individualisieren, das heißt, er kann sich in vielen Einzelfragmenten offenbaren – in einer Unzahl von Menschen, von denen jeder die Essenz des Ganzen in sich trägt. Jeder ist Geist, und das Ganze bleibt trotz Teilung unversehrt.«

Eric Butterworth

Einführung

Der nächste Schritt

Wir alle tragen in unserem Blut das lebendige Andenken an die Entwicklungsgeschichte der Menschheit. Und eines Tages werden andere das, was an uns erinnert, in eine Zukunft hineintragen, von der wir uns heute keine Vorstellung machen können. Die Menschheit entwickelt sich fortwährend weiter – sie gleicht einem kunstvoll erbauten Gerüst, das niemals ganz vollendet sein wird. Im Klartext heißt dies – unsere Lebensweise von heute wird eines Tages Bestandteil des genetischen Profils unserer Nachkommen sein.

Die Lehre von den Blutgruppen bietet uns eine einzigartige Möglichkeit, die Vergangenheit unter die Lupe zu nehmen, das eine oder andere daran zu verändern und eine verbesserte Version weiterzugeben. Sie liefert uns das Wissen und Rüstzeug nicht nur zur Verbesserung unseres Lebens im Hier und Jetzt, sondern auch für die Aufzeichnung und Speicherung dieser Verbesserungen auf unserer genetischen Festplatte.

Beim Erscheinen von *4 Blutgruppen – Vier Strategien für ein gesundes Leben* vor fünf Jahren gingen wir von einer ganz schlichten Voraussetzung aus – nämlich daß sich die vielfältigen Widersprüche in ernährungswissenschaftlichen Studien und in Untersuchungen zur Überwindung von Krankheiten durch die Blutgruppe aufklären ließen. Weshalb gelang es manchen Menschen durch eine bestimmte Diät oder Ernährungsweise, ihr Gewicht zu reduzieren, anderen hingegen nicht? Und warum blieben manche Menschen bis ins hohe Alter hinein vital, während andere geistig und körperlich sichtlich abbauten? Obwohl als Spezies einander weitgehend ähnlich, schienen sich die Menschen durch individuelle Andersartigkeiten deutlich voneinander

zu unterscheiden. *4 Blutgruppen – Vier Strategien für ein gesundes Leben* war das erste Ernährungsfachbuch, das sich mit dieser biologischen Individualität eingehend befaßte. Zehntausende von ärztlich attestierten Resultaten und neue Befunde aus der Genforschung beweisen, daß die Blutgruppendiät zu einem zuverlässigen, soliden Pfeiler gesunder Lebensführung geworden ist.
Doch *4 Blutgruppen – Vier Strategien für ein gesundes Leben* eröffnete darüber hinaus auch neue Wege für Untersuchungen, die über das Thema Ernährung selbst weit hinausgehen. Erwies sich die Blutgruppe als Schlüssel zu einer gesunden Ernährung, konnte sie uns dann nicht auch ebensogut Zugang zu einer gesunden Lebensweise verschaffen? Angesichts der rasanten Fortschritte in der Genforschung, die es ermöglichten, den Einfluß der Blutgruppe auf sämtliche menschliche Körperzellen zu untersuchen, gewann diese provokante Frage zunehmend an Aktualität. Das Ergebnis liegt nun in Gestalt des Buches *4 Blutgruppen – Richtig leben* vor – einer den gesamten Organismus umfassenden Blaupause individueller blutgruppenspezifischer Stärken und Schwächen. Ihr Verdauungssystem, Ihr Umgang mit Streß und Ihre seelisch-geistige Verfassung, die Leistungsfähigkeit Ihres Stoffwechsels und die Stärke Ihres Immunsystems – all dies ist eng mit Ihrer Blutgruppe verknüpft. Auf dem Fundament dieser Erkenntnisse schaffen wir Ihnen im Rahmen dieses Buches eine praktische Handhabe, die Ihnen die Umsetzung in die Praxis erleichtert.

- Entscheiden Sie sich für eine auf Ihre Bedürfnisse und Neigungen abgestimmte Lebensweise.
- Gliedern Sie Ihre Tage auf; das mindert Streß und bringt ein Mehr an Zufriedenheit.
- Erziehen Sie Ihre Kinder so, daß deren einzigartiges Potential voll zum Tragen kommt.
- Leben Sie länger und entgehen Sie dabei dem geistigen und körperlichen Verfall des Alterungsprozesses.
- Stimmen Sie Ihre Ernährungsstrategie ganz gezielt auf einen erneuten Zuwachs an Energie und Ausdauer ab.

- Überwinden Sie die chronischen Gesundheitsstörungen, die Ihnen und Ihrer Familie möglicherweise jahrzehntelang zu schaffen gemacht haben.
- Erlangen Sie ein emotionales Gleichgewicht und schalten Sie Angst- und Depressionszustände aus.
- Fühlen Sie sich körperlich, seelisch und in Ihrer Welt rundum gut.

Wir leben in einer spannenden Epoche unserer Geschichte – das heißt, in einer Phase, in der wir eine beispielhafte Verschiebung unsere Denkens erfahren und miterleben. Unsere Technologien – einstmals für die nähere Erforschung unserer Gleichartigkeit genutzt – bedienen sich heute ausgefeilter Methoden, die uns erlauben, Veränderungen und Unterschieden auf die Spur zu kommen. Modernste Erkenntnisse aus jüngster Vergangenheit gibt es in Hülle und Fülle und sind jedermann frei zugänglich. Im Juni 2000 gaben das Human Genome Project (Projekt zur Erforschung des menschlichen Genoms), ein staatlich gefördertes Forschungsprojekt zur Entschlüsselung des gesamten Aufbaus des menschlichen Erbgutes, und das Biotechnologieunternehmen Celera die Entschlüssselung der DNS-Bausteine des menschlichen Genoms in einer Rohfassung bekannt. Ihr Ziel ist die Vollendung einer qualitativ hochwertigen Version bis zum Jahr 2003.

Dank der Molekularbiologie ist es uns möglich, Unterschiede und Andersartigkeiten auf greifbare Weise zu erfassen. Und die Erkenntnisse auf den Gebieten der Genetik und Biovielfalt vermehren sich in atemberaubendem Tempo. Auf der Basis dieser genetischen »Ausgrabungsarbeiten« können wir bei der Überprüfung der Prinzipien blutgruppenspezifischer Zusammenhänge zunehmend in größere Tiefen vorstoßen. Heute, nach dem Überschreiten der Schwelle zu einem neuen Jahrhundert, wissen wir endlich die Bedeutung der eigenen Blutgruppe zu nutzen.

Peter J. D'Adamo
September 2000

Teil I

Der Einfluß der Blutgruppe

1 Das unverwechselbare Du

Das Blutgruppen-Gen

Wodurch bin ich *Ich* und du *Du*? Diese Frage bildet den Kernpunkt des genetischen Puzzles und ist auch von zentraler Bedeutung für die Erforschung der Blutgruppen. Welche belebende Kraft wirkt in dem Naturgesetz, das über die individuell unterschiedliche, einzigartige Zusammensetzung von Charakteristika jedes einzelnen Menschen entscheidet?

Der Schlüssel zu diesem Geheimnis liegt im genetischen Erbe. Dieses genetische Erbe gleicht einer ununterbrochenen Lebenslinie und reicht vom 21. Jahrhundert, in dem Sie leben, zurück bis hin zu Ihren Vorfahren, denen Sie durch ein gemeinsames Band verbunden sind. Die genetischen Informationen, aus denen sich die besonderen Charakteristika Ihrer Vorfahren entwickelten, wurden an Sie weitergegeben.

Als hilfreich erweist sich hier vielleicht der Vergleich mit der Art und Weise, in der ein Computer mit Informationen umgeht. Nehmen wir beispielsweise die Arbeit an diesem Buch. Während ich an meinem Computer sitze, sind mir nur durch meine schöpferischen Kräfte und meine Schreibfertigkeiten Grenzen gesetzt. Ansonsten aber steht es mir frei, Wörter, Sätze oder gar ganze Absätze beliebig hin- und herzuschieben. Alle diesbezüglichen Informationen sind im sogenannten RAM (engl. random access memory, Arbeitsspeicher) meines Computers gespeichert. Käme es unversehens zu einem Stromausfall oder würde ich es versäumen, das Geschriebene auf der Festplatte zu sichern, würde alles verlorengehen. Bin ich jedoch mit dem Text zufrieden, speichere ich ihn auf Dauer auf der Festplatte, um ihn später jederzeit wieder abrufen zu können.

Unser genetisches Erbe gleicht einer biologischen Festplatte.

Globus	=	menschliche Zelle
Staaten	=	Chromosomen
Länder	=	Chromosomenbande
Städte	=	Gene
Menschen	=	DNS

Ein einfacher Weg, sich von den Zusammenhängen in diesem komplexen Netzwerk ein Bild zu machen, besteht darin, sich die eigene Beziehung zur Welt vor Augen zu halten. Betrachten Sie die Erde als menschliche Zelle. Der Globus (Zelle) ist in viele Staaten (Chromosomen) aufgeteilt, und diese Staaten wiederum in Länder (Chromosomenbande). In den Ländern schließlich finden sich Städte (Gene), in denen Menschen (DNS) leben.

Festgehalten sind darauf »Texte« aus fernster Vergangenheit, die – mitunter auch mit einigen »Diskettenfehlern« – für einen späteren Gebrauch gespeichert wurden. Diese Aufzeichnungen sind in der DNS (Desoxyribonukleinsäure) gespeichert. Und zu den abgespeicherten und gesicherten Informationen zählt unter anderem auch Ihre Blutgruppe.

Wodurch wird nun Ihre Blutgruppe bestimmt? Im Genetik-Fachjargon nennt man die Blutgruppenvarianten Allele. Jeder Mensch besitzt Allele – das heißt, Gene in veränderter Form. Die Allele bestimmen, ob Sie blaue Augen haben oder braune, hochgewachsen oder klein, schwarz- oder rothaarig sind sowie andere körperliche Merkmale. Bekannt sind drei Blutgruppen-Allele – A, B und 0, und dies bedeutet, daß es zu Ihrer Blutgruppe drei Varianten beziehungsweise Alternativen gibt. Allerdings ist der Einfluß Ihrer Blutgruppe wesentlich weitreichender als jener des für Ihre Augenfarbe verantwortlichen Gens. Zum Großteil hat dies etwas mit dem Sitz der Gene zu tun und ihrer Wechselwirkung aufeinander.

Auf der Straße der Blutgruppen

Das Gen des AB0-Blutgruppensystems sitzt auf dem q-Arm von Chromosom 9 nahe der Chromosomenbande 34. Die »Adresse« Ihres Blutgruppen-Gens lautet also 9q34. Hier finden sich die drei fundamentalen Allele des AB0-Blutgruppensystems und legen fest, ob Sie ein 0-, A-, B- oder AB-Typ sind.[1] Die Mechanismen des blutgruppenspezifischen Einflusses hängen mit der Art und Weise zusammen, in der sich Gene, die scheinbar nicht miteinander verwandt, aber dicht beisammen oder in naher Nachbarschaft angesiedelt sind, gegenseitig beeinflussen. Durch diesen Mechanismus läßt sich auch erklären, weshalb sich Ihre Blutgruppe auf so vielfältige Weise auf Ihren Organismus auswirken kann – angefangen bei den Verdauungsenzymen bis hin zur Bildung neurochemischer Substanzen.

Eine Reihe enger Beziehungenen zwischen Blutgruppen-Gen und anderen Genen, die sich auf Gesundheit und Wohlbefinden auswirken, sind bereits bekannt. So berichteten beispielsweise im Jahre 1984 Wissenschaftler im Fachjournal *Genetic Epidemiology* von einem Familienstammbaum, bei dem ein auf Chromosom 9 bei der Bande q34 lokalisiertes Gen für Brustkrebsanfälligkeit nachgewiesen wurde.[2] Daraus ergibt sich eine eindeutige Verknüpfung zwischen Blutgruppe und Brustkrebs.

Nicht wenige Ernährungsfachleute reagieren verblüfft, sobald ihnen erstmals etwas von der Verkettung zwischen Blutgruppe und Verdauung zu Ohren kommt. Genaugenommen ist es nicht das Blutgruppen-Antigen, das sich auf den Magensäurespiegel auswirkt, sondern vielmehr das für Ihre Blutgruppe verantwortliche *Gen.* Dieses AB0-Blutgruppen-Gen beeinflußt andere, mit ihm scheinbar nicht verwandte Gene, die unmittelbar oder sehr dicht daneben lokalisiert sind und sich auf die Magensäureproduktion auswirken können. Dieses als Gen-Koppelung bezeichnete Phänomen ist weithin bekannt, aber noch nicht ausreichend geklärt: Von Gen-Koppelung spricht man, wenn Gene die Aktivität anderer, mit ihnen scheinbar nicht verwandter Gene beeinflussen.

Näheres über Ihre individuelle genetische Typisierung finden Sie auf Seite 519.

Und hier noch eine weitere Verkettung, die auf einen Zusammenhang zwischen Blutgruppe und Gehirntätigkeit hindeutet. Das Gen für das Enzym Dopamin-β-hydroxylase (DBH), das Dopamin in Noradrenalin umwandelt, ist unmittelbar auf 9 q34 lokalisiert und sitzt buchstäblich auf dem Blutgruppen-Gen.[3] Wie sich im weiteren Verlauf zeigen wird, ist dies von ausschlaggebender Bedeutung für die Beziehung zwischen Blutgruppe einerseits und Streß, seelischer Gesundheit und sogar Persönlichkeitsmerkmalen andererseits.

Einteilung in Untergruppen

Obgleich es auf den ersten Blick betrachtet vier Blutgruppen gibt – 0, A, B und AB – wäre es eine absurde Vereinfachung anzunehmen, auf unserem Planeten würden nur vier Menschentypen leben. In Wirklichkeit ist alles weit komplizierter und vielschichtiger. Begeben wir uns also auf eine andere Ebene. Mit einer weitergehenden Bestimmung Ihrer Blutgruppe, insbesondere Ihres Sekretor-Status, ergibt sich ein noch spezifischeres Blutgruppenprofil. Die Blutgruppe sitzt nicht inaktiv irgendwo in Ihrem Organismus, sondern offenbart sich auf vielerlei und dazu recht unterschiedliche Weise. Nehmen wir als einfachen bildhaften Vergleich einen Wasserhahn. Je nach Wasserdruck kommt das Wasser in einem dicken Strahl oder tröpfchenweise aus dem Hahn; das heißt, Sie haben Zugang zu reichlich oder nur wenig Wasser. Ähnlich verhält es sich mit Ihrem Sekretor-Status: er steht im Verhältnis zu Menge, Ausprägung und Verteilung Ihrer Blutgruppen-Antigene in Ihrem Organismus.

Das Sekretor-Gen – ein leiblicher Vetter von 9q34

Gegenüber von 9q34, auf den Chromosomen 11 und 19, sitzen die überaus wichtigen leiblichen Vettern des Blutgruppen-Gens – die blutgruppenspezifischen Sekretor-Gene. Obgleich unabhängig von Ihrer Blutgruppe, beeinflußt Ihr Sekretor-Gen die Art und Weise, in der sich Ihre Blutgruppe offenbart. Jeder Mensch besitzt ein Blutgruppen-Antigen auf seinen Erythrozyten, doch die meisten Leute (zwischen 80 und 85 Prozent der Bevölkerung) weisen zudem in den Körperflüssigkeiten frei umherschwimmende Blutgruppen-Antigene auf. Diese Personen bezeichnet man als »Sekretoren«, weil sie ihre Blutgruppen-Antigene in Körpersekrete wie beispielsweise Speichel, Schleim und Sperma absondern. Beim Sekretor läßt sich die Blutgruppe nicht nur anhand des Blutes, sondern auch durch andere Körperflüssigkeiten bestimmen. Menschen, bei denen Blutgruppen-Antigene nur im Blut, aber nicht in anderen Körperflüssigkeiten nachweisbar sind, werden als »Non-Sekretoren« bezeichnet.
Bei Sekretoren finden sich in verschiedenen Körperregionen Blutgruppen-Antigene, und deshalb verfügen sie auch über mehr Nachweismöglichkeiten für die Blutgruppe als Non-Sekretoren. Der Sekretor-Status kann einen merklichen Einfluß auf die Merkmale des Immunsystems ausüben und ist mit einer Vielzahl von Krankheiten und Stoffwechselstörungen verknüpft.

Bestimmung des Sekretor-Status

Der Sekretor-Status läßt sich rasch und mühelos bestimmen, und zwar mit Hilfe des Lewis-Systems, eines Blutgruppensystems, das mit der Sekretorgenetik insofern funktionell verzahnt ist, als dasselbe Gen sowohl für den Sekretor-Typ als auch das Lewis-System zuständig ist. In dem auf Chromosom 19 angesiedelten Lewis-System können zwei mögliche Antigene zustandekommen, und zwar mit der Bezeichnung Lewis^a und Lewis^b. (Die mit »a« und »b« gekennzeichneten Antigene des Lewis-Systems dürfen nicht mit dem »A« und »B« des AB0-Systems verwechselt werden.) Unterschieden wird nach drei Gruppen: Lewis^{a+b-},

Lewis^{a-b+} und Lewis^{a-b-} (eine vierte Variante – Lewis^{a+b+} – kommt äußerst selten vor). Zur Bestimmung des Sekretor-Status eignet sich das Lewis-System insofern, als Personen mit Lewis^{a+b-} Non-Sekretoren und jene der Gruppe Lewis^{a-b+} Sekretoren sind. Erklären läßt sich die Verbindung zwischen Sekretor-Status und Lewis-System folgendermaßen: Sekretoren wandeln ihre Lewis^{a}-Antigene in die Lewis^{b}-Form um (= Lewis^{b+}), Non-Sekretoren hingegen nicht (es bleibt bei Lewis^{a+}).
Allerdings besitzt dieser Test ein kleines Manko. Für Angehörige des Typs Lewis^{a-b-} ist er nämlich ungeeignet. Ihr Organismus ist nicht imstande, Lewis-Substanzen zu bilden, und deshalb sind weder in ihrem Blut noch in ihren Körperflüssigkeiten + a- oder + b-Merkmale zu finden. Diese Personen können zwar, was Blutgruppen-Substanzen angeht, Sekretoren oder Non-Sekretoren sein, sind aber in puncto Lewis-Bestandteile immer Non-Sekretoren. Oftmals zeigen sich bei Lewis-negativen Personen ungewöhnliche Wechselwirkungen in bezug auf Krankheiten, Mikroorganismen oder Stoffwechselstörungen. Bei der Bestimmung des Sekretor-Status mit Hilfe des Lewis-Systems ordne ich Lewis-negative und Lewis a^{+}-Patienten gemeinsam der Kategorie »Non-Sekretoren« zu. Glücklicherweise gehören nur 6 Prozent der weißen und 16 Prozent der schwarzen Bevölkerung der Lewis^{a-b}-Gruppe an. Bei der Mehrheit der Menschen genügt für die Bestimmung des Sekretor-Status und der Blutgruppe ein und dieselbe Blutprobe.

Das Lewis-System
Le (a + b –) = Non-Sekretoren
Le (a – b +) = Sekretoren
Le (a – b –) = Lewis-negativ (entweder Sekretor oder Non-Sekretor)

Die Bedeutung des Sekretor-Status

Weshalb die einen Menschen Sekretoren sind und die anderen Non-Sekretoren, ist bislang noch nicht eindeutig geklärt. Es ist aber zu vermuten, daß der Sekretor-Status irgend etwas mit dem Bemühen der Natur zu tun hat, für einen zusätzlichen Schutzschild zu sorgen, über den unsere Artgenossen der allerersten Frühzeit nicht verfügten. Manches deutet darauf hin, daß der Non-Sekretor-Status genetisch älter ist als der Sekretor-Status und mit dem Verdauungssystem der Jäger und Sammler möglicherweise verträglicher war.

Höchstwahrscheinlich entstand der Sekretor-Status im Zuge eines immunologischen Anpassungsprozesses. Bei Menschen, die ihre Blutgruppen-Antigene in Körperflüssigkeiten wie Speichel, Verdauungssäfte usw. absondern, scheinen diese Sekrete eine Art Barriere gegen Umweltstörenfriede wie Bakterien, Schad- und Reizstoffe zu bilden. Non-Sekretoren hingegen verfügen – immunologisch betrachtet – offenbar eher über eine Art »Todesfallen«-Strategie: das heißt, Krankheitserreger können zunächst eindringen, dann aber im Organismus attackiert und abgetötet werden.[4]

Gesteuert beziehungsweise beeinflußt durch den Sekretor-Status werden unter anderem folgende Bereiche:

- das Ausmaß, in dem Krankheitserreger von außen in den Organismus eindringen
- das Anhaften von Lektinen und anderen blutgruppenempfindlichen Strukturen der Nahrung an das Gewebe im Verdauungssystem
- Syndrom X oder Insulinresistenz-Syndrom
- Ausgewogenheit der Darmflora
- Aussagekraft von Tumormarkern im Rahmen der Krebsdiagnostik
- Gerinnungsfähigkeit des Blutes
- Zusammensetzung der Muttermilch
- Anfälligkeit für Candida-Infektionen
- Immunabwehr
- Anfälligkeit für kariöse Löcher in den Zähnen
- Überempfindlichkeit gegenüber geschwürbildenden Krankheitskeimen
- das relative Risiko für die Entwicklung entzündlicher Darmerkrankungen

- Einfluß auf die Gesundheit der Atemwege und Anfälligkeit gegenüber Viren
- Auftreten von Autoimmunkrankheiten
- Risikofaktoren für Herz-Kreislauf-Erkrankungen
- genetische Veranlagung für Alkoholismus.[5]

Hier ein Beispiel für die praktischen Auswirkungen des Sekretor-Status. Nehmen wir einmal an, Sie müssen sich als Angehöriger der Blutgruppe 0 einem chirurgischen Eingriff unterziehen. Der 0-Typ weist die geringste Konzentration von Gerinnungsfaktoren auf und neigt deshalb eher zu Blutungen. Und Sekretoren haben gleichfalls sehr niedrige Spiegel an Gerinnungsfaktoren. Bei Sekretoren der Blutgruppe 0 besteht deshalb ein höheres Risiko für unkontrollierte Blutungen als bei Non-Sekretoren dieser Blutgruppe.[6]

> Sind Sie Sekretor oder Non-Sekretor? Mit Hilfe einer einfachen Methode können Sie Ihren Sekretor-Status mittlerweile auch zuhause testen. Nähere Einzelheiten siehe Seite 525.

Und hier ein weiteres, vor allem für Angehörige der Blutgruppe A bedeutsames Beispiel. Die Erfahrung hat gezeigt, daß etwa zehn Prozent der Personen, die sich an die im Buch *4 Blutgruppen – Vier Strategien für ein gesundes Leben* vorgestellte Diät für Blutgruppe A halten, allerlei Probleme mit dem für Typ A empfohlenen relativ hohen Anteil an Kohlenhydraten haben; in der Mehrheit handelt es sich dabei um Frauen. Nachdem sich *4 Blutgruppen – Vier Strategien für ein gesundes Leben* aber nur mit den Blutgruppen 0, A, B und AB befaßte, orientierte man sich bei den Ernährungsempfehlungen gleichfalls nur an den Blutgruppen und ging davon aus, daß die Leser und Leserinnen ohnehin zur weit größeren Untergruppe der Sekretoren zählten. Non-Sekretoren wurden dabei gar nicht eigens berücksichtigt. Ich stellte fest, daß die Angehörigen der Blutgruppe A, die auf die Ernährungsempfehlungen nicht reagierten, im großen und ganzen Non-Sekretoren und ihre Probleme einer bei dieser Untergruppe häufig zu beobachtenden Insulinresistenz zuzuschreiben waren. Non-Sekretoren der Blutgruppe A müssen eventuell den Proteinanteil in ihrer Kost erhöhen (beispielsweise durch Tiefseefisch und Geflügel) und die Zufuhr einfacher Kohlenhydrate drosseln. Angesichts dieser Fakten haben wir die Blutgruppendiät in ihren Grundzügen dem Sekretor-Status entsprechend angepaßt.

Die Reise geht weiter

Üblicherweise stellen wir uns die Evolution des Menschen als gerade, durchgehende Linie vor, unterbrochen von Marksteinen, die einschneidende Veränderungen kennzeichnen. In *4 Blutgruppen – Vier Strategien für ein gesundes Leben* wurde die Entwicklung der Blutgruppen mit voller Absicht ganz geradlinig beschrieben, und zwar in dem Bemühen, eine klare Grundvorstellung zu vermitteln. In Wirklichkeit jedoch wissen wir, daß sich der Evolutionsprozeß in Windungen und auf Umwegen vollzieht und keineswegs auf geradem, direktem Weg. Wenn wir davon sprechen, daß 0 die erste und A die zweite Blutgruppe war, gefolgt von Typ B und AB, ist dies nicht gleichbedeutend mit einem nahtlosen Übergang vom Jäger über den Landwirt bis zum Nomaden und weiter bis zur jüngsten Blutgruppe AB. Die Evolution vollzieht sich in einer unsichtbaren Landschaft, in einem sich über endlose Zeiten erstreckenden Prozeß. Die Feinheiten im Gefüge unserer Spezies und der vielen Subspezies erwuchsen aus den Anforderungen unserer Umwelt und kamen nicht durch donnernde Hammerschläge zustande, sondern sind vielmehr das Ergebnis der formenden Kraft unendlich vieler, kaum wahrnehmbarer Berührungen. Und diese Höherentwicklung diente und dient einem einzigen Zweck – unserem Überleben. Heute, nach dem Übergang in ein neues Jahrhundert, verfügen wir über das Wissen und das

Werkzeug, unsere Überlebensfähigkeit unter Einsatz des von der Natur bereitgestellten genetischen Materials auf ein Höchstmaß zu steigern.

2 Auf der Suche nach Identität

Besteht ein Zusammenhang zwischen Blutgruppe und Persönlichkeit?

Wer bin ich? Die einfachste Antwort darauf wäre das rasche Aufzählen von Einzelheiten zu meiner Person – beispielsweise Alter, Größe und Gewicht, Augen- und Haarfarbe, Familienstand und Zahl der Kinder, Wohnort und Beruf – samt und sonders äußerliche Faktoren meiner Existenz. Ach ja – und dann habe ich noch Blutgruppe A.

All diese wahrnehm- und meßbaren Einzelheiten zur Person Peter D'Adamo wären aber nach Ansicht der meisten Menschen keine zufriedenstellende Antwort auf die Frage, wer ich denn sei. Anders, als es vielleicht auf den ersten Blick aussehen mag, sind menschliche Wesen nicht so ohne weiteres bestimmbar. Mit der Bemerkung »Ich würde Sie gerne kennenlernen« meint gewiß niemand die Auflistung persönlicher Daten oder eines Lebenslaufes. Der Betreffende möchte wissen, *welcherart* Mensch Sie sind, das heißt, er möchte sich ein Bild von Ihrer Persönlichkeit machen. Sind Sie extrovertiert oder introvertiert, emotional oder eher rational, unbekümmert oder reizbar, großzügig oder egoistisch? Sind Sie vielleicht rasch frustriert oder geduldig? Und so fort. Diese nicht greifbare Mischung individueller Charakteristika – gemeinhin als Persönlichkeit bezeichnet – macht uns zu einzigartigen Wesen, das heißt, mich zum Ich und dich zum Du.

Die Blutgruppe ist ein Kennzeichen der Individualität, und die Persönlichkeit erforschen ist gleichbedeutend mit der Erforschung der Individualität. Trotz aller Individualität zeigen sich aber auch blutgruppenspezifische Gemeinsamkeiten. Zählen Sie und ich beispielsweise zur Blutgruppe A, sind in unseren neurochemisch gesteuerten Reaktionen auf Streß gewisse Ähnlichkeiten zu erkennen.[1]

Jahrhundertelang hielt man in der Medizin Körper und Seele auseinander und betrachtete sie als getrennte Einheiten – doch diese Spaltung war, wirft man einen Blick zurück in die Geschichte, eigentlich völlig abwegig. Nach heutigem Verständnis besteht zwischen Körper, Geist und Seele eine physiologische Verbindung, doch dieser Gedanke ist durchaus nicht neu und reicht in seinen Wurzeln bis in die Frühgeschichte zurück. So gründet sich beispielsweise die traditionelle indische Heilkunst *Ayurveda* auf ein uraltes Gedankensystem, das die Kräfte des Universums und die Lebensenergien umschließt. Nach den Aussagen indischer Weiser existierten fünf Grundelemente – Äther (ein das All erfüllendes nebelhaftes Phänomen), Luft, Feuer, Wasser und Erde. Diese Elemente verbinden sich zu *Vata, Kapha und Pitta*, drei gewichtigen, als *Doshas* bezeichneten Lebenskräften. Die *Doshas* beeinflussen die Lebensenergie *Prana* und sind mitbestimmender Faktor für Körperbau, Konstitution, Persönlichkeit und den guten Allgemeinzustand eines Menschen.

Im 2. Jahrhundert n. Chr. befaßte sich der griechische Arzt Galen mit den vier Temperamenten und bezeichnete sie als *sanguinisch*, *melancholisch*, *cholerisch* und *phlegmatisch*. Noch heute finden sich diese Bezeichnungen im modernen Sprachgebrauch. Man glaubte, daß die vier Temperamente mit den vier Körpersäften Blut (Sanguiniker), Schleim (Phlegmatiker), gelbe Galle (Choleriker) und schwarze Galle (Melancholiker) zusammenhingen, und schenkte der Dick- beziehungsweise Dünnflüssigkeit dieser Körpersäfte, allen voran des Blutes, besondere Aufmerksamkeit. Nach heutigen wissenschaftlichen Erkenntnissen besteht ein Zusammenhang zwischen Blutgruppe, Blutviskosität und einer Vielfalt chronischer Angstzustände.

Zweifelsohne sind Körper, Geist und Seele miteinander verknüpft. Die Art und Weise, in der wir denken, fühlen, träumen und uns Vorstellungen machen, offenbart sich in den komplexen chemischen Abläufen in unserem Organismus. Und durchdrungen ist dieses ganze System von unserer Blutgruppe.

Auf diese Verknüpfung stoße ich im Rahmen meiner Arbeit tagtäglich. Patienten und Leser berichten mir häufig von ihren Erfahrungen mit der Blutgruppendiät und erzählen mir, wie sie es geschafft haben, Pfunde abzubauen, den Cholesterinspiegel zu senken oder bohrende Arthritisschmerzen zu lindern. Und dann, fast wie nebenbei, erwähnen sie auch noch das besonders großartige Gefühl, nicht mehr deprimiert zu sein. Nicht selten höre ich dann wahre Horrorgeschichten über depressive Zustände, unter denen die Betreffenden jahrzehntelang zu leiden hatten. Und ich erfahre, wie sich diese Depressionen kurz nach der Umstellung auf eine bekömmliche, blutgruppenspezifische Ernährung wie von Geisterhand offenbar abzuschwächen begannen.

Beeinflußt die Blutgruppe das Verhalten? Kann sie in bezug auf seelische Gesundheit und Krankheit eine Rolle spielen? Gibt es tatsächlich einen Zusammenhang zwischen Blutgruppe und Persönlichkeit? All diese Fragen sind von Interesse und lassen sich – sofern man zwei grundlegende Prämissen an den Anfang stellt – mit einem bedingten »Ja« beantworten:

Prämisse 1: Körper und Seele sind integrale Bestandteile eines ganzheitlichen Wesens. Körpersysteme wie beispielsweise Immun-, Verdauungs- und Herz-Kreislauf-System, endokrine Drüsenfunktion und alle anderen Organsysteme sind in ihrer Funktion autonom, aber mit der Seele verknüpft.

Prämisse 2: Die Blutgruppe beeinflußt den gesamten Organismus auf zellulärer Ebene.

Welche Erkenntnisse erhoffen wir uns nun von dieser Untersuchung? Wir möchten herausfinden, wo die Stärken und Schwächen jeder Blutgruppe liegen – das heißt die Tendenzen, die sich auf Gesundheit und Wohlbefinden auswirken.

Bei Krankheit und anderen Formen von körperlichem und emotionalem Streß erweisen sich derlei Erkenntnisse als hilfreich. Dr. Samuel Hahnemann, Begründer der Homöopathie, hatte ein interessantes Konzept, das meiner Ansicht nach durchaus glaubhaft ist. Seinen Beobachtungen zufolge haben fast alle Menschen irgendein Manko in ihren Erbanlagen. Den am häufigsten vorkommenden Fehler nannte Hahnemann *Psora* (abgeleitet aus dem hebräischen *tsorat*), was soviel wie »Riß« oder »Bruch« bedeutet.

Psora war der ererbte durchgehende Schwachpunkt – gewissermaßen eine genetische Bruchkante, durch die ein Mensch aller Voraussicht nach krank werden konnte. Ein durchaus passender Vergleich ist der San-Andreas-Graben in Kalifornien – eine unterirdische Verwerfung in der Erdkruste, an der entlang mit Erdbeben zu rechnen ist.

Ihre eigentliche Bedeutung gewinnt die Wechselbeziehung zwischen Blutgruppe und Persönlichkeit wenn wir sie genauso betrachten wie Hahnemann die Psora. In Streßphasen gleichen die Auswirkungen unserer blutgruppenspezifischen Erbanlagen auf die körpereigenen neurochemischen Vorgänge einer unter der Oberfläche verlaufenden Bruchlinie. Entlang dieser Linie geschieht normalerweise gar nichts, solange wir gesund sind. Werden wir jedoch durch Krankheit oder Streß überfordert, kann es zu Entzündungen und »Erdbeben« kommen. Ziel unserer Untersuchung über den Zusammenhang zwischen Blutgruppe und Seele ist das Bemühen, den Druck auf unsere innere Bruchlinie zu verringern und uns damit vor Schaden zu bewahren.

Zur Frage der Persönlichkeit

Irgend jemand drückte mir einmal ein Streichholzbriefchen aus einer japanischen Single-Bar in die Hand, ähnlich jenen, wie man sie auch in einschlägigen Lokalen in den Vereinigten Staaten bekommt. Auf der Innenseite der Klappe war Platz für Name und Telefonnummer, aber auf dem japanischen Streichholzbriefchen war noch eine zusätzliche Zeile für die Blutgruppe vorgesehen. Nach dem Ergebnis von Umfragen glauben über 70 Prozent der Japaner an eine unmittelbare Beziehung zwischen Blutgruppe und Persönlichkeit. In Talkshows, Zeichentrickserien und auf Homepages im Internet findet die Blutgruppe oftmals Erwähnung. 1997 strahlten vier der fünf größten japanischen Privat-TV-Sender auf Blutgruppen zugeschnittene Sendungen aus. Stellungssuchende geben auf ihren Bewerbungsunterlagen in der Regel ihre Blutgruppe an, und nicht selten spielt sie bei der Entscheidung über eine Anstellung eine Rolle. Nirgendwo sonst auf unserem Planeten befassen sich die Menschen so eingehend mit ihrer Blutgruppe wie in Japan.[2]

In dem international bekannten japanischen Zeichentrickfilm *Sailor Moon* von Naoko Takeuchi werden die Blutgruppen der Figuren mehrmals erwähnt. Und bei der Vorstellung der einzelnen Beteiligten nennt Frau Takeuchi deren Namen, Geburtstag, Sternzeichen, Blutgruppe und Alter, und zwar genau in dieser Reihenfolge. Natürlich stimmt die Persönlichkeit ihrer Figuren mit bestimmten Blutgruppenklischees überein. Die Figur Setsuna beispielsweise hat Blutgruppe A, und rotes Fleisch zählt bei ihr zu den meistgehaßten Dingen. Wir selbst besitzen ein Video von *Sailor Moon,* und die Lieblingsfigur meiner beiden Töchter, die beide Blutgruppe A haben, ist natürlich Setsuna.

Persönlichkeitsmerkmale der Blutgruppe zuzuschreiben kann – der Astrologie nicht ganz unähnlich – durchaus kurzweilig sein. Doch steckt tatsächlich etwas dahinter? Während meiner Recherchen zu dem Buch *4 Blutgruppen – Vier Strategien für ein gesundes Leben* und der Arbeit daran war ich mir überhaupt nicht sicher, ob ich an *irgendeinen* Einfluß der Blutgruppe auf die Persönlichkeit glauben sollte oder nicht. Und als ich mich mit den Arbeiten des japanischen Autors Masahiko Nomi und seiner eingehenden Beschreibung blutgruppenspezifischer Persönlichkeitsmerkmale befaßte, kam es mir vor, als ob ein Großteil des Materials eher in der Welt der Popkultur angesiedelt war und weniger in den heiligen Hallen der Wissenschaft.

Was im Zusammenhang mit dem Begriff Persönlichkeit letztendlich Gültigkeit besitzt, ist ebenso schwer bestimmbar wie die Menschen verschiedenartig sind. Ungeachtet der Vielfalt an Hilfsmitteln und Theorien, die der modernen Psychologie im mittlerweile 21. Jahrhundert zur Verfügung stehen, bleibt der

eigentliche Ursprung dessen, was wir heute als Persönlichkeit bezeichnen, weitgehend ein Rätsel.
Eine Schwierigkeit bei Theorien zum Thema Persönlichkeit besteht in der Tendenz, sie in ein starres Schema zu pressen. Die jeweilige Theorie bestimmt die Bezeichnungen, unter denen die Charakteristika letztendlich mit dem Modell in Einklang gebracht werden. Selbst die Urbilder, deren wir uns in *4 Blutgruppen – Vier Strategien für ein gesundes Leben* bedienten, um die anthropologischen Wurzeln der AB0-Gruppen leicht verständlich zu erklären, waren als lose Referenzpunkte gedacht. Als Sinnbild der frühgeschichtlichen Jäger und Sammler wurde der 0-Typ zum »Jäger«, und der A-Typ erhielt die Bezeichnung »Landwirt«, nachdem die agrarische Lebensform den Anstoß zur Entwicklung der Blutgruppe A gegeben hatte. Der B-Typ schließlich kristallisierte sich im Zuge der Wanderungsbewegungen in neue Lebensräume heraus und wurde deshalb als »Nomade« gekennzeichnet. Und das Attribut »der Rätselhafte« für den AB-Typ wurzelt in der schlichten Tatsache, daß man die Faktoren, die zur Entstehung dieser relativ jungen Blutgruppe führten, bis heute noch nicht kennt. Für viele Menschen wurde jedoch die Blutgruppe genauso zum individuellen Kennzeichen wie ihr Sternzeichen – eine weitere Möglichkeit zur Deutung und Begründung angeborener Eigenschaften. Im Endeffekt verliert sich das höchst ungewöhnliche Geheimnis der menschlichen Natur in einer ziemlich oberflächlichen Typisierung.
Aus diesem Grunde bin ich nach wie vor ziemlich skeptisch und überaus vorsichtig in bezug auf Zusammenhänge zwischen Blutgruppe und Persönlichkeit. Allerdings bot sich mir durch die Vielzahl von Studien, in denen blutgruppenspezifische Unterschiede im neurochemischen Geschehen eindeutig zu erkennen waren, schließlich die Möglichkeit, die Frage der Persönlichkeit aus einem anderen Blickwinkel zu betrachten. Werden nämlich die für Verhalten, Naturell und seelische Gesundheit verantwortlichen Steuer- und Kontrollmechanismen von der Blutgruppe beeinflußt, ist es durchaus logisch, die Analyse auch auf die Frage der Persönlichkeit auszudehnen.

Blutgruppe und Persönlichkeit: derzeitige Theorien

Die Erforschung der Beziehungen zwischen Blutgruppe und Persönlichkeit reicht bis in die 20er Jahre des vergangenen Jahrhunderts zurück. Damals begann sich der japanische Psychologe Prof. Takeji Furukawa mit der Frage zu befassen, ob die Blutgruppe in irgendeiner Weise Kennzeichen für die Mentalität eines Menschen sein könne. Furukawa veröffentlichte Anfang der 30er Jahre einige seiner Arbeiten in der deutschen *Zeitschrift für Angewandte Psychologie* und beeinflußte damit mehrere europäische Psychologen, mit der Untersuchung der Beziehung zwischen Blutgruppe und Naturell zu beginnen.[3]

Allerdings schenkte man der Verknüpfung von Blutgruppe und Persönlichkeit erst in den 70er Jahren Aufmerksamkeit auf breiter Basis, als der japanische Journalist Masahiko Nomi gewissermaßen im Alleingang dem Gedanken, die AB0-Blutgruppen seien ein Schlüssel zur Persönlichkeit, zu Popularität verhalf. Nomis Buch *Ketsueki de wakaru aisho* (»Was Blutgruppen über die Seelenverwandtschaft offenbaren«) wurde in Japan zu einem Riesenerfolg und ist es mit der derzeit 240. Auflage noch heute.[4] Nomi schrieb – teilweise zusammen mit seinem Sohn Toshitaka als Co-Autor – mehr als 65 Bücher.

Zum Großteil gründen sich Nomis Charakterisierungen auf schlichtes, oftmals mehrere Tage langes Beobachten von Tausenden von Menschen. Diese Methode mag strengen wissenschaftlichen Maßstäben zwar nicht genügen, dürfte aber dennoch von Bedeutung sein. Durch konsequente Beobachtung offenbart sich so mancher Charakterzug ganz eindeutig. Mein Vater James D'Adamo gelangte in bezug auf Blutgruppen zu zahlreichen Schlußfolgerungen, indem er im Rahmen seiner langjährigen Tätigkeit Tausende von Patienten beobachtete und all diese Informationen zusammentrug und ordnete. Später wurde ein Großteil dieser Schlußfolgerungen durch Genforschung und Laboruntersuchungen bestätigt.

1997 veröffentlichte Peter Constantine sein Buch *What's Your*

Type? (»Welcher Typ sind Sie?«), eine Arbeit über Blutgruppe und Persönlichkeit.[5] Trotz gewisser Übereinstimmungen mit Nomi scheint Constantine in seiner ebenso schlichten wie scharfsichtigen Betrachtungsweise zum Thema Persönlichkeit mehr von den europäischen Psychologen der 30er, 40er und 50er Jahre des letzten Jahrhunderts inspiriert zu sein. Sich eng an der Arbeit der französischen Psychologin Léone Bourdel und des Schweizer Spezialisten Fritz Schär orientierend, scheinen Constantines blutgruppenspezifische Persönlichkeitsprofile weitgehend im Einklang mit Nomis Profilen zu stehen, sich aber dann doch wieder in einigen Punkten dramatisch davon zu unterscheiden.

Nomi zeichnet vom B-Typ das Bild des »nicht-stereotypen Denkers« und des »nicht sehr ehrgeizigen« Menschen. Constantine charakterisiert B-Typen als »rational, nüchtern und pragmatisch; als passionierte Organisatoren und tatkräftig darum bemüht, Ziele zu erreichen«. Nomi und Constantine gleichermaßen bezeichnen den B-Typ als »Individualisten«.

Einig sind sich Nomi und Constantine über den 0-Typ und dessen Extrovertiertheit, insbesondere die Art, seine Meinung offen zu äußern. Den A-Typ halten beide für eher introvertiert und für ziemlich empfindlich gegenüber der öffentlichen Meinung. Allerdings hält Constantine den A-Typ für »zurückhaltender und ruhiger« als Nomi.

Nach Constantines Beschreibungen zeigt sich beim AB-Typ eine Ausgewogenheit zwischen Introversion und Extroversion – eine positive Mischung aus Gegensätzen. Nomi hingegen hält Introversion und Extroversion beim AB-Typ für weniger ausgewogen; seiner Ansicht nach ist der AB-Typ im Hinblick auf menschliche Beziehungen anpassungsfähig, im allgemeinen aber »innerlich emotional« und mit einem Gefühl der Zurückhaltung gegenüber der Gesellschaft. Im großen und ganzen sind sich Constantines und Nomis Charakterisierungen ziemlich ähnlich. Das Persönlichkeitsmerkmal, bei dem sie am deutlichsten übereinstimmen, ist die bei Angehörigen der Blutgruppe 0 beobachtete Tendenz zu Extroversion und beim A-Typ die Neigung zu Introversion.

Raymond Cattell und Hans Eysenck, zwei führende Psychologen des 20. Jahrhunderts, waren die ersten, die sich im Rahmen wissenschaftlicher Untersuchungen mit der Verknüpfung von Blutgruppen und Persönlichkeit befaßten. Mittelpunkt der Arbeiten Cattells war die Untersuchung der individuellen Unterschiede bei kognitiven Fähigkeiten, Persönlichkeit und Motivation. Bekannt wurde er vor allem durch seinen Persönlichkeitstest »16 Persönlichkeitsfaktoren« (16 PF), einem der weltweit anerkanntesten und am häufigsten verwendeten Tests auf diesem Gebiet.
Unter Verwendung seines 16 PF-Systems befaßte sich Cattell 1964 und 1980 im Rahmen wissenschaftlicher Studien mit den Blutgruppen. Eine Probandengruppe von 323 weißen Australiern wurde in 17 genetische Systeme und 21 psychologische Variablen einschließlich sieben Blutgruppen aufgegliedert. Cattell stellte fest, daß Angehörige der Blutgruppe AB wesentlich autarker und gruppenunabhängiger sind als Vertreter der Blutgruppen 0, A oder B. Und der A-Typ neigt stärker zu schweren Angstzuständen als der 0-Typ.[6] Diese Befunde stimmen exakt mit anderen Erkenntnissen in bezug auf Streß und seelische Erkrankungen überein.
Eysenck, deutscher Psychologe und Professor an der Universität London, war Wegbereiter jener Theorie, der zufolge genetischen Faktoren eine bedeutsame Rolle zukommt, wenn es darum geht, die psychologischen Unterschiede zwischen einzelnen Menschen zu bestimmen. Sein wichtiger Beitrag zu dieser Problematik ist seine unter der Bezeichnung PEN-System (Psychotizismus, Extroversion und Neurotizismus) bekannte Persönlichkeitstheorie. Eysencks Aussagen zufolge sind diese Variablen das Ergebnis unterschiedlich ablaufender physiologischer und chemischer Vorgänge. So ist beispielsweise bei introvertierten Menschen eine stärkere Aktivität in der kortikoretikulären Gehirnwindung zu beobachten, und deshalb sind sie von der Gehirnrinde ausgehend auf Dauer stärker erregt als extrovertierte Personen. Bei einem solchen Menschen werden in diesem Fall Menschenansammlungen und Lärm sehr rasch zu einer sensorischen Überbelastung führen.

Blutgruppenspezifische Persönlichkeitsmerkmale				
	0-Typ	A-Typ	B-Typ	AB-Typ
Masahiko Nomi	extrovertiert stark ausdrucksvoll	introvertiert perfektionistisch zurückhaltend	aufgeschlossen unabhängig ohne Ehrgeiz	empfindsam distanziert passiv
Peter Constantine	extrovertiert freimütig	introvertiert reserviert ruhig	pragmatisch planmäßig vorgehend	Extroversion und Introversion im Gleichgewicht
Raymond Cattell	stabil	zur Ängstlichkeit neigend	unabhängig	distanziert
Hans Eysenck	extrovertiert	ruhig	hochemotional	introvertiert
Blutgruppenspezifischer Persönlichkeitstest auf www.dadamo.com	extrovertiert praktisch entschlußfreudig gegenwartsbezogen	introvertiert Gespür für die Bedürfnisse anderer	gefühlvoll flexibel spontan subjektiv	gefühlvoll intuitiv

Eysenck stellte Unterschiede in Nationalität und Persönlichkeitskennzeichen einander gegenüber und konnte in bezug auf Blutgruppen bevölkerungsspezifische Unterscheidungsmerkmale beobachten. Er bediente sich dazu früherer Studien, in denen sich bemerkenswerte Unterschiede in der Häufigkeit bestimmter Blutgruppen bei introvertierten und extrovertierten Europäern zeigten sowie zwischen hochemotionalen und eher gelassenen Personen. Nach den Ergebnissen dieser Untersuchung war emotionales Verhalten beim B-Typ wesentlich häufiger zu beobachten als beim A-Typ, und Introversion war beim AB-Typ weiter verbreitet als in jeder anderen Blutgruppe.[7]

Eysenck nahm zwei Gruppen von Probanden unter die Lupe –

eine britische und eine japanische. Den Befunden vorangegangener Studien zufolge waren Japaner von Natur aus introvertierter und neurotischer als britische Versuchspersonen, und deshalb prophezeite er, daß sich bei den Japanern ein höherer Anteil an Angehörigen der Blutgruppe AB und ein niedrigeres Verhältnis zwischen A-Typ und B-Typ zeigen würde – eine Voraussage, die sich durch einen Blick auf die Statistik von der Verteilung der Blutgruppen in diesen beiden Ländern bestätigte.[8]

Das Projekt »Blutgruppe und Persönlichkeit«

Vor etwa einem Jahr erreichte mich auf meiner Webseite eine interessante Information. Auf der Basis von Carl Jungs Persönlichkeitstypen hatte die Verfasserin eine kleine Studie durchgeführt, in der sie Blutgruppen und die Ergebnisse von Persönlichkeitstests in Beziehung zueinander setzte.

Carl Jung erkannte erstmals die beiden grundlegend unterschiedlichen Persönlichkeitsfaktoren Extroversion und Introversion – zwei einander entgegengesetzte Wesensmerkmale, die mitunter dem 0-Typ beziehungsweise dem A-Typ zugeschrieben werden. Zur konkreten Darstellung dieser Veranlagungen unterschied Jung zwischen zwei Arten von mentalen Vorgängen:

Wahrnehmung: der Aufnahme von Informationen; und *Beurteilung:* dem Ordnen von Informationen und Setzen von Prioritäten, um zu Entscheidungen zu gelangen. Für beide Prozesse gab es Varianten, die Jung als richtungsbestimmende Funktionen bezeichnete; und zwar als *rationale* (Denken und Fühlen) oder *irrationale* (Spüren und Intuition).[9] Jungs Arbeit war von grundlegender Bedeutung für die Persönlichkeitstheorie des 20. Jahrhunderts und diente als Ausgangspunkt für die Entwicklung des Meyers-Briggs-Typ-Indikators, eines weithin angewandten Persönlichkeitstests.[10]

Über ihre Studie berichtete die Besucherin meiner Webseite folgendes:

»Bei einer Probandengruppe von etwa 45 Betriebswirtschaftstudenten stellte ich fest, daß Angehörige der Blutgruppe 0 im Vergleich zu den anderen deutlich mehr Punkte erreichten, als es in der Sparte ›Spüren‹ darum ging, unter Einsatz der fünf Sinne Informationen zu sammeln; dasselbe galt für die Kombination ›Spüren/Denken‹. Es zeigte sich, daß diese Personen sich mehr an Details und Fakten orientieren als die übrigen. Sie sind logisch, präzise und methodisch und sich der Verfahrensordnung bewußt, dazu zuverlässig und verantwortungsbewußt, können sachlich beobachten und gut organisieren. Überdies zeigte sich beim 0-Typ auch eine Vorliebe, durch Lesen und Schreiben dazuzulernen. Meiner Ansicht nach wurzelt die Veranlagung, Dinge zu spüren und ›auf die Reihe‹ zu bekommen, in dem angeborenen Bedürfnis des Jägers und Sammlers, seine Umwelt zu beobachten und präzise einzuschätzen, um sein Überleben zu gewährleisten.

Der einzig wirklich bemerkenswerte Befund bei Blutgruppe A war ihr im Vergleich zu den übrigen Blutgruppen ausgeprägteres Bedürfnis nach Autonomie; ein Bedürfnis, das möglicherweise von der genetisch bedingten Notwendigkeit herrührt, sich eine eigenständige Identität zu verschaffen. Von Generationen abstammend, die zumeist für sich allein arbeiteten, mußte der A-Typ seine eigene Identität finden, um sich seiner selbst gewiß zu sein. Seine Vorfahren waren autarke Bauern, eingebunden in eine locker verwobene Gesellschaft aus agrarischen Gemeinschaften.

Als am interessantesten erwiesen sich die Vertreter der Blutgruppe B. In der Sparte ›Intuitiv erkennen‹ erhielten sie wesentlich mehr Punkte und offenbarten damit eine Veranlagung für den sechsten Sinn. Und auch bei der Kombination ›Intuitiv erkennen/Fühlen‹ zeigte die hohe Bewertung, daß sie einen Hang zum Symbolischen haben, verständnisvoll, idealistisch und menschlich veranlagt sind, dazu kreativ und originell, sich an der Welt und den Menschen orientieren und eine lebhafte Vorstellungskraft besitzen. Am besten lernte der B-Typ, wenn er zuhörte, darüber nachdachte und dann das Beobachtete interpretierte. Vielleicht trug das Nomadendasein in der Steppe zu einem Leben bei, in dem genügend Zeit blieb zum Reden, Meditieren und Nachdenken.«

Mir gefiel die Art, in der diese Internet-Besucherin blutgruppenspezifische Persönlichkeitsmerkmale und abstammungsgeschichtliche Notwendigkeiten, denen sich die Blutgruppen gegenübersahen, miteinander verknüpfte. Wir halten es nämlich für unbestritten, daß sich unsere rein körperlichen Merkmale im Rahmen der Anpassung an sich ständig verändernde Umweltbedingungen im Laufe der Zeit entwickelten. Logischerweise müßten sich unsere Persönlichkeitsmerkmale demnach auch angepaßt haben. Von diesem Gedanken ausgehend entschloß ich mich zur Durchführung einer Studie.

Das Internet verschafft raschen Zugang zu einer Vielzahl potentieller Beteiligter an einer Fragebogenaktion, und deshalb nutzte ich meine Webseite für eine Untersuchung, die darauf abzielte, eine mögliche Beziehung zwischen Persönlichkeitstest und Blutgruppe aufzuzeigen. Vom Ansatz her keineswegs wissenschaftlich, war diese Studie vielmehr ein Versuch herauszufinden, ob die zu erwartenden Ergebnisse sich mehr oder minder mit anderen Forschungsresultaten deckten.

Ich entwickelte ein kleines Computerprogramm, das jedem Besucher meiner Webseite erlaubte, einen Test zu machen, und verwendete dazu eine einfachere, rascher auszuwertende Version des unter der Bezeichnung »Kiersey Temperament Sorter« bekannten Fragebogens. Dieser von dem Psychologen David Kiersey entwickelte Test bestimmt Wesensmerkmale auf der Basis von Carl Jungs »Extroversion-Introversion«-Persönlichkeitstypisierung.[11] Aus jeweils zwei Spalten auf vier Bildschirmseiten konnten die Befragten auswählen, welches von 16 Persönlichkeitsprofilen ihrem Wesen am nächsten kam.

Zusätzlich fragte ich nach dem Somatyp. Nach einer Theorie von William H. Sheldon aus den 40er Jahren korrelieren demnach die Persönlichkeit und der Körpertyp. Die drei grundlegenden Körpertypen sind: Ektomorphe, d. h. schlanke, oft große Menschen mit langen Armen und Beinen und feinen Gesichtszügen,

Mesomorphe, d. h. stämmige Menschen, muskulös und mit breiten Schultern, und Endomorphe, d. h. rundliche Menschen, die zur »Birnenform« tendieren.

Machen Sie den blutgruppenspezifischen Persönlichkeitstest und erfahren Sie mehr über die Dynamik von Blutgruppe und Identität bei www.dadamo.com.

Von Anfang Juni bis Dezember 1999 beteiligten sich insgesamt 20 635 Personen an dem Test auf meiner Webseite – eine zahlenmäßig starke Gruppe, die der Erwähnung wert ist. Demographisch setzte sie sich aus insgesamt 20 635 Teilnehmern zusammen, davon 15 255 Frauen und 5380 Männer.

Anteile der Blutgruppen			
0	A	B	AB
9166	7187	2809	1473
44,42 %	34,83 %	13,61 %	7,14 %

Aus der Beantwortung der Fragen waren einige Wesenszüge zu erkennen:

Blutgruppe 0: Angehörige der Blutgruppe 0 schrieben sich am häufigsten folgende Eigenschaften zu: verantwortungsvoll, entschlußfreudig, organisiert, objektiv, sich an Regeln haltend und praktisch. O-Typen wiesen einen höheren Prozentsatz beim mesomorphen Typ auf (Frauen auch beim ektomorphen Typ) und einen geringeren beim ektomorphen. Manche Charakteristika des mesomorphen Typs wie Freude an körperlicher Betätigung, Gleichgültigkeit gegenüber der Meinung anderer, Ehrgeiz und Selbstbehauptung gehören zur Beschreibung des 0-Typs.

Blutgruppe A: Angehörige der Blutgruppe A beschrieben sich so: Gespür für die Bedürfnisse anderer, die Fähigkeit zuzuhören, detailorientiert und analytisch. A-Typen beschrieben sich eher als ekto- denn als mesomorph. Interessanterweise tauchen hier überdurchschnittlich viele Endomorphe auf, was auf die Neigung der A-Typen zu Extremen verweist. Einige der Persönlichkeitsmerkmale, die mit Ektomorphen in Verbindung gebracht werden, wie eine Vorliebe für das Alleinsein, geistige Stärke und Detailversessenheit, wurden in der psychologischen Literatur dem A-Typ zugeschrieben.

Blutgruppe B: Angehörige der Blutgruppe B sagten über sich, sie seien: subjektiv, umgänglich, kreativ, originell und flexibel. Von allen Blutgruppen entsprachen die B-Typen dem erwarteten Körpertypprozentsatz am meisten.

Blutgruppe AB: Angehörige der Blutgruppe AB glaubten am häufigsten folgende Eigenschaften zu besitzen: emotional, unabhängig und intuitiv. AB-Typen gaben am wenigsten häufig an, endomorph zu sein, sondern eher mesomorph.

Anhand der Befunde anderer Wissenschaftler und der von mir erhobenen Daten zeichnet sich ein ziemlich verläßliches Bild blutgruppenspezifischer Persönlichkeitsmerkmale ab:

0-Typ	A-Typ	B-Typ	AB-Typ
extrovertiert	introvertiert	unabhängig	intuitiv
stark mit Führungsqualitäten selbstsicher pragmatisch strategisch denkend geduldig logisch	gefühlsbetont erfinderisch anspruchsvoll perfektionistisch empfindsam kooperativ kreativ	aufgeschlossen nicht unterzukriegen kreativ originell subjektiv passionierter Organisator	emotional leidenschaftlich freundlich vertrauensvoll unvoreingenommen

Blutgruppe und Persönlichkeit bieten natürlich eine Fülle von Assoziationen. Die menschliche Natur strebt nach Mustern, und unser Ziel ist es letztendlich, aus der Analyse zu brauchbaren Rückschlüssen zu gelangen. Wie kann sich das Wissen um blutgruppenspezifische Charakterzüge eigentlich als hilfreich erweisen?

Gehen wir zunächst einmal von der Annahme aus, daß jedes Charaktermerkmal im genetischen Gedächtnis verankert ist. Anthropologische Studien haben unwiderlegbar gezeigt, daß bestimmte archetypischen Persönlichkeits- und Verhaltensmerkmale, die sich durch unsere gesamte Entwicklungsgeschichte ziehen, unmittelbar mit dem Überleben verknüpft sind. Befürworter der Soziobiologie, einer von E. O. Wilson erstmals vorgestellten Theorie, sind der Ansicht, daß sich unsere Verhaltensweisen durch eine Überprüfung unserer Evolutionsmuster erklären lassen. Aggression, Anziehungskraft und Kooperation sind allesamt Verhaltensweisen, die der Erhaltung der Art dienen. Allerdings sind diese Verhaltensweisen bekanntlich nicht unbewußt, sondern wurden im Laufe der Zeit durch Veränderungen in den Umweltbedingungen und kulturellen Einflüssen weiterentwickelt.

Diese Form von Verhaltensmustern könnte man als Beispiel einer Evolution des Verstandes bezeichnen. Wie im folgenden Kapitel näher erläutert, stehen diese Persönlichkeitsmuster in engem Zusammenhang mit chemischen Prozessen, die in ihren Abläufen blutgruppenspezifisch beeinflußt sind. Und für die seelische Gesundheit spielen körpereigene chemische Substanzen eine bedeutsame Rolle.

3 Streß und emotionale Stabilität

Blutgruppe und seelische Gesundheit

Seit eh und je war das mühselige Dasein des Menschen auf dem Planeten Erde voller Gefahren. Obwohl wir dank unserer überragenden Jagdinstinkte und unserer Intelligenz bis an die Spitze der Nahrungskette gelangt sind, sind wir nach wie vor verwundbar und zerbrechlich. Noch immer sind wir angreifbar, wenn es um brutale Übergriffe räuberischer Wesen geht, und eine zunehmend unbeständige, fortwährenden Veränderungen unterworfene Umwelt wird zur Herausforderung für unsere Überlebensfähigkeit. Sich neu entwickelnde Stämme antibiotikaresistenter Krankheitserreger und das Wiederaufleben von vermeintlich längst ausgerotteten Krankheiten machen sich bei der Sterblichkeitsrate bemerkbar. Und die zerstörerischen Auswirkungen des Alterungsprozesses und der unvermeidliche Verschleiß des Körpers stellen nach wie vor das »Endspiel« unseres Daseins dar.

Jede Begegnung mit unserer Sterblichkeit löst Streß aus, und dies erweist sich als positiv und negativ gleichermaßen. In der Regel hilft uns eine ausgewogene Mischung biochemischer Signale, auf die Streßfaktoren des alltäglichen Daseins angemessen zu reagieren. Doch ein Zuviel an Streß über einen allzu langen Zeitraum führt zu psychischer Unausgewogenheit, zu körperlichem Zusammenbruch und Krankheit. Blieben diese Signale hingegen aus – dieses hormonal gesteuerte Alarm- und Reaktionsmodell zur Regulation seelischer und physiologischer Vorgänge –, wäre die menschliche Rasse sehr rasch untergegangen, und zwar lange bevor sie über eine Sprache zur Artikulierung von Gedanken verfügt hätte.

Heutzutage sehen wir uns einem Dilemma gegenüber: Die eigentlich zu unserem Schutz vorgesehenen Reaktionsmechanismen sind zur Gefahr für Gesundheit und Wohlbefinden geworden. Eine der verhängnisvollen Konsequenzen unserer Evolution war das Anhäufen von Streßfaktoren, das zu einer unnatürlichen Belastung für unseren Organismus wurde – eine Belastung, der wir von unserer Veranlagung her nicht gewachsen waren.

Für unsere Vorfahren der Frühzeit war Streß eine überaus anstrengende, aber nur zeitweilige Realität – in der Regel die Folge von Begegnungen mit Raubtieren, Gebietsstreitigkeiten und der fortwährenden Suche nach Nahrungsquellen.

Die Streßfaktoren von heute sind zwar keineswegs Kämpfe auf Leben und Tod, dafür aber auch nicht vorübergehend, sondern von Dauer. Es ist das »Anhäufen«, das Streß so gefährlich macht. Dennoch – wir alle kennen Menschen, die mit Streß bemerkenswert gut zurechtkommen. Im Tohuwabohu des allmorgendlichen Berufsverkehrs beispielsweise rasten manche Zeitgenossen buchstäblich aus, während andere den Stau ganz gelassen hinnehmen. Trotz völlig gleichartiger äußerer Umstände fallen die Reaktionen total unterschiedlich aus. Weshalb eigentlich?

Erkundige ich mich bei meinen Patienten nach ihrem alltäglichen Maß an Streß, tue ich dies in der Hoffnung, etwas über ihre subjektiven Reaktionen auf äußere Umstände und ihre Anpassungsfähigkeit an Streßsituationen herauszufinden. Bilden sie Streßhormone in reichlichen oder nur geringen Mengen, und werden diese Hormone zum geeigneten Zeitpunkt oder in unregelmäßigem Rhythmus ausgeschüttet? Wie ist es um die relative Ausgewogenheit ihres Nervensystems bestellt, und welcherart Gefühle machen sich bemerkbar? Gibt es Sicherheitsventile wie beispielsweise sportliche Aktivität, die übermäßigen Streß abbaut, oder trägt die gewählte Sportart sogar noch zu einer Mehrbelastung bei? Wie hoch ist die Gesamtbelastung durch sämtliche Streßfaktoren? Steht der Betreffende vielleicht kurz vor dem Zusammenbruch oder hat er ihn gar bereits erlitten und befindet sich nun im gefährlichen Stadium unzureichender Anpassung? Dieser Zustand stellt sich ein, wenn der Organismus über seine Grenzen hinaus belastet wird. Versucht der Betref-

fende dann, sich der Situation anzupassen, ist dies dem Organismus nicht immer bekömmlich und kann lange nach Ausschalten des eigentlichen Streßfaktors zu körperlichem Zusammenbruch und Krankheit führen.
Trotz individueller Unterschiede in der Fähigkeit, sich Streßsituationen anzupassen, gelangen wir alle letztendlich an eine Zerreißgrenze. Ein Übermaß an Streß über einen ausgedehnten Zeitraum führt bei allen Menschen zu Fehlanpassung.
Doch was hat das Ganze mit der Blutgruppe zu tun? Eine ganze Menge, wie sich zeigen wird. Einige der wichtigsten Elemente zur Ingangsetzung bestimmter Streßreaktionen befinden sich an derselben Stelle der DNS wie unsere Blutgruppe – nämlich auf 9q34. Wie bereits erwähnt, kommt es zwischen einzelnen Genen zu einem Wechselspiel, insbesondere wenn sie dicht beieinanderliegen. Eine solche Beziehung besteht zwischen dem Blutgruppen-Gen und den für die Steuerung von Streßreaktionen verantwortlichen Genen.
Bei einem prüfenden Blick auf die Beziehung zwischen Streß und Blutgruppe zeigen sich die eindeutigen Unterschiede in den sehr individuellen Streßreaktionen. Die Blutgruppe spielt eine bedeutsame Rolle, wenn es darum geht, wieviel Streß wir ständig mit uns herumschleppen, wie wir darauf reagieren und wie rasch wir uns von Streß erholen.

Streßmechanismen

Bei körperlichem oder emotionalem Streß schützt sich der Körper durch Umkehr seiner Polarität und verschiebt das relative Gleichgewicht des autonomen (vegetativen) Nervensystems, das genaugenommen aus zwei Systemen besteht. Das sympathische Nervensystem ist für die anfängliche »Kampf- oder Flucht-Reaktion« verantwortlich; der parasympathische Zweig hingegen für die Entspannung des Nervensystems, sobald der Streßfaktor, der die Alarmsignale ausgelöst hat, verschwunden ist.

Die einwandfreie Funktion beider Systeme ist für die Gesundheit von ausschlaggebender Bedeutung. Das vegetative Nervensystem wirkt mit dem System der endokrinen Drüsen und den inneren Organen zusammen und begünstigt damit den einwandfreien Ablauf der Körperfunktionen und die Reaktion auf eine Vielfalt an potentiellen Herausforderungen.

Die beiden Teile des vegetativen Nervensystems verhalten sich weitgehend wie Gegenspieler und funktionieren in der Regel am besten, wenn sie in ausgewogener Weise einander gegenüberstehen. So sorgt beispielsweise der Sympathikus dafür, daß Ihr Herz schneller und kräftiger schlägt, während sich der Herzschlag durch die Aktivität des Parasympathikus verlangsamt; die Muskulatur der Arterienwände entspannt sich, das Blut kann ungehindert strömen und den Herzmuskel mit Sauerstoff versorgen.

Das Geheimnis für eine einwandfreie Funktion des Nervensystems ist Ausgewogenheit. Zu Problemen kommt es, sobald eines der beiden Systeme über einen längeren Zeitraum hinweg die Oberhand behält. Chronischer Streß wirkt wie ein Gewicht auf der Waage – das heißt, eine Waagschale senkt sich auf Kosten des parasympathischen zugunsten des sympathischen Nervensystems. Eine ganze Reihe körpereigene, mit Gesundheit und Genesung verknüpfte Aktivitäten sind von der Funktion des Parasympathikus abhängig; befinden sich die Waagschalen des vegetativen Nervensystems über längere Zeit im Ungleichgewicht, kommt es unweigerlich zu einem Zusammenbruch. Die Mechanismen einer normalen Streßreaktion erfordern die synchrone Tätigkeit dreier endokriner Drüsen: des Hypothalamus, der Hirnanhangdrüse (Hypophyse) und der Nebenniere. Im folgenden eine vereinfachte Beschreibung dieses Vorganges:

Das Einsetzen von Streß

- Der im Gehirn sitzende Hypothalamus setzt ein als CRH (engl. Corticotropin Releasing Hormone, corticotropinfreisetzendes Hormon) bezeichnetes Botenmolekül frei.
- Das Botenhormon regt die Hirnanhangdrüse zur Ausschüttung von ACTH (adrenocorticotropes Hormon) an.
- ACTH signalisiert der Nebenniere, die Streßhormone Adrenalin und Cortisol freizusetzen.

Ende der Streßsituation

- Der Hypothalamus empfängt das Signal, die Bildung des Botenhormons einzustellen.
- Die Homöostase – also das Gleichgewicht – ist wiederhergestellt.

In der Regel ist dieser Vorgang mit dem Ausschalten des Streßfaktors abgeschlossen. Bei chronischem Streß hingegen gelangt bedauerlicherweise »Sand ins Getriebe«. Der Hypothalamus reagiert weniger empfindlich auf das Signal, die Bildung von Botenhormonen zu beenden.[1]

Im Strudel der Streßhormone

Der entscheidende Augenblick einer Streßreaktion kommt mit der Ausschüttung von Streßhormonen aus der Nebenniere; und dabei unterscheidet man zwischen zwei Arten – den Katecholaminen und Cortisol, den beiden Hormonen, die am engsten mit der Blutgruppe verknüpft sind.
Die beiden im Rahmen einer Streßreaktion von der Nebenniere freigesetzten Katecholamine sind Epinephrin, besser bekannt unter der Bezeichnung Adrenalin, sowie das auch als Noradrenalin bezeichnete Norepinephrin. Mit der Ausschüttung dieser hochwirksamen Substanzen in den Blutstrom steigen Herzfrequenz und Blutdruck an und verlangsamt sich die Verdauungstätigkeit. Die Wachsamkeit nimmt zu, und insgesamt stellt sich der Organismus auf Kampf, Flucht oder sportliche beziehungsweise irgendeine andere Form körperlicher Aktivität um. In gewisser

Weise gleichen die Katecholamine einem Stoßtrupp des Nervensystems, der sofort und kurzfristig auf Streß reagiert. Cortisol hingegen ähnelt eher einer für einen längeren Einsatz vorgesehenen Besatzungsarmee. Als kataboles Hormon bewirkt Cortisol den Abbau von Muskelgewebe und wandelt das darin enthaltene Protein in Energie um. In jeder traumatischen Situation wird der Organismus mit dem in der Nebenniere gebildeten Cortisol überschwemmt. Kälte, Hunger und Blutungen, chirurgische Eingriffe und Infektionen, Verletzungen, Schmerzen und ein Übermaß an sportlicher Aktivität bewirken die Freisetzung von Cortisol. Und auch durch seelisch-geistigen Streß wird dieses Hormon vermehrt gebildet. Cortisol stimuliert und ordnet aber auch die positiven, auf Überleben ausgerichteten Kräfte in unserem Organismus.

Cortisol versetzt uns in die Lage, Gefahren aus dem Weg zu gehen und ist deshalb lebensnotwendig. Würde die Nebenniere die Bildung dieses wichtigen Hormons einstellen, könnte Streß uns sehr rasch töten. Allerdings ist Cortisol ein zweischneidiges Schwert. In übermäßigen Mengen oder über längere Zeit freigesetzt, beeinträchtigt es die Ausgewogenheit in der Aktivität einer Reihe innerer Organe. Normale Cortisolspiegel wirken entzündungshemmend, schwächen die Neigung zu Allergien ab und begünstigen Wundheilung und Gewebeerneuerung. Überhöhte Konzentrationen hingegen bewirken genau das Gegenteil. Geschwüre, Bluthochdruck und Herzerkrankungen, Muskelschwund und vorzeitige Hautalterung, ein erhöhtes Risiko für Knochenbrüchigkeit und Schlaflosigkeit – all dies sind nur einige Schäden im Gefolge einer Cortisol-Intoxikation. Chronische Überproduktion von Cortisol stellt auch eine massive Gefährdung des Immunsystems dar und macht uns damit anfällig für Virusinfektionen. Ein Zuviel an Cortisol kann zu der tagsüber auftretenden kognitiven Dysfunktion führen, und tatsächlich werden bei Alzheimer-Patienten und Personen mit seniler Demenz (Altersschwachsinn) chronisch überhöhte Cortisolspiegel beobachtet.[2]

Aus der Studie über die Ergebnisse der Blutgruppendiät

Deborah P.
Blutgruppe A
Frau mittleren Alters
Ergebnis: Streßabbau und gesteigertes Wohlbefinden

»Ich bin 46 Jahre alt und Lehrerin an einer Highschool in Oregon. Vor kurzer Zeit war ich völlig fertig. Den ganzen Tag müde und ständig unter Streß, fragte ich mich, was mit mir wohl los sei und weshalb ich mich fühle, als wäre ich 87 Jahre alt. Meine Freundin machte mich auf Ihr Buch aufmerksam, und während der Lektüre wurde mir einiges klar. Schon immer wußte ich, daß es mit der Blutgruppe mehr auf sich hat, als man auf den ersten Blick annehmen möchte. Meine Kinder und ich ernähren uns nun seit etwa vier Wochen nach der Blutgruppendiät für Typ A, und wir alle fühlen uns wesentlich besser. Meine 19jährige hat keine Magenbeschwerden mehr, und ich selbst verfüge jetzt über ein hohes Maß an überschüssiger Energie. Dabei bin ich aber in keiner Weise eine verschrobene, körneressende oder rindenkauende Gesundheitsfanatikerin, und das macht die Sache besonders großartig.«

Ähnliches ist Ihnen gewiß schon einmal zu Ohren gekommen. Und dank der Aufklärung durch die Medien weiß man mittlerweile sehr wohl, was Streß anrichten kann. Was Ihnen jedoch möglicherweise bislang nicht bekannt war, ist die Tatsache, daß die Wirkung von Streßhormonen und Blutgruppe unmittelbar miteinander verknüpft sind.

Blutgruppe und Streß

Die meisten Studien über blutgruppenspezifische Unterschiede bei Krankheiten, Hormonhaushalt oder Aktivität von Neurotransmittern präsentieren sich als geschlossenes Ganzes – das heißt, mit Typ 0 am einen und Typ A am anderen Ende. Blutgruppe B und AB sind in der Regel irgendwo dazwischen angesiedelt – offenbar die Verkörperung einer Art Gleichgewicht zwischen gegnerischen Kräften, oder das Bild eines »späten Blutgruppenmodells«, das sich im Laufe der Zeit weiterentwickelte, und dies auch in bezug auf Streß.

Typ A neigt dazu, selbst auf geringfügigen Streß zu überreagieren – eine Reaktion, die sich durch den Anstieg des Cortisolspiegels nachweisen läßt. Angehörige der Blutgruppe 0 hingegen am anderen Ende der Skala bilden als Reaktion auf Streß die geringsten Mengen von Cortisol und Adrenalin. In dieser Beziehung ähnelt der B-Typ mehr dem A-Typ, während die Blutgruppen AB und 0 enger zusammenliegen. Natürlich läßt sich diese stark vereinfachte Beschreibung nicht verallgemeinern – insbesondere für Angehörige der Blutgruppe B oder AB. Jeder Typ weist ein einzigartiges, individuelles chemisches Profil auf.

Blutgruppe A

Auf Streß reagieren sämtliche Blutgruppen mit einer vermehrten Ausschüttung von Cortisol, doch der A-Typ weist von Natur aus einen höheren Cortisolspiegel im Blut auf, und deshalb leidet sein Organismus im Vergleich zu den übrigen Blutgruppen unter einer stärkeren Streßbelastung. Anders als Angehörige der übrigen Blutgruppen profitiert der A-Typ weniger von gezielten Übungen zur Reduzierung von Streß.

Menschen der Blutgruppe A müssen einen hohen Einsatz leisten und bekommen dafür wenig zurück. Diese Entdeckung körpereigener chemischer Prozesse bestätigt die Beobachtung meines Vaters hinsichtlich der Blutgruppe A. Seine dringende Empfehlung für den A-Typ, das »Nervensystem zu beruhigen«, klingt nun angesichts meßbarer physiologischer Vorgänge plausibel. Einige Auswirkungen sportlicher Aktivität auf den A-Typ und vermutlich auch die höheren Raten an Krebs- und Herzerkrankungen gewinnen damit allmählich auch an Bedeutung. Überdies bildet Blutgruppe A als Reaktion auf Streß mehr Adrenalin als die übrigen Blutgruppen, ist aber auch am besten imstande, Katecholamine wie beispielsweise Adrenalin abzubauen oder auszuscheiden.[3]

Blutgruppe 0

Bei Blutgruppe 0 muß allerlei geschehen, um angesichts von Streß aus der Bahn zu geraten. Kommt es beim 0-Typ jedoch einmal zu einer dramatischen Reaktion, braucht er in der Regel wesentlich länger, um sich davon wieder zu erholen. In Streßsituationen setzt der 0-Typ üblicherweise vermehrt die Katecholamine Noradrenalin und Adrenalin frei. Auf diese Weise kann er rasch und wirkungsvoll auf Gefahren reagieren.[4] Die Erholungsphase ist schwieriger, weil bei ihm der Abbau von Katecholaminen langsamer vonstatten geht. Für den Abbau oder die Inaktivierung von Adrenalin oder Noradrenalin ist unter anderem auch das Enzym Monoaminoxidase (MAO) verantwortlich. Bei Untersuchungen über die Wirksamkeit von MAO in Blutplättchen zeigte sich beim 0-Typ die niedrigste Aktivität dieses Enzyms. Und daraus erklären sich möglicherweise die Probleme dieser Blutgruppe mit dem Abbau der Katecholamine Noradrenalin und Adrenalin. Mein Kollege Dr. Juri Andrijaschek machte mich kürzlich aufmerksam auf die Studie eines ukrainischen Physiologen mit dem Titel »Methodologische Empfehlung für die Wahl von Seeleuten auf längerfristigen Routen.« Die Untersuchung gelangte zu dem Schluß, daß Seeleute mit der Blutgruppe 0 »nicht für Schichten, die länger als einen Monat dauern, empfohlen werden«, weil ihre Leistung nach diesem Zeitraum erheblich nachließ. Diese Untersuchung stimmt mit anderen Ergebnissen darin überein, daß Streß über einen längeren Zeitraum die Höhe des Adrenalinabbaus zu beeinflussen scheint und damit Erschöpfung zeitigt.

Manches deutet darauf hin, daß die Freisetzung von Noradrenalin vor allem mit Streß durch Zorn und Aggression einhergeht – zwei für die Blutgruppe 0 tatsächlich charakteristischen Wesensmerkmalen.[5] Der 0-Typ ist das klassische Beispiel für den sogenannten »Persönlichkeitstyp A«.*

Aus der Studie über die Ergebnisse der Blutgruppendiät

Jeff T.
Blutgruppe 0
Mann mittleren Alters
Ergebnis: Absenkung des Streßniveaus

»Vor drei Monaten begann ich mit der 0-Typ-Diät. Zu verdanken habe ich dies meiner Frau, die gleichfalls Blutgruppe 0 hat und sämtliche Nahrungsmittel der Kategorie »zu vermeiden« vom Speisezettel verbannte. Seit Beginn der Nahrungsumstellung habe ich knapp 12 kg und meine Frau 10 kg abgenommen. Mittlerweile bin ich 41 und jogge auch wieder, was ich seit meinen Zwanzigern nicht mehr getan habe. Ich fühle mich so gut wie seit Jahren nicht mehr und komme jetzt auch ohne Antazida (magensäurehemmende Mittel) aus, von denen ich geradezu abhängig war. Nach Meinung mancher Arbeitskollegen bin ich jetzt umgänglicher und nehme die Dinge etwas lockerer.«

---

* Verwechseln Sie nicht den »Persönlichkeitstyp A« mit der Blutgruppe A. Die Bezeichnung erscheint im Text in Anführungszeichen.

Blutgruppe B

In bezug auf Streßhormone liegt der B-Typ näher beim A-Typ und bildet etwas mehr Cortisol als unter normalen Bedingungen. Dies ist insofern etwas ungewöhnlich, als auf den meisten anderen Gebieten B-Typ und 0-Typ einander mehr gleichen. Verständlich wird dies jedoch angesichts der Art von Belastungen, denen sich die frühen Vertreter der Blutgruppe B zweifellos gegenübersahen. Cortisol ist – wie bereits erwähnt – das »Langzeit«-Streßhormon, das Muskeleiweiß aufspaltet und in Energie umwandelt. Diesen Anpassungsprozeß dürfte der B-Typ eher vom A-Typ übernommen haben und weniger von den frühgeschichtlichen Jägern und Sammlern der Blutgruppe 0.
Dies bedeutet nun aber nicht, daß die Blutgruppen B und A einander gleichen. Die dem B-Typ eigenen ausgleichenden Kräfte verleihen ihm ein einzigartiges Streßprofil.[6] Nach jahrelanger praktischer Arbeit mit dem Blutgruppensystem stellte ich – von einer ziemlich breiten Basis ausgehend – fest, daß Menschen der Blutgruppe B in der Regel sehr emotional sind. Aus diesem Grunde sind sie streßbedingten Unausgewogenheiten gegenüber weit empfindlicher, reagieren dafür aber sehr rasch auf Techniken zum Abbau von Streß. Tatsächlich ist der B-Typ überaus begabt, wenn es darum geht, sich die Kräfte von bildlicher Vorstellung und Entspannung zunutze zu machen, und baut Streß deshalb wesentlich rascher ab als Menschen der Blutgruppe A.

Blutgruppe AB

Nach wissenschaftlichen Erkenntnissen gleicht der AB-Typ in seinen Streßreaktionen mehr dem 0-Typ; bislang ist allerdings noch nicht geklärt, weshalb dies so ist.[7] Und dies stellt, wie in so vielen anderen wesentlichen Punkten, eine Abweichung von der Aussage dar, im AB-Typ spiegelten sich A-Typ-ähnliche Eigenschaften wider.

Sportliche Aktivität und Streß

In *4 Blutgruppen – Vier Strategien für ein gesundes Leben* wies ich unter anderem auf die symbiotische Beziehung zwischen sportlicher Aktivität und Streß hin. Der jeweiligen Blutgruppe zuträgliche sportliche Aktivitäten können die Streßbewältigung erleichtern und streßbedingten schädlichen Konsequenzen entgegenwirken. Sportliche Aktivität wird oftmals als Allheilmittel gepriesen, wenn es um die Abschwächung oder den Abbau von Streß geht. Allerdings trifft dies nicht immer zu. Für Menschen, die sich über Gebühr verausgaben, kann Sport sogar zum Streßfaktor werden.

Die Höhe der Belastungsgrenze bei sportlicher Aktivität hängt von vielerlei Faktoren ab; dazu zählen beispielsweise richtige Ernährung, Flüssigkeitszufuhr und Ruhepausen, Grad der Kondition und Fitneß sowie die Belastungen in anderen Lebensbereichen. Einen bedeutsamen Einfluß auf die Belastbarkeit Ihres Organismus übt Ihre Blutgruppe aus.[8]

Ein Blick auf die Auswirkungen sportlicher Aktivität auf den 0- und A-Typ – zwei einander genau entgegengesetzte Blutgruppen – macht die blutgruppenspezifischen Unterschiede deutlich.

Oliver (Blutgruppe 0) und Adam (Blutgruppe A) beschließen ein gemeinsames Training und treffen sich viermal wöchentlich zu einem 5-km-Lauf. Nach einiger Zeit machen sich bei Oliver allerlei Fortschritte bemerkbar. Sein Energieniveau ist gestiegen, er ist besser in Form, und vor allem erweist sich das Laufen als ideales Gegenmittel für seinen streßreichen Berufsalltag. Er fühlt sich ausgeglichener und ist den Anforderungen besser gewachsen.

Ein anderes Bild zeigt sich bei Adam. Unmittelbar nach dem Laufen fühlt er sich zwar wesentlich besser (durch das Laufen werden Endorphine freigesetzt, die die Stimmung heben), aber nach ein bis zwei Stunden setzt Trägheit ein und seine Konzentrationskraft läßt nach.

Bei einer Überprüfung der Herzfrequenz während des Trainings würde sich zeigen, daß Adams Herz etwas schneller schlagen und er sich mehr anstrengen muß, um dasselbe Leistungsniveau zu erreichen wie Oliver. Und nach dem Laufen braucht sein Herz länger, bis sich die Ruhefrequenz wieder einstellt.

Während Oliver voller Schwung und Energie seine Arbeit aufnimmt, muß sich Adam weiter abmühen. Beim raschen Aufstehen fühlt er sich mitunter benommen, und nachts hapert es mit einem gesunden Schlaf. Je länger er mit Oliver trainiert, desto stärker fühlt er sich unter Druck. Könnte man einen Blick auf seine hormonelle Reaktion werfen, würde sich eine vermehrte Ausschüttung von Cortisol und ein Absinken des DHEA-Spiegels (Dehydroepiandrosteron, ein Geschlechtshormon) zeigen. In anderen Worten – Adam befindet sich nun in einem Zustand der Überforderung. Anstatt den Streß in den Griff zu bekommen, hat er sich durch sein Trainingsprogramm noch tiefer in eine Fehlanpassung hineinmanövriert. Stellt er das Trainung nun ein, können bis zur Normalisierung seines Hormonprofils Tage, Wochen oder gar längere Zeit vergehen.

Selbst bei durchtrainierten Athleten zeigt sich während des Laufens ein Cortisolanstieg, der sich aber aufgrund ihrer Kondition in Ausmaß und Auswirkungen in Grenzen hält. Nachdem nun aber Adam als A-Typ von Natur aus einen höheren Cortisolspiegel besitzt und zudem nicht regelmäßig läuft, schnellen seine Cortisolkonzentrationen in die Höhe und beeinträchtigen sein Wohlbefinden. Kurz gesagt – Laufen macht Adam krank.

Nehmen wir nun einmal an, daß Betty, eine Vertreterin der Blutgruppe B, ihre beiden Freunde Oliver und Adam beim Laufen begleitet. Und wie Adam hat auch sie von Natur aus einen höheren Cortisolspiegel. Dennoch fühlt sie sich nach einigen Wochen Lauftraining gut in Form und voller Energie. Was hat es also mit dem Unterschied zwischen Betty und Adam auf sich? Betty besucht zudem zweimal wöchentlich einen Yoga-Kurs. Mit der bemerkenswerten, B-Typ-spezifischen Fähigkeit, sich von Streß zu erholen, ist Betty imstande, sich beides zunutze zu machen.

Abby, eine weitere Freundin mit Blutgruppe AB, fühlt sich ähnlich wie Oliver zu Beginn des Lauftrainings sehr viel besser.

Nach wenigen Wochen aber reduziert sie das Lauftraining auf zweimal wöchentlich und nimmt an den beiden anderen Tagen an einem Stretching-Kurs teil.
Körperliche Aktivität führt in der Regel – auch wenn sie nicht bis zur Erschöpfung reicht – zu einem Anstieg der Katecholamin- und Cortisolkonzentrationen im Blut. Nach einer Weile regelmäßigen Trainings jedoch bilden die meisten Menschen als Reaktion auf die sportliche Aktivität weniger Streßhormone. Anders gesagt – sobald man sich daran gewöhnt hat, ist sie nicht mehr so belastend. Und genau darum geht es bei der körperlichen Kondition. Durchtrainierte Athleten empfinden sportliche Aktivität im großen und ganzen nicht als Streß, selbst wenn sie über ihr normales Pensum einmal etwas hinausschießen. Im Kern sind ihr Organismus, das Nervensystem und die endokrinen Drüsen darauf eingestellt. Aus diesem Grunde besitzt ein gut durchtrainierter A-Typ unter Umständen dieselbe oder eine höhere Belastungsgrenze als ein konditionsschwacher 0-Typ.
Das Ganze ist keine Frage von Alles oder Nichts. Ich kenne viele Angehörige der Blutgruppe 0, zu deren Trainingsprogramm auch Yoga gehört, und sportliche A-Typen, die mit Begeisterung Hanteltraining und Aerobic betreiben. Ehe Sie an Ihre Zerreißgrenze gelangen, müssen Sie Ihre einschlägigen Fähigkeiten abschätzen. Normalerweise ist dieser Punkt bei Blutgruppe A etwas früher erreicht, aber bei entsprechender Kondition kann auch ein A-Typ in etwas kraftraubenderen Disziplinen eine Menge zuwege bringen. Angehörige der Blutgruppe 0, die sich aufgrund einer Anhäufung von Streß in einem Erschöpfungszustand befinden, sollten ein Trainingsprogramm mit hohem Belastungsniveau nicht fortführen.
Ein mir bekannter Forscher, der eine Untersuchung über Blutgruppen und Sportler durchführte, gelangte zu folgendem Ergebnis: Im großen und ganzen konnten bei den gut durchtrainierten Athleten Angehörige der Blutgruppe A ein- bis zweimal jährlich ihre Reserven mobilisieren und bei Ausdauerwettbewerben recht gut abschneiden. Nahmen sie jedoch häufig an Wettkämpfen teil, fielen ihre Leistungen in der Regel nicht so gut aus. Sportler der

Blutgruppe 0 waren imstande, sich fortwährend an Wettbewerben zu beteiligen und dabei ausgewogene, gleichmäßig gute Ergebnisse zu erzielen.

Seelische Gesundheit

»Seit 16 Monaten halte ich mich ziemlich streng an die Blutgruppendiät. Ich bin 42, seit 30 Jahren Vegetarierin (überhaupt kein Fleisch), war immer sportlich und mager (das heißt, ich brauchte kein Gewicht abzubauen) und ernährte mich gesund. Die Veränderung, die ich erlebte, ist kaum zu beschreiben und zählt zu den bedeutsamsten Geschehnissen in meinem Leben. Ich stecke noch im selben Körper, sehe ungefähr noch genauso aus wie zuvor, fühle mich aber wie ausgewechselt. Das Ganze finde ich höchst erstaunlich und ich frage mich, was ich wohl die letzten 30 Jahre hätte zuwege bringen können, wenn ich mich schon immer so gefühlt hätte wie jetzt. Kürzlich besuchte ich eine 79jährige Bekannte, die mich seit meinem 12. Lebensjahr kennt, jener Zeit also, in der ich anfing, mich vegetarisch zu ernähren. Sie konnte die Veränderung eindeutig feststellen und bemerkte, ich sei einmal die zarteste Person gewesen, die sie je gekannt hatte, und sie hätte Angst gehabt, daß ich eines Tages einfach davonschweben würde. Seit Monaten staune ich über meine neue seelisch-geistige Verfassung – ich spüre Boden unter den Füßen, fühle mich entschlossen, klar und tüchtig und habe den Eindruck, mich innerlich frei bewegen und Entscheidungen treffen zu können. Mir ist, als hätte ich einen neuen Kopf oder mein Innenleben erweitert. All das empfinde ich als ein großes Geschenk.« (Aus der Studie über die Ergebnisse der Blutgruppendiät; Leonore B., Blutgruppe 0.)
Menschen wie Leonore begegne ich häufig in meiner Praxis. Obwohl auf den ersten Blick bei ihnen alles in Ordnung zu sein scheint, wirken sie doch irgendwie blockiert und unausgeglichen. Nicht imstande herauszufinden, woran dies liegt, wan-

dern sie durchs Leben, ohne das Gefühl zu kennen, wirklich zufrieden zu sein und mit den Füßen auf dem Boden zu stehen. Natürlich reagieren sie einigermaßen skeptisch auf die Vorstellung, die Blutgruppendiät könne zu einem Gefühl von seelisch-geistigem Wohlbefinden beitragen; umso mehr, als man ein derartiges Problem normalerweise nicht mit der Ernährung in Verbindung bringt. Dennoch ist es durchaus plausibel, daß eine blutgruppengerechte Ernährung sich positiv auf das Seelenleben auswirkt.

Viele seelische Probleme beruhen auf Mechanismen, die mit Unausgewogenheiten in den körpereigenen chemischen Abläufen – insbesondere in bezug auf Hormone und Neurotransmitter – in Zusammenhang stehen. Die für die Steuerung solcher Prozesse verantwortlichen Gene liegen sehr dicht bei den für die Blutgruppe zuständigen Genen. MEDLINE, die medizinische Online-Datenbank des National Institute of Health, enthält mehr als 90 Studien über die Verknüpfung von Blutgruppe und psychischen Funktionsstörungen.[9]

In vielen dieser Untersuchungen vertritt man die Theorie, daß Unterschiede zwischen den Blutgruppen und dem Auftreten von seelischen Störungen auf der genetischen Verknüpfung zwischen Blutgruppe und jenen Genen beruhen, die die Bildung von Neurotransmittern oder Streßhormonen im Gehirn regulieren. Betrachten wir das Ganze nun einmal in bezug auf jede einzelne der vier Blutgruppen.

0-Typ: Der Faktor Dopamin

Die Schwierigkeit des 0-Typs, die unter Streßbedingungen freigesetzten Katecholamine Noradrenalin und Adrenalin auszuscheiden, ist eng mit seelischen Störungen verknüpft. Derzeitigen Forschungsergebnissen zufolge gibt es Hinweise darauf, daß das Problem mit der Aktivität des Enzyms Dopamin-ß-hydroxylase (DBH) in Zusammenhang steht, das Dopamin in Noradrenalin umwandelt. Bemerkenswerterweise befindet sich das Gen für DBH auf 9q34 – das heißt, es sitzt buchstäblich auf dem Blutgruppen-Gen.[10]

Welche Bedeutung kommt diesem Enzym zu, das Dopamin in Noradrenalin verwandelt? Dopamin zählt, wie Serotonin und Noradrenalin, zu einer Reihe neurochemischer Substanzen, die am Denkprozeß beteiligt sind, und wird tief im Gehirn in der sogenannten Substantia nigra gebildet. Anders als die anderen Neurotransmitter verteilt sich Dopamin nicht über das gesamte Gehirn, sondern findet sich nur im Stirnlappen, dem Zentrum höherer, abstrakter Denkvorgänge. Aufgrund dieser Tatsache besteht eine sehr enge Verknüpfung zwischen der Freisetzung von Dopamin und der Bestätigung oder Verstärkung von Verhaltensmustern. So betätigen beispielsweise Tiere Hebel zur Auslösung elektrischer, zu ihrem Gehirn laufender Reize, wenn diese die Freisetzung von Dopamin bewirken. Kokain, Opiate und Alkohol zeitigen wohltuende Effekte, und zwar zum Teil aufgrund ihrer Fähigkeit, die Dopaminausschüttung zu begünstigen. Dopamin trägt zum Glückseligkeitsgefühl bei und reguliert die Schmerzempfindung im Organismus.

Was die Dopaminspiegel und eine einwandfreie Denkfunktion angeht, gibt es einen wunden Punkt: Ein Zuviel an Dopamin in den Gehirnbereichen, die für Gefühle zuständig sind (das limbische System) und ein Zuwenig in dem Bereich, der die Denkvorgänge steuert (Kortex oder Gehirnrinde) kann eine Persönlichkeit hervorbringen, die unter paranoiden Schüben leidet oder sozialen Kontakten aus dem Weg geht. Normale bis leicht erhöhte Dopaminspiegel in der Hirnrinde verbessern die Konzentrationsfähigkeit, begünstigen Entspannung und Streßkontrolle und führen zu logischeren Reaktionen auf Probleme. Unterdurchschnittliche Dopaminspiegel hingegen bewirken ein schnelleres Nachlassen der Aufmerksamkeit, verstärken die Neigung zu Hyperaktivität und Wutanfällen und führen dazu, daß sich der Betreffende schnell ärgert und auf Probleme eher emotional reagiert. Dopaminmangel im Stirnlappen kann zudem die Merkfähigkeit beeinträchtigen.

Aus der Studie über die Ergebnisse der Blutgruppendiät

Lydia T.
Blutgruppe 0
Frau mittleren Alters
Ergebnis: Abbau von Depressionen

»Seit 1991 nehme ich Antidepressiva (täglich 50 mg Fluoxetin, 400 mg Bupropion und seit kurzem 1600 mg Johanniskrautextrakt). Meine zahlreichen Versuche, von den Antidepressiva loszukommen, blieben insofern erfolglos, als ich fünf bis zehn Tage danach noch tiefer in Depressionen verfiel. Vier bis fünf Tage nach Beginn der Blutgruppendiät fing ich an, mich seelisch wohler zu fühlen, und nach einer Woche verspürte ich (zum erstenmal in drei Jahren) den Wunsch nach sportlicher Aktivität. Mein Wohlbefinden nahm stetig zu. Nach und nach reduzierte ich die Zufuhr von Johanniskrautextrakt und nehme das Mittel inzwischen gar nicht mehr. Müdigkeit und Angeschlagenheit während der Arbeit sind verschwunden. Meine Pausen verbringe ich mit flottem Gehen und habe von meinen knapp 14 kg Übergewicht mittlerweile einen Teil abgebaut, ohne irgend etwas dazuzutun.«

Ursache der Parkinson Krankheit ist die selektive Zerstörung von Dopamin-Neuronen in der Substantia nigra des Gehirns. Diese Neuronen senden Reize in den Teil des Gehirns, der an der Steuerung der motorischen Funktionen beteiligt ist, beispielsweise an der Muskeltätigkeit. Parkinson Krankheit wird mit L-Dopa (Levodopa) behandelt, einer Vorläufersubstanz bei der Bildung von Dopamin im Gehirn.
Im Gegensatz dazu ist Schizophrenie, an der etwa ein Prozent der Bevölkerung leidet, mit einem Überschuß von Dopamin verknüpft und wird mit Medikamenten behandelt, die die Bindung von Dopamin an seinen Rezeptorstellen blockiert. Je nachhaltiger die Substanz die Dopaminbindung hemmt, desto deutlicher

schwächen sich die Schizophrenieerscheinungen ab. Die Hypothese von einem Zusammenhang zwischen Dopamin und Schizophrenie gründet sich auf die Annahme einer übermäßigen Dopaminstimulation im Stirnlappen.
Eine einfache Methode, sich ein Bild von den gesamten Zusammenhängen zu machen, besteht darin, sich das Glücksgefühl (Dopamin) als ein mit heißem Wasser gefülltes Becken vorzustellen. Das Wasser kommt aus einem Brunnen außerhalb des Hauses (Tyrosin) und wird zum größten Teil in den Heißwasserbereiter (L-Dopa) gepumpt. Ein wenig Wasser wird zur Bewässerung des Rasens abgezweigt (zur Bildung von Schilddrüsenhormon). Aus dem Heißwasserbereiter (L-Dopa) gelangt der größte Teil des heißen Wassers durch den Wasserhahn in das Becken; der Rest wird in die Waschmaschine (Melanin) geleitet. Dopamin-ß-hydroxylase wirkt wie der Stöpsel des Beckens. Zieht man ihn heraus, fließt das heiße, für die morgendliche Rasur gedachte Wasser durch das Abflußrohr (in Noradrenalin umgewandelt) davon. Lassen Sie also den Stöpsel drin; dann haben Sie immer reichlich heißes Wasser (normaler Dopaminspiegel) im Becken.
Noradrenalin, vom 0-Typ in der Regel etwas reichlicher gebildet als von anderen Blutgruppen, wird bei zorn- und aggressionsbedingtem Streß freigesetzt, während Befürchtungen, Unbehagen und Schmerz zur Ausschüttung von Adrenalin führen. Aus diesem Grunde ist es nicht verwunderlich, daß sogenannte »Persönlichkeitstypen A« vorwiegend bei Personen der Blutgruppe 0 zu beobachten sind.
Viele Erkrankungen, die mit Schwankungen der normalen Dopaminspiegel in Zusammenhang stehen, treten beim 0-Typ häufiger auf. Dazu zählt unter anderem Schizophrenie, insbesondere die rezidivierende, vermutlich genetisch bedingte Form. Schizophrenie wird möglicherweise durch eine übersteigerte Dopaminaktivität hervorgerufen. Zu den Symptomen zählen exzentrisches Verhalten, unangebrachtes Lachen und merkwürdige Körperhaltung, ausgeprägte Reizbarkeit, Schreibwut ohne erkennbaren Sinn und scheinbar tiefschürfende Gespräche,

denen es aber an logischen Zusammenhängen fehlt; hinzu kommen Vorsichhinstarren und ausdrucksloser Blick, irrationale Bemerkungen oder der seltsame Gebrauch von Worten oder Sprachstrukturen. In der Regel werden zur Behandlung von Schizophrenie Dopaminantagonisten eingesetzt.
Des weiteren gibt es – und dies wurde durch mehrere unabhängige Studien belegt – einen interessanten Zusammenhang zwischen Blutgruppe 0 und manisch-depressiver Krankheit. Den Befunden dieser Untersuchungen zufolge besteht eine Verknüpfung zwischen Blutgruppe – insbesondere Blutgruppe 0 – und der Häufigkeit manisch-depressiver Psychosen. Und aus anderen einschlägigen Studien geht hervor, daß diese Form der Erkrankung familiengenetisch bedingt gehäuft auftritt. Nach den Ergebnissen von mindestens zwei weiteren Untersuchungen sind auch endogene Depressionen beim 0-Typ häufiger zu beobachten.
Die meisten Wissenschaftler unterstreichen die Bedeutung von Neurotransmittern, wie beispielsweise den Katecholaminen Noradrenalin und Adrenalin, in der Pathogenese von endogener Depression und manisch-depressiven Psychosen. Dieser Hypothese zufolge ist Depression mit einem Defizit an Katecholaminen im Gehirn verknüpft, während die Manie möglicherweise auf einem Überschuß von Katecholaminen beruht.

Grundgedanke

manisch = hohe Konzentrationen von Dopamin-ß-hydroxylase = gesteigerte Enzymaktivität = weniger Dopamin und mehr Adrenalin

depressiv = niedrige Konzentrationen von Dopamin-ß-hydroxylase = verminderte Enzymaktivität = mehr Dopamin und weniger Adrenalin

Mehrere andere, vermutlich mit affektiven Psychosen in Zusammenhang stehende Gene sind auch mit dem AB0-Genort verknüpft. Diese Gene beeinflussen möglicherweise die Rolle von Dopamin-ß-hydroxylase und die Auswirkung der AB0-Erbanlagen auf dieses Enzym.

Aus den Ergebnissen dieser Studien fügt sich ein Bild zusammen: Unter Streßbedingungen kann der 0-Typ Katecholamine nicht so nachhaltig abbauen wie Angehörige anderer Blutgruppen, und manisch-depressive Krankheit ist bei diesem Typ wesentlich häufiger zu beobachten als bei den übrigen Blutgruppen. Dies bedeutet, daß die genetisch mit dem AB0-Genort verknüpfte Aktivität von Dopamin-ß-hydroxylase beim 0-Typ weit ausgeprägter in Erscheinung tritt – eine Schlußfolgerung, die in anthropologischem Kontext durchaus plausibel wäre. Nachdem bei der gefahrvollen Jagd nach Beute aller Wahrscheinlichkeit nach in erster Linie Aggressionstriebe zum Tragen kamen und dazu ein fein abgestimmter Kampf- oder Fluchtinstinkt, dürfte dies bei den frühgeschichtlichen Jäger- und Sammlerstämmen eine überaus nützliche Überlebensstrategie gewesen sein. Überdies dürften Ruhe- und Belastungsphasen durch gewaltige Schwankungen in der Katecholaminbildung beeinflußt worden sein. Und vermutlich aus diesem Grunde machte die Fähigkeit, die Aktivität von Dopamin-ß-hydroxylase in Gang zu setzen oder zu beschleunigen und danach wieder zu verlangsamen oder zu beenden, die ersten Vertreter der Blutgruppe 0 zu erfolgreichen Jägern.

Aus der Studie über die Ergebnisse der Blutgruppendiät

Vera L.
Blutgruppe 0
Frau mittleren Alters
Ergebnis: Abbau von Depressionen

»Ich habe lange Zeit unter Angstzuständen und Depressionen gelitten, und zwar so sehr, daß ich vor wenigen Jahren arbeitsunfähig wurde und eine Zeitlang in einer Klinik lag. Dank einer Therapie mit Psychopharmaka, die ich jahrelang einnahm, konnte ich meine Arbeit wieder aufnehmen. Dankbar, meinen Aufgaben wieder nachgehen zu können, stellte ich aber fest, daß ich trotz der Einnahme von Antidepressiva keine wirkliche

Lebensfreude empfand und mich zumeist nur davor fürchtete, das lange, lange vor mir liegende Leben irgendwie überstehen zu müssen. Ich probierte alles aus – von der Homöopathie über Ergänzungspräparate bis zu Fengshui. Das einzige, das einen gewissen positiven Effekt auszuüben schien, war Leinsamenöl. Dann las ich Ihr Buch und war ausgesprochen entsetzt, als ich feststellte, daß ich als langjährige Vegetarierin zur Blutgruppe 0 gehörte. Eine Weile lang geriet meine Welt ins Wanken, doch mir machten so viele andere, für den 0-Typ charakteristische Probleme zu schaffen, daß ich mich – aufgeschlossen wie ich zum Glück bin – entschloß, die Blutgruppendiät auszuprobieren. Als erstes fiel mir auf, daß ich am Tag nach dem Verzehr von Rindfleisch nicht mehr verstopft war (etwas, das nicht einmal die reichliche Einnahme von Abführmitteln gewährleisten konnte). Zu meiner Überraschung verschwanden innerhalb von wenigen Wochen die morgendlichen Schmerzen in meinen Händen sowie sämtliche Darmprobleme (wie Gasbildung, Unterbauchschmerzen usw.). All diese Dinge hatte ich immer wenig beachtet, weil es vor allem die Depression war, die es mir so schwermachte, meinen Lebensunterhalt zu verdienen. Mittlerweile habe ich aus diesem Zustand herausgefunden und noch vieles mehr. Ich fühle mich wesentlich kräftiger, körperliche Aktivität macht mir mehr Spaß als je zuvor und hebt regelrecht meine Stimmung. Und nun bin ich endlich soweit und freue mich auf den Rest meines Lebens.«

Das Auf und Ab des Dopamin-ß-hydroxylase-Spiegels ist möglicherweise auch eine Erklärung für die Veranlagung des 0-Typs, sowohl häufiger an manisch-depressiver Psychose zu erkranken wie auch bestimmte, für den »Persönlichkeitstyp A« typische Neigungen an den Tag zu legen. Diese Attribute beruhen teilweise auf der Aktivität von Dopamin und der Katecholamine, und deshalb können wir anfangen, sie als Teil eines Wesenszuges zu betrachten, der mit einem der wenigen Gene verknüpft ist, die beim Menschen in veränderlicher und polymorpher Form vorkommen – dem Blutgruppen-Gen.

Diese Verknüpfung ist möglicherweise eine Erklärung für einen seltsamen Umstand, der mir im Laufe der Jahre aufgefallen ist. Viele Menschen der Blutgruppe 0 gelüstet es vor allem nach Weizenprodukten oder rotem Fleisch. Weizen und rotes Fleisch zählen zu den reichsten pflanzlichen beziehungsweise tierischen Quellen von L-Tyrosin, dem Baustein von Dopamin und der Katecholamine. Nach Aussagen meiner Patienten der Blutgruppe 0, die kein rotes Fleisch mögen, essen sie eine Weile lang ganz gerne Roggen- und Haferprodukte, verspüren aber hin und wieder Heißhunger nach einem Stück Weizenvollkornbrot.
Andere Vertreter dieser Blutgruppe wiederum berichteten von ihrem ständigen Verlangen nach rotem Fleisch. Und ein Patient vom Typ 0, der 14 Jahre lang Veganer war, erzählte mir: »Ich erkannte, daß mit meiner Ernährung irgend etwas falsch war, als ich meinem Hund sein Futter in die Schüssel füllte und mir dabei die Spucke im Mund zusammenlief!«
Besonders wichtig ist es also, nicht nur über spezielle Essensgelüste Bescheid zu wissen, sondern auch die richtige Entscheidung zwischen bekömmlichen und nicht bekömmlichen Vorlieben zu treffen. Als Vegetarier vom Typ 0, der sich nur bei reichlichem Genuß von Weizen gut fühlt, erklärt sich dieses Wohlbefinden aus der Verwertung von dem in diesem Getreide enthaltenen Tyrosin, das die Dopamin- und Katecholaminspiegel aufrechterhält. Für den Stoffwechsel des 0-Typs ist Weizen allerdings eine schlechte Alternative, und deshalb würden Sie weit besser daran tun, zur Wahrung Ihres inneren Gleichgewichtes dem Verlangen nach magerem, qualitativ hochwertigem Fleisch aus ökologischer Tierhaltung nachzugeben.

Blutgruppe 0 und MAO

Ein weiterer bedeutsamer Aspekt in bezug auf den Wirkmechanismus von Katecholaminen bei Blutgruppe 0 ist die Rolle des Enzyms Monoaminoxidase oder MAO – einer sehr wichtigen körpereigenen Substanz im Zusammenhang mit Emotionen.
Bis zur Einführung einer neueren Generation von Serotonin-

wiederaufnahmehemmern waren die sogenannten MAO-Hemmer die größte Gruppe verschreibungspflichtiger Antidepressiva. MAO gibt es in zwei Varianten – MAO-A und MAO-B. MAO-A findet sich im gesamten Organismus, insbesondere im Magen-Darm-Trakt, MAO-B hingegen vorwiegend im Gehirn. Sowohl MAO-A wie auch MAO-B verstoffwechseln Dopamin in eine Vielfalt anderer Verbindungen; eine Hemmung dieses Enzyms bewirkt demnach den Anstieg der Dopaminkonzentrationen. Die meisten MAO-Hemmer sind nicht-selektiv und hemmen MAO-A und MAO-B gleichermaßen. Andere Varianten hingegen wirken selektiv wie beispielsweise Selegilin, das nur die im Gehirn gebildete MAO-B hemmt. Dies führt zu einem Anstieg der Dopaminkonzentration, und deshalb wird Selegilin in der Regel für die Behandlung der Parkinson Krankheit eingesetzt. MAO zeitigt also das glatte Gegenteil von Dopamin-ß-hydroxylase, wandelt Dopamin in andere Stoffwechselzwischenprodukte um und wirkt sich nachhaltig auf die Verfügbarkeit von Dopamin für das Gehirn aus.

Bei den anderen zuvor erwähnten Einflüssen auf die Dopaminaktivität zeigen sich auch bei den MAO-Spiegeln gewisse blutgruppenspezifische Schwankungen, und wiederum ist es der 0-Typ, bei dem sich die Konsequenzen besonders bemerkbar machen. Den Befunden einer Studie mit 70 gesunden, jungen männlichen Probanden aus dem Jahre 1983 zufolge war die Aktivität der in Thrombozyten gebildeten MAO bei Angehörigen der Blutgruppe 0 wesentlich geringer als bei anderen Blutgruppen; und damit ist die Steuerung der Katecholaminfreisetzung für den 0-Typ schwieriger.[11]

Thrombozyten-MAO gilt als peripherer Marker des zentralen Serotoninsystems. Niedrige Konzentrationen dieses genetisch bestimmten Markers können auf eine Anfälligkeit für psychopathologische Erscheinungen und bestimmte Verhaltensstörungen hinweisen. Im Rahmen einer türkischen Studie aus dem Jahre 1996 mit straffällig gewordenen männlichen Jugendlichen in einer Besserungsanstalt zeigte sich in der Gruppe mit Sexualstraftätern die niedrigste Aktivität von Thrombozyten-MAO; im

Gegensatz zu diesem Befund hatten die Wissenschaftler die geringste Aktivität in der Gruppe der Gewalttäter erwartet.[12]
Niedrige Thrombozyten-MAO-Spiegel werden mit Charakteristika des »Persönlichkeitstyps A« verknüpft, unter anderem mit Ehrgeiz, Ungeduld und Konkurrenzdenken, die sich samt und sonders mit den beim 0-Typ gemachten Beobachtungen dekken.[13] Und Schwankungen im Bereich von Thrombozyten-MAO und Dopamin-ß-hydroxylase bringt man mit manisch-depressiver Krankheit in Verbindung – einer weiteren Veranlagung des 0-Typs.
Andere, mit einer geringen Thrombozyten-MAO-Aktivität in Zusammenhang gebrachte Persönlichkeitsmerkmale sind unter anderem krankhafte Spielsucht, Negativismus und Verbalaggressionen, Sensationsgier, Impulsivität und Abneigung gegen Monotonie. Personen mit niedrigem Thrombozyten-MAO-Spiegel neigen zudem zu vermehrtem Tabak- und Alkoholgenuß und einer erhöhten Anfälligkeit für Alkohol- und Drogenmißbrauch.

Blutgruppe A: Der Faktor Cortisol

Die Kosten für Krankheiten, die auf überhöhte Cortisolspiegel zurückzuführen sind, können gewaltige Ausmaße annehmen. Cortisol steht mit einer Reihe lebensbedrohlicher Erkrankungen in Zusammenhang, unter anderem mit Krebs, Bluthochdruck, Herzerkrankungen und Schlaganfall. Und auch bei seelisch-geistigen Erkrankungen, Senilität und Alzheimer Krankheit spielen hohe Cortisolkonzentrationen oftmals eine Rolle.[14]
Schon lange sind sich Wissenschaftler darüber im klaren, daß bei einer Reihe von Krankheiten auch die Cortisolspiegel erhöht sind. Allerdings glaubte man bis vor kurzem, diese überhöhten Cortisolwerte seien das Ergebnis dieser Erkrankungen und nicht deren Ursache.
Mit der Veröffentlichung einer grundlegenden wissenschaftlichen Arbeit in der Fachzeitschrift *Medical Hypothesis* im Jahre 1984 änderte sich diese Meinung.[15] In dieser Studie wies der

Autor überzeugend nach, daß überhöhte Cortisolkonzentrationen Ursache und nicht Folge einer Erkrankung waren. Insbesondere galt dies für Personen, die man der Kategorie »Persönlichkeitstyp C« zuordnete – eine Persönlichkeitsstruktur, die als »krebsanfällig« gilt. Für Angehörige der Blutgruppe A ist diese Aussage insofern von Bedeutung, als sie in puncto Cortisol ohnehin schon erhöhte Ruhewerte und unter Streßbedingungen besonders hohe Konzentrationen aufweisen.

In einer beispielhaften Studie untersuchten Wissenschaftler die bei den einzelnen Blutgruppen unter Streßeinwirkung erreichten Cortisolkonzentrationen. Der »Streß«, für den sie sich zu diesem Zweck entschieden, war ebenso wirtschaftlich wie einfallsreich – man entnahm den Probanden einfach etwas Blut. Blutabnahme wirkt auf die meisten Menschen belastend, und damit konnte man zwei Vorgänge in einem Schritt ablaufen lassen – nämlich die Probanden unter Streß setzen und die Cortisolspiegel bestimmen. Das Ergebnis sah folgendermaßen aus: Die höchsten Serumkonzentrationen an Cortisol (Durchschnittswerte) wies Blutgruppe A auf (455 nmol/l), die niedrigsten wurden beim 0-Typ registriert (297 nmol/l). Und wie zu erwarten lagen B-Typ und AB-Typ irgendwo in der Mitte; Blutgruppe B (364 nmol/l) näher bei Blutgruppe A und der AB-Typ (325 nmol/l) dichter bei Typ 0.[16]

Aus der Studie über die Ergebnisse der Blutgruppendiät

Jane I.
Blutgruppe A
Frau mittleren Alters
Ergebnis: Stimmungsaufhellung und Zuwachs an Energie

»Die Veränderungen, die in mir stattgefunden haben, registrieren die Menschen meiner Umgebung wie den Unterschied zwischen Tag und Nacht. Meine Depressionen sind verschwunden und ich merkte, daß ich nicht mehr so fahrig war, sondern auf-

nahmefähiger, zufriedener und voller Energie. Die Hormonstörungen sind gleichfalls abgeklungen, ich fühle mich super und sehe gelassen in die Zukunft. Die Blutgruppendiät ist das Beste, was mir je widerfahren ist!«

Bei der Anpassung an Streßsituationen spielt Cortisol also eine bedeutsame Rolle. Dieser von Natur aus höhere Cortisolspiegel ist möglicherweise verantwortlich für das Auftreten einer psychischen Erkrankung, die als OCD (Obsessive-Compulsive Disorder; Zwangserkrankung bzw. -neurose) bezeichnet wird und im Vergleich zu den übrigen Blutgruppen beim A-Typ weit häufiger zu beobachten ist.[17]

Nahezu 5 Millionen Menschen in den Vereinigten Staaten, das heißt etwa jeder 50. Amerikaner, leidet an OCD. Betroffen sind davon Männer, Frauen und Kinder gleichermaßen, sowie Angehörige aller Rassen, Religionen und sozialer Schichten. Kennzeichnend für diese Störung sind unter anderem zwei Erscheinungen: Zum einen ständig wiederkehrende, zwanghafte Gedanken, Vorstellungen oder Bilder, die unwillkürlich in das Bewußtsein vordringen und sich oftmals um Begriffe wie Gewalt, Angst vor Ansteckung oder Kummer über tragische Geschehnisse drehen. Die zweite Erscheinung ist in der Regel eine sinnlose Wiederholungshandlung als Reaktion auf einen Zwangsgedanken. Unterbleibt diese Zwangshandlung, stellt sich beim Betroffenen Ängstlichkeit ein. Bekanntes Beispiel für OCD ist das ständige Händewaschen bei Personen, die unter einem krankhaften Reinlichkeitsdrang oder der Furcht vor Ansteckung leben. In der Regel verliert sich nach der Zwangshandlung die Ängstlichkeit vorübergehend, stellt sich aber bald wieder ein, gefolgt vom erneuten Trieb zum zwanghaften Handeln.

Derlei Wesenszüge beobachte ich hin und wieder bei Patienten der Blutgruppe A. Und zumeist zeigen sie sich in Form einer übersteigerten Furcht vor Krankheiten – in der Regel vor Krebserkrankungen. Der Unterschied zwischen Personen mit einer vernünftigen Einstellung in bezug auf Risikofaktoren und jenen

mit zwanghaften Vorstellungen ist eindeutig festzustellen. Ich kenne Menschen, die nicht mehr schlafen und essen konnten und Unsummen für Tests ausgaben; ständig befaßten sie sich mit den in ihrem Organismus angeblich lauernden Gefahren und richteten sich dabei selbst zugrunde. Zwangserkrankungen sind sehr schwer in den Griff zu bekommen und erfordern in der Regel eine Kombinationsbehandlung aus Psychotherapie, Medikamenteneinnahme und Verhaltenstherapie. So mancher Betroffene wäre jedoch höchst erstaunt, wenn er wüßte, daß es für eine derartige Veranlagung durchaus eine genetisch-biologische Erklärung gibt.
Meiner Ansicht nach geht auch die medizinische Forschung in puncto Zwangserkrankung teilweise in die verkehrte Richtung. Die derzeitigen Behandlungsstrategien sind auf die Beseitigung eines Ungleichgewichtes im Serotonin-Haushalt ausgerichtet, und man verabreicht deshalb selektive Serotoninwiederaufnahmehemmer, die aber nicht die gewünschte Wirkung zeitigen. Die Wissenschaftler sollten sich eingehender mit der Rolle von Cortisol befassen.
Patienten, die unter Zwangskrankheiten leiden, weisen im Vergleich zu anderen Personen höhere Cortisol- und niedrigere Melatoninspiegel auf; überdies sind in ihrem Harn größere Mengen freies Cortisol nachweisbar.[18] Tatsächlich sieht es so aus, als würde die Verabreichung von Serotoninwiederaufnahmehemmern bei Zwangskrankheiten durch eine Senkung des Cortisolspiegels teilweise etwas bringen.
In der Literatur finden sich mehrere voneinander unabhängige Studien, die einen Zusammenhang zwischen Blutgruppe A und Zwangskrankheit dokumentieren. So herrschte beispielsweise in einer finnischen Untersuchung mit einer kleineren Gruppe von Probanden mit OCD die Blutgruppe A vor.[19] Und in einer umfangreicheren Studie mit »normalen« Probanden, in deren Rahmen mit dem sogenannten Leyton Obsessional Inventory gearbeitet wurde, zeigten sich auffällig wenige Angehörige der Blutgruppe 0 – eine Bestätigung früherer Befunde, denen zufolge Zwangsneurosen beim 0-Typ wesentlich seltener zu beob-

achten sind als beim Typ A.[20] Interessanterweise spielen die Katecholamine, die sich bei der Streßreaktion der Blutgruppe 0 als überaus wichtig erweisen, bei Zwangsneurosen keine Rolle. Anhand einer weiteren groß angelegten Untersuchung mit Zwangsneurotikern aus dem Jahre 1983 ergab sich ebenfalls, daß Angehörige der Blutgruppe A häufiger an Zwangsneurosen und Hysterie leiden als Probanden der übrigen Blutgruppen. Und schließlich sind da noch die Resultate einer Studie aus dem Jahre 1986 mit zwei Gruppen ambulanter psychiatrischer Patienten der Blutgruppen A und 0, die das sogenannte Brief Symptom Inventory ausfüllten (eine Art Testfragebogen zu Symptomen). Sowohl bei den Faktoren der Rubrik »OCD« wie jenen der Sparte »Psychotizismus« verbuchten die Vertreter der Blutgruppe A wesentlich mehr Punkte als jene der Blutgruppe 0.[21] Der Autor gelangte zu dem Schluß, daß »diese Befunde nicht irgendwelchen Unterschieden in Alter, Geschlecht oder Diagnose zuzuschreiben sind und sich mit den Resultaten mehrerer vorangegangener Studien decken. Der Einfluß der Blutgruppe auf die Ausprägung von Symptomen dürfte unter Umständen durch Charakteristika der Zellmembran zustandekommmen, die teilweise wiederum von der Blutgruppe beeinflußt werden.«

Blutgruppen B und AB: Der Faktor Stickoxid

Wie bereits erwähnt, weist Blutgruppe B mitunter gewisse neurochemische Ähnlichkeiten mit dem A-Typ auf, während Blutgruppe AB näher an den 0-Typ herankommt. Allerdings wird zunehmend deutlicher, daß diese Ähnlichkeiten nur einen Teil der Geschichte ausmachen. Neuere Forschungsergebnisse deuten darauf hin, daß die seelisch-geistigen Vorgänge jener Personen, die das B-Antigen in sich tragen, möglicherweise auch durch Stickoxid-Moleküle beeinflußt werden können.
Im Laufe der letzten Jahre kristallisierte sich Stickoxid als einflußreiche Substanz heraus, die eine Fülle biologischer Prozesse einschließlich der Funktion des Nervensystems und des Immun-

systems verändern kann. Mit dieser bemerkenswerten, erst vor kurzer Zeit in Säugetieren entdeckten Substanz befaßten sich allein im Jahre 1998 nahezu 1500 wissenschaftliche Abhandlungen, und die Gesamtzahl der letzten fünf Jahre beläuft sich auf etwa 18000 Publikationen.[22] Ob Sonnenbrand oder Anorexie, Krebs oder Drogensucht, Diabetes, Bluthochdruck oder Gedächtnis- und Lernstörungen, septischer Schock, Zeugungsunfähigkeit oder Tuberkulose – Stickoxid spielt bei all diesen Störungen oder Krankheiten eine bedeutsame Rolle.

Stickoxid (NO) ist ein Molekül mit der sehr kurzen Lebensdauer von etwa fünf Sekunden. Ebenso rasch gebildet wie abgebaut ist NO ein wichtiger Neurotransmitter – beispielsweise zwischen Nerven- und Immunsystem oder zwischen Herz-Kreislauf- und Fortpflanzungssystem. Ähnlich der menschlichen Sprache, die ohne Komma, Punkt und andere Interpunktionszeichen an Sinn und Bedeutung einbüßen würde, enthält auch Stickoxid zahlreiche Elemente einer Sprache. Aufgrund seiner extremen Kurzlebigkeit muß NO fortwährend synthetisiert werden. Und dies geschieht durch die Umwandlung einer Vorläufersubstanz – der Aminosäure Arginin.

Ende der 80er Jahre des vergangenen Jahrhunderts demonstrierten Wissenschaftler der School of Medicine der John Hopkins-Universität, daß NO als eine Art Mediator für bestimmte Neuronen im zentralen Nervensystem fungiert. Anders als die übrigen Neurotransmitter, wie beispielsweise Dopamin und Serotonin, bindet sich NO nicht an bestimmte Stellen der Nervenzelle, sondern diffundiert in die Zelle, wo es unmittelbar biochemisch aktiv und damit zu einem Neurotransmitter für »rasche Reaktionen« wird. Überdies scheint NO an der Regulation der Endorphinbildung im Gehirn beteiligt zu sein.[23]

Aus der Studie über die Ergebnisse der Blutgruppendiät

Sherry N.
Blutgruppe B
Frau mittleren Alters
Ergebnis: Überwindung von Depressionen und Nikotinabhängigkeit

»Innerhalb der ersten Woche der Blutgruppendiät beendete ich die Einnahme von Antidepressiva, in der zweiten Woche gab ich das Rauchen auf, und jetzt kommt es mir fast unheimlich vor, wie gut es mir geht! Seit meiner Kindheit litt ich unter Depressionen und warte geradezu darauf, daß wieder etwas passiert, aber es geschieht nichts. Sich so gut zu fühlen ist schon fast unanständig! Dieses Gefühl von Wohlbefinden hat sich auch auf meine Ehe ausgewirkt, und selbst Außenstehende haben dies bemerkt und sehen, wie sehr mein Mann und ich uns verändert haben.«

In der medizinischen Zeitschrift *The Lancet* fanden sich kürzlich zwei Hinweise darauf, daß Träger eines B-Antigens (also Angehörige der Blutgruppen B und AB) Stickoxid, das zur Behandlung bestimmter Lungenerkrankungen via Inhalation zugeführt worden war, offenbar rascher ausschieden als andere Blutgruppen. Die Fähigkeit, Stickoxid schnell auszuscheiden, kann dem Herz-Kreislauf-System sehr zugute kommen, wirkt sich aber auch auf die Aktivität von Neurotransmittern aus und versetzt den Betreffenden in die Lage, sich rascher von Streßsituationen zu erholen. Diese Entdeckung ist eine erste Erklärung für ein Phänomen, das zunächst meinem Vater auffiel und das ich selbst wiederholt beobachtet habe. Vor allem Angehörige der Blutgruppe B besitzen ein bemerkenswertes Talent, durch Anwendung mentaler Techniken wie beispielsweise Meditation zu körperlicher Entspannung und Ausgeglichenheit zu gelangen. Und beide Typen – also B- und AB-Typ – sind leistungsfähiger, wenn sie innerlich ausgeglichen sind.

Die Autoren der *Lancet*-Artikel hatten keinerlei Anhaltspunkte für das Warum einer möglichen Beziehung zwischen B-Antigen und Stickoxid-Aktivität, doch eine mögliche Antwort findet sich unmittelbar neben dem AB0-Gen auf 9q34. Es ist das Gen für Argininosuccinatsynthetase – das für die Aufspaltung von Arginin im wesentlichen verantwortliche Enzym. Die Fähigkeit, die Umwandlung von Arginin in Stickoxid zu verändern, wird demnach von einem Gen beeinflußt, das direkt neben dem Gen des AB0-Systems angesiedelt ist; und aller Wahrscheinlichkeit nach wird die Wirksamkeit dieses Gens wiederum von der Aktivität des zum B-Antigen gehörenden Allels bestimmt.

In Krankheit und Gesundheit

Die zwingenden Beweise für neurochemische Unterschiede zwischen den einzelnen Blutgruppen führen nahtlos weiter zu der Frage nach einer blutgruppenspezifischen Persönlichkeit. Durch die Brille der Wissenschaft betrachtet können Sie nun erkennen, daß die Blutgruppe irgend etwas mit dem »Selbst« zu tun hat, das Sie der Welt zeigen – das heißt, mit Ihren Verhaltensweisen im Umgang mit anderen, mit der Art und Weise, in der Sie Situationen wahrnehmen, und mit Ihren emotionalen Reaktionen. Mit anderen Worten – Sie können sich vielleicht nun eher ein Bild von Ihrer eigenen Persönlichkeit machen.
Wir wissen, daß es zwischen den Blutgruppen entwicklungsgeschichtliche und biochemische Unterschiede gibt und daß sich diese Unterschiede auf unsere Emotionen und Verhaltensweisen auswirken können. Aber wie ausgeprägt sind die Auswirkungen tatsächlich? Aus diesem Grunde komme ich wieder auf Samuel Hahnemann zurück, den Begründer der homöopathischen Medizin, und auf seine Theorie der *Psora*. Bei einem gesunden, ausgeglichenen Menschen machen sich diese Faktoren unter Umständen so gut wie überhaupt nicht bemerkbar. Sie existieren im Hintergrund unserer genetischen Struktur, sind aber im tägli-

chen Leben nicht ständig präsent. Unter heftigem Streß und ausgeprägter Fehlanpassung jedoch, bei Beeinträchtigung des Immunsystems oder im ständigen Kampf gegen chronische Gesundheitsstörungen können die blutgruppenspezifischen Unterschiede zur *Psora* werden – das heißt zur Bruchkante im Fundament Ihres Lebens. *4 Blutgruppen – Richtig leben* bietet Ihnen die Möglichkeit, Ihr Schicksal in die Hand zu nehmen, und versetzt Sie in die Lage, Ihre einzigartige Persönlichkeit auf vitale, positive Weise und als Inbegriff menschlicher Individualität zum Ausdruck zu bringen. In den Empfehlungen für die einzelnen Blutgruppen erfahren Sie, wie sich diese Unterschiede in eine gesunde und Ihrer individuellen Blutgruppe bekömmliche Lebensweise ummünzen lassen.

4 Ein gesundes Verdauungssystem

Der Einfluß der Blutgruppe auf den Verdauungsapparat

Ich besaß einmal einen alten Saab 900 – ein Auto, an dem ich sehr hing. Kummer machte mir nur, daß der Motor stotterte und vor roten Ampeln starb. Und kein Mechaniker kam dem Problem auf die Spur. Bald war ich ein Meister darin, mit dem linken Fuß zu bremsen, während der Motor im Leerlauf lief, und gleichzeitig mit dem rechten Fuß das Gaspedal durchzutreten. Ich bin mir sicher, daß das Geräusch eines Autos, das mit heulendem Motor vor einer Verkehrsampel abbremste, so manchen Fußgänger zu Tode erschreckte, doch die Methode funktionierte. Und schließlich entdeckte ein schlauer Mechaniker doch noch die Ursache des Problems.

Seine Kollegen hatten Zündkerzen verwendet, die für den Saab 900-Motor mit 16 Ventilen bestimmt waren, während der Motor meines Fahrzeuges nur 8 Ventile hatte. Nach Behebung des Fehlers brauchte ich mich nicht mehr zu verrenken.

Kürzlich unterhielt ich mich mit einer Frau der Blutgruppe A, die mir erzählte, man habe sie in puncto Stoffwechsel der Kategorie der »Jäger und Sammler« zugeordnet; und da fiel mir mein Saab wieder ein. Sie beharrte darauf, daß der für sie bekömmlichste Speiseplan eher meinen Empfehlungen für Blutgruppe 0 entsprach. Und sie behauptete sogar, daß sie sich bei einer proteinreichen Ernährung wesentlich wohler fühle als zuvor bei fleischloser Kost.

Mir wurde klar, daß sich diese Frau im Grunde genommen in puncto Ernährung ebenso verrenkte, wie ich dies getan hatte, um meinen Saab am Laufen zu halten. Anfangs glaubte ich, daß die zusätzliche Bestimmung ihres Sekretor-Status zur Klärung des Problems beitragen könne. Etwa 10 Prozent der Typ-A-

Nicht-Sekretoren (in der Regel Frauen) können an einer genetisch bedingten Insulinresistenz und einer gewissen Kohlenhydratunverträglichkeit leiden. Bedauerlicherweise erwies sich diese Frau im Zuge weiterer Untersuchungen als Sekretor, und damit war diese Theorie nichtig. Im Laufe der Zeit stellte sich aber heraus, daß die Betroffene an ausgeprägter Hypoglykämie (Verminderung des Blutzuckers) litt – eine Störung, durch die sich der A-Typ beim Verzehr von Kohlenhydraten miserabel fühlen kann. Das Ganze störte sie nicht; sie überdeckte einfach ein grundlegendes Problem und ernährte sich nicht richtig. Fleisch ruft nicht dieselbe Insulinreaktion hervor wie Stärke, und deshalb fühlen sich Personen, die an Hypoglykämie leiden, bei einer proteinreichen Kost wohler – zumindest kurzfristig. Allerdings ist es nur eine Frage der Zeit, bis ihr Motor erneut anfängt, zum Stillstand zu kommen, und diesmal kann der Schaden zu massiv sein, um das Problem ohne weiteres in den Griff zu bekommen.
Nicht jede Erkrankung im Verdauungstrakt zeigt sich sofort oder auf dramatische Weise; und mitunter dauert es Jahre, bis der Körper Alarm schlägt. Regelmäßige »Wartung« – das heißt, die Versorgung des Organismus mit dem richtigen Brennstoff und die Aufrechterhaltung eines gesunden Gleichgewichtes im Verdauungssystem – beugt allfälligen Problemen vor.
Die Natur hat uns mit all jenen Mechanismen ausgestattet, die für die Umwandlung der von uns aufgenommenen Nahrung in biologisch verwertbare Substanzen vonnöten sind. Unser Verdauungssystem ist eine überaus beeindruckende, ausgeklügelte Konstruktion. Bei richtiger Nahrungszufuhr wirkt es wie ein Fließband – nur daß auf diesem Band nichts zusammengebaut, sondern zerlegt wird. Noch ehe ein Bissen Ihren Mund berührt, hat sich bereits eine ganze Reihe von anderen Sinnen ans Werk gemacht; das Fließband wird eingeschaltet und für die Aufnahme des Produktes vorbereitet. Sobald die Nahrung in den Mund gelangt, sind Zunge, Zähne, Gaumen und Lippen sowie Speichel und Schleim damit beschäftigt, den Bissen so aufzubereiten, daß er durch die Speiseröhre in den wartenden Magen hinabgleiten kann. Von dort aus geht es dann weiter. Durch die

Zusammenarbeit von Dünndarm, Bauchspeicheldrüse, Leber und Gallenblase wird die Nahrung weiterverarbeitet und aufgespalten; was übrigbleibt, gelangt als Abfall in den Dickdarm und wird ausgeschieden.

Immer am Werk – Ihre Blutgruppe

In jeder einzelnen Phase des Verdauungsprozesses spielt die Blutgruppe eine ausschlaggebende Rolle – angefangen bei dem Augenblick, in dem Ihre Sinne den Duft von Nahrung wahrnehmen, bis hin zur Resorption von Nährstoffen und der Ausscheidung von Abfallprodukten.

1. Speichel: Ihr Blutgruppen-Antigen findet sich reichlich in Speichel und Schleim und schirmt gegen das Eindringen von Krankheitskeimen ab.
2. Mucine: Die Blutgruppe ist der einzige wirklich bedeutsame Faktor, der die Struktur der Mucine beeinflußt – jener Schleimstoffe, die über den gesamten Verdauungstrakt verteilt sind und Schutz gegen Krankheitskeime und Nahrungsmittelüberempfindlichkeiten bieten. Mucine agieren gewissermaßen als Torhüter des Verdauungssystems.
3. Magen: In der Magenschleimhaut finden sich mehr Blutgruppen-Antigene als in jedem anderen Organ des Verdauungstraktes. Eine beträchtliche Anzahl von Hormonen und Körpersekreten wird unmittelbar von der Blutgruppe beeinflußt – darunter Magensaft, Gastrin, Pepsin und Histamin.
4. Leber: Die Zellen der Auskleidung der von der Leber wegführenden Gallengänge enthalten Blutgruppen-Antigene. Und auch der Pankreassaft (Saft der Bauchspeicheldrüse) und die Gallenflüssigkeit sind reichlich mit Blutgruppen-Antigenen durchsetzt. Die Blutgruppe hat Einfluß auf die Leber als den wichtigsten Filter von Nährstoffen und Abfallprodukten.
5. Dünndarm: An der Dünndarmwand finden sich große Mengen

von Blutgruppen-Antigenen; gemeinsam mit Nährstoffen und Enzymen sind sie an der Regulation des Assimilationsprozesses beteiligt.

6. Dickdarm: Die im Dickdarm reichlich vorhandenen Blutgruppen-Antigene üben Einfluß auf die Darmflora aus.

Blutgruppe, Speichel und der Sekretor-Status

Blutgruppen-Antigene werden unter anderem auch in großen Mengen in den Unterkiefer- und Unterzungenspeicheldrüsen gebildet und sind im menschlichen Speichel reichlich vorhanden. Wissenschaftlichen Untersuchungen zufolge sind bestimmte Krankheiten mit der Unfähigkeit verknüpft, Blutgruppen-Antigene in den Speichel abzusondern. So leidet beispielsweise im Vergleich zu Sekretoren eine merklich höhere Zahl von Non-Sekretoren an der Basedow Krankheit, einer weit verbreiteten Form der Schilddrüsenüberfunktion.[1]

Während die Nahrung durch Kauen zerkleinert wird, beginnen im Speichel vorhandene Enzyme mit der Aufspaltung von Zuckern und Stärken, und ein kleiner Teil davon wird tatsächlich durch die Mundschleimhaut in den Organismus aufgenommen.

Als Non-Sekretor sind Sie definitiv benachteiligt. Der Speichel von Sekretoren enthält eine wesentlich größere Vielfalt und einen insgesamt höheren Anteil an Kohlenhydraten als jener von Non-Sekretoren. Die in den Mucinen des Speichels vorkommenden Kohlenhydratstrukturen können einige Mundbakterien und auch Häutchen- und Plaque-Partikel zusammenballen. Ungeachtet der Blutgruppe weisen Sekretoren im Durchschnitt weniger Zahnlöcher auf als Non-Sekretoren[2] – im besonderen dort, wo glatte Zahnoberflächen betroffen sind.

Aus der Studie über die Ergebnisse der Blutgruppendiät

Beverly B.
Blutgruppe 0
junge Frau
Ergebnis: Verbesserung der Kieferschleimhaut

»Etwa einen Monat nach Aufnahme der Typ-0-Diät mußte ich wegen eines abgesplitterten Zahnes zum Zahnarzt. Er sagte mir, daß die chronische flache Knötchenflechte (Lichen ruber planus) an der Innenseite meines rechten Kiefers nahezu verschwunden sei. Ich hatte entdeckt, daß die Alfalfa-Anteile in den Chlorophyll-Kapseln und die Aloe-Bestandteile in den Verdauungsenzymen, die ich einnahm, Gift für den 0-Typ sind, und wich auf Alternativen aus. Die Diagnose war erstmals ein Jahr zuvor am Indiana University Medical Center gestellt worden. Nach Auskunft meines Zahnarztes, der mich dorthin überwiesen hatte, ließ nun nur noch eine ganz feine Linie erkennen, daß die Knötchenflechte noch nicht vollständig abgeklungen war.«

Der Sekretor-Status übt auch Einfluß auf die Aktivität von Lektinen aus. Als Sekretor verfügen Sie über eine höhere, genetisch bedingte Barriere gegen Krankheitskeime und Lektine. Viele Lektine regen die Schleimbildung an.[3] Die Produktion von Schleim ist entweder eine Schutzfunktion oder eine allergische Reaktion und galt eine Weile lang als positive Auswirkung bestimmter Lektine, weil man sich davon einen gewissen therapeutischen Nutzen für Patienten mit Mukoviszidose versprach. Normalerweise jedoch können sich Lektine, die überschüssigen Schleim produzieren, im antigenreichen Speichel binden und mit ihm ausgeschieden werden. Schleimbildung trägt zur Entstehung von vielerlei Erkrankungen bei, unter anderem zu Allergien, Atemwegsproblemen und Ohrinfektionen.

Aus der Studie über die Ergebnisse der Blutgruppendiät

Camilla D.
Blutgruppe 0
junge Frau
Ergebnis: Abklingen von Asthma und chronischer Sinusitis (Nasennebenhöhlenentzündung)

»Acht Jahre lang hatte ich keinen Geschmacks- oder Geruchssinn – es sei denn, ich nahm Steroide, was ein- bis zweimal im Jahr der Fall war. Ich litt an Asthma und chronischer Sinusitis, konnte oftmals nur durch den Mund atmen und probierte all die üblichen Behandlungsstrategien aus – angefangen bei der Operation von Nasenpolypen über die Einnahme von Antihistaminika, Asthmamitteln und frei verkäuflichen Medikamenten bis hin zu Desensibilisierung und der Verordnung von vermutlich jedem Antibiotikum, das man in der Medizin zur Behandlung von chronischer Sinusitis kennt. Dann stieß ich durch Zufall auf Ihr Buch ›4 Blutgruppen – Vier Strategien für ein gesundes Leben‹, probierte das eine oder andere aus, und offenbar mit Erfolg. Kurz danach unterhielt ich mich mit meinem Hausarzt und stellte fest, daß er von diesem Buch gleichfalls begeistert war. Als ich mich dann buchstabengetreu an die Empfehlungen für den 0-Typ hielt – das heißt keine Weizenprodukte, keine Kartoffeln, keine Sojaprodukte und all die anderen kleinen Verbote wie Rosenkohl – ging es mir gut. Seit drei Wochen sind Geschmacks- und Geruchssinn wieder einwandfrei. Das Asthma ist vollständig abgeklungen, und ich kann wieder normal atmen. Ich bin so froh darüber, und das allerbeste ist die Tatsache, daß ich keine Medikamente mehr brauche.«

Das empfindliche Gleichgewicht des Magens

Ein bedeutsamer Faktor im Hinblick auf Aktivität und Wirkung von Magensäure und Enzymen ist die Blutgruppe. Sie ist an den Vorgängen im Magen beteiligt und erleichtert oder erschwert die Eiweißverdauung. Und so funktioniert das Ganze:
Sobald der Nahrungsbrei in den Magen gelangt, kommt es durch entsprechende Nervenreize zur Absonderung von sogenanntem Magensaft – einer Flüssigkeit aus Wasser, Salzsäure und Enzymen. Der Magensaft enthält reichliche Mengen Blutgruppen-Antigene – mehr als jedes andere Verdauungssekret. Die Salzsäure zerstört Krankheitskeime in der Nahrung und schützt damit den Darm vor Infektionen, kann aber auch zurückströmen und Sodbrennen in der Speiseröhre hervorrufen.
Mit dem Eintreffen des Nahrungsbreies im Magen wird der Magensaft etwas alkalischer, weil die Nahrungsproteine wie ein Puffer gegen die Magensäure wirken. Dieser Anstieg der Alkalität stimuliert die weitere Freisetzung von Gastrin und damit auch von Säure. Während der Aufspaltung der Proteine nimmt der Säuregehalt des Mageninhaltes zu, und mit dem Ansteigen des Säurespiegels wird die weitere Freisetzung von Gastrin und damit die weitere Absonderung von Magensäure gestoppt. Unterstützt wird die Aufspaltung von Eiweiß durch das Enzym Pepsin. Dieses Enzym reagiert sehr empfindlich auf den Magensäurespiegel und wird bei einem zu geringen Magensäuregehalt nicht aktiv.
Auf die Aktivierung von Pepsin übt die Blutgruppe einen unmittelbaren Einfluß aus. Qualitativ hochwertiges Protein in der Nahrung ist zumeist tierischen Ursprunges, aber auch Gemüse enthält beträchtliche Mengen Eiweiß. Charakteristisch für den 0-Typ ist eine im Vergleich zu den übrigen Blutgruppen höhere Magensäureproduktion. Nach einer Mahlzeit sondert der 0-Typ auch rascher größere Mengen von Pepsin, Pepsinogen und Gastrin ab.[4] All diese Substanzen werden für die ausreichende Aufspaltung von tierischem Eiweiß benötigt. Überdies gibt es auch Hinweise darauf, daß das normalerweise im Magensaft

befindliche Typ-A-Antigen sich an Pepsin bindet und das Enzym inaktiviert. Damit würde sich möglicherweise der niedrige Magensäurespiegel bei Blutgruppe A erklären.[5]
Magensäure spaltet nicht nur Eiweiß auf, sondern dient auch – und dies ist eine wichtige Funktion – als Barriere gegen die meisten Krankheitserreger. Die Mischung aus Nahrungsbrei und Speichel, die Sie schlucken, ist nicht keimfrei, und nachdem im oberen Bereich des Dünndarms Nährstoffe aus der Nahrung resorbiert werden, wären Keimansammlungen in diesem Darmabschnitt keineswegs wünschenswert. Eines der größeren Probleme bei Magensäuremangel – und dies gilt für Blutgruppe A und AB – ist ein überschießendes Bakterienwachstum im Bereich von Magen und oberem Dünndarm. Dieses Bakterienwachstum wird oftmals zu einem chronischen Problem, das sich innerhalb von Tagen oder Wochen nach dem Absetzen von Antibiotika immer wieder einstellt.

Das Problem mit den Lektinen

Zu den größten Hindernissen für eine gesunde Verdauungstätigkeit zählen die in den Nahrungsmitteln enthaltenen, mit Ihrer Blutgruppe in Wechselbeziehung stehenden Lektine.
Zwischen Ihrer Blutgruppe und den Nahrungsmitteln, die Sie verzehren, kommt es zu einer chemischen Wechselwirkung. Insbesondere Lektine – in der Nahrung vorkommende Eiweißverbindungen – wirken sich auf unterschiedliche blutgruppenspezifische Weise aus. Verzehren Sie also Nahrungsmittel, deren Lektine sich mit Ihrer Blutgruppe nicht vertragen, kann dies die Funktion Ihres Verdauungssystems, Ihren Stoffwechsel und das Immunsystem beeinträchtigen.
Viele Lektine sind insofern blutgruppenspezifisch, als sie ganz eindeutig eine bestimmte Zuckerverbindung bevorzugen und automatisch zum Antigen der einen oder anderen Blutgruppe passen.[6] Aufgrund dieser blutgruppenspezifischen Eigenschaft heften sich die Lektine an das Glykokonjugat-Antigen einer

bevorzugten Blutgruppe, während die übrigen Blutgruppen-Antigene völlig unbehelligt bleiben. Eine der häufigsten und vielleicht die bekannteste Auswirkung von Lektinen auf zellulärer Ebene besteht darin, die Zuckermoleküle an der Oberfläche einer Zelle mit jenen einer anderen Zelle zu vernetzen und dadurch die Zellen miteinander zu verkleben und zu agglutinieren. Nicht alle Lektine führen zu Agglutination. Viele Krankheitserreger besitzen lektinähnliche Rezeptoren, mit deren Hilfe sie sich an die Zellen ihres Wirtes heften. Durch andere, als Mitogene bezeichnete Lektine kommt es zu einer Vermehrung (Zellteilung oder Mitose) bestimmter Zellen des Immunsystems.[7] Im Grunde genommen jedoch wirken Lektine wie Klebstoff, der Zellen und ähnliche Strukturen zusammenballt. Der Begriff Lektin wurde 1954 von William Boyd geprägt, und zwar als Bezeichnung für eine Kategorie blutgruppenspezifischer Agglutinine, die man in bestimmten Pflanzen entdeckt hatte. Der Name »Lektin« leitet sich aus dem lateinischen Wort für »wählen« ab und klingt etwas allegorisch.[8] Inwieweit nämlich Lektine die Zellen »auswählen«, an die sie sich anheften, wird in erster Linie durch die Menge der Zuckermoleküle oder den Grad der Glykosylierung eines Gewebes bestimmt. So sind beispielsweise die Zellen an der Schleimhautauskleidung der Dünndarmwand in der Regel sehr gut glykosyliert und bieten damit viele Stellen für eine Lektinbindung. Selbst nicht-blutgruppenspezifische Lektine sind imstande, einen Einfluß auszuüben, und zwar über Sekundäreffekte mit blutgruppenspezifischen Auswirkungen. Lektine können die Freisetzung von Verdauungshormonen ebenso hemmen wie die Bildung von Toxinen. Der herausragende Immunologe David Freed bemerkte einmal: »Lektine führen Krankheiten auf die Spur.«[9]

Der Einfluß von Lektinen auf das Verdauungssystem ist weitgreifend. Sie können den Verdauungsapparat auf vielerlei Weise angreifen – und zwar weit über das hinaus, was wir normalerweise als Verdauungsprobleme bezeichnen:

Lektine wirken störend auf das Immunsystem des Darmtraktes ein

Viele Nahrungslektine einschließlich jener von gewöhnlichen Hülsenfrüchten und Getreidesorten veranlassen das Immunsystem zur Bildung von Antikörpern gegen diese Substanzen.[10] Nahrungsmittel, die diese Lektine enthalten, gelten oftmals als »hoch-allergen«, und deshalb ist es sehr wahrscheinlich, daß so manche vermutliche Nahrungmittelallergie in Wirklichkeit eine Reaktion des Immunsystems auf diese in der Nahrung vorhandenen Lektine ist.

Lektine beeinflussen die Proteinaufspaltung

Wissenschaftlichen Beobachtungen zufolge steigerte Weizenkeim-Agglutinin die Aktivität von membrangebundener Maltase ganz erheblich. Das Enzym Maltase spaltet im Dünndarm Mehrfachzucker in Einfachzucker auf. Unter denselben Bedingungen hemmte das Weizenkeimlektin die Aktivität von Aminopeptidasen, jenen Enzymen, die für die Aufspaltung von Polypeptiden in Aminosäuren verantwortlich sind.[11]

Lektine aktivieren die Bildung von Auto-Antikörpern bei entzündlichen und Autoimmunerkrankungen

Fast jeder Mensch trägt in seinem Blut Antikörper gegen Nahrungslektine. Einige dieser Antikörper wurden bei Patienten mit Nierenerkrankung (Nephropathie) mit einem Immundefekt der Nieren in Zusammenhang gebracht. Und manches deutet darauf hin, daß der bei rheumatoider Arthritis gebildete Antikörper in Wirklichkeit vielleicht durch das Weizenkeimlektin aktiviert werden muß.[12]

Meiner Überzeugung nach sind zahlreiche Fälle von Fibromyalgie, einer weit verbreiteten, schmerzhaft-entzündlichen Erkrankung des Muskelgewebes, in Wahrheit einer Weizenunverträglichkeit zuzuschreiben. Betroffene könnten eine Weile lang Weizenprodukte weglassen und damit herausfinden, ob sich diese Maßnahme auf irgendeine Weise positiv auf ihren Zustand auswirkt. Interessanterweise bindet der Aminozucker Glukosamin, der in Kombination mit Chondroitinsulfat verordnet und heute von so vielen Arthrosekranken genommen wird, speziell das Weizenkeimlektin.

Nahrungslektine schädigen die Schleimhaut des Dünndarms

Seit über 15 Jahren ist bekannt, daß verschiedene Hülsenfruchtlektine die feinen Mikrovilli (Kleinzotten) schädigen, die an der Oberfläche der für die Resorption verantwortlichen Zellen im Dünndarm sitzen. Im Rahmen einer einschlägigen Studie verabreichte man Versuchstieren das Lektin der roten Kidneybohne. Nach 2 bis 4 Stunden zeigte sich an den Kleinzotten der Versuchstiere eine ausgedehnte Bläschenbildung, die sich innerhalb von 20 Stunden nahezu gänzlich wieder zurückbildete. Auch die Länge der einzelnen Mikrovilli verkürzte sich merklich, normalisierte sich aber gleichfalls wieder innerhalb desselben Zeitraumes. Die Autoren merkten an: »Wir vermuten, daß Mikrovilli nach der Zufuhr spezifischer Nahrungslektine wiederholt geschädigt werden und sich wieder regenerieren können.«[13]

Aus der Studie über die Ergebnisse der Blutgruppendiät

Ellen I.
Blutgruppe A
Frau mittleren Alters
Ergebnis: Hemmung der Schleimbildung durch Verbesserung des Verdauungsprozesses

»Vor zwei bis drei Jahren stellten sich bei mir Asthmareaktionen ein. Ich hatte immer das Gefühl, als habe die Schleimbildung mit irgendwelchen Vorgängen in meinem Magen zu tun. Mein Arzt verwarf diese Vermutung und verordnete mir ein Inhalations- und ein Cortisonpräparat. Durch dieses Medikament bekam ich sehr bald Probleme mit den Muskeln und Augen; ich verzichtete deshalb auf die ärztliche Verordnung und versuchte es mit einem freiverkäuflichen Inhalationsmittel, das zudem keine Reizungen im Mundbereich hervorrief. Als ich zum ersten Mal von der Blut-

gruppendiät hörte, schenkte ich ihr keine Beachtung, warf aber dann doch einen Blick in das Buch, als ich es in meinem Naturkostladen sah. Ich verbannte Weizen, Kartoffeln und Pasta von meinem Speiseplan, die einen großen Teil meiner Ernährung ausmachten – nicht selten auf Kosten von Obst und frischem Gemüse. Erstaunt war ich über die Vielzahl von Produkten, die Weizen enthalten (selbst Tamarisauce). Dank der Erdnüsse, die ich nun zwischendurch knabberte, wurde ich das unangenehme Gefühl in meinem Magen los, das ich zuvor einem Zuviel an Magensäure zugeschrieben hatte. Innerhalb einer knappen Woche fühlte ich mich besser und konnte freier atmen. Nachlässigkeit in Auswahl und Zubereitung und Snacks aus dem Automaten machen alles wieder schlimmer. Ein Problem ist der regelmäßige Verzehr von Mehlprodukten (selbst ein einziger Dinkelkeks pro Tag). ›4 Blutgruppen – Vier Strategien für ein gesundes Leben‹ ist für den A-Typ, der eine vermehrte Schleimbildung in den Griff bekommen möchte, eine wertvolle Hilfe.«

Lektine beeinflussen die Darmpermeabilität

Unsere Eingeweide sind sehr wählerisch, wenn es um die Größe und Qualität der Nährstoffbestandteile geht, die via Darmschleimhaut resorbiert werden. Nahrungslektine erhöhen die Darmpermeabilität (Durchlässigkeit) – ein Vorgang, durch den Personen, die ohnehin schon dabei sind, eine Allergie oder Unverträglichkeit zu entwickeln, unter Umständen auch anfällig für andere Proteine werden.

Im Rahmen einer Studie beobachtete man bei Tieren, deren Futter Kidneybohnen enthielt, eine vermehrte Darmpermeabilität für Serumproteine, die man den Tieren in die Blutbahn gespritzt hatte. Anschließend verabreichte man ihnen eine noch höhere Dosis Eiweiß von Kidneybohnen. Das wiederum via Injektion in die Blutbahn der Versuchstiere eingebrachte Protein »sikkerte« in den Bauchraum und war auch in der Dünndarmwand nachweisbar. Und damit wurde demonstriert, daß Nahrungslektine zumindest teilweise für den Verlust von Serumprotein verantwortlich sein können und möglicherweise auch aufgrund der verlorengegangenen Unversehrtheit des Darms zu anderen Nahrungmittelunverträglichkeiten beitragen können.[14]

Lektine blockieren Verdauungshormone

Cholecystokinin (CCK), ein Hormon, das die Absonderung von Verdauungsenzymen stimuliert und damit die Aufspaltung von Fett, Proteinen und Kohlenhydraten begünstigt, wird durch mehrere Nahrungslektine, insbesondere das Weizenkeimlektin, negativ beeinflußt. Die Lektine binden sich an CCK-Rezeptoren und beeinträchtigen damit das Hormon in seiner Wirksamkeit. CCK findet sich auch in relativ hohen Konzentrationen im Gehirn und spielt deshalb vermutlich auch eine Rolle bei der Regulation des Appetits; demnach könnten diese Lektine auch zu Gewichtsproblemen beitragen.[15] Anders gesagt – wird die CCK-Freisetzung gehemmmt, nimmt der Appetit zu. Einer Arbeitshypothese zufolge hemmen Lektine, die die CCK-Rezeptoren blockieren, die Absonderung von Amylase, eines für die Aufspaltung von Kohlenhydraten notwendigen Enzyms. Die Aktivität von Amylase ist bei Blutgruppe A von Natur aus höher, und dies klingt durchaus plausibel angesichts der Tatsache, daß der Verdauungsapparat des A-Typs für die Metabolisierung von zusammengesetzten Kohlenhydraten besser geeignet ist als jener der übrigen Blutgruppen.[16]

Lektine beeinträchtigen die Resorption

Versuchstiere, deren Futter vorwiegend das Mehl ungekochter weißer Bohnen enthielt, waren kleiner und konnten um 50 Prozent weniger Glukose resorbieren und Nahrungseiweiß verwerten als eine Kontrollgruppe, an die man weiße Bohnen mit inaktiviertem Lektin verfüttert hatte. Lektine von Weizenkeim (*Triticum aestivum*), Stechapfel *(Datura stramonium)* oder Nesselwurzel *(Urtica dioica)*, die man dem Futter von Versuchstieren zusetzte, beeinträchtigten die Verdaulichkeit und Verwertung von Nahrungprotein und hemmten die Tiere in ihrem Wachstum. Den schlimmsten Schaden richtete das Weizenkeimlektin an. In Forscherkreisen war man sich ziemlich sicher, daß die Lektine an die Zellmembran gebunden und über die Darmschleimhaut transportiert worden waren. Die drei Lektine agierten als Wachstumsfaktor für den Darm und beeinträchtigten in unterschiedlichem Ausmaß dessen Stoffwechseltätigkeit und Funktion. Weiterhin hieß es in der Studie: »... ein nennenswerter Anteil des resorbierten Weizenkeimlektins wurde durch die Darmwand hindurch in den großen Kreislauf transportiert, wo es sich in den Wänden der Blut- und Lymphgefäße ablagerte.« Das Weizenkeimlektin regte auch das Wachstum der Bauchspeicheldrüse an, während die mit der Funktion des Immunsystems verknüpfte Thymusdrüse unter seiner Einwirkung schrumpfte. In der Untersuchung gelangte man zu folgendem Schluß: »Zwar wird empfohlen, Kulturpflanzen zur Steigerung ihrer Widerstandsfähigkeit gegen Ungezieferbefall gentechnisch zu verändern und sie mit dem Gen des Weizenkeimlektins auszustatten. Doch in den zu einer wirksamen Schädlingsbekämpfung erforderlichen Konzentrationen kann dieses Nahrungslektin höhere Lebewesen schädigen. Der Einsatz dieses Lektins in Pflanzen als natürliches Insektizid birgt Gesundheitsrisiken für den Menschen.«[17]

Lektine regen das Organwachstum an

Durch Nahrungslektine kann es zu einer Vergrößerung der Verdauungsorgane kommen. Die dafür verantwortlichen Lektine bewirken diesen Effekt, indem sie andere Wachstumsstimulantien durch die Freisetzung sogenannter Polyamine verstärken.

Nähere Einzelheiten über Polyamine finden Sie auf Seite 164.

Nach den Ergebnissen mehrerer Untersuchungen kann es bei Versuchstieren nach der Zufuhr von Nahrungslektinen zu einer Vergrößerung von Eingeweiden, Leber und Bauchspeicheldrüse kommen. In einer Studie wurden die Konsequenzen ziemlich unverblümt beschrieben: »Lektine sind unentbehrliche und allgegenwärtige Pflanzenbestandteile und werden tagtäglich in größeren Mengen von Mensch und Tier gleichermaßen aufgenommen. Sie sind biologisch überaus aktiv, und deshalb kann der Verzehr für Stoffwechsel und Gesundheit unter Umständen ernstzunehmende Folgen zeitigen. Dank ihrer Stabilität und vom Bürstensaum des Darmepithels erkannt und gebunden, erweisen sich Lektine als potente exogene (von außen kommende) stoffwechselbedingte Wachstumssignale für Verdauungs- und andere Organe.«[18]

Lektine von besonderer Bedeutung

Bestimmte Lektine kommen wesentlich häufiger vor und verursachen auch mehr Probleme als andere.

Weizen

»Der Mensch lebt nicht von Brot allein« – so lautet eine tiefschürfende philosophische Bemerkung. Doch es sieht ganz danach aus, als habe die Menscheit in ihrer Mehrheit überhaupt niemals von Brot gelebt oder zumindest von dem Brot, wie wir es heute kennen. Viele Menschen vertragen keinen Weizen, doch einem Großteil wird dies gar nicht bewußt, weil sich die Auswirkungen dieser Unverträglichkeit nicht immer durch leicht erkennbare Symptome offenbaren. Weizenproteine enthalten einen beträchtlichen Anteil an Gluten und Gliadin – Proteine, die sich auch in zahlreichen anderen Getreidesorten finden. Aber die Kreuzreaktivität des Immunsystems ist gegenüber Weizengliadin wesentlich ausgeprägter als gegenüber jedem anderer Getreide. Gluten- und Gliadinüberempfindlichkeit spielt für eine gesunde Verdauungstätigkeit eine nicht unerhebliche Rolle.
Bei der Hälfte – also vollen 50 Prozent – aller Menschen, die über Verdauungsprobleme klagen, sind Antikörper gegen Gliadin im Serum nachweisbar. Die Mehrheit, das heißt 9 von 10 Per-

sonen mit Glutenunverträglichkeit, deren Problem man im Rahmen von Familien- beziehungsweise Reihenuntersuchungen auf die Spur kam, haben trotz nachweislich geschädigter Darmschleimhaut keinerlei Beschwerden.

Das als Weizenkeim-Agglutinin bezeichnete Weizenlektin stellt für viele Menschen ein schwerwiegendes, wenn auch weithin unerkanntes Ernährungsproblem dar. Wie die meisten Nahrungslektine widersetzt sich Weizenkeim-Agglutinin der Aufspaltung und übt zudem einen metabolischen und hormonalen Effekt aus. Dieses Lektin ahmt die Wirkung von Insulin auf den Insulinrezeptor nach und ist folglich eines der am häufigsten verwendeten Moleküle bei der wissenschaftlichen Untersuchung der Dynamik des Insulinstoffwechsels. Obwohl in der Molekularbiologie ein anerkanntes Faktum, erscheint es mir doch merkwürdig, daß offenbar niemand über die tatsächliche Bedeutung eines solchen Phänomens nachdenkt. So existiert beispielsweise eine Studie, der zufolge etwa 20 Prozent der Patienten mit insulinabhängigem Diabetes mellitus (IDDM) Antikörper gegen das Weizenkeimlektin in ihrem Blut aufwiesen.[19]

Ihre Anfälligkeit für die negativen Auswirkungen des Weizenkeim-Agglutinins hängt von Ihrer Blutgruppe ab. Manches deutet darauf hin, daß das im Darm vorhandene Typ-A-Antigen sich an das Weizenkeim-Agglutinin bindet und damit Sekretoren der Blutgruppen A und AB in die Lage versetzt, die Effekte des Weizenkeimlektins abzuschwächen. Dies geschieht, indem das Lektin an das freie Blutgruppen-Antigen im Verdauungssaft gebunden wird, noch ehe es irgendwelchen Schaden anrichten kann. Im Falle von Non-Sekretoren wäre dies nicht möglich.

Tomaten

Eine Frage, die ich auf meiner Webseite häufig vorfinde, betrifft die Tatsache, daß manche weitverbreiteten Nahrungsmittel bei der Blutgruppendiät in der Rubrik »zu vermeiden« angeführt sind, obwohl sie von Ernährungsfachleuten im allgemeinen sehr empfohlen werden. Angeführt wird diese Liste von der Tomate –

einem Gemüse, das Blutgruppe A und B meiden sollen. Viele Menschen möchten allerdings wissen, wie sich dieses »Verbot« mit der Nachricht vereinbaren läßt, Tomaten seien möglicherweise ein wichtiges Antioxidans.

Über Tomaten wurde in jüngster Zeit viel berichtet, nachdem man herausgefunden hatte, daß sie hohe Konzentrationen von Lykopin enthalten, ein natürlich vorkommendes Pigment, das Tomaten, Wassermelonen und roten Grapefruits ihre charakteristische rote Farbe verleiht und antioxidative Eigenschaften besitzt. Wissenschaftlichen Untersuchungen zufolge kann Lykopin das Risiko für bestimmte Krebserkrankungen wie beispielsweise Prostatakrebs mindern und dazu beitragen, die Häufigkeit von Herzerkrankungen herabzusetzen.[20]

Weshalb also sollte dieses Nahrungsmittel nicht allen Blutgruppen guttun?

Der Grund hierfür ist leicht zu erklären. Tomaten enthalten auch *Lycopersicon esculentum agglutinin*, ein hochwirksames Lektin. Es zählt zu den wenigen Lektinen, die imstande sind, das Blut sämtlicher Gruppen zu verklumpen, und gehört zur Gruppe der sogenannten Panhämagglutinine. (Reis enthält gleichfalls ein Panhämagglutinin, das aber meines Wissens noch niemals Probleme hervorgerufen hat. Möglicherweise wird es im Zuge des Verdauungsprozesses zerstört.)

Das Tomatenlektin ist alles andere als harmlos. Es vermindert die Konzentration von Mucin, eines Enzyms, das die Darmschleimhaut schützt. Wahrscheinlich vertragen deshalb viele Menschen mit Nahrungsmittelunverträglichkeiten auch Tomaten nicht sonderlich gut.

Darüber hinaus richtet das Tomatenlektin noch weiteren Schaden an. Manches deutet darauf hin, daß es sich vorzugsweise an Nervengewebe bindet, und auch an eine der Untereinheiten der »Protonen-Pumpe« – jenes zellulären Mechanismus, durch den Gastrin die Magensäureproduktion in Gang setzt. Möglicherweise klagen deshalb so viele Menschen nach dem Verzehr von Tomatensauce über eine Übersäuerung ihres Magens.[21]

Und was hat es nun mit Lykopin auf sich? Zunächst sollten Sie

sich darüber im klaren sein, daß Sie mit einer Tomate in Ihrem gemischten Salat keineswegs sehr viel Lykopin aufnehmen. Tomaten besitzen einen sehr hohen Wasseranteil, und deshalb finden sich nur in Tomatenmark höhere Lykopinkonzentrationen, bedauerlicherweise aber auch die größten Ansammlungen von Tomatenlektin.
Nun aber die gute Nachricht: Lykopin kommt außer in Tomaten auch noch in einer Reihe anderer Nahrungsmittel vor:

Nahrungsmittel	**Mikrogramm Lykopin pro 100 g**
Tomatenmark (Tube oder Dose)	8580
Guave	6500
Wassermelone	5400
Grapefruit (rot)	4100
Papaya	3500
Tomate (roh)	3100
Aprikosen (getrocknet)	864
Hagebuttenmus	780

Es gibt Hinweise darauf, daß die Texas Red Grapefruit den höchsten Lykopingehalt aller handelsüblichen Grapefruitsorten besitzt. Wie aus der Tabelle zu ersehen ist, nehmen rohe Tomaten als Lykopinlieferanten ohnehin nur einen mittleren Platz ein. Wie alle Carotinoide wird auch Lykopin durch die Zugabe von etwas Fett wesentlich besser resorbiert.

Erdnüsse

Während meiner medizinischen Ausbildung lehrte man mich, meinen Patienten nicht unbedingt den Verzehr von Erdnüssen zu empfehlen, weil eine kleine, aber immerhin nennenswerte Zahl Menschen allergisch darauf reagiert. Die Häufigkeit einer Erdnußallergie exakt abzuschätzen ist schwierig. Viele Men-

schen, die darunter zu leiden haben, reagieren nämlich auch auf andere Nußsorten wie Walnüsse, Mandeln und Cashewnüsse allergisch. Einer Schätzung zufolge leiden etwa 1,1 Prozent der amerikanischen Kinder und ungefähr 3 Prozent der Erwachsenen an einer Erdnuß- und/oder sonstigen Nußallergie. Im Rahmen einer Studie mit 12032 Probanden stellte man bei 164 Personen eine Allergie gegen Erdnüsse oder andere Nußsorten fest.[22]
Erdnußallergie ist eine klassische Form der Allergie. In anderen Worten – der Betroffene besitzt Antikörper gegen Erdnußproteine, und dies kann zu der lebensbedrohlichen allergischen Reaktion einer Anaphylaxie oder eines anaphylaktischen Schocks führen. Diese Reaktion stellt sich unabhängig von der Blutgruppe ein. Wissen Sie also, daß Sie von Natur aus allergisch auf Erdnüsse reagieren (sowie auf andere alltägliche Nahrungsmittel mit hohem Allergiepotential wie beispielsweise Soja oder Weizen), sollten Sie sie selbstverständlich meiden.
Zunehmend mehr deutet darauf hin, daß das Erdnußlektin möglicherweise eine Schutzwirkung gegen mehrere Krebsarten besitzt, unter anderem gegen Magen-, Darm- und Brustkrebs.[23]
Doch wie läßt sich diese Aussage mit den in jüngster Zeit geäußerten Bedenken vereinbaren, Erdnüsse seien eine Quelle von Aflatoxinen, die mit der Entwicklung von Leberkrebs bei Versuchstieren in Zusammenhang gebracht werden? (Für die karzinogene, das heißt krebserzeugende Wirkung von Aflatoxinen beim Menschen gibt es keine unmittelbaren Beweise.)
In diesem Kontext ist zu betonen, daß nicht die Erdnüsse selbst (oder Produkte wie Mais oder Sorghumhirse, Para-, Pekan- oder Walnüsse, Pistazien oder Baumwollsaatöl) Aflatoxine enthalten. Vielmehr werden diese Toxine von Pilzen gebildet, die sich bei unsachgemäßer Lagerung oder ungünstigen Wachstumsbedingungen entwickeln. Das Ausmaß der Verseuchung mit Aflatoxinen ist von Jahr zu Jahr unterschiedlich – je nach Produkt, Witterungsbedingungen und anderen Faktoren.
Wie schwerwiegend ist nun das Problem einer Aflatoxikose? In den Vereinigten Staaten ist über das Auftreten von Aflatoxikose nichts bekannt, und aus Ländern der Dritten Welt, wo es mit

sachgemäßer Vorratshaltung und Nachweismethoden mitunter hapert, wurden nur einige vereinzelte Fälle gemeldet (Uganda 1971, Indien 1975 und Malaysia 1991). Und selbst bei diesen Fällen war keiner mit dem Verzehr von Erdnüssen verknüpft. Ursache der Erkrankungungen in Uganda und Indien war verseuchter Mais und in Malaysia eine Nudelsorte.

In den Vereinigten Staaten wird der maximal zulässige Aflatoxingehalt von der Behörde FDA (Food and Drug Administration) festgelegt. Durch sachgemäße Anbau- und Verarbeitungsmethoden läßt sich die Bildung dieser Toxine vermeiden oder auf ein Minimum begrenzen. Für den Verzehr bestimmte Produkte unterliegen strengen Aflatoxinkontrollen, und damit sind die Bedenken in bezug auf eine mögliche Gesundheitsgefährdung drastisch zurückgegangen. Ergänzt werden die Bemühungen der FDA, die Ungefährlichkeit und Qualität von Nahrungs- und Futtermitteln zu gewährleisten, durch Kontrollprogramme des US-Landwirtschaftsministeriums und verschiedener Industrie- und Handelsverbände.

Bei Bedenken in puncto Aflatoxinen in der Erdnußbutter tun Sie am besten daran, nur Produkte renommierter Hersteller zu kaufen. Sämtliche handelsüblichen Erdnußerzeugnisse unterliegen bestimmten Verordnungen.

Die Protein-Diskussion

Einer der umstrittensten Aspekte der Blutgruppendiät ist zweifelsohne die Aussage, 0-Typ und B-Typ müßten zur Aufrechterhaltung eines optimalen Gesundheitszustandes auch rotes Fleisch essen. Üblicherweise sind Ernährungsfachleute der Meinung, rotes Fleisch sei – neben anderen Übeln – auch verantwortlich für einen überhöhten Cholesterinspiegel, für Herzerkrankungen und Osteoporose. Dieser konventionellen Denkweise widersprechen aber unsere Erkenntnisse in bezug auf die Rolle der im Darmbereich vorkommenden alkalischen Phosphatase. Dieses

Enzym wird im Dünndarm gebildet und begünstigt unter anderem die Aufspaltung von tierischen Proteinen und Fetten.
Neueren Untersuchungen zufolge sind beim 0-Typ – und in geringerem Maß auch beim B-Typ – hohe Konzentrationen von alkalischer Phosphatase im Darm eindeutig nachweisbar, und diese schützen die Betroffenen vor den schädlichen Auswirkungen einer proteinreichen Kost. Angehörige der Blutgruppe A hingegen sondern im Darm nahezu keine alkalische Phosphatase ab, und selbst die minimalen Mengen, die sie sekretieren, werden von ihrem eigenen A-Antigen inaktiviert. Und dies bedeutet einen überzeugenden Grund für den A-Typ, sich eiweißarm zu ernähren. Die im Serum nachweisbare Aktivität von alkalischer Phosphatase bei Non-Sekretoren beträgt nur etwa 20 Prozent der bei Sekretoren registrierten Aktivität. Als Non-Sekretor der Blutgruppe A haben Sie möglicherweise gefährlich niedrige Spiegel dieses wichtigen Enzyms.[24]
Es gibt Hinweise darauf, daß die im Dünndarm vorkommende alkalische Phosphatase nicht nur die Aufspaltung von Fett begünstigt, sondern auch die Resorption von Calcium. Dies könnte unter Umständen erklären, weshalb Angehörige der Blutgruppe 0 weniger häufig Knochenbrüche erleiden als die Vertreter anderer Blutgruppen.
Befürworter einer veganen Lebensweise treten für pflanzliche Kost als Vorbeugungsmaßnahme gegen Osteoporose ein – doch dieses Fundament ist ziemlich wackelig. Zwar scheiden manche Personen, die sich proteinreich ernähren, vermehrt Calcium aus, doch ist dies bestenfalls eine Wechselwirkung. In Wahrheit ist das Gegenteil durch entsprechende Studien eindeutig belegt.
Seit Jahren weiß man, daß die Konzentrationen alkalischer Phosphatase nach einer fettreichen Mahlzeit ansteigen, doch neueren Erkenntnissen zufolge ist auch nach reichlicher Proteinzufuhr eine Anstieg des Enzymspiegels zu beobachten.
Zunehmend mehr deutet darauf hin, daß die extreme Position, die die Zufuhr von tierischem Eiweiß strikt ablehnt, wissenschaftlich nicht vertretbar ist. Die Webseite von MDConsult berichtete vor kurzem über Forschungsergebnisse der John Hop-

kins-Universität, der Universität von Minnesota und des Chicago Center for Clinical Research (Zentrum für Klinische Forschung), denen zufolge fünf oder mehr wöchentliche Portionen rotes Fleisch von jeweils 180 g das individuelle Risiko einer koronaren Herzerkrankung um zehn Prozent mindern kann. Insbesondere bei Frauen mit der höchsten Proteinzufuhr (ca. 24 % der Gesamtkalorien) lag das Risiko einer Herzerkrankung um 25 % niedriger als bei den Geschlechtsgenossinnen, deren Proteinanteil an der Gesamtkalorienzufuhr nur 15 % betrug. Und was noch mehr zählt – tierisches Eiweiß übte offenbar dieselbe Schutzwirkung aus wie pflanzliches Protein.

Die Geschichte von Robin

Im Laufe der letzten Jahre hielt ich landauf, landab Dutzende von Vorträgen – in Buchhandlungen und Reformhäusern, auf ärztlichen Konferenzen und einer Fülle von Gemeindeveranstaltungen. In der Regel schließen sich an meine Vorträge noch längere Gespräche mit Zuhörern an, die sich um das Podium scharen und mir Fragen stellen oder über ihre Erfahrungen berichten. Diesen persönlichen Meinungsaustausch mag ich sehr – umso mehr, als ich immer etwas Neues daraus lerne. Mitunter klagen Menschen darüber, daß sich der erwartete Erfolg nicht einstellt. Das macht mich dann neugierig, und ich suche nach einer Möglichkeit, den Widerspruch aufzuklären. Gelingt dies nicht, befasse ich mich in meinem Labor weiter mit dem Problem. Natürlich bin ich mir ganz und gar dessen bewußt, daß ich nicht auf alles eine Antwort habe, und es wäre vermessen, so etwas zu behaupten. Sich aufgeschlossen und voller Neugierde mit der Wissenschaft von den Blutgruppen zu befassen heißt auch, immer wieder geduldig neue Rätsel zu lösen.
Oftmals fühle ich mich nach Gesprächen mit Anhängern der Blutgruppendiät in bezug auf die fundamentale Glaubwürdigkeit dieser Wissenschaft erneut bestätigt. Ich weiß nicht mehr, wie

vielen Menschen ich bislang begegnet bin, deren Leben eine dramatische Wende nahm, nachdem sie angefangen hatten, sich ihrer Blutgruppe entsprechend zu ernähren. Und ich kann Ihnen versichern – es gibt keinen Arzt, der angesichts solcher Geschichten nicht zutiefst bewegt wäre und ein Gefühl der Befriedigung verspüren würde.

Kürzlich, nach einem Vortrag in einer Buchhandlung in Connecticut, sprach mich Robin an, eine 52jährige Frau mit der Blutgruppe 0, die seit 16 Jahren einen Kampf gegen Colitis ulcerosa führte – eine besonders schlimme chronische Krankheit, bei der die Darmschleimhaut ständig entzündet und wund ist. Zu den Symptomen zählen unter anderem Bauchkrämpfe, Diarrhöe (Durchfall) und blutiger Stuhl, wobei die Blutbeimengungen mitunter ganz massiv sind. Im schlimmsten Fall kann es zu starkem Blutverlust oder einem Darmdurchbruch kommen, und mitunter artet Colitis ulcerosa sogar in Krebs aus. Der entmutigendste Aspekt dieser Krankheit ist ihre Hartnäckigkeit. Betroffene, die unter ihren Langzeitauswirkungen zu leiden haben, geben die Hoffnung auf Heilung oftmals vollkommen auf.

Robin näherte sich mir mit einem breiten Lächeln, das ihre verhärmten Gesichtszüge erhellte. Nach 16 Jahren regelmäßig wiederkehrender Colitis-Attacken stand sie nun ganz am Anfang ihres Weges zur Genesung, doch ihre Gesundheit war insgesamt angeschlagen. »Ich hoffe, meine Weitschweifigkeit stört Sie nicht«, meinte sie, »aber ich bin einfach erleichtert.« Sie fuhr fort, mir ihre ganze Colitis-Geschichte zu erzählen und nannte erschöpft sämtliche entzündungshemmenden Medikamente, die sie – leider ohne Erfolg – ausprobiert hatte. Einmal zwang sie ihr schlechter Gesundheitszustand zu einem sechswöchigen Aufenthalt in der Klinik, wo sie über eine Sonde ernährt wurde.

Nach Robins Aussagen begann ihr Problem nach der Geburt ihres Sohnes. Damals hatte sie ihre Kost radikal auf eine ihrer Meinung nach gesunde Ernährung umgestellt, weil sie ihr Baby stillte. Sie aß kein Fleisch mehr und stieg auf eine streng vegetarische Kost um, die unter anderem auch reichlich Getreide, Bohnen und Gemüse enthielt.

»Ist das nicht seltsam?« meinte sie. »Damals machten sich die ersten Anzeichen der Colitis bemerkbar.«
Als sie vor der Entscheidung stand, eine Darmresektion vornehmen zu lassen oder nicht, hörte Robin erstmals etwas über die Blutgruppendiät. Angesichts dieses relativ drastischen chirurgischen Eingriffes, bei dem ein Darmabschnitt entfernt und ein künstlicher Darmausgang gelegt wird, der das Tragen eines Auffangbeutels notwendig macht, gelangte sie zu dem Schluß, daß sie eigentlich nichts zu verlieren habe und deshalb zunächst einmal die Diät ausprobieren könne.
»Seit vier Monaten ernähre ich mich nun nach der 0-Typ-Diät,« erzählte sie mir. »Jeden Morgen gehe ich zwischen sechs und sieben Kilometer, ohne schlappzumachen. Ich bin dabei, meine Medikamente abzusetzen, fühle mich so gut wie seit Jahren nicht mehr und bin zuversichtlich, mir die Operation ersparen zu können.«
So sehr ich mich über Robins Erfolgsbericht freute, so wütend machte mich ihre Geschichte. 16 Jahre Schmerz und Leid, und es war keinem einzigen Arzt jemals in den Sinn gekommen, ihr eine Nahrungsumstellung zu verordnen! Darüber sollte man einmal nachdenken. Stellen Sie sich vor, man serviert Ihnen tagtäglich eine Kost mit der Bemerkung, sie sei Ihnen bekömmlich, während man Ihnen in Wahrheit Gift verabreicht. Wie lange würde es wohl dauern, bis Sie sich fragten, wie gesund eine Ernährung sein kann, die todkrank macht?

Teil II

Ein gesundes Gleichgewicht bewahren

5 Stoffwechsel-Gleichlauf

Der biochemische Einfluß der Blutgruppe

Mittlerweile verstehen Sie, wie Ihre Blutgruppe funktioniert, und es ist klargeworden, wie sie eine Vielzahl sehr individueller Wirkungen erzeugt. Jetzt wollen wir einen Blick hinter die Kulissen werfen und uns einige Abläufe im Stoffwechsel und im Immunsystem genauer ansehen, die stark von der Blutgruppe beeinflußt werden. Als *4 Blutgruppen – Vier Strategien für ein gesundes Leben* 1996 in den USA erschien, wurde es in der Fernsehsendung *Inside Edition* vorgestellt und sogleich einem Test unterzogen. Unter der Leitung eines Ernährungswissenschaftlers des Equinox Health Club in New York lebten zwei Freiwillige nach der Diät, die für ihre Blutgruppe empfohlen wurde. Loren, eine Chefkonditorin mit der Blutgruppe 0, begann den Versuch mit einem Körpergewicht von 74 kg. Miguel, ein Produzent mit der Blutgruppe A aus der *Inside-Edition*-Redaktion, begann mit 90 kg. Nach zwei Wochen wurde erneut gewogen. Loren hatte drei Kilo abgenommen und wog jetzt 71 kg. Miguel war 3,5 kg leichter und brachte jetzt 86,5 kg auf die Waage.

Die Moderatorin war sehr erstaunt, daß zwei Menschen, die nach so verschiedenen Diätvorschriften lebten, beide so stark abnehmen konnten. Ihr Resümee: »Wir sind überzeugt. Wir machen mit!«

Gesundes Abnehmen ist natürlich für die Mehrheit der Menschen, die die Blutgruppendiät erproben, ein höchst willkommener Effekt. Die Veränderungen im Stoffwechsel, die mit dieser Gewichtsabnahme einhergehen, sind aber noch sehr viel wichtiger als die kosmetischen Wirkungen, die man im Spiegel sieht. Fettleibigkeit führt zu hormonellen Störungen, die letztlich den Stoffwechsel durcheinanderbringen, und dieses Stoffwechsel-Ungleichgewicht hat häufig eine Insulinresistenz zur Folge –

einen Zustand, bei dem die Fettzellen nicht mehr auf Insulin reagieren.

Insulinresistenz bedeutet, daß Ihr Körper gezwungen wird, mehr und mehr Insulin zu produzieren, das gleichzeitig immer weniger bewirkt. Schließlich haben Sie Probleme mit der Blutzuckerregulation. Gleichzeitig gerät der ganze Stoffwechsel durcheinander: Der Motor, der Fett in Brennstoff verwandelt, wird blockiert, Zucker- und Stärkeüberschüsse werden als Körperfett gespeichert.

Insulinresistenz wird oft durch eine übermäßige Aufnahme von lektinhaltigen Nahrungsmitteln ausgelöst, die sich nicht mit ihrer Blutgruppe vertragen. Einige Lektine haben tatsächlich insulinähnliche Wirkungen auf die Fettzellen-Rezeptoren. Sie docken an die Rezeptoren an und signalisieren den Fettzellen: Stoppt die Fettverbrennung, speichert die Extra-Kalorien als Fett! Der Verbrauch großer Mengen von Lektinen, die nicht zu Ihrer Blutgruppe passen und wie Insulin wirken, führt zu einer Zunahme des Körperfetts und zu einer Abnahme des aktiven Gewebes.[1]

Viele Nicht-Sekretoren haben ein Insulinresistenz-Syndrom, was zu einer Beeinträchtigung der Triglycerid-Umwandlung führen kann. Das Ergebnis ist dann ein reduzierter Gesamtstoffwechsel.[2] Ein reduzierter Stoffwechsel wiederum fördert die Einlagerung überschüssiger Flüssigkeit im extrazellulären Bereich, die zu Ödemen führt.

Wenn Sie versuchen, durch Fasten abzunehmen, werden Sie gleichzeitig Muskelgewebe verlieren – auch bei regelmäßigem körperlichem Training. Während körperliches Training einen Teil des Muskelgewebeverlustes ausgleichen kann, wird sich bei einer extrem kalorienarmen Ernährung von mehr als 10 bis 14 Tagen Dauer Ihre körperliche Verfassung verschlechtern. Das ist der Hauptgrund, weshalb ich die Ansicht vertrete, daß eine blutgruppenbezogene Ernährung mit entsprechendem körperlichen Training die vernünftigste Methode für eine ausgeglichene Gewichtsabnahme ist. Wenn Sie sich Ihrer Blutgruppe entsprechend ernähren, gewinnen Sie aktive Gewebemasse hinzu. Dies wiederum erhöht Ihren Grundumsatz, dabei wird überschüssiges Fett verbrannt, ohne Muskelgewebe zu verlieren.

Sind Sie erst einmal übergewichtig, wird es noch schwieriger, ein körperliches Gleichgewicht wiederherzustellen. Ihre gesamten Stoffwechselfunktionen haben sich verändert. Fettleibigkeit ist *immer* mit Insulinresistenz verbunden. Das Ergebnis sind höhere Insulinwerte, die direkt proportional zum Anteil an Eingeweidefett sind. Geht es um Körperfett und Insulinresistenz, dann ist eine gleitende Skala die einfachste Möglichkeit, sich dieses Problem zu veranschaulichen: mehr Körperfett = größere Insulinresistenz. Bis zu einem gewissen Grad hat jeder Mensch, der abnehmen will, dieses Stoffwechselproblem. Der Schlüssel zu dieser und allen anderen Stoffwechselstörungen, mit denen wir uns beschäftigen, ist die Tatsache, daß sie alle in einem bestimmten Verhältnis zur Körperfettmenge stehen – und daß sie sich in Richtung der Normalwerte bewegen, sobald das Körperfett abnimmt.

Richtige, blutgruppenbezogene Diät → Größere aktive Gewebemasse → Höherer Grundumsatz → Überschüssiges Fett wird ohne Muskelmassenverlust verbrannt

In einem Bericht zur Fettleibigkeit bei Kindern haben Forscher über Stoffwechsel-Stolpersteine in einer Reihe endokriner Systeme berichtet. Dazu gehören die Aktivierung des Schilddrüsenhormons, die Streßhormonproduktion, die Androgen-, Wachstumshormon- und Insulinwerte. Bei diesen übergewichtigen Kindern waren sowohl die Insulingrundmenge wie auch die durch Zucker oder Stärke angeregte zusätzliche Insulinproduktion hoch.[3] Diese Tendenz gilt ganz gewiß auch für Erwachsene. Die Regulierung des Energiestoffwechsels bei Fettleibigkeit unterscheidet sich vom Normalzustand in einigen wichtigen Punkten.

Übergewicht erzeugt Leptinresistenz

Leptin (nicht Lektin!), ein mit dem Fettleibigkeitsgen verbundenes Hormon, ist in den letzten Jahren intensiv erforscht worden. Leptin wirkt auf den Hypothalamus und reguliert den Körperfettanteil, die Fähigkeit, Fett in Energie umzuwandeln, und es steuert das Sättegefühl. Wenn Sie übergewichtig sind, produzieren Sie mehr Leptin, aber seine Wirkung wird unterdrückt. Bei Fettleibigkeit steigt die Leptin- wie auch die Insulinproduktion. Das hat einige Forscher zu der Schlußfolgerung veranlaßt, daß dieser körperliche Zustand der Auslöser für Diabetes, Herz-Kreislauf-Erkrankungen und für Schlaganfälle ist.

Übergewicht fördert Cortisolresistenz

Die allgemeine Regel lautet: Wenn Sie übergewichtig sind, wird Ihr Cortisolwert chronisch erhöht sein.[4]

Fettgewebe beschleunigt den Cortisolumsatz, erleichtert die Cortisonproduktion, die ihrerseits die ACTH (Adrenocorticotropes Hormon)-Sekretion anregt, und wirkt dauerhaft anregend auf die Nebennierenrinde. Ein hoher Cortisolwert fördert außerdem die Gewichtszunahme: Es ist ein Teufelskreis. Cortisol unterscheidet sich von anderen Steroiden, etwa von den Geschlechtshormonen, durch seine Klassifikation als Glukokortikoid. Das bedeutet, daß zu seinen Hauptaufgaben gehört, den Blutzuckergehalt auf Kosten des Muskelgewebes zu erhöhen. Dies ist in besonderen Streßsituationen sehr nützlich, etwa wenn es darum geht zu flüchten oder zu kämpfen, aber ein chronisch erhöhter Cortisolwert führt letztlich zu Insulinresistenz und zur Umwandlung von Muskel- in Fettgewebe.

Aber es steckt noch mehr dahinter. Experten gehen davon aus, daß ein hoher Cortisolwert wegen des Zusammenwirkens mit Leptin appetitanregend wirkt. In Tierversuchen wurde nachgewiesen, daß Cortisol der wichtigste Faktor ist, der die Wirkung von Leptin blockiert: den appetitzügelnden Effekt, die Anregung des Stoffwechsels, die Abnahme von Körperfett. Ähnliche Ergebnisse gab es bei Untersuchungen an Menschen. Dies ist besonders wichtig für die Blutgruppen A und B, die einen erhöhten natürlichen Cortisolwert haben.

Bioindikatoren eines gesunden Stoffwechsels

Wie kann man prüfen, ob der Stoffwechsel einwandfrei funktioniert? Die beste Methode ist, bessere Meßgrößen für die einzelnen Funktionen zu entwickeln. William Evans und Irwin Rosenberg prägten 1991 den Begriff «Bioindikator«, der die veränderlichen Funktionsweisen erfassen soll, die mit einem gesünderen Altern verbunden sind. Wie sich herausstellte, waren viele dieser Bioindikatoren direkte oder indirekte Merkmale eines gesunden Stoffwechsels. Im einzelnen sind das: Muskelmasse, Kraft, Grundumsatz, Körperfettanteil, aerobe Kapazität, Blutzuckertoleranz und Knochendichte. Diese Bioindikatoren liefern ein umfassendes Bild Ihres biologischen Alters, das sehr viel aufschlußreicher sein kann als das Alter, das in Ihrem Ausweis steht.

Die Muskelmasse beeinflußt einen wichtigen Aspekt Ihres Stoffwechsels, den sogenannten Grundumsatz. Unter dem Grundumsatz versteht man die Kalorienmenge, die Sie im Ruhezustand während eines Tages verbrauchen. Ein niedriger Grundumsatz zeigt an, daß Sie Ihre Kalorien nicht effektiv verbrennen. Der Grundumsatz nimmt im Verlauf des Alterungsprozesses ab, was meist auf einen Verlust an Muskelmasse zurückzuführen ist. Mit anderen Worten: Die Stoffwechselaktivität des Gewebes nimmt bei den meisten Menschen im Verlauf des Alterns ab.

Zum Gewebe mit aktivem Stoffwechsel, oft als aktive Gewebemasse bezeichnet, zählt man Muskelgewebe wie auch das Gewebe von Organen wie Leber, Gehirn oder Herz, die selbst Nährstoffe verbrennen. Eine größere aktive Gewebemasse gibt Ihnen mehr Kraft, sorgt für einen höheren Grundumsatz und verbessert die aerobe Kapazität. Sie verbessert auch das allgemeine Befinden erheblich und sorgt für bessere Herz-Kreislauf-Funktionen, eine bessere Verwertung des Zuckers, einen guten und stabilen Cholesterinwert und eine höhere Knochendichte. Ein höherer Anteil an aktiver Gewebemasse fördert auch einen aggressiven Anti-Fett-Stoffwechsel, denn mehr Muskelgewebe erhöht auch den Anteil und die Menge des Körperfetts, das im Ruhezustand verbrannt wird.

Das Syndrom X

Wenn Ihr Stoffwechsel-»Symphonieorchester« verstimmt ist, werden Sie diese Mißstände instinktiv spüren: Nichts ist mehr in Ordnung. Passen Sie gut auf. Obwohl wir in unserer gesundheitsbesessenen Gesellschaft dazu neigen, Übergewicht als kosmetisches Thema einzustufen, ist dieses Problem in Wahrheit nur der Vorbote eines Zusammenbruchs der Körpersysteme – mit weitreichenden Konsequenzen für den allgemeinen Gesundheitszustand. Vielleicht haben Sie bemerkt, daß bestimmte Stoffwechselzustände oft gleichzeitig auftreten. Ein Diabetiker kann zum Beispiel gleichzeitig übergewichtig sein und einen hohen Blutdruck haben, ein herzkranker Mensch kann außerdem hohe Triglyceridwerte haben, übergewichtig sein und Diabetes-Symptome zeigen.

In den letzten Jahren hat sich die medizinische Forschung zunehmend mit einem allgemeinen körperlichen Zustand beschäftigt, der mit der Bezeichnung »Syndrom X« umschrieben wird.

Dieser Begriff steht für eine Häufung von Stoffwechselproblemen: Insulinresistenz, hoher Blutzuckergehalt, erhöhte Triglyceridwerte, hoher LDL-Cholesteringehalt (Lipoproteine niedriger Dichte), niedriger HDL-Cholesterinwert (Lipoproteine hoher Dichte), hoher Blutdruck und Fettleibigkeit (besonders im Bauchbereich).

Dieser Komplex von Stoffwechselmängeln, in dessen Zentrum die Insulinresistenz steht, scheint sich gegenseitig zu beeinflussen und die Entstehung von Diabetes (Erwachsenen-/Altersdiabetes: Typ II) sowie von Arteriosklerose und von Herz-Kreislauf-Erkrankungen zu fördern.[5] An dieser Stelle kommt die Blutgruppe ins Spiel. Ihr Herz-Kreislauf-Risikoprofil wird, je nach Blutgruppe, unterschiedlich ausfallen.

Die Herz-Kreislauf-Verbindung

Das Wissen um die gesundheitliche Bedeutung Ihrer Blutgruppe wird Ihre Überzeugungen und Ihr Verhalten verändern, wenn es darum geht, Herzerkrankungen zu verhindern. Neue, bahnbrechende Forschungen haben eine Erklärung für das scheinbare Paradoxon der Blutgruppendiät geliefert – warum etwa Fleisch für eine Blutgruppe nützlich und für eine andere schädlich sein kann. Vielleicht werden uns diese Forschungen zu guter Letzt ermöglichen, die Diskussion um das strittige Thema »Fleisch« zu versachlichen. Während jede Blutgruppe Symptome von Herz-Kreislauf-Erkrankungen entwickeln kann, scheint es dafür im einzelnen unterschiedliche Gründe zu geben. Es ist sinnvoll, bei den einzelnen Patienten nach unterschiedlichen Ansätzen für die Behandlung zu suchen. Die Anhaltspunkte für ein solches Vorgehen sind äußerst stichhaltig, weil es unter Herzkranken ganz erhebliche Unterschiede gibt.

Aus der Studie über die Ergebnisse der Blutgruppendiät

Jack J.
Blutgruppe 0
Mann mittleren Alters
Besserung: Herz-Kreislauf-Funktion, Blutzucker, allgemeines Wohlbefinden

»Ich begann im September 1998 mit der Blutgruppendiät. Ich war 56 Jahre alt, 1,96 m groß, wog 154 kg und hatte einen mesomorphen Körperbau. Mein Blutdruck lag bei 160/96, ich hatte einen Ruhepuls von 92 und litt an fortwährender Lethargie und überhöhtem Blutzucker. Das erste, was mir während der Blutgruppendiät auffiel, war ein klarer Kopf und eine verbesserte Denkfähigkeit. Ich bemerkte eine Gewichtsabnahme in weniger als einem Monat. Die Leistungsfähigkeit war nach drei bis vier Monaten wiederhergestellt. Ich begann spazierenzugehen, weil ich das wollte und mich gut dabei fühlte, während ich zuvor einfach nicht die nötige Energie aufbrachte. Heute lege ich über 30 km in der Woche zurück, gehe dreimal pro Woche zum Fitnesstraining in die Sporthalle und verbringe dort zweieinhalb Stunden. Ich habe die Muskulatur und den athletischen Körperbau meiner Jugend wiedergewonnen und fühle mich unglaublich stark. Inzwischen wiege ich 108 kg, habe einen Blutdruck von 130/68 und einen Ruhepuls von 68. Vor zwei Jahren wurde bei mir eine Schwä-

chung der linken Herzachse festgestellt, außerdem eine leichte Angina. Beides ist nun verschwunden, und in den letzten neun Monaten waren keine Symptome mehr feststellbar. Außerdem sind fast alle Allergien verschwunden, die mich ein Leben lang begleitet haben, dabei habe ich im letzten Jahr kein Antihistaminikum mehr genommen. Auch meine chronische Arthritis ist verschwunden. Ich bin optimistisch, voller Energie und habe mich nie zuvor in meinem Leben besser gefühlt. Ich rechne noch mit 30 bis 40 vitalen und aktiven Lebensjahren. Dr. Alex Duran, mein inzwischen verstorbener Kardiologe, sagte mir, daß diese Behandlungsmethode ein Lebensretter sei – und daß die amerikanische Ernährungsweise vor allen Krankheiten die häufigste Todesursache sei. Ich versichere Ihnen: Wenn ich dieses Wissen schon in meiner Jugend gehabt hätte, dann hätte ich nie diese sitzende Lebensweise angenommen. Und für mich führt kein Weg dorthin zurück. Ich danke Ihnen dafür, daß Sie mir mein Leben wiedergegeben haben.«

Beim Auftreten von Herzerkrankungen gibt es sehr typische Unterschiede zwischen den Blutgruppen. Bei den Blutgruppen 0 und B ist es weniger wahrscheinlich, daß ein hoher Cholesterinwert zur Herzkrankheit führt. Dort ist die Kohlenhydratintoleranz der Auslöser. Die Blutgruppen A und AB verhalten sich etwas konventioneller: Hier ist es der hohe Cholesterinwert, der die Probleme bewirkt. Jeder dieser beiden Zugänge erfordert einen sehr speziellen Plan für die allgemeine Lebensweise und Ernährung, damit das Herz gesund bleibt.

Typ A und AB: Der Blutgruppen-Cholesterin-Faktor

Eine Reihe von Studien zeigt, daß Menschen mit den Blutgruppen A und AB ein höheres Risiko haben, durch einen erhöhten Cholesterinspiegel herzkrank zu werden und zu sterben.

- Die Beziehung zwischen der Blutgruppe und dem Cholesterinspiegel im Gesamtserum wurde bei einer japanischen Probandengruppe erforscht. Das Ziel war festzustellen, ob ein erhöhter Cholesterinwert mit der Blutgruppe A verbunden ist, wie zuvor bei vielen westeuropäischen Studien festgestellt worden war. Die Ergebnisse zeigten, daß die Cholesterinwerte bei der Blutgruppe A im Vergleich zu den anderen deutlich höher lagen.[6]
- Eine Studie, bei der insgesamt 380 Marker/Risikofaktoren-Kombinationen erforscht wurden, wies nach, daß eine Verbindung zwischen der Blutgruppe A und dem Cholesterin im Gesamtserum wie auch dem LDL-Cholesterin besteht, während zwischen der Blutgruppe B und dem Gesamtserum-Cholesterin kein Zusammenhang nachzuweisen war.[7]
- Eine ungarische Studie maß die Cholesterinwerte von 653 Patienten, deren Herkranzgefäße zwischen 1980 und 1985 am Ungarischen Institut für Kardiologie angiographisch untersucht wurden. Die Ergebnisse zeigten, daß in diesem Personenkreis die Blutgruppe A häufiger, die Blutgruppe 0 dagegen seltener vertreten war als im nationalen Durchschnitt. Außerdem gab es blutgruppentypische Unterschiede bei den Herzkranzgefäßen, die Verengungen aufwiesen.[8]

Aus der Studie über die Ergebnisse der Blutgruppendiät

Barry F.
Blutgruppe A
Mann mittleren Alters
Besserung: Herz-Kreislauf-Funktionen

»Labortests zeigen einen dramatischen Rückgang von Cholesterin und Triglyceriden, der Gewichtsverlust liegt bei über 9 kg, die Verdauung ist deutlich verbessert, über den ganzen Tag hinweg ist meine Energie sehr viel stabiler, ich kann klarer denken. Alles wurde planmäßig besser. Ich wende Akupunktur und Heilkräuter an und empfehle dies auch regelmäßig meinen Patienten.«

Einige Formen erhöhter Lipoproteinwerte sind erblich. Eine der häufigeren Formen von Hyperlipoproteinämie wird als Typ IIB bezeichnet. Charakteristisch sind hier erhöhte LDL- und VLDL-Werte (Lipoproteine sehr niedriger Dichte, das ist *sehr* schädliches Cholesterin). Die IIB-Hyperlipoproteinämie führt zu vorzeitiger Arterienverkalkung, zu einer Verengung der Karotid-Arterie (der Arterie, die Kopf und Gehirn versorgt), zu Arterienerkrankungen in der Peripherie, letztlich zu Herzinfarkt und Schlaganfall. Weil alle diese Probleme häufiger bei der Blutgruppe A auftreten, kann es nicht überraschen, daß in wissenschaftlichen Studien ein auffälliger Zusammenhang zwischen der IIB-Hyperlipoproteinämie und der Blutgruppe A festgestellt worden ist, und zwar sowohl bei Neugeborenen wie auch bei Herzinfarktpatienten.

Aus der Studie über die Ergebnisse der Blutgruppendiät

Susan D.
Blutgruppe A
Frau mittleren Alters
Besserung: Herz-Kreislauf-Funktion

»Mein LDL-Cholesterinwert lag jahrelang über 250. Keine Diät, die ich versuchte, reduzierte diesen Wert – im Gegenteil, die Diäten, die mir Ernährungswissenschaftler und Ärzte empfahlen, erhöhten den Wert immer! Nach wenigen Monaten mit Ihrer Diät ging mein LDL-Cholesterinwert um über 100 Punkte zurück! In einem Monat mache ich noch einen Test, weil mein Arzt skeptisch war. (P. S.: Ich bin nicht skeptisch, weil ich es besser weiß!)«

Typ 0 und B: Der Blutgruppen-Kohlenhydrat-Intoleranz-Faktor

Der wichtigste Risikofaktor für Herzkrankheiten ist bei den Blutgruppen 0 und B nicht so sehr das Fett in der Nahrung, sondern das Körperfett der Einzelperson oder, mit anderen Worten, die Kohlenhydrat-Intoleranz. Wenn die Blutgruppen 0 und B Nahrung zu sich nehmen, die viele stoffwechselhemmende Lektine enthält, dann nehmen sie zu. Diese besondere Form der Gewichtszunahme ist ein bedeutender Risikofaktor für die Entwicklung von Herzkrankheiten.

Viele Jahre lang haben Herzspezialisten die Ansicht vertreten, daß hohe Triglyceridwerte kein selbständiges Risiko für die Entstehung von Herzkrankheiten sind – nur in Verbindung mit anderen Faktoren. Neue Erkenntnisse legen inzwischen den Schluß nahe, daß erhöhte Triglyceridwerte sehr wohl einen unabhängigen Risikofaktor bilden. Dies erklärt zumindest teilweise den anomalen Weg, der die Blutgruppen 0 und B zu Herzkrankheiten führt.

Triglyceride bestehen aus drei miteinander verbundenen Fettketten. Der größte Teil des Fetts in der Nahrung und im menschlichen Körper ist so aufgebaut. Diabetiker haben oft erhöhte Triglyceridwerte, und man nimmt an, daß Diabetes die Hauptursache für Hypertriglyceridämie ist. Mit anderen Worten: Insulinresistenz, die von Kohlenhydrat-Intoleranz verursacht wird, führt zu hohen Triglyceridwerten.

In einer aktuellen Studie hatten Männer, die während des Fastens die höchsten Triglyceridwerte aufwiesen, ein mehr als doppelt so hohes Herzinfarktrisiko wie Männer mit den niedrigsten Werten, selbst wenn Diabetes, Rauchen und eine sitzende Lebensweise berücksichtigt wurden. Menschen mit einem sehr niedrigen Triglyceridwert wie etwa 142 mg pro Deziliter (dl) lebten immer noch mit einem Herzinfarktrisiko, was sehr überraschte, weil Werte unter 200 mg/dl als normal galten. Triglyceridwerte im Grenzbereich liegen zwischen 200 und 400 mg/dl, hohe Werte zwischen 400 und 1000 mg/dl, sehr hohe Werte über 1000 mg/dl.[9]

Aus der Studie über die Ergebnisse der Blutgruppendiät

Karen T.
Blutgruppe 0
ältere Frau
Besserung: Herz-Kreislauf-Funktion/allgemeines Wohlbefinden

»Die fürchterliche Müdigkeit, die fast jeder Mahlzeit folgte, ist verschwunden, mit ihr das Bedürfnis nach koffeinhaltigen Aufputschmitteln. Mein Blutdruck fiel von 155/85 auf 120/80. Ich brauche nicht mehr ganztägig Magentabletten zu nehmen. Ich bin nicht mehr den ganzen Tag hungrig. Ich nehme ab, obwohl ich mein Essen nicht wiege oder messe und auch keine Kalorien zähle. Einige Leute haben mir gesagt, daß ich jetzt munterer wirke. Meinem Arzt gefallen die Ergebnisse dieser Kur sehr.«

Ein klassisches Zeichen von Insulinresistenz bei den Blutgruppen 0 und B ist die »apfelförmige Figur« mit dem charakteristischen großen Umfang in der Körpermitte. Fettzellen im Bauchraum schütten Fett leichter ins Blut aus als ihre Schwesterzellen in anderen Körperteilen. »Birnenförmige« Menschen zum Beispiel, die Fett in den Hüften und Oberschenkeln speichern, haben nicht dieselben Gesundheitsrisiken. Die Ausschüttung von Fett aus dem Bauchraum beginnt innerhalb von drei bis vier Stunden nach einer Mahlzeit. Bei anderen Fettzellen geschieht das erst viele Stunden später. Diese frühe Ausschüttung wird durch erhöhte Werte für Triglyceride und freie Fettsäuren angezeigt. Freie Fettsäuren wiederum verursachen Insulinresistenz, und erhöhte Triglyceridwerte gehen einher mit einem niedrigen HDL-Wert (dem »guten« Cholesterin). Es gilt inzwischen als gesichert, daß die Überproduktion von Insulin als Resultat des Insulinresistenz-Syndroms den VLDL-Wert (das ist das »sehr böse« Cholesterin) ansteigen läßt.
Die Verbindung zwischen Fettleibigkeit, Triglyceriden und

»bösen« Lipoproteinen ist bei der Blutgruppe 0 nachgewiesen worden. In einer französischen Studie über Blutspender ist bei einer Detailuntersuchung zu Herz-Kreislauf- und Gehirngefäßerkrankungen eine Korrelation von Serum-Triglyceriden und Lipoproteinen sowohl mit Fettleibigkeit als auch mit der Blutgruppe 0 nachgewiesen worden. Es gibt außerdem noch eine Verbindung von Nicht-Sekretoren und hohen Triglyceridwerten und Insulinresistenz.[10]

Auf lange Sicht scheint das medizinische Establishment allmählich die Notwendigkeit zu erkennen, sich aus der bisherigen Engstirnigkeit zu lösen und die Perspektiven für die Analyse der Herz-Kreislauf-Risikofaktoren zu erweitern. Obwohl es genügend Beweise dafür gibt, daß Cholesterin bei einem Teil der Patienten eine wichtige Rolle in der Entstehung von Arteriosklerose und Herzkrankheiten hat, müssen wir auch eine Erklärung für die vielen Menschen finden, bei denen diese eingeschränkte Betrachtungsweise nicht greift.

Die geheimen Waffen von Typ B

Die Natur hat die Typen 0 und B mit einer geheimen zusätzlichen Waffe ausgestattet, die ihnen erlaubt, von höheren Proteinwerten zu profitieren.

Im 4. Kapitel haben wir die intestinale alkalische Phosphatase vorgestellt, ein Enzym, das im Dünndarm produziert wird und hauptsächlich die Aufgabe hat, Nahrungscholesterin und -fette aufzuspalten.

Eine Reihe von Studien hat seit der Mitte der 60er Jahre gezeigt, daß die Blutgruppen 0 und B höhere Werte dieses Enzyms aufweisen, besonders Sekretoren des Typs 0 und B. Umgekehrt haben die Blutgruppen A und AB niedrigere Werte dieses Enzyms. Aktuelle Studien legen den Schluß nahe, daß die Unfähigkeit, Nahrungsfett aufzuspalten, die A- und AB-Typen teilweise für höhere Cholesterinwerte und ein höheres Herzinfarktrisiko prädisponierte. Das Gegenteil trifft auf die Typen 0 und B zu, die beim Aufspalten von Nahrungsfett durch große Mengen intestinaler alkalischer Phosphatase unterstützt werden.

Wege zu Herz-Kreislauf-Erkrankungen

Typ 0 = Kohlenhydrat-Intoleranz, hohe Triglyceridwerte, Insulinresistenz, »Persönlichkeitstyp A«
Typ A = Hohe LDL-Werte, hohe Gesamtcholesterinwerte, oxidative Stoffwechselschwierigkeiten, extreme Blutgerinnung, hohe Cortisolwerte
Typ B = Ungleichgewicht des Stickoxidhaushalts (Bluthochdruck), Kohlenhydrat-Intoleranz, hohe Cortisolwerte
Typ AB = Hohe LDL-Werte, oxidative Stoffwechselschwierigkeiten, hohe Gesamtcholesterinwerte, extreme Blutgerinnung
Nicht-Sekretor = Insulinresistenz, niedrige intestinale alkalische Phosphatase, leichte Blutgerinnungsstörungen

Die Aktivität der intestinalen alkalischen Phosphatase nimmt nach der Einnahme einer fetthaltigen Mahlzeit deutlich zu. Das gilt ganz besonders, wenn die Triglyceride in dieser Mahlzeit aus langkettigen Fettsäuren bestehen. In einer Studie mit freiwilligen Testessern, die verschiedene Mahlzeiten einnahmen, nahm der Serumanteil an intestinaler alkalischer Phosphatase durch Speisen mit langkettigen Fettsäuren deutlich stärker zu als nach der Einnahme von Fettsäuren mittlerer Länge. Die Phosphatase-Aktivität war außerdem bei den Typen 0 und B deutlich höher als bei den Typen A und AB. Paradoxerweise scheint es so, als ob die intestinale alkalische Phosphatase den Blutgruppen 0 und B Stoffwechselvorteile verschafft, wenn sie proteinreiche Kost essen. Studien zeigen, daß die Einnahme von Protein den Anteil alkalischer Phosphatase im Darm bei den Blutgruppen 0 und B steigert. Ohne Proteine in ihrer Nahrung kommen diesen beiden Gruppen die spezialisierten fettvernichtenden Enzyme in ihrem Darm nicht zugute. Das erklärt auch, warum diese Blutgruppen ihren Cholesterinwert durch die Einnahme proteinreicher Kost senken können.

Aus der Studie über die Ergebnisse der Blutgruppendiät

Mary N./Paul N.
Blutgruppe 0
Mann und Frau mittleren Alters
Besserung: Herz-/Kreislauffunktionen, Allergien

»Mein Mann und ich haben beide die Blutgruppe 0. Mein Mann ist 59 Jahre alt und leidet seit längerem an hohem Blutdruck, er hat Cholesterinwerte im Grenzbereich, Schlafprobleme und seit kurzem auch Krampfadern, da er an seinem Arbeitsplatz den ganzen Tag stehen muß. Er leidet außerdem unter einer Reihe von Allergien, Asthma, einer chronischen Ohrenentzündung und Rückenproblemen, die von einer Bandscheibenoperation vor 25 Jahren herrühren. Die Typ-0-Diät zeigte bei ihm sofort Wirkung. Sein Blutdruck, der mit drei verschiedenen Rezepten und einer Wasser-Tablette, einem harntreibenden Mittel, reguliert wurde, ging stark zurück. Das Schnarchen und die Schlafprobleme, die ihn viele Jahre lang gepeinigt hatten, sind durch Ihr Programm gelindert worden. Das Schnarchen hörte innerhalb weniger Tage sogar ganz auf.

Nach und nach reduziert er die Blutdruckmedikamente und kommt jetzt mit einem Rezept pro Woche und mit einer Wasser-Tablette aus – obwohl ich der Meinung bin, daß wir den vollen Effekt der Behandlung erst sehen können, seit wir vor kurzem aufgehört haben, mit Sojasauce (einer Grundzutat für Asiaten) zu kochen, die Weizen enthielt. In den letzten Jahren hat Paul wegen seiner Allergien keine Gartenarbeit mehr verrichtet. Es gab da einen bestimmten Strauch, Photinia, den er haßte, wegen der Striemen, die dieser beim Zurückschneiden auf seiner Haut hinterließ. Am letzten Wochenende stutzten wir eben diese Sträucher gemeinsam, und Pauls Haut war nach getaner Arbeit einwandfrei, ohne irgendein Zeichen allergischer Reaktion. Das ist ein Wunder, und er hat mit der Desensibilisierung aufgehört, der er sich seit fünf Jahren unterzogen hat. Gegen das Asthma benutzt er nach wie vor seinen Inhalator, kommt aber mit weniger Inhalationen aus. Seine Atmung ist deutlich besser geworden, und er schläft die Nacht durch und fühlt sich morgens völlig ausgeruht. Ich selbst hatte leichte Allergien und Ekzeme an Kopf- und Körperhaut. Dagegen nahm ich jeden Abend eine Tablette, aber seit ich mit dieser Diät begonnen hatte, nahm ich nur nur noch jeden zweiten Tag eine. Seit ich Sojasauce ohne Weizen benutze und regelmäßig Fisch esse, kann ich ganz darauf verzichten. Auch der Zustand meiner Haut hat sich sehr verbessert. Die letzten beiden Jahre hatten wir nach einer fettfreien Diät gelebt, und seit wir nach Ihrer Diät essen, nehmen wir Fett über Nüsse und Fleisch zu uns. Das zeigt, daß Ihr Konzept funktioniert.«

Vor kurzem brachte eine faszinierende Studie etwas Licht in die Frage, warum die A- und AB-Typen so geringe Werte alkalischer Phosphatase haben. Forscher präsentierten in einem Artikel unter der Überschrift »Intestinale alkalische Phosphatase und das AB0-Blutgruppensystem – ein neuer Aspekt« Beweise, daß möglicherweise das Antigen der Blutgruppe A die alkalische Phosphatase deaktiviert. Es ist denkbar, daß die niedrigen Werte dieses Enzyms (und die dadurch bedingte Unfähigkeit, Nahrungsfette aufzuspalten) nicht erbbedingt mit der Blutgruppe zusammenhängen. Statt dessen ist dieser Effekt möglicherweise auf die Wirkung des A-Antigens zurückzuführen.

Die Autoren fanden heraus, daß die roten Blutkörperchen der Blutgruppen A und AB nahezu die gesamte intestinale alkalische Phosphatase binden, während dies für die Blutgruppen 0 und B in weit geringerem Ausmaß zutraf.[11]

Es gibt auch einen Zusammenhang mit Lektin. Weitere Forschungen zeigten, daß Phenylalanin, eine Aminosäure, bei der Blockade der alkalischen Phosphatase nahezu hundertprozentig wirksam war. Unsere eigenen Forschungen bewiesen dann, daß viele bekannte Nahrungsmittel, die (wie Yamswurzeln und Süßkartoffeln) Phenylalanin enthalten, bei unseren Patienten der

Blutgruppe A eine deutliche Zunahme der Indikanproduktion bewirkten.

Aus der Studie über die Ergebnisse der Blutgruppendiät

Harry T.
Blutgruppe A
Mann mittleren Alters
Besserung: Herz-Kreislauf-Funktion

»Im Februar 1998 ließ ich im Kaiser-Permanente-Krankenhaus in Los Angeles (Kalifornien) meine Cholesterinwerte prüfen. Der Gesamtcholesterinwert lag bei 274, Triglyceride bei 226, HDL bei 43, LDL bei 186 und der Quotient (Gesamtcholesterin zu HDL) bei 6,4. Nach drei Monaten mit der Typ-A-Diät ging ich wieder ins Kaiser-Krankenhaus und unterzog mich dem gleichen Test. Die Ergebnisse: Gesamtcholesterin 203, Triglyceride 127, HDL 38, LDL 140, Quotient 5,3. Ich bin insgesamt ausgeglichener, und die Dinge gehen mir nicht mehr so leicht unter die Haut. In etwa eineinhalb Monaten werde ich mich noch einmal testen lassen und kann das Ergebnis kaum erwarten. Das größte Verdienst gebührt meiner Frau, weil sie interessante Möglichkeiten fand, die Nahrungsmittel auf der A-Liste zu kombinieren, und einige sehr gute Gerichte zubereitete. Danke für all die Forschungen und die Ausdauer bei der Entwicklung dieser Ernährungstheorie, die jetzt bei mir Wirklichkeit wird. Bis zum nächsten Mal, wenn ich gute Ergebnisse zurückbekomme: ein glücklicher A+-Typ.«

Eine persönliche Geschichte ist mir ganz besonders wichtig, und ich möchte sie hier noch mitteilen, weil sie so deutlich zeigt, wie die richtige Diät für Ihren Typ Herzkrankheiten besiegen kann, selbst wenn sie viel tierisches Protein enthält. Es geht um einen 47jährigen Mann mit der Blutgruppe 0. Hier ist sein Bericht:

»Ich bin Kommandeur in der US-Marine und in der Marine-Luftwaffenbasis in Patuxent River in Maryland stationiert. Im November 1998 wurde bei mir Diabetes des Typs I festgestellt (insulinabhängiger Diabetes mellitus, IDDM). Man verordnete mir vier Insulinspritzen pro Tag. Bis zum 1. Januar 1999 waren meine Blutzuckerwerte unter Kontrolle, und ich nahm täglich 30 Insulineinheiten zu mir – je fünf Einheiten Normalinsulin zum Frühstück, Mittag- und Abendessen und 15 Einheiten NPH (Neutral Protamine Hagedorn, ein Intermediärinsulin-Präparat, das verzögernd wirkt) abends vor dem Zubettgehen. Ich unterzog mich regelmäßigem körperlichem Training, arbeitete mit meinem Diätassistenten zusammen und hielt eine wohlausgewogene Diät. Sieben Wochen lang hatte ich einen streng geregelten Tagesablauf. Das klappte gut, ich nahm in zehn Wochen viereinhalb Kilo ab und fühlte mich großartig. Am 19. Februar 1999 begann ich mit Ihrer Diät für die Blutgruppe 0, weil sie mir von einem Kollegen so begeistert empfohlen worden war. Seinen Behauptungen gegenüber war ich sehr skeptisch, aber weil er mich mit seinem Enthusiasmus beeindruckte, versuchte ich es auch. Am Tag nachdem ich mit Ihrer Diät begonnen hatte, fielen meine Blutzuckerwerte drastisch, und ich mußte meine Insulinaufnahme reduzieren. Dies ging vier Wochen lang so weiter. Heute bin ich bei 20 Insulineinheiten täglich angelangt und bleibe dabei. Das bedeutet eine Verringerung der Insulinzufuhr um ein Drittel innerhalb von vier Wochen.
Außerdem spürte ich nach der ersten Woche, daß ich deutlich mehr Energie hatte, und das geht, vier Wochen danach, bis heute so. In den letzten vier Wochen habe ich weitere fünf Kilo abgenommen. Ich trainiere abends zwei Stunden lang, vier- bis fünfmal pro Woche, und ich fühle mich besser als jemals zuvor in den letzten 20 Jahren: Es ist das Gefühl eines beständig hohen Energieniveaus.
Lange Zeit hatte ich einen Cholesterinwert von 300 oder darüber. Er ist jetzt auf 188 zurückgegangen. Erst vor drei Tagen, am 16. März, ließ ich mich vom Endokrinologen untersuchen, und selbstverständlich war er mit meinen Fortschritten sehr zufrie-

den. Mein Glykohämoglobinwert (der HbA_{1c}-Wert) war auf 6,4% zurückgegangen. Er hat mir jetzt in Aussicht gestellt, daß ich von vier Insulin-Injektionen täglich auf zwei reduzieren kann. Bis ans Ende meiner Tage werde ich bei Ihrer Typ-0-Diät bleiben.«

6 Das Immun-Schlachtfeld

Die Blutgruppe als Überlebenswaffe

Immunität ist unser grundlegender Überlebensmechanismus. Wir überleben durch unsere Fähigkeit, zwischen Freund und Feind, dem eigenen »Selbst« und dem »Anderen«, zu unterscheiden. Diese Unterscheidungsfähigkeit ist in unserem Zellaufbau angelegt und wird von unserem Immunsystem unbarmherzig überwacht. Unser Blutgruppen-Antigen ist für das Immunsystem ein mächtiges Identitätsmerkmal. Es ist der Wächter vor dem Tor der Natur, der Freunden Einlaß gewährt und Fremde aussperrt.
Der Zutritt wird verwehrt durch Antigene, die ein äußerst mächtiges chemisches Erkennungszeichen auf unseren Zellen sind und fremde Substanzen, zum Beispiel gefährliche Bakterien, wirkungsvoll aus unserem Körper fernhalten können. Die Immunwirkung der Blutgruppe ist wohl ihre allerwichtigste Funktion. Schließlich war es dieser Mechanismus, der für das Überleben der Spezies verantwortlich war.
Jede Blutgruppe verfügt über ein spezielles Antigen mit einer besonderen chemischen Struktur. Ihre Blutgruppe ist nach dem Blutgruppen-Antigen benannt worden, das auf Ihren roten Blutkörperchen sitzt.
Es gibt ein einfaches Bild, das die chemische Struktur der Blutgruppen-Antigene beschreibt. Stellen Sie sich Antennen vor, die aus jeder Zelle herausragen. Diese Antennen bestehen aus langen Ketten sich wiederholender Zuckermoleküle, die in einem Zucker namens Fucose auslaufen. Die einfache aller Blutgruppen, die Gruppe 0, besteht aus diesem Zucker, aus Fucose.

- Das Antigen der Blutgruppe 0 dient als Grundlage für andere, komplexere Blutgruppen.

- Das Antigen der Blutgruppe A wird gebildet, indem der Fucose ein zweiter Zucker, N-Acetyl-Galactosamin, hinzugefügt wird.
- Die Blutgruppe B wird gebildet, indem ein zweiter Zucker, D-Galactosamin, an die Fucose angehängt wird.
- Die Blutgruppe AB entsteht durch die Verbindung dieser beiden Zucker, N-Acetyl-Galactosamin und D-Galactosamin, mit Fucose.

Ihr Immunsystem bildet Antikörper, um fremde Antigene zurückzuweisen, zu denen auch fremde Blutgruppen-Antigene gehören. Ihr eigenes Blutgruppen-Antigen verhindert die Bildung von Antikörpern gegen sich selbst. Menschen der Blutgruppe A haben Antikörper gegen die Blutgruppe B in ihrem Blutplasma. Dieser Anti-B-Antikörper hilft dem Körper bei der Zerstörung von Blutzellen des Typs B, die in den eigenen Körper gelangen. Umgekehrt ist es genauso: Menschen der Blutgruppe B haben Antikörper gegen den Typ A in ihrem Blutplasma, die A-Blutzellen beim Eintreten in den Körper zerstören. Die Blutgruppe 0 verfügt über Anti-A und Anti-B-Antikörper, während die Blutgruppe AB keinerlei Antikörper gegen die anderen Blutgruppen enthält.

Unser Blutgruppen-Antigen nimmt andere Blutgruppen als Fremdkörper wahr, und zwar so intensiv, daß ein genetisch programmierter Mechanismus aktiv wird, der einen äußerst wirksamen Antikörper gegen das fremde Blut produziert. Oder, genauer gesagt, gegen die Mikroorganismen und Nahrungsbestandteile, die andere Blutgruppen-Antigene enthalten. Kein anderer Immun-Mechanismus ist so mächtig wie unsere Blutgruppe. Wir kommen nicht mit Antikörpern gegen fremde Blutgruppen zur Welt, aber wir bilden sie sehr schnell. Die meisten Säuglinge werden bereits innerhalb der beiden ersten Lebenswochen für fremde Blutgruppen-Antigene in ihrer Lebenswelt sensibilisiert.

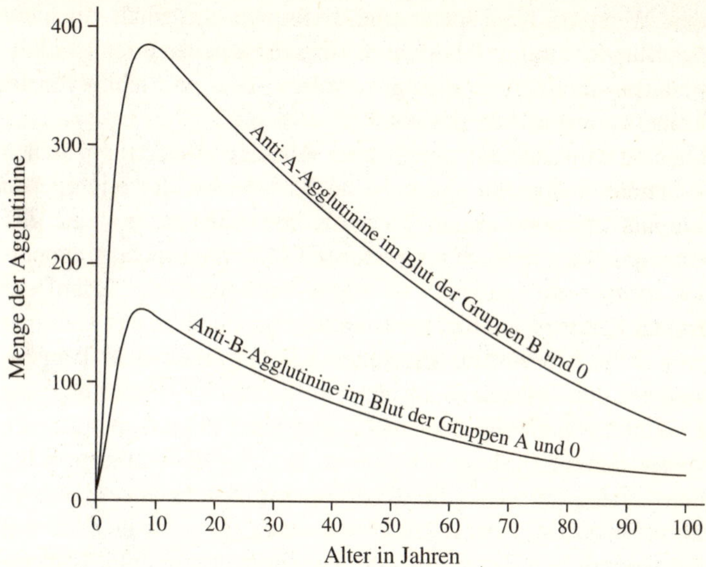

Agglutination und der Alterungsprozeß: Mit dem Älterwerden nimmt die Zahl der Anti-Blutgruppen-Agglutinine in unserem Blut ab, was uns für Krankheiten anfälliger macht. Ein entscheidender Faktor eines gesunden Alterns ist ein konstant hoher Anteil von Anti-Blutgruppen-Agglutininen.

Auf S. 526 erfahren Sie mehr über Blutgruppen und die Geschichte der Krankheiten.

Dr. S. Breanndan Moore, ein Hämatologe an der Mayo-Klinik in Rochester (Minnesota), beschreibt die Bildung dieser natürlichen Antikörper sehr anschaulich: »Nehmen wir einmal an, daß ein Kind mit roten Blutkörperchen der Blutgruppe 0 geboren wird. Das Kind wird nach der ersten Nahrungsaufnahme sofort mit der Bildung von Antikörpern gegen die Antigene roter Blutkörperchen des Typs A und B beginnen, weil die A- und B-Antigene in einigen Pflanzen vorkommen. Sobald dieses Kind also pflanzliche Nahrung zu sich nimmt, ist es der Wirkung dieser Antigene ausgesetzt und wird seinerseits Antigene gegen sie bilden. Wenn das Kind später eine Bluttransfusion erhält, die nicht aus Blut der Gruppe 0 besteht, wird es diese neuen roten Blutkörperchen in einem Vorgang zerstören, den wir hämolytische Transfusionsreaktion nennen.«[1]

Dies ist eine äußerst provokative Aussage. Denken Sie einen Augenblick über die Tatsache nach, daß eine der wichtigsten Immunreaktionen gegen körperfremde Substanzen, eine der wenigen, die genetisch programmiert sind, das Ergebnis hunderter, wenn nicht tausender winziger Impfungen im Verlauf der frühen Kindheit ist. Sie werden ausgelöst durch in der Nahrung enthaltene Substanzen, deren chemische Wirkung einer Transfusion mit der falschen Blutgruppe entspricht.

Eine aktuelle Studie über 644 Taiwanesen aller Altersgruppen zeigte, daß die Bildung von Anti-A- und Anti-B-Antikörpern bei den meisten taiwanesischen Säuglingen im Alter von zwei bis vier Monaten nachweisbar war. Sie nahm stetig zu, bis sie im Alter von etwa einem Jahr die Werte von Erwachsenen erreichte. Spitzenwerte wurden zwischen dem dritten und zehnten Lebensjahr erreicht, sie nahmen dann im Lauf der Jahre wieder ab. Ab dem 80. Lebensjahr wurde ein Antikörperwert festgestellt, der dem von sechs bis zwölf Monate alten Säuglingen vergleichbar war.[2]

So gesehen besitzt Ihre Blutgruppe einen deutlichen Wegweiser für den Alterungsprozeß – und unerläßliche Schlüsse darauf, wie man ihn verlangsamen kann. Stellen Sie sich zur Veranschaulichung Ihr Leben in drei Stufen geteilt vor. Die erste Stufe ist Erziehung: Ihr Immunsystem ist Antigenen ausgesetzt und lernt, Freund und Feind auseinanderzuhalten, indem er Antikörper gegen die Feinde produziert. Die zweite Stufe ist Erhaltung: Wenn Ihr Immunsystem gut gelernt hat, wird es stark und gesund bleiben. Die dritte Stufe ist Abbau: Ihre Abwehrkräfte werden schwächer, und Sie produzieren weniger Antikörper gegen den Feind.

Wenn Sie es so betrachten, sollte es eindeutig das Ziel sein, die Stufe der Erziehung so gut zu bewältigen, daß die nächste Stufe gesund verlaufen kann, um die dritte Stufe hinauszuzögern. Entsprechend Ihrer Blutgruppe richtig zu leben kann ein entscheidender Schlüssel für Gesundheit und langes Leben sein.

Ein irritierender Trend mit ernsten Konsequenzen für den Immunschutz ist das Ausmaß der Zunahme von blutgruppenspezifischen Isohämagglutininen in der Gesamtbevölkerung. Eine französische Studie zeigte, daß dieser Wert bei heutigen Kindern etwa 50% höher ist als 1929. Die Autoren vermuten, daß diese gesteigerte Immunreaktion auf die größere Zahl von Schutzimpfungen zurückzuführen ist.[3]

Der Sekretor-Status: Ein Immun-Faktor

Wenn das Blutgruppen-Antigen der Schlüssel zur Immunabwehr ist, was sind dann die Konsequenzen, wenn die Abgabe von Blutgruppen-Antigenen in die Körperflüssigkeiten nicht funktioniert? Sie fallen ziemlich dramatisch aus, wie eine beeindrukkende Zahl wissenschaftlicher Studien zeigt.

Im allgemeinen haben Nicht-Sekretoren ein sehr viel größeres Risiko, an einer Immunkrankheit zu leiden als Sekretoren, und zwar besonders dann, wenn diese Krankheit durch einen ansteckenden Organismus ausgelöst wird. Nicht-Sekretoren haben genetisch bedingte Schwierigkeiten, Immunkomplexe aus ihrem Gewebe zu entfernen, was ihre Anfälligkeit gegenüber »angreifendem« Gewebe erhöht, das sie umfaßt. Mit anderen Worten: Nicht-Sekretoren neigen eher dazu, ihr eigenes Gewebe als feindselig wahrzunehmen.

Nicht-Sekretoren liegen bei nahezu allen Problemen mit dem Immunsystem an der Spitze:

- Sie neigen mehr zu Entzündungen als Sekretoren.
- Sie neigen mehr zu Diabetes des Typs I und II als Sekretoren.
- Nicht-Sekretoren, die an Diabetes des Typs I litten, haben sehr viel mehr Probleme mit dem Hefepilz *Candida albicans,* besonders im Mund und im oberen Magen-Darm-Trakt.
- 80 Prozent der Fibromyalgiepatienten sind Nicht-Sekretoren, unabhängig von der Blutgruppe.

- Eine Reihe von Autoimmunerkrankungen sind unter Nicht-Sekretoren deutlich häufiger anzutreffen: Spondylitis ankylosans, reaktive Arthritis, Arthritis psoriatica, das Sjögren Syndrom, multiple Sklerose sowie die Graves Krankheit.
- Nicht-Sekretoren haben ein besonderes Risiko in bezug auf periodisch wiederkehrende Harnwegsinfektionen. Bei 55 bis 60 Prozent der Nicht-Sekretoren sind Vernarbungen der Nieren festgestellt worden, auch nach der regelmäßigen Einnahme von Antibiotika nach Harnwegsinfektionen.
- Nicht-Sekretoren umfassen zwar nur 20 Prozent der Bevölkerung, werden aber von Ärzten zu 80 Prozent als »komplexe« Patienten beurteilt. Sie sind schwer zu diagnostizieren, und der Heilungsprozeß verläuft langsam.

Es ist offensichtlich, warum es so wichtig ist, den eigenen Sekretor-Status prüfen zu lassen. Wenn Sie zu den 20 Prozent der Menschen gehören, die Nicht-Sekretoren sind, müssen Sie das bei Ihrer Gesundheitsvorsorge berücksichtigen. Hier ist ein wichtiges Beispiel: Menschen der Blutgruppe B haben ein sehr hohes Risiko, Harnwegsinfektionen zu entwickeln. Wenn Sie ein Nicht-Sekretor der Blutgruppe B sind, ist das Risiko einer chronischen Erkrankung mehr als doppelt so hoch als bei Sekretoren anderer Gruppen. Die beste Strategie ist in diesem Fall eine Langzeitvorbeugung, die bakterielle Infektionen vermeiden hilft. Andererseits haben A-Typen ein vergleichsweise geringes Risiko in bezug auf Harnwegsinfektionen. Wenn Sie aber ein Nicht-Sekretor der Blutgruppe A sind, erhöht das Ihr Risiko um keineswegs vernachlässigbare 25 Prozent.

Krebs: Entgleisung der Immunkontrolle

Obwohl es wahrscheinlich mehr als 1000 Publikationen über den Zusammenhang zwischen Blutgruppen und Krankheiten gibt, Krebs inklusive, stützen sich viele dieser Texte nur auf statistische Analysen. Solche statistischen Berechnungen taugen, für sich genommen, noch nicht zur definitiven wissenschaftlichen Beweisführung. Andererseits ist es aber unmöglich, das schiere Gewicht der Daten zu bösartigen Geschwüren, zur Blutgerinnung und zu Infektionen zu ignorieren. Aus diesen Daten ergeben sich klare Deutungsmuster. Einige der Erkenntnisse über Mikroben-Rezeptoren und die Verbindung mit wichtigen Immunproteinen sind äußerst überzeugend. Sie legen den Schluß nahe, daß Blutgruppen-Antigene bei der Entstehung und Entwicklung von Krebs sehr wohl eine wichtige Rolle spielen.

Blutgruppe und Krebs: Auf der Suche nach Antworten

Unsere sich ständig verbessernden Kenntnisse über die Erbanlagen des Menschen ermöglichen es uns, einige der einzelnen Punkte zu verbinden – und auf diese Weise zu gültigen Erkenntnissen zu kommen. Vorab läßt sich sagen, daß Krebs im allgemeinen mit den Blutgruppen A und AB verbunden ist, etwas weniger ausgeprägt mit den Blutgruppen B und 0.[4] Der wichtigste aktuelle Forschungsschwerpunkt in Sachen AB0-Blutgruppen-Antigene liegt zur Zeit wohl im Bereich der Molekularonkologie. Aktuelle Forschungsergebnisse zur Membranchemie, zur Tumorimmunologie und zu ansteckenden Krankheiten liefern für einige Bezüge zur Blutgruppe eine vernünftige Erklärung. Einige frühere statistische Erkenntnisse gewinnen vor dem Hintergrund dieser neuen Funde an Überzeugungskraft und wirken zwingend.

Das gewaltige Interesse an Blutgruppen rührt von dem allmählich sich entwickelnden Problembewußtsein her, daß Blutgruppen-Antigene ein unglaublich wichtiger Bestandteil des Prozesses der Zellreifung und -steuerung sind. Von besonderem Interesse ist die Tatsache, daß das Erscheinen oder Verschwinden von Blutgruppen-Antigenen bei vielen häufigen Krebsarten ein Merkmal für die Bösartigkeit der Erkrankung ist.

Charakteristika einer Krebszelle

- Krebszellen haben eine typische runde anstatt der normalen flachen Form.
- Krebszellen haften nicht aneinander, wie das normale Zellen tun. Dies ist auf den geringeren Anteil an Oberflächen-Adhäsionsmolekülen an der Oberfläche der Krebszelle zurückzuführen. Wie wir noch sehen werden, gehören die AB0-Antigene zu den wichtigsten Adhäsionsmolekülen, die hier verlorengegangen sind.
- Die Kontakthemmung in der Bewegung ist eingeschränkt. Normale Zellen stoppen eine Bewegung, wenn sie miteinander in Kontakt kommen, Krebszellen tun das nicht.
- Krebszellen sind nicht so stark im Gewebe verankert. Deshalb können sie in andere Gewebe eindringen und in das Blut- und Lymphsystem gelangen (Metastasierung).
- Krebszellen werden durch die Dichte des sie umgebenden Gewebes nicht in ihrer Entwicklung gehemmt. Die Zellen sind in der Lage, sich aufzutürmen.
- Extrazelluläres Wachstum.

Verschiedene Tumor-Antigene, die als »Tumor-Marker« bezeichnet werden, sind ein bekanntes Produkt bestimmter Blutgruppen-Vorläufersubstanzen. Viele dieser Tumor-Antigene sind A-ähnlich, was dazu beiträgt, die auffälligen Bezüge zwischen Krebs und den Blutgruppen A und AB zu erklären. Die Tumor-Antigene verhalten sich diesen Blutgruppen gegenüber im wesentlichen freundlich, normalerweise bilden sie keine Antikörper gegen diese Gruppen. Andererseits sind Autoimmunitätsstörungen – typisch für sie ist eine Überproduktion von Antikörpern – mit der Blutgruppe 0 verbunden. Dies unterstützt wiederum die Position der frühen Immunologen, daß es einen grundlegenden Gegensatz zwischen diesen beiden Arten von Krankheiten gibt. Erhöhte körperliche Wachsamkeit und eine überaktive Immunabwehr (Blutgruppe 0) reduziert die Zahl bösartiger Tumoren, eine allzu tolerante Immunabwehr (Blutgruppe A) fördert ihre Entwicklung. Diese Beobachtungen stützen eine allgemeinere Hypothese: Im Gewebe aller Menschen, in gesundem und von Krebs befallenem, befinden sich in einer bestimmten Konzentration A-ähnliche Antigene, die für das Immunsystem normalerweise nicht erreichbar sind. Im Verlauf der

Autoimmunisierung oder während einer Immunreaktion auf eine sich entwickelnde Krebserkrankung werden diese Antigene jedoch verfügbar. Zu diesem Zeitpunkt wird ein Mensch der Blutgruppe A, dessen Körper keine Anti-A-Antigene produzieren kann, den Krebs eher gewähren lassen als jemand mit Blutgruppe 0. Dafür ist es aber im Gegensatz zur Blutgruppe 0 weniger wahrscheinlich, daß ein A-Typ eigenes Gewebe angreift.[5] Die Verbindung zwischen Krebs und der Blutgruppe A ist jedoch alles andere als universell. Einige Tumoren wiesen starke Bezüge zu den Blutgruppen 0 und B auf. Das bedeutet, daß Krebs ein mit einer allgemeinen Störung des Blutkreislaufs aller Gruppen verbundener Zustand ist. A-ähnliche Antigene an der Oberfläche von Tumoren sind einfach nur das häufigste Anzeichen einer solchen Störung.

Blutgruppen-Antigene und Metastasen

Die Ausbreitung von Krebs auf andere Körperteile wird Metastasierung genannt. Das ist ein komplexes Phänomen mit mehreren aufeinanderfolgenden Phasen:

- Der erste Körperteil wird befallen
- Übergang in Blut- oder Lymphgefäße
- Transport
- Übergang von den Blutgefäßen ins Körpergewebe, Wachstum am Zielort

Einige Studien haben gezeigt, daß bestimmte Arten von Kohlenhydrat-Antigenreaktionen in Krebszellen nicht nur starke Bezüge zur Art der Ausbreitung der Metastasen und zum Muster ihrer Verteilung auf die einzelnen Organe aufweisen. Es gab auch Bezüge zur Prognose für die Krebspatienten. Lymphatische Metastasierung zeigte Bezüge zum Auftauchen von Mucin-Kohlenhydraten (Tn-Antigen und Tn-ähnliches Antigen) im allgemeinen, während bei den einzelnen Krebsarten keine auffallenden Ähnlichkeiten zwischen aus dem Blut stammenden und mit

den Metastasen verbundenen Kohlenhydraten feststellbar waren. Das Auftauchen von Blutgruppen-Antigenen erwies sich als starker prognostischer Indikator für diese Krebsarten, obwohl der Bezug dieser Antigene zu jedem einzelnen Krebs sehr unterschiedlich ausfiel. Diese Ergebnisse legten den Schluß nahe, daß Adhäsionsmoleküle und/oder -kohlenhydrate bis zu einem gewissen Grad eine der Bestimmungsgrößen für Krebsmetastasierung und -prognose sind.
Die Zerstörung oder Reduzierung von A- oder B-Antigenen in Tumoren von Menschen der Blutgruppen A oder B korreliert mit der Bösartigkeit und dem Metastasen-Potential der Geschwüre, weil eine Krebszelle mit dem Verlust von Blutgruppen-Antigenen auch die Bindungsfähigkeit an das Nachbargewebe verliert. Forschungsergebnisse zum Dickdarmkrebs zeigen, daß das Ausmaß der Beweglichkeit und der Ausbreitung von Dickdarm-Tumorzellen direkt mit der Zerstörung oder Reduzierung des A-Typ-Antigens verbunden ist. Mit dem Verlust der A-ähnlichen Antigene schienen die Zellen auch die Fähigkeit zur Bildung vieler Zelladhäsions-Proteine zu verlieren. Zu diesen Proteinen gehören die Integrine, die normalerweise an ihren Rezeptoren ein A-ähnliches Antigen bilden, um Zellbewegungen zu steuern.
Weil die Blutgruppen-Antigene für die Entwicklung der Integrin-Rezeptoren benötigt werden, die die Zellen aneinanderbinden, ermöglicht es der Antigen-Verlust den Krebszellen, sich zu bewegen und im Körper umherzuwandern. Diese Verbindung zwischen Blutgruppe und Zelladhäsion ist möglicherweise für die Entstehung von Krebs so grundlegend wie für das Leben selbst. Ein sich entwickelnder Fötus benötigt die Fähigkeit, neue Organe und gleichzeitig auch ein effektives System zu entwickeln, das diese Organe mit Blut versorgt. In diesen Fällen bedeutet der Verlust der Blutgruppe, daß Embryozellen an den Ort künftiger Organe und Blutgefäße wandern. In der Tat werden viele Tumor-Marker in der Embryonalphase (zum Beispiel CEA, carcinoembryonales Antigen) nahezu parallel mit dem Verlust der Blutgruppe gebildet – je größer der Verlust von Blutgruppen-Antigenen, desto größer die Produktion von embryonalen

Tumor-Antigenen. Bei einem bösartigen Geschwür löst der Verlust der Blutgruppe eine unkontrollierte Zellwanderung aus, und das bedeutet: Metastasen.

Gewebe und Organe, die normalerweise kein Blutgruppen-Antigen herstellen, werden die umgekehrte Reaktion zeigen: Sie werden Blutgruppen-Antigene *hinzugewinnen*, wenn sie von Krebs befallen werden. In manchen Fällen, zum Beispiel im Kehlkopf oder im Dickdarm, beeinflussen Veränderungen bei der Bildung von Blutgruppen-Antigenen in einem Organ die Bildung dieser Antigene an anderer Stelle.

Aus der Studie zu den Ergebnissen der Blutgruppendiät

Kay P.
Blutgruppe 0
Frau mittleren Alters
Besserung: Eierstockkrebs

»Ich habe Eierstockkrebs. Zwei Wochen, nachdem ich mit Ihrer Typ-0-Diät begonnen hatte, fiel mein CA-125-Wert von 400 auf 390. Acht Wochen nach Beginn der Diät lag er bei 370. Meine Leistungsfähigkeit hat sich enorm verbessert, und die Schmerzen in meinen Füßen haben stark nachgelassen. Eine weiterer großer Nutzen ist für mich der Gewichtsverlust. Den größten Teil meines Lebens war ich übergewichtig. Zu der Zeit, als bei mir Krebs festgestellt wurde, wog ich über 180 Pfund. Nach meiner ersten Chemotherapie (und einem entzündungshemmenden Mittel, das ich parallel dazu einnahm) waren nochmals rund 70 Pfund dazugekommen, und zum Schluß waren es 270 Pfund. Ich dachte, ich sei zu ewigem Fettsein verdammt, aber in den acht Wochen mit Ihrer Diät nahm ich fast 20 Pfund ab!«

T und Tn: Pan-karzinogene Antigene

Viele bösartige Zellen (zum Beispiel Brust- und Magenkrebszellen) entwickeln einen Tumor-Marker, der als Thomsen-Friedenreich-(T-)Antigen bezeichnet wird. Dieses Antigen wird in normalen, gesunden Zellen unterdrückt, aber es gleicht mehr einem Felsen im Meer, der nur bei Flut überspült wird. Das T-Antigen wird aktiv, wenn die Zelle bösartig wird, so wie der von Wasser bedeckte Felsen bei Ebbe wieder auftaucht. Das T-Antigen erscheint nur sehr selten in gesundem Gewebe, wo wir Antikörper dagegen einsetzen können. Noch seltener findet man ein Tn-Antigen (ein weniger gut entwickeltes T-Antigen) in einer gesunden Zelle. Die gute Nachricht ist, daß wir alle über Anti-T- und Anti-Tn-Antikörper verfügen – oder über eine programmierte Antwort des Immunsystems gegen Zellen mit solchen Tumor-Markern. Der Blutgruppenbezug ist hier, daß es Ihre Blutgruppe ist, die oft die Anzahl und Wirksamkeit dieser Antikörper beeinflußt.

Die T- und Tn-Antigene zeigen eine gewisse Strukturverwandtschaft mit dem A-Antigen.[6] Es ist nicht überraschend, daß Menschen mit der Blutgruppe A die schwächste Antikörper-Immunabwehr gegen die T- und Tn-Antigene haben. In der Tat sind sich die T- und Tn-Antigene und die Antigene der Blutgruppe A sehr ähnlich, weil sie in derselben Zuckerverbindung auslaufen: N-Acetyl-Galactosamin. Es ist offensichtlich, wie leicht die Immunsysteme der Blutgruppen A und AB durch einen A-ähnlichen Eindringling getäuscht werden können. Das hat Forscher zu dem Schluß geführt, daß das Tn-Antigen im weitesten Sinn ein A-ähnliches Antigen ist. Die Hypothese geht folgendermaßen weiter: Bedingt durch den geringeren Gehalt von Antikörpern gegen T- und Tn-Antigene oder Bestandteile davon ist das Immunsystem der Blutgruppe A bei der Bekämpfung der Tn-Antigene tendenziell verwirrt oder weniger aktiv. Deshalb ist die Blutgruppe A immunologisch benachteiligt, wenn es darum geht, Zellen mit T- und Tn-Antigen-Markern anzugreifen.

In einer idealen Welt ist Ihr Immunsystem stets von Natur aus für Attacken auf Zellen mit unvollständigen oder abnormalen Strukturen gerüstet, so wie es immer gegen einen eindringenden Virus vorzugehen pflegt. Die Blutgruppen A und AB sind hier von Natur aus benachteiligt, weil sie die Gefahr nicht deutlich erken-

nen können. Bei einigen der gefährlichsten Krebsarten wurden äußerst niedrige Werte für Anti-T-Antikörper festgestellt. Bei Brustkrebs war dies mit am deutlichsten ausgeprägt.
T und Tn existieren in Magenkrebszellen in übergroßen Mengen. Merkwürdigerweise findet sich bei etwa einem Drittel aller Japaner eine gewisse Menge von T-Antigenen in offensichtlich gesundem Magengewebe. Dies mag jedoch auch zur Erklärung der Tatsache beitragen, daß die Magenkrebsrate in Japan zu den höchsten der Welt gehört. Da der Magensaft ohnehin reichlich Blutgruppen-Antigene enthält, ist es nicht unwahrscheinlich, daß die Typen A und AB bei der Erkennung von T-Antigenen als Tumor-Marker im Nachteil sind – selbst wenn sie diese Substanzen erkennen würden, wäre es wenig wahrscheinlich, daß sie eine starke Antikörper-Reaktion mobilisieren könnten.
Die üppige Sekretion des A-Antigens bei Magenkrebs ist nicht auf A-Typen beschränkt. Große Mengen des A-Antigens sind auch bei weniger häufigen Tumoren der Typen B und 0 festgestellt worden. Es scheint so, daß die Umwandlung von Magenzellen zu Krebszellen eine Mutation des AB0-Gens einschließt. Das Ergebnis dieses Vorgangs ist die Produktion von A-Antigen, und zwar auch bei Menschen, die nicht diese Blutgruppe haben. Natürlich verschafft das Vorhandensein von 0- und B-Antigenen und die Fähigkeit, A-ähnliche Gebilde zu attackieren (zum Beispiel Krebszellen), diesen Blutgruppen einen beträchtlichen Vorteil. Es scheint, als ob Magen- und Darmzellen im Vorkrebs- und im Krebsstadium dazu neigen, die 0- und B-Antigene zu verlieren, die eine Entdeckung von Krankheiten bei diesen Blutgruppen wahrscheinlicher machen.

Das Blut selbst: Noch eine Anfälligkeit beim Typ A

Die A-ähnliche Krebshypothese hat eine gute Grundlage und wird auch durch die medizinische Fachliteratur stark unterstützt. Es gibt allerdings noch einige andere biologische Merkmale der Blutgruppe A, die zur erhöhten Anfälligkeit dieses Typs für bösartige Geschwulste beizutragen scheinen. Vielleicht der zweitwichtigste Faktor, der Menschen des A-Typs für schwere Krebserkrankungen anfällig macht, ist ihr »dickeres« Blut und dessen Tendenz zu verklumpen.[7]

Wir haben diese Frage bereits im letzten Kapitel erörtert, das sich mit Herz-Kreislauf-Erkrankungen beschäftigte. Jetzt sehen wir uns diesen Zusammenhang noch einmal an. Hier folgt nun die Hypothese.

Von Willebrand Faktor und Faktor VIII: Es ist nachgewiesen worden, daß sich Krebszellen oft an im Kreislauf zirkulierende Blutplättchen anhängen, wenn sie mit der Metastasenbildung beginnen. Dies ist auf einen Irrläufer zurückzuführen, einen Glykoprotein-Rezeptor der Blutplättchen, der von Krebszellen gebildet wird und an den Adhäsions-Interaktionen beteiligt zu sein scheint, die für den Metastasierungsvorgang nötig sind. Der Von Willebrand Faktor (VWF) und der Faktor VIII sind Blutserumproteine und eine Art molekularer Leim, den die Blutplättchen benutzen, um sich entlang der Wand der Blutgefäße mit den Blutgerinnungsproteinen zu verbinden. Sie werden außerdem benötigt, um das Irrläufer-Protein der Blutplättchen an Krebszellen zu binden. Plasmaproben von Patienten mit verbreiteter Metastasenbildung zeigten, daß die Werte des Von Willebrand Faktors und des Faktors VIII deutlich über denen gesunder Probanden lagen (bei VWF waren sie fast verdoppelt). Offensichtlich fehlte den Erkrankten eine ausreichende Menge eines Enzyms, das benötigt wird, um VWF und Faktor VIII in ihre inaktiven Varianten aufzuspalten. Aus diesem Grund haben Krebspatienten mit starker Metastasenbildung bei der Blutplättchen-Aktivität Werte, die um über 150% über denen gesunder Menschen liegen.

Fibrinogen: Was Streß, Herzkrankheiten und Diabetes angeht, haben Studien gezeigt, daß Patienten des Typs A höhere Blutviskosewerte haben als Patienten des Typs 0. Der Grund sind höhere Werte des Gerinnungsproteins Fibrinogen. Fibrinogen ist ein »Akutphasen«-Protein, es ist wichtig für die unmittelbare Reak-

tion auf Entzündungen und für die Wundheilung. Der Fibrinogenwert ist bei Krebspatienten erhöht, weshalb man vermutet hat, daß seine Präsenz zur Verkürzung der restlichen Lebenszeit und zum Gewichtsverlust beiträgt. In bezug auf den VWF und den Faktor VIII dient das Fibrinogen als Teil der Verbindungskette, über die Krebszellen an die Blutplättchen und die Blutgefäßwände andocken, als Vorstufe für die Ausbreitung der Metastasen.
Dies hilft bei der Interpretation älterer Studien, die gezeigt haben, daß Krebspatienten, die blutverdünnende Medikamente erhielten, weniger Metastasen hatten. A-Typen haben höhere VWF- und Faktor VIII-Werte als andere Blutgruppen, was möglicherweise ihr dickeres Blut erklärt. Bei A-Typen zeigt sich auch eine gewisse Tendenz in Richtung eines höheren Fibrinogenanteils. Diese zwei Blutverdickungs-Faktoren machen Menschen der Blutgruppe A noch anfälliger für Krebs.[8]

Der A-freundliche Wachstumsfaktor

Eine wenig bekannte und viel zu wenig gewürdigte Wirkung des Typ-A-Antigens ist seine Fähigkeit, sich mit den Rezeptoren einiger Wachstumsfaktoren zu verbinden.[9] Diese Faktoren kontrollieren das Zellwachstum. Bei einer Krebserkrankung gerät dieses Wachstum außer Kontrolle. Die Überproduktion dieser Wachstumsfaktoren als Ergebnis einer onkogenen Aktivität trägt zum Verlust der Fähigkeit des Körpers bei, das Wachstum zu regulieren – das Ergebnis ist Krebszellwachstum.

Aus der Studie über die Ergebnisse der Blutgruppendiät

Lisa T.
Blutgruppe A
Frau mittleren Alters
Besserung: Brustkrebs

»1971 wurde ich wegen Brustkrebs behandelt, und 1979/80, während ich mich in den USA aufhielt, lebte ich nach der Diätempfehlung Ihres Vaters. Ich bin völlig geheilt, und in den letzten 19 Jahren ging es mir sehr gut. Heute lege ich vielen Menschen in Südafrika die Regeln dieser Diät nahe.«

Der epidermale Wachstumsfaktor (Epidermal Growth Factor, EGF), der normalerweise für die Eigenreparatur des Hautgewebes gebildet wird, übt auch auf das Zellwachstum in Prostata, Dickdarm und Brust sowie bei anderen Krebsarten eine starke Wirkung aus. Diese Krebsarten haben als besonderes Merkmal Zellen mit einer außerordentlich hohen Konzentration von EGF-Rezeptoren (EGF-R) an ihrer Oberfläche. Die große Zahl von EGF-Rezeptoren auf der Krebszelle zeigt an, daß die Zelle eine außerordentlich hohe Zahl von EGF-Molekülen an sich binden kann. Es könnte sein, daß diese übergroße Dosis des Wachstumsfaktors eine Schlüsselrolle beim Tumorwachstum hat. In der Tat ist jetzt klar, daß das Wachstum von Brustkrebs von Wachstumsfaktor-Rezeptoren gesteuert wird, wobei die Prognose beeinträchtigt ist, wenn diese Rezeptoren ins Spiel kommen. Mit Blick auf sein unkontrolliertes Auftreten bei vielen Krebsarten (so bei Blasen-, Brust-, Gebärmutterhals-, Dickdarm-, Speiseröhren-, Lungen- und Prostatakrebs und bei Kopf- und Halstumoren) ist der Rezeptor des epidermalen Wachstumsfaktors (EGF-R) als potentielles Ziel für Chemoprävention ausgewählt worden.
Wie bereits im Abschnitt über die Verdauung erwähnt, enthält der EGF-R eine antigene Determinante, die mit der Kohlenhy-

dratstruktur des Typs A eng verwandt ist. Inzwischen ist sehr gut dokumentiert, daß das Typ-A-Antigen sich auch mit EGF-Rezeptoren verbinden kann. Es ist nicht unwahrscheinlich, daß freies A-Antigen der Blutgruppen A und AB besonders bei Sekretoren den Weg zu diesen überschüssigen EGF-Rezeptoren findet und dort Krebszellenwachstum simuliert.

Lassen Sie uns einen Blick auf die verschiedenen Krebsarten und ihre Beziehungen zu den Blutgruppen werfen.

Brustkrebs				
Typ 0	Typ A	Typ B	Typ AB	Sekretor-Status
leicht ausgeprägte Widerstandstendenz, geringeres Sterberisiko	höheres Risiko, schlechtere Ergebnisse, schnelleres Fortschreiten der Krankheit	leicht ausgeprägte Widerstandstendenz, geringeres Sterberisiko, wenn es nicht eine familiäre Vorgeschichte gibt, größeres Rückfall-Risiko	höheres Risiko, schlechtere Ergebnisse, schnelleres Fortschreiten der Krankheit	etwas geringeres Risiko für Nicht-Sekretoren

Brustkrebs ist die häufigste Krebsart bei Frauen. Während die Sterberate bei einigen Gruppen von Frauen leicht zurückgeht, ist Brustkrebs immer noch ein potentiell todbringender Feind. Eine Standardbehandlung kann sehr unterschiedlich ausfallen, aber Maßnahmen wie Lumpektomie (Entfernung des Tumors und eines Teils des umgebenden Gewebes), Mastektomie (Amputation der ganzen Brust), Chemotherapie, Bestrahlung und Hormonblocker-Therapie sind die Norm. Dabei kann auch jede Kombination der oben genannten Vorgehensweisen angewendet werden. Mammogramme sind für die Medizin ein großer

Fortschritt bei der Krebsfrüherkennung gewesen. Viele meiner Patientinnen haben ihre Tumoren jedoch entdeckt, als sie das Brustgewebe selbst überprüften. Deshalb kann ich dieses Mittel zur Selbsthilfe gar nicht überbetonen.

Mit der Entwicklung von Brustkrebs werden viele Risikofaktoren verbunden. Die Tatsache, daß die Blutgruppe sowohl auf die Empfänglichkeit für diese Krankheit als auch auf die Behandlungsergebnisse Einfluß hat, wird allerdings nur selten erwähnt. Einige Forscher gingen im Zusammenhang der Analyse von Brustkrebs sogar so weit zu sagen, daß »Blutgruppen eine prognostische Bedeutung haben, die von anderen bekannten Prognosefaktoren unabhängig ist«. Andere Forscher haben darauf verwiesen, daß ein bestimmter Grad von Empfänglichkeit für Brustkrebs aus genetischer Sicht auf einen für diese Krebsart anfälligen Genort zurückzuführen sein könnte, der mit dem AB0-Ort bei der Bande q34 des Chromosoms 9 verbunden ist.

Aus der Studie über die Ergebnisse der Blutgruppendiät

Kay S.
Blutgruppe A
Frau mittleren Alters
Besserung: Brustkrebs

»Meine Großmutter und meine Tante starben beide vor meiner Geburt an Brustkrebs. Darüber wurde aber in meiner Familie nicht viel gesprochen, und wir wußten deshalb nichts über dieses ererbte Risiko. Ich war 42 Jahre alt, als bei meiner ersten Mammographie in meiner linken Brust ein Krebsgeschwür entdeckt wurde. Ich hatte eine Lumpektomie. Zuvor war ich immer gesund gewesen, aber mir war klar, daß ich diese Krankheit wirklich ernstnehmen mußte. Zwei Monate nach meiner Operation begann ich mit der Typ-A-Diät. Seit vier Jahren habe ich sie jetzt mit heiligem Eifer eingehalten, und in dieser Zeit hat es keine Anzeichen für eine Rückkehr des Krebses gegeben. Alle meine

Bluttests zeigen völlig normale Werte. Selbst mein Arzt ist beeindruckt. Meine 16jährige Tochter (ebenfalls Blutgruppe A) liebt die Diät. Ich bin inzwischen einigermaßen zuversichtlich, daß sie unserem genetisch vorherbestimmten Schicksal entrinnen kann.«

Ich habe festgestellt, daß Frauen mit der Blutgruppe A eine allgemeine Tendenz zu schlechteren Behandlungsergebnissen und zu einem schnelleren Fortschreiten des Brustkrebses haben. Die Forschung zeigt, daß Frauen der Blutgruppe A unter den Brustkrebs-Patientinnen überrepräsentiert sind. Bemerkenswerterweise ist dieser Trend auch bei Frauen erkennbar, bei denen man von einem geringen Krebsrisiko ausging. Die Blutgruppe A ist außerdem einer der auffälligsten Risikofaktoren für schnell fortschreitenden Brustkrebs, und Frauen der Blutgruppe A haben, dies ist dokumentiert, schlechtere Behandlungsergebnisse für die Zeit nach der ersten Diagnose.[10]

Menschen der Blutgruppe AB haben eine Empfänglichkeit für Brustkrebs, die näher bei der des A-Typs liegt. Auch sie zeigen einen dramatischen Trend zu Rückfällen und kürzeren Überlebenszeiten.

Im Gegensatz dazu läßt der Typ 0 ein kleines Maß an Widerstand gegen Krebs erkennen, und selbst wenn 0-Typen sich die Krankheit zuziehen, haben sie eine auffällig niedrigere Sterberate. Der Typ B verhält sich im allgemeinen mehr wie der Typ 0 und zeigt ein gewisses Maß an verringerter Anfälligkeit. Dies ist besonders offensichtlich bei Frauen, in deren Familien es keine Vorgeschichte in Sachen Brustkrebs gibt. Wenn Sie eine Frau mit Blutgruppe B sind, gibt es dennoch zwei Bereiche, die Sie beachten müssen. Wenn es ein Familienmitglied mit Brustkrebs gegeben hat, dann scheint der Schutz, der normalerweise mit der Blutgruppe B verbunden ist, nicht mehr zu wirken. Außerdem: Wenn Sie gegenwärtig an Brustkrebs leiden oder die Krankheit gehabt haben, scheint die Wahrscheinlichkeit eines Rückfalls bei der Blutgruppe B größer zu sein. Das ist teilweise dadurch zu erklären, daß Sie eine größere Chance haben, die erste Erkrankung zu überleben, aber dennoch möchten Sie sich vielleicht mit dem langfristigen Immunitätsaufbau und den Strategien gegen den Krebs beschäftigen, die wir diskutieren werden. Brustkrebs hat eine schwächere Verbindung mit dem Status eines Nicht-Sekretors.

Krebs der weiblichen Fortpflanzungsorgane (gynäkologische Tumoren)				
Typ 0	Typ A	Typ B	Typ AB	Sekretor-Status
bessere Überlebenschancen bei allen Krebsarten der Fortpflanzungsorgane	höheres Risiko, schlechtere Ergebnisse für alle Krebsarten der Fortpflanzungsorgane	geringste Wahrscheinlichkeit eines bösartigen Eierstocktumors, bessere Überlebenschance bei Krebs der Gebärmutterschleimhaut, leicht erhöhtes Risiko für Gebärmutterhalskrebs	höheres Risiko, schlechtere Behandlungsergebnisse bei allen Krebsarten der Fortpflanzungsorgane, besonders bei Eierstockkrebs	verstärkte Bildung von Lewis-Antigenen

Als allgemeine Regel gilt, daß Krebs der Fortpflanzungsorgane bei Frauen mit der Blutgruppe A häufiger vorkommt als bei anderen Blutgruppen und mit schlechteren Prognosen verbunden ist. Krebs der Gebärmutterschleimhaut ist zum Beispiel beim Typ A häufiger, Eierstockkrebs kommt bei den Blutgruppen A und AB häufiger vor. Bei beiden Krebsarten hat der Typ A eine geringere Überlebenschance. Umgekehrt hat hier die Blutgruppe 0 die besten Überlebenschancen, gefolgt von den Frauen des Typs B. Frauen des Typs B haben außerdem die besten Chancen, nicht an einem bösartigen Eierstocktumor zu erkranken. In bezug auf Gebärmutterhalskrebs zeigt die Analyse auch einen starken Trend zu häufigeren Krebserkrankungen und schlechteren Behandlungsergebnissen bei Frauen des Typs A, einen leichten Trend zu erhöhtem Risiko beim Typ B und eine bessere Überlebenschance für den Typ 0.[11]

Normales Gewebe der Gebärmutterschleimhaut enthält keine Blutgruppen-Antigene. In mehr als der Hälfte der Gebärmutterschleimhaut-Krebsfälle sind jedoch Blutgruppen-Antigene nachweisbar. Außerdem ist bei Krebsfällen – im Vergleich zur gesunden Gebärmutterschleimhaut – eine gesteigerte Bildung von Lewis-Antigenen feststellbar, und zwar besonders von Lewis^{b}-Antigen.

Blasenkrebs				
Typ 0	Typ A	Typ B	Typ AB	Sekretor-Status
höheres Risiko, höherer Tumorgrad, gesteigerte Aggressivität und mehr Rückfälle	geringeres Risiko und weniger Rückfälle	höheres Risiko, höherer Tumorgrad, gesteigerte Aggressivität und mehr Rückfälle	geringeres Risiko und weniger Rückfälle	kein Zusammenhang bekannt

Blasenkrebs scheint die Ausnahme von der allgemeinen Regel zur Blutgruppe A und zu aggressiven Krebsarten zu sein. In einer Studie stellten Forscher fest, daß die Blutgruppe 0 hier eine Tendenz zu einer gesteigerten Aggressivität des Krankheitsverlaufs, zu einem höheren Tumorgrad und zu mehr Rückfällen zeigte, gefolgt vom Typ B. Andererseits zeigten die Typen A und AB eine geringere Wahrscheinlichkeit, an der aggressiveren Form dieses Krebses zu erkranken, außerdem waren sie in gewisser Weise gegen Rückfälle geschützt. Eine andere Studie führte zu einem ähnlichen Ergebnis. Forscher fanden bei einer Gruppe von 141 Blasenkrebspatienten heraus, daß die A-Typen Tumoren niedrigeren Grades und eine geringere Sterblichkeitsrate hatten. Patienten mit der Blutgruppe 0 hatten dagegen Tumoren höheren

Grades und eine höhere Sterblichkeitsrate. Andere Forscher sind zu ähnlichen Ergebnissen gekommen, etwa der Tendenz des Typs 0 zu Tumoren höheren Grades, zu größeren Tumoren, zu schnellerem Fortschreiten der Krankheit und höheren Sterblichkeitsraten – besonders auffällig nach einem Zeitraum von acht Jahren. Wie bei den meisten Krebsarten ist auch für den Blasenkrebs das Verschwinden normalen AB0-Antigens charakteristisch, gleichzeitig erscheinen spezialisierte Adhäsionsmoleküle am Krankheitsherd.[12]

Lungenkrebs				
Typ 0	Typ A	Typ B	Typ AB	Sekretor-Status
leicht verringertes allgemeines Risiko (wenn andere Faktoren wie etwa Rauchen eine Rolle spielen)	leicht erhöhtes allgemeines Risiko (wenn andere Faktoren wie etwa Rauchen eine Rolle spielen)	leicht verringertes allgemeines Risiko (wenn andere Faktoren wie etwa Rauchen eine Rolle spielen)	leicht verringertes allgemeines Risiko (wenn andere Faktoren wie etwa Rauchen eine Rolle spielen)	kein Zusammenhang bekannt

Eine nur geringe Blutgruppen-Korrelation

Lungenkrebs bleibt in den USA eine der häufigsten Ursachen für einen Krebstod. Man rechnet in diesem Jahr mit 180 000 neuen Lungenkrebsdiagnosen. Etwa 160 000 der Menschen, denen diese Diagnose gestellt wird, werden sterben. Während die Zahl der Lungenkrebsfälle unter Männern seit den achtziger Jahren zurückgegangen ist, nimmt die Zahl der erkrankten Frauen immer noch zu. Der bekannteste Risikofaktor für Lungenkrebs ist das Zigarettenrauchen, zu dem in 85 bis 90 Prozent der Fälle ein Zusammenhang besteht. Andere bekannte Risikofaktoren sind zum Beispiel die Belastung mit bestimmten Schadstoffen am Arbeitsplatz (dazu gehören Asbest und einige organische Verbindungen), die Belastung durch Radioaktivität und Radon

(letzteres besonders bei Rauchern) wie auch durch das Passivrauchen.
Wegen der direkten Verbindung zwischen Lungenkrebs und Zigarettenrauchen neigen wir zu der Annahme, daß dieser starke Risikofaktor möglicherweise über alle Blutgruppen-Unterschiede dominiert. Dennoch gibt es nach wie vor eine größere Zahl von A-Typen und eine geringere Zahl von 0-Typen mit Lungenkrebs. Diese Tendenz ist bei unter 50jährigen noch deutlicher ausgeprägt (und dort besonders auffällig). Dies legt den Schluß nahe, daß das Rauchen, bei dem das Lungenkrebsrisiko mit jedem Jahrzehnt des Zigarettenkonsums zunimmt, in gewisser Weise den Zusammenhang mit der Blutgruppe dämpft – bei einer Population, die eine jahrzehntelange Raucherkarriere hinter sich hat. Dennoch kann es den Typ-A-Zusammenhang nicht ganz verdecken.

Krebs des Verdauungssystems: Magenkrebs

Typ 0	Typ A	Typ B	Typ AB	Sekretor-Status
sehr geringes Risiko	erhöhtes Risiko, weniger Überlebende	geringes Gesamtrisiko	erhöhtes Risiko, weniger Überlebende	etwas geringeres Risiko für Nicht-Sekretoren

Immer wieder ist beobachtet worden, daß eine Verbindung besteht zwischen der Blutgruppe A und einem erhöhten Magenkrebsrisiko bei geringeren Überlebenschancen. Die Blutgruppe 0 ist durch ihre robustere Immunreaktion in der Lage, eine Schutzwirkung aufzubauen, die das Wachstum und die Ausbreitung des Tumors begrenzt. 0-Typen haben sehr viel bessere Überlebenschancen als A-Typen.
Wegen der starken Bezüge zwischen Magenkrebs und dem Typ A haben einige Forscher die Hypothese entwickelt, daß Magenkrebszellen ein Antigen produzieren, das mit dem A-Antigen immunologisch verwandt ist. Das bedeutet, daß das A-Antigen

diese Verbindung als »freundlich« einstuft und nicht bekämpft. Diese Vermutung scheint in gewissem Umfang bei Magenkrebszellen auch zuzutreffen, die das dem A-Antigen ähnliche Thomsen-Friedenreich-T-Antigen produzieren. A-Typen zeigen von Natur aus eine schwächere Immunabwehr gegen das Thomsen-Friedenreich-Antigen.
Bei Magenkrebs ist auch häufig eine übergroße Ausschüttung von Typ-A-Antigenen zu beobachten. Dieses Charakteristikum ist nicht auf den Typ A begrenzt. Große Mengen des A-Antigens sind auch bei den weniger häufigen Tumoren der Typen B und 0 festgestellt worden. Es scheint so, als ob zur Entwicklung von Magenzellen zu Magenkrebs notwendigerweise eine Mutation des AB0-Gens gehört. Das Ergebnis dieser Mutation ist die Produktion von A-Antigen, selbst wenn dies nicht der Blutgruppe des Individuums entspricht. Natürlich sind die Typen 0 und B erheblich im Vorteil, weil sie in der Lage sind, A-ähnliche Gebilde (wie zum Beispiel Krebszellen) zu attackieren. Leicht mysteriös wirkt in diesem Zusammenhang die Tatsache, daß der Status eines Nicht-Sekretors mit einer leichten Abnahme der Zahl von Magenkrebserkrankungen verbunden ist.

Krebs des Verdauungssystems: Bauchspeicheldrüsen-, Leber-, Gallenblasenkrebs				
Typ 0	Typ A	Typ B	Typ AB	Sekretor-Status
geringeres Gesamtrisiko	höheres Risiko für Bauchspeicheldrüsen-, Leber- und Gallenblasenkrebs	höheres Risiko für Bauchspeicheldrüsen- und Gallenblasenkrebs	höheres Risiko für Bauchspeicheldrüsen-, Leber- und Gallenblasenkrebs	kein Zusammenhang bekannt

Beim Bauchspeicheldrüsenkrebs besteht ein höheres Risiko für Typ A wie auch für Typ B, während Typ 0 einen gewissen Schutz genießt.

Wie bei vielen anderen Krebsarten sind die Strukturen des Blutgruppen-Antigens auf Bauchspeicheldrüsenkrebszellen vorherrschend, und sie sind zu Veränderungen fähig. Beim Bauchspeicheldrüsenkrebs ist auch eine Fähigkeit festgestellt worden, das unpassende Blutgruppen-Antigen zu bilden. In allen dokumentierten Fällen ist das offensichtlich geworden, weil entweder ein A- oder ein 0-Typ B-Antigene gegen den Bauchspeicheldrüsenkrebs gebildet hat. Vielleicht ist dies ein Indiz für die (zumindest in einigen Individuen angelegte) B-ähnliche Natur dieser Krebsart, das erklären könnte, warum für den B-Typ hier ein erhöhtes Risiko besteht.[13]

Bei Leberkrebs ist eine gewisse Verbindung mit dem Typ A erkennbar. Gallenblasen- und Gallengangkrebs zeigen eine starke Verbindung mit den Typen A und B.

Krebs des Verdauungssystems: Dickdarmkrebs				
Typ 0	Typ A	Typ B	Typ AB	Rhesusfaktor
kein Zusammenhang bekannt	kein Zusammenhang bekannt	kein Zusammenhang bekannt	kein Zusammenhang bekannt	Unterschiede bei der Ausbreitung der Krankheit: Rh – eher örtlich begrenzt; Rh + neigt zu Metastasen

Nur geringe Blutgruppen- / leichte Rhesusfaktor-Korrelation

Kolorektaler Krebs gehört zu den häufigsten Krebsarten in den USA. Für dieses Jahr werden 133 000 neue Fälle erwartet, 94 000 betreffen den Dickdarm, 39 000 den Enddarm. Rund 55 000 Menschen werden dieses Jahr an kolorektalem Krebs sterben.

Zu den verbreitetsten Risikofaktoren gehören eine familiäre Vorgeschichte für diese Krebsart, Darmpolypen und die entzündliche Darmerkrankung. Unter den weiteren Risikofaktoren finden sich Bewegungsmangel, die Belastung mit bestimmten Chemikalien sowie eine fettreiche oder ballaststoffarme Ernährung.

Die Blutgruppe selbst ist kein erstrangiger Risikofaktor für Dickdarmkrebs, aber diese Krebsart ist eine der vergleichsweise wenigen Krankheiten, bei der es einen deutlichen Bezug zum Rhesusfaktor gibt. Obwohl Rhesus-positive und Rhesus-negative Menschen etwa das gleiche Dickdarmkrebsrisiko haben, besteht für Rhesus-Negative eine größere Wahrscheinlichkeit, daß die Krankheit lokalisiert bleibt. Rhesus-Positive neigen mehr zur Metastasenbildung. Dies legt den Schluß nahe, daß Rhesus-positive Patienten mit kolorektalem Krebs gegen die Ausbreitung von Tumoren schlechter geschützt sind. Dies wird besonders deutlich bei Metastasen in regionalen Lymphknoten.[14]

Frühe Studien zeigten eine Verbindung von Dickdarmkrebs mit der Blutgruppe A. Dieser Bezug ist jedoch schwächer als der bei Magenkrebs. Die vielleicht wichtigste Verbindung von Blutgruppe und Dickdarmkrebs erschließt sich beim Blick auf das Erscheinen oder Verschwinden von Blutgruppen-Antigenen. Es wird allgemein anerkannt, daß Veränderungen bei der Bildung von Blutgruppen-Antigen bei dieser Krebsart ein deutliches Zeichen für die Bösartigkeit des Tumors sind.

Einige Forscher haben darauf hingewiesen, daß bestimmte Lektine (zum Beispiel das Amaranth-Lektin) ein nützliches Werkzeug für die Darmkrebsfrüherkennung abgeben könnten. (Sie könnten darüber hinaus sogar therapeutisch wertvoll sein.) Die damals untersuchten Lektine sind Typ-A-spezifisch gewesen. Dies würde sich die veränderten Struktur-Glykokonjugate zunutze machen, die mehr zu einer A-ähnlichen Veränderung tendieren. All dies hängt im allgemeinen vom primären AB0-Typ, vom Sekretor-Status und vom Lewis-Phänotyp ab.

Vicia faba agglutinin, ein natürliches Lektin, das in der Puff- oder Saubohne sowie der Dicken Bohne vorkommt, ist ebenfalls als eine Möglichkeit, das Dickdarmkrebswachstum zu verlangsamen, in die Diskussion gebracht worden. Im wesentlichen sieht es so aus, als ob *Vicia faba agglutinin* eine undifferenzierte Darmkrebszellinie dazu anregen kann, sich zu drüsenähnlichen Strukturen auszubilden. Anders gesagt: Dieses Lektin kann aus bösartigen Darmkrebszellen wieder gesunde, nützliche Zellen machen. Dieselben Forscher haben auch herausgefunden, daß dieses Lektin, ebenso wie das Lektin in gewöhnlichen Speisepilzen, die Ausbreitung von Darmkrebszellinien hemmen kann.[15]

Krebs des Verdauungssystems: Mundhöhle und Speiseröhre				
Typ 0	Typ A	Typ B	Typ AB	Sekretor-Status
relativ geringes Risiko	höchstes Risiko für Mund- und Speiseröhrenkrebs	höheres Risiko für Mund- und Speiseröhrenkrebs	wie bei Typ A: höchstes Risiko für Mund- und Speiseröhrenkrebs	Sekretor: höheres Risiko für Speicheldrüsenkrebs Nicht-Sekretor: höheres Gesamtrisiko für alle Arten von Mund- und Speiseröhrenkrebs

Lippenkrebs ist deutlich mit der Blutgruppe A verbunden. Zungen-, Gaumen- und Wangenkrebs haben ebenfalls eine Verbindung zum Typ A. Speicheldrüsenkrebs ist stark mit dem Typ A verbunden, aber nur schwach mit dem Typ B. Die Blutgruppe 0 scheint über einen starken Schutz gegen diese Krebsart zu verfügen. Die Speicheldrüsen scheinen außerdem auch mit dem Sekretor-Status verbunden zu sein.

Auf Seite 342 erörtern wir die Verbindung zwischen dem Typ A und dem Barrett Syndrom, einer vor der Tumorbildung auftretenden Veränderung des Speiseröhrengewebes. Deshalb kann die Entdeckung nicht überraschen, daß Speiseröhrenkrebs bei A-Typen sehr viel häufiger vorkommt. Nicht-Sekretoren (und Lewis^{a+b-}-Sekretoren) haben ebenfalls eine Verbindung zu dieser Krebsart. Auch bei der Blutgruppe B zeigt sich eine Tendenz zu einem höheren Risiko für Speiseröhrenkrebs, während die Blutgruppe 0 einen bestimmten Schutz genießt.[16]

Im allgemeinen gilt: Bei Nicht-Sekretoren verlaufen Erkrankungen des Mundraums intensiver. Wenn es zu präkanzerösen oder kanzerösen Gewebeveränderungen im Mund- oder Speiseröhrengewebe kommt, scheint dies bei Nicht-Sekretoren ungünstiger zu verlaufen als bei Sekretoren. Diese Empfänglichkeit für Munderkrankungen spiegelt sich auch im Auftreten epithelialer Dysplasie, die fast ausschließlich unter Nicht-Sekretoren vorkommt.

Kehlkopfkrebs und Krebs des unteren Rachenraums sind verbunden mit den Typen A, AB und B.[17]

Strukturveränderungen kommen bei Plattenepithel-Krebszellen im Kopf und im Hals recht häufig vor. In gesundem Gewebe dieses Bereichs ist die Blutgruppe präsent. Sobald sich jedoch Krebs in Epithelzellen entwickelt, verschwindet das A-Antigen bei etwa einem Drittel der A- und AB-Typen, und das 0-Antigen wird in Krebszellen aller Blutgruppen gebildet. Bei diesen Krebsarten ist die Prognose im allgemeinen sehr schlecht. Auch die T- und Tn-Antigene, von denen zuvor schon die Rede war, kommen bei diesen Krebsformen häufig vor.

Krebs im Gehirn und im Nervensystem

Typ 0	Typ A	Typ B	Typ AB	Sekretor-Status
relativ geringes Risiko	höchstes Risiko für Hirn- und Nervensystemtumoren	relativ hohes Risiko für Hirn- und Nervensystemtumoren	höchstes Risiko für Hirn- und Nervensystemtumoren	kein Zusammenhang bekannt

Zwischen der Blutgruppe A und Hirn- und Nervensystemtumoren ist ein direkter Zusammenhang festgestellt worden. Eine schwächere Verbindung dieser Krebsformen besteht zur Blutgruppe B. Umgekehrt besteht bei Typ 0 eine günstige Prognose für Hirn- und Nervensystemtumoren.

Forscher, die die Anwendung und die Wirksamkeit postoperativer Poly- und Immuno-Chemotherapie bei malignen Gliomen

(Tumoren von Auge, Gehirn oder Rückenmark) untersuchten, entschieden sich dafür, die Ergebnisse auf den Bezug zur Blutgruppe zu überprüfen. Wenn die Wirksamkeit polychemotherapeutischer und antibiotischer Maßnahmen mit Blick auf die Überlebensdauer analysiert wurde, waren dies für A- und AB-Patienten vielversprechende Ansätze. Bei Typ-0-Patienten waren sie jedoch ineffektiv. Auf der Grundlage dieser Ergebnisse kamen die Forscher zu dem Schluß, daß ein Maßnahmenplan für Chemo- und Immunotherapie sich an der Blutgruppe orientieren sollte. Während dies zur Zeit noch ein Einzelergebnis ist, macht es dennoch auf die Möglichkeit aufmerksam, daß medizinische Eingriffe bei Krebs und auch bei vielen anderen Krankheiten bessere Ergebnisse zeitigen könnten, wenn die Blutgruppe bei der Entscheidung über die Behandlungsmethoden berücksichtigt würde.[18]

Schilddrüsenkrebs				
Typ 0	Typ A	Typ B	Typ AB	Sekretor-Status
relativ geringes Risiko	höchstes Risiko	geringes Risiko	höchstes Risiko	kein Zusammenhang bekannt

Die Blutgruppe A hat eine Neigung zu Schilddrüsenkrebs. Obwohl die Blutgruppe 0 an bestimmten Schilddrüsenbeschwerden leidet, gehört der Krebs nicht dazu: Der Typ 0 scheint geschützt zu sein. Ähnlich wie bei vielen anderen Krebsarten ist die Feinstruktur verschiedener Antigene bei gesunden und bei Schilddrüsenkrebszellen verschieden: Es hat sich etwas verändert. Als allgemeine Regel gilt: Der Verlust von A- und B-Antigenen und das Auftauchen großer Mengen von Tn-Antigenen ist für Schilddrüsenkrebs charakteristisch und mit einer Tendenz zur Bösartigkeit verbunden.[19]

Melanome				
Typ 0	Typ A	Typ B	Typ AB	Sekretor-Status
höchstes Risiko für Hautkrebs und maligne Melanome, geringste Überlebens-chance	beste Überlebens-chance, besonders für Frauen	kein Zusammen-hang bekannt	kein Zusammen-hang bekannt	kein Zusammen-hang bekannt

Bis heute gibt es nur zwei Studien zum Zusammenhang von Blutgruppe und Hautkrebs. Ganz allgemein gilt, daß zwischen Hautkrebs und der Blutgruppe 0 ein starker Zusammenhang zu bestehen scheint. Beim 0-Typ ist außerdem die höchste Rate maligner Melanome festgestellt worden, verbunden mit der kürzesten durchschnittlichen Überlebenszeit nach der Diagnose. Der A-Typ hat tendenziell die längste Überlebenszeit, wobei dieser Trend bei Frauen besonders stark ausgeprägt ist.[20]

Knochenkrebs				
Typ 0	Typ A	Typ B	Typ AB	Sekretor-Status
relativ geringes Risiko	geringes Risiko	höchstes Risiko	kein Zusammen-hang bekannt	kein Zusammen-hang bekannt

Knochenkrebs ist am stärksten mit dem Typ B verbunden, eine schwächere Verbindung besteht zum Typ A.[21]

Leukämie und Hodgkin Krankheit				
Typ 0	Typ A	Typ B	Typ AB	Sekretor-Status
geringeres Leukämie-Risiko, besonders für Frauen; höheres Risiko für Hodgkin Krankheit	höheres Leukämie-Risiko, besonders für den Typ A_2	kein Zusammenhang bekannt	kein Zusammenhang bekannt	kein Zusammenhang bekannt

A-Typen haben eine stärkere Leukämie-Veranlagung als die anderen Blutgruppen. Dieser Trend ist bei der Blutgruppe A_2 besonders stark ausgeprägt. Die Zugehörigkeit zur Blutgruppe 0 scheint eine gewisse Widerstandsfähigkeit zu verleihen, besonders bei akuter Leukämie. Dieser Schutz ist bei Frauen des Typs 0 besonders auffällig. Deshalb haben einige Forscher vermutet, daß es ein geschlechtsspezifisches Gen in der Nähe des AB0-Genorts auf dem Chromosom 9 geben könnte, das Frauen des Typs 0 gegen akute Leukämie schützt. Dennoch zeigt sich bei der Hodgkin Krankheit eine Verbindung zum Typ 0.[22]
Eine Leukämieerkrankung zieht normalerweise den Verlust von Blutgruppen-Antigenen nach sich. Nach einem völligen Abklingen der Krankheit kommt es häufig vor, daß der Normalzustand wieder eintritt und Antigene in den Zellen erscheinen.

Ihre Blutgruppe ist der Schlüssel zu einem gesunden Immunsystem. Und mehr noch, sie ist der Schlüssel zum Überleben, und das ist immer so gewesen. Wenn Sie in Übereinstimmung mit dem genetischen Code leben, den Ihre Blutgruppe für jede Zelle Ihres Körpers aufgeschrieben hat, dann steigert das Ihre Chance – und die Ihrer Nachkommen – zu überleben.

7 Die Balance wiederherstellen

Wenn Sie von den Empfehlungen für Ihre Blutgruppe abweichen

Im günstigsten Fall bewirkt die Blutgruppendiät tiefe, dauerhafte Veränderungen in den Menschen, und die positiven Effekte können über die Jahre noch anwachsen. Aber wie können Sie feststellen, daß eine Diät genau die gewünschte Wirkung erzielt? Haben Sie am Ende der zweiten Woche eine sichere Grundlage für ein erstes Urteil darüber, wie gut (oder wie schlecht) Sie sich fühlen? Ich habe inzwischen die Erfahrung gemacht, daß das, was kurzfristig gut zu funktionieren scheint, langfristig wirkungslos oder verheerend sein kann. Andererseits können rasche Veränderungen den Körper beunruhigen und einige unangenehme Nebenwirkungen hervorbringen. Bedeutet das dann, daß das Programm nicht funktioniert? Um noch einen Schritt weiterzugehen: Wie können Sie feststellen, daß sich in Ihrem Körper gute Dinge ereignen, und wie stellen Sie das Gegenteil fest?

Die meisten Naturheilkundeärzte würden sich vielleicht auf die Feststellung einigen, daß diese »schlechten Dinge« in irgendeiner Weise giftig sind, obwohl die Schulmedizin den Begriff Toxizität verwirft, wenn es sich nicht um Gifte handelt, die Sie innerhalb von 24 Stunden oder noch schneller töten.

Für die meisten Zeitgenossen ist die Vorstellung abwegig, daß das innere Ökosystem eines Menschen toxisch sein könnte. Nach meiner eigenen möglicherweise konservativen Einschätzung sind jedoch 70 Prozent aller Entzündungen, aller Verdauungsprobleme oder streßbezogenen Krankheiten, die ich in meiner Praxis sehe, mit irgendeiner Art toxischen Ungleichgewichts verbunden.

Damit taucht eine weitere Frage auf: Wie stellen Sie fest – und zwar, bevor es zu spät ist –, daß etwas toxisch ist? Meistens

gelingt Ihnen das eben nicht. Ich erinnere mich an eine Geschichte, die ich einmal gehört habe. Es ging um Bergleute zu Beginn des 20. Jahrhunderts. Weil sie keine Meßgeräte für giftige Gase hatten, wußten sie nicht, wann deren Konzentration für sie gefährlich wurde. Für viele Männer war es zu spät, bevor sie überhaupt wußten, was mit ihnen geschah. Die Bergleute nahmen deshalb einen Kanarienvogel im Käfig mit in die Grube, der sie vor der Entstehung giftiger Gase bei ihrer Arbeit warnen sollte. Wenn der Vogel von der Stange fiel, war es für sie Zeit, in den Förderkorb zu steigen und die Grube zu verlassen.
Das ist der Grund dafür, daß die D'Adamos seit zwei Generationen die Blutgruppendiät als ein Mittel zur Entgiftung angesehen und über diesen Zeitraum ihre Wirkungen stets engagiert beobachtet haben.

Wie geht es Ihnen? Der Indikantest

Wenn Sie die Proteinquellen in Ihrer Nahrung mit den physiologischen Eigenschaften Ihrer Blutgruppe abstimmen, können Sie die Menge überschüssiger Proteine im Verdauungstrakt wie auch die Menge ihrer toxischen Abbauprodukte senken. Außerdem können Sie die Voraussetzungen für eine gesteigerte Vitalität und ein verbessertes Immunsystem schaffen, wenn Sie weniger lektinhaltige Nahrungsmittel zu sich nehmen, die mit Ihrem Blutgruppen-Antigen reagieren: So entwickelt sich eine gut ausbalancierte Darmflora. Am Ende dieses Kapitels werden Sie mir wohl zustimmen, wenn ich sage, daß diese Entscheidungen (falls Sie sie in Ihren Lebensplan aufnehmen) langfristig wahre Wunder bewirken werden. Sie werden ihre Chancen steigern, einer ganzen Reihe von Krankheiten und Behinderungen zu entgehen.

Aus der Studie über die Ergebnisse der Blutgruppendiät

Marie L.
Frau mittleren Alters
Besserung: Verdauungs-/Immunsystemprobleme

»Vor etwa acht Jahren war ich bei Ihnen in Behandlung. Nach einem Jahr in Ihrer Obhut, währenddessen ich auch nach Ihrer Diät lebte, wechselte ich den Arzt in dem Glauben, daß Sie der verrückteste Mensch seien, den ich je getroffen hatte, mit den verrücktesten Ideen, die mir je zu Ohren gekommen waren. Zu dieser Zeit stand ich vor der Menopause, war ein bißchen hysterisch und nicht bereit, Anweisungen zu befolgen oder mich vor Krebs zu Tode zu fürchten. Danach habe ich mich von zwei weiteren Ganzheitsmedizinern behandeln lassen, und schließlich, ganz für mich allein, entschied ich, daß ich dazu bestimmt war, Vegetarierin zu werden. (Ich bin eine A+-Sekretorin der Blutgruppe A_2.) Ich halte mich ziemlich streng an Ihre Diät. Mit 55 Jahren bin ich in gewisser Weise stolz darauf, sagen zu können, daß ich keine Hormone einnehme – angesichts der Tatsache, daß die Hälfte der Frauen, die ich kenne, Brustkrebs hat (mir geht's gut) und die andere Hälfte aussieht wie fette, aufgedunsene, hormonschluckende Kühe. Mir geht's ganz ordentlich, mit einer vegetarischen Ernährung, Sojaprodukten, einer Menge Gemüse, Obst, fast ohne tierisches Eiweiß, bis auf drei oder vier Fischmahlzeiten pro Woche. Ich habe keine Allergien mehr, ich bin nicht mehr depressiv, weil mein Hormonhaushalt durcheinandergeraten ist. Ich entschuldige mich dafür, daß ich Sie für einen Verrückten gehalten habe.«

Jahrelang habe ich den Indikantest angewendet (er ist auch als Obermeyer-Test bekannt), um das Niveau bestimmter Proteine zu ermitteln, die eine toxische Wirkung in den Eingeweiden entwickeln.[1] Zu einem gewissen Zeitpunkt wende ich diesen Test bei nahezu allen meinen Patienten an. Er ist eine von verschiedenen Möglichkeiten, um zu bestimmen, ob die Ernährungsweise eines Patienten in Ordnung ist oder nicht. Der Test mißt anhand einer Probe des ersten Morgenurins den Indikangehalt. Erhöhte Indikanwerte im Urin resultieren normalerweise aus der unerwünschten Umwandlung von Tryptophan zu Indol, bewirkt durch Bakterien im oberen Darmbereich. Bei einem gesunden Menschen wirkt die Restmagensäure als Barriere, die den Übergang von Bakterien vom Magen in den oberen Darmbereich verhindert, obwohl man annimmt, daß einige Bakterienarten ziemlich leicht durchkommen. Bakterien können auch vom Dickdarm in die unteren Eingeweide übergehen, aber normalerweise gehören sie nicht zu den Bewohnern des oberen Darmbereichs.

Im Falle einer Erkrankung reicht eine geringe Magensäuremenge nicht mehr aus, um Bakterien wirksam abzublocken. Sie kommen durch und bevölkern dann den oberen Darmbereich. Der geringe Magensäuregehalt reicht auch nicht aus, um Proteine vollständig abzubauen, was eine Nahrungsquelle für die Bakterien schafft. Die unvollständig abgebauten Proteine locken dann weitere Bakterien aus dem unteren Darmbereich an. Die Fäulnis dieser unverdauten Proteinreste produziert schließlich die Indole, die vom Blutstrom aufgenommen, dort zu Indikan umgewandelt und mit dem Urin ausgeschieden werden.

Über den Indikananteil im Urin können wir dann den Indolwert im Darm bestimmen, was zum eigentlichen Problem führt. Deshalb ist die Indikanbestimmung eine indirekte Messung eines Typs von Toxizität im Darm.

Weshalb ist die Indikanbestimmung im Urin so eng mit der Blutgruppendiät verbunden? Wenn Sie sich Ihrem Typ angemessen ernähren, dann haben Sie die bessere Benzinsorte, die Sie für Ihren speziellen Motor brauchen. Stellen Sie sich einen Autovergaser vor. Bekommt er zuviel Benzin und zu wenig Luft, dann verbrennt das Gemisch »unsauber«, Ruß und andere Abfallprodukte kommen aus dem Auspuff. Auf dieselbe Weise produzieren wir, wenn wir unsere Nahrung nicht effizient aufnehmen und umwandeln, unvollständig verdaute Fette und Proteine. Auch sie werden schließlich beseitigt, aber vorher zerstören sie das Gleichgewicht der guten Bakterien im Darm. Der Niederschlag dieser schlechten Nahrungsaufnahme zeigt sich in Ihrem Indikanwert. Wenn Sie einen hohen Indikanwert im Urin hatten, werden Sie normalerweise feststellen, daß die Blutgruppendiät diesen Wert deutlich gesenkt hat, so wie ein Reinigungsbenzin nach und nach einen verschmutzten Vergaser säubert.

In meiner Klinik wird der Indikantest bei allen neuen Patienten routinemäßig gemacht. Etwa jeder Dritte hat erhöhte Werte, die Toxizität im Darm anzeigen. Viele 0-Typ-Vegetarier mit sehr stärkehaltiger Ernährung haben hohe Indikanwerte, weil Getreidekörner so viel Lektine enthalten. A-Typen, die viel Protein zu sich nehmen, werden oft hohe Indikanwerte haben, weil das tierische Eiweiß unvollständig abgebaut wird. In meiner Sprechstunde habe ich oft B-Typen mit lektingesättigter Ernährung (zu der auch Hähnchen, Mais und Buchweizen gehören), die ebenfalls hohe Indikanwerte aufweisen.

In meiner Klinik ist ebenso wie bei den anderen Ärzten, die in ihrer Praxis mit der Blutgruppendiät arbeiten, deutlich geworden, daß bei gewissenhafter Einhaltung der Diätempfehlungen für die individuelle Blutgruppe eines Patienten der Indikanwert binnen kurzem unter die Meßgrenze fällt. Und das ist gut so, denn hohe Indolwerte können Ihnen sehr schaden. Ohne Behandlung wirken sich große Indikanmengen auf für die Gesundheit besonders wichtige Abläufe aus, und zwar direkt wie auch indirekt. Vielleicht erklärt dies, weshalb unter allen Aphorismen des Hippokrates dieser eine an erster Stelle stand: »Reinigt zuerst die Gedärme.«

Es ist zum Beispiel erwiesen, daß Indole und Indikan krebsfördernd wirken und die karzinogene Wirkung krebserregender Chemikalien steigern. Hohe Indikanwerte im Urin zeigen auch, daß beträchtliche Proteinmengen im Darmtrakt nicht aufgespalten und in den Stoffwechsel eingebaut werden, sondern verlorengehen.

Polyamine: Ein neuer Dreh in Sachen Toxizität

Als Student an der Bastyr-Universität besprach ich in den achtziger Jahren das Konzept der Entgiftung mit Edward Madison, einem meiner Lehrer. Dr. Madison war der Ansicht, daß wir zunächst die Chemikalien bestimmen müßten, die für einen toxischen Zustand verantwortlich seien, bevor wir damit beginnen könnten, ein wissenschaftliches Konzept für ein so umfassendes Thema wie Toxizität zu formulieren. Nach Dr. Madisons Meinung waren die Indole als eigenständige Toxine einzustufen, neben anderen Verbindungen, die häufig in den Eingeweiden zu finden sind: Putrescin, Spermidin und Kadaverin.

Als ich vor einigen Jahren die Fachliteratur nach Daten zu Nahrungslektinen durchforschte, begegneten mir diese sprechenden Namen erneut. Sie gehörten zu einer Gruppe von Substanzen, die als Polyamine bekannt sind. Die Polyamine sind Proteine, die auch als biogene Amine bezeichnet werden und in geringen Mengen in allen menschlichen, tierischen und pflanzlichen Zellen vorkommen. Ihre Körperorgane benötigen Polyamine für ihr Wachstum, für die Erneuerung und für den Stoffwechsel. Die gute Entwicklung von Zellen hängt von Polyaminen ab, die eine nachhaltig stabilisierende Wirkung auf die Zell-DNS haben. Außerdem sind sie für ein gut funktionierendes Nervensystem unentbehrlich. Kleine Kinder benötigen Polyamine für das Wachstum, und sie stellen selbst enorme Mengen dieser Verbindungen her – sehr viel mehr als Erwachsene.

Viele Nahrungslektine sind (zusätzlich zu ihrer blutgruppenspezifischen Wirkung) erwiesenermaßen starke Förderer der Polyaminproduktion im Darm. Dies ist möglicherweise das Ergebnis starker Polyaminbildung durch die Darmzellen, die bemüht sind, von Lektinen verursachte Schäden an den Kleinzotten zu reparieren.[2]

Paradoxerweise können Lektine tatsächlich die Gesamtmenge von Polyaminen im Körper reduzieren. Lektine sorgen für soviel Unruhe an der Darminnenwand, daß die Darmzellen angeregt werden, alle Polyamine, derer sie habhaft werden können, zu beschlagnahmen. Das soll die Reparatur beschleunigen und reduziert gleichzeitig die Polyaminmenge, die anderen Körpergeweben zur Verfügung steht. Das ist eine mögliche Erklärung für die Tatsache, daß Kinder, die als Veganer aufwachsen, im Durchschnitt etwas kleiner sind als Allesesser ihres Alters. Der hohe Lektingehalt einer typischen, auf Getreide basierenden veganen Diät, kann Darmzellen dazu veranlassen, soviele Polyamine zu vereinnahmen, daß ein Teil davon anderen Körpergeweben fehlt, die ihn dringend benötigen würden. So wird beispielsweise das Wachstum von Knochen und Muskeln im kindlichen Körper gehemmt.

Viele Lektine verursachen bei bestimmten Organen eine ungesunde Vergrößerung. Dazu gehören Leber, Bauchspeicheldrüse und Zwerchfell. Diese Vergrößerungen sind das Ergebnis eines massiven Einströmens von Polyaminen in die Organe. Weizenkeimlektin zum Beispiel regt die Polyaminproduktion in auffälliger Weise an. Sobald Weizenkeimlektin ins Futter von Versuchstieren aufgenommen wurde, verringerte das die Verdaulichkeit und Verwertbarkeit von Nahrungsproteinen, und das Wachstum der Tiere wurde deutlich verringert. Außerdem wurde ein starkes polyaminbedingtes Wachstum im Gewebe der Bauchspeicheldrüse und des Dünndarms festgestellt.[3] Dieselben Wirkungen sind bei verschiedenen Bohnen- und Hülsenfrüchtelektinen nachgewiesen worden. Deshalb ist es nicht unrealistisch anzunehmen, daß die anregenden Wirkungen von Weizenkeimlektin auf die Polyaminproduktion, in Verbindung mit der Fähigkeit von Lektinen, die Wirkung von Insulin nachzuahmen, für die unerwünschte Gewichtszunahme bei 0- und B-Typen verantwortlich ist, wenn sie zuviel Weizenkeime essen.

Aus der Studie über die Ergebnisse der Blutgruppendiät

Amelia K.
Blutgruppe B
Frau mittleren Alters
Besserung: Verdauungs- und Immunsystem/allgemeine Energie

»Ich habe mich jetzt über ein Jahr lang im großen und ganzen nach der Blutgruppendiät für den Typ B ernährt. Hauptsächlich habe ich aus meinem Speiseplan Hühnchen, Maisprodukte und die meisten Hülsenfrüchte gestrichen und getan, was ich konnte, um die Lebensmittel, die für meine Blutgruppe auf der ›Zu vermeiden-Liste‹ standen, wegzulassen. Das aufregendste Ergebnis ist eine Verbesserung meines Immunsystems. Seit ich mit der Diät begonnen habe, hatte ich keine Erkältung mehr, nicht einmal einen Schnupfen. Früher hätte ich in diesem Zeitraum mindestens drei ernsthafte Erkältungen gehabt. Ich habe mich inzwischen wirklich wie Wonder Woman gefühlt, wenn es darum ging, mit den vielen Keimen fertigzuwerden, die allgemein umgehen! Zum zweiten habe ich einen enormen Energieschub und ein Gefühl des Wohlbefindens erlebt. Bis ich damit begann, genug Protein zu essen, war mir nicht klar gewesen, wie sehr mir Protein gefehlt hatte, nach all diesen Jahren, in denen ich versucht hatte, ›gesund‹ zu leben und Fleisch zu meiden. Schließlich führe ich eine gründliche Veränderung meines körperlichen Zustandes ebenfalls auf diese Diät zurück. Sie hat mir ermöglicht, disziplinierter (und nicht mehr durcheinander) zu essen und allmählich abzunehmen.«

Polyaminkontrolle durch die Eßweise ist ein weiterer Gesichtspunkt einer natürlichen Balance: Wir brauchen genügend Polyamine für Wachstums- und Heilprozesse, aber nicht so viele, daß die Fülle unser Immunsystem hemmt und den Stoffwechsel in den Geweben verändert. Eine Ernährung nach der Blutgruppendiät ermöglicht Ihnen eine genaue Kontrolle der Lektinaufnahme über die Nahrung, die ungesteuert den Polyamingehalt in Ihrem Verdauungssystem zu steigern pflegt.

Polyamine in Ihrer Nahrung

Biochemielehrbücher bezeichnen Polyamine oft als Proteine des »toten Fleisches«. Wenn lebendes Gewebe einen Schock erleidet oder stirbt, zerbricht seine Proteinstruktur. Bakterien oder Nahrungsenzyme wandeln im folgenden viele der Proteinfragmente in Polyamine um. Deshalb kommen Polyamine in großen Mengen im Gewebe schwerverletzter Traumapatienten vor, ebenso wie in Nahrungsmitteln, deren Struktur und Geschmack ständig verändert worden ist, und zwar durch extreme Verarbeitungsmethoden wie etwa das Schockfrosten. Obwohl einige Fürsprecher des kompromißlosen Vegetarismus Polyamine als Rechtfertigung für die Vermeidung von Fleisch- und Fischprodukten anführen, kommen Polyamine im Gemüsen, Getreide, Obst und Sprossen in denselben Mengen vor wie in Fisch und Fleisch. Oft produziert sie der Körper selbst, wenn sie in pflanzlicher Nahrung selbst nicht vorkommen. Er reagiert damit auf die Lektine, die in vielen Pflanzen, Getreiden und Hülsenfrüchten enthalten sind.
Polyamine sind typischerweise in fermentierten Nahrungsmitteln enthalten, zum Beispiel in Käse, Bier, Sauerkraut und Hefeextrakten. Sie finden sich auch in verarbeiteten Lebensmitteln, wenn etwa das Eindosen oder Tiefgefrieren in der Gewebestruktur einen »Schock« ausgelöst hat. Die meisten »reifen« oder »würzigen« Käsesorten haben einen sehr hohen Putrescingehalt. Gemüse wie zum Beispiel Kartoffeln und eingefrorenes oder Dosengemüse (im Gegensatz zu Frischgemüse) und bestimmte Obstsorten wie zum Beispiel Orangen und Mandarinen können einen sehr hohen Putrescingehalt haben. Fermentierte Sojasauce, die Weizen enthält, ist ebenfalls eine reiche Polyaminquelle, vor allem von Putrescin. Garnelen, besonders wenn sie abgepackt und tiefgefroren sind, haben einen hohen Putrescingehalt. Reife

Käsesorten, fermentierte Sojabohnen, fermentierter Tee, japanischer Reiswein, Zuchtpilze, Kartoffeln und frisches Brot sind starke Spermidinquellen. Frühstücksgetreide (Cerealien), Gemüse in Dosen oder tiefgefroren, Fleischprodukte, rohes Fleisch und Geflügel enthalten viel Spermin.

Aus der Studie zu den Ergebnissen der Blutgruppendiät

Phillip N.
Typ B
Mann mittleren Alters
Besserung: Verdauung/Immunsystem

»In den letzten Jahren hatte ich mit Problemen zu kämpfen, die ich als Immunschwäche empfand: Ständig kämpfte ich mit Anfällen von Bronchitis, mit Erkältungen, Grippe usw. Die Probleme erreichten ihren Höhepunkt, als bei mir ein Zwerchfellbruch diagnostiziert wurde und ich den Bescheid erhielt, daß diese Situation nur durch Medikamente unter Kontrolle zu bringen sei. Auf der Suche nach einer anderen Lösung ging ich zu einem Akupunkteur, der mir empfahl, es mit der Blutgruppendiät zu versuchen, um meine Verdauung zu verbessern. Bevor ich dieses Buch las, aß ich vier- bis fünfmal Hühnchen in der Woche – Brathühnchen, Hühnersuppe, Hühnchensandwiches, naja, Sie wissen schon. Zuerst dachte ich, daß es mir schwerfallen würde, Hühnchen aus meinem Speiseplan zu streichen, aber ich aß statt dessen dann Lammfleisch. Obwohl ich diese Diät nicht begonnen habe, um abzunehmen, nahm ich in zwei Wochen rund neun Pfund ab, und zwar ohne mich an die empfohlenen Portionen zu halten. Der beste Effekt ist für mich aber, daß sich mein allgemeiner Gesundheitszustand verbessert hat. Ich fühle mich nicht mehr den ganzen Tag wie eine Schnecke, und die Leute sagen mir auch, daß man mir die neugewonnene Energie ansieht. Jetzt habe ich bis auf 129 Pfund abgenommen, soviel wog ich zuletzt zur Zeit meines College-Examens. Das habe ich geschafft, ohne

überhaupt nur zu versuchen, Kalorien zu vermeiden. Obwohl ich nie wirklich als ›fett‹ galt, sagen mir die Leute, daß man mir das Abnehmen sehr deutlich ansieht. Das Erstaunlichste ist, daß sich mein Körper jetzt so anfühlt, als könnte er mit den üblichen Krankheiten spielend fertigwerden. Wenn früher eine Erkältung im Anzug war, schien es kein Gegenmittel zu geben. Dann lag ich normalerweise ein paar Tage im Bett. Wenn sich die letzten paar Male eine Krankheit angekündigt hat, dann rechnete ich damit, am nächsten Morgen in einem elenden Zustand aufzuwachen. Erstaunlicherweise wachte ich dann auf, und jedes Mal waren die Symptome völlig verschwunden. Selbst angesichts dieser Resultate sind die Leute immer noch skeptisch. Aber wen kümmert's, sage ich. Mir geht es großartig, und ich werde mir keine Sorgen über meinen Schmerbauch machen müssen, wenn wir nach Hawaii fliegen.«

Sind Ihre Polyaminwerte zu hoch?

Es gibt keine bequeme direkte Methode zur Bestimmung der Polyaminwerte, aber man kann sich einiger indirekter Methoden bedienen, die als Polyamin-Barometer funktionieren:

Hoher oder im obersten Normalbereich liegender Serumalbumingehalt: Die Leber stellt Albumin her, ein wichtiges Protein, das für den schnellen Transport anderer Nährstoffe benötigt wird. Die Albuminproduktion geht unter Streßbelastung zurück, bei Einflüssen aus der Umwelt, durch Ernährungs-, toxischen oder Trauma-Streß. Die Polyaminsynthese hat eine positive Wirkung auf die Albuminwerte. Albumin wird für eine allgemeine Einschätzung des Ernährungszustandes von Patienten genutzt, weil es einen guten Überblick zum Körperproteinbestand des vergangenen Monats gibt. Der Meßbereich liegt zwischen 3,5 und 5,2 g/dl. Werte über 4,8 zeigen einen hohen Polyamingehalt an, Werte unter 4 gelten als sicher.

Hoher Indikangehalt im Urin: Der Indikantest mißt den Gehalt von Indolen im Darm durch die Bestimmung ihres Metaboliten Indikan im Urin. Ein hoher Indikanwert zeigt in der Regel eine hohe Bakterienzahl im oberen Darm an, und diese Bakterien produzieren, wenn sie dort in großer Zahl auftreten, große Mengen von Polyaminen.

Halitose (übler Mundgeruch): Wenn Sie trotz größter Sorgfalt bei der Zahnpflege (regelmäßiges Putzen, Gebrauch von Zahnseide) einen beständig üblen Mundgeruch haben, ist es sehr wahrscheinlich, daß Ihre Polyaminwerte zu hoch sind. Putrescin und Kadaverin, eines der sekundären Polyamine, sind für den größten Teil des charakteristischen Halitose-Geruchs verantwortlich. Überschüssige Polyamine hemmen außerdem den Transport von Leukozyten zu Orten von Infektionen und Entzündungen.

Kopfweh durch fermentierte Nahrungsmittel: Polyamine verstärken die Wirkungen von Histamin, das meist in histidinhaltigen Nahrungsmitteln enthalten ist, etwa in Rotwein. Ein häufiges Symptom eines hohen Polyamingehalts ist Kopfweh nach dem Genuß von fermentierten Nahrungsmitteln, zum Beispiel von Wein, Bier oder Sauerkraut.

Anzeichen eines zu hohen Indikan- oder Polyamingehalts bei den einzelnen Blutgruppen:

Blutgruppe 0: Wenn Sie die Blutgruppe 0 haben: Achten Sie auf die Getreide-Lektine. Sie steigern die Produktion von Polyaminen in den Zellen von Darm, Bauchspeicheldrüse und Leber. Getreide-Lektine ahmen außerdem die Wachstumseffekte von Insulin nach, was die wachstumsfördernden Wirkungen der Polyamine noch verstärkt.

Anzeichen von Toxizität bei 0-Typen

1. Sehr starke Schmerzen und Entzündungen, zum Beispiel Gelenkschmerzen, und Schmerzen unspezifischer Natur wie

etwa Fibromyalgie (chronische allgemeine Schmerzen in Muskeln, Bindegewebe und Knochen); Menstruationsprobleme
2. Schwierigkeiten bei der Gewichtsabnahme, starke Flüssigkeitsretention (besonders bei Typ-0-Nichtsekretoren)
3. Verdauungsprobleme: Krämpfe, Blähungen, Probleme beim Stuhlgang
4. Müdigkeit, geistige Hyperaktivität
5. Kohlenhydratunverträglichkeit, Müdigkeit und Benommenheit nach kohlenhydratreichen Mahlzeiten
6. Hohe Triglyceridwerte

Blutgruppe A: Wenn Sie ein A-Typ sind und zu viele tierische Lebensmittel zu sich nehmen, dann wird die schlechte Absorption, die sich aus dem unvollständigen Abbau tierischer Proteine ergibt, den Darmbakterien als eine sehr verführerische Quelle von Aminosäuren dienen. Als Dankeschön für diese Gratismahlzeit werden sie riesige Mengen von Polyaminen produzieren.

Anzeichen von Toxizität bei A-Typen:
1. Hautprobleme, zum Beispiel Psoriasis (Schuppenflechte), Ekzeme oder Akne
2. Kopfschmerzen: Meistens dumpfe Schmerzen hinter der Stirn, die kaum auf Acetylsalicylsäure oder Paracetamol reagieren
3. Zystische Brüste
4. Geistige Unruhe, geringe Belastbarkeit bei Streß
5. Magengärung führt zu Halitose (dies trifft besonders auf Typ-A-Nichtsekretoren zu)
6. Hypoglykämie (geringer Blutzuckergehalt)
7. Hohe Cholesterinwerte
8. Übelriechender Stuhlgang

Blutgruppe B und AB: Zwischen der Blutgruppe und der Aminosäure Arginin gibt es eine interessante Verbindung. Aus dem häufiger vorkommenden Arginin entsteht oft Ornithin, eine wei-

tere Aminosäure. Das Gen für das Enzym, das Argininbernsteinsäure (ASA), den Vorläufer des Arginins, herstellt, liegt in unmittelbarer Nachbarschaft des AB0-Gens auf 9 q34. Studien haben gezeigt, daß es zwischen beiden Genen eine starke Korrelation gibt. Auf diese Weise beeinflussen genetisch festgelegte Bestandteile der Blutgruppenchemie die verfügbare Menge an Arginin, das in Ornithin und schließlich in Polyamine umgewandelt wird. Auch Stickoxid wird von Arginin abgeleitet.[4]
Diese Querbeziehungen tragen zur Klärung der Frage bei, warum die Typen B und AB, die das B-Antigen haben, mit Stickoxid anders umgehen als die übrigen Blutgruppen. Diese Blutgruppen reagieren auf Veränderungen des Stickoxidgehalts ziemlich empfindlich, und wenn Polyamine den Argininbestand aus der Stickoxidproduktion herausnehmen, hat das auf sie eine ungünstige Wirkung.

Zeichen von Toxizität bei B- und AB-Typen:
1. Mangel an Libido (Sexualtrieb)
2. Schwacher Kreislauf, zum Beispiel kalte Hände und Füße, Blutdruckschwankungen beim Stehen oder Liegen (orthostatische Hypotonie), Hämorrhoiden, Krampfadern und allgemeine Erschöpfung
3. Lichtempfindlichkeit (Photophobie) und Empfindlichkeit gegen eine Vielzahl von Gerüchen
4. »Saurer« Magen, Halitose (typisch für Nicht-Sekretoren des Typs AB)
5. Völlegefühl und Unwohlsein im unteren Darmbereich
6. Zystische Brüste

Wenn Sie sich die Liste der Lebensmittel mit hohem Polyamingehalt anschauen, werden Sie feststellen, daß viele von ihnen von allen Blutgruppen gemieden werden sollten. Interessanterweise verhalten sich viele Nahrungsmittel, die Orotidylsäuredecarboxylase (ODC) blockieren und den Polyamingehalt reduzieren, außerdem gegenüber allen Blutgruppen neutral oder sind sogar nützlich. Wenn Sie nach Ihrer spezifischen Blutgruppendiät leben, können Sie den Polyamingehalt in Ihren Gedärmen zusätzlich reduzieren, indem Sie die entsprechenden Lektine vermeiden. Seien Sie außerdem vorsichtig, wenn Sie an die Grenzen Ihres Körpers bei der Nahrungsverwertung gelangen. Dies ist ein guter Grund, so viele nach ökologischen Kriterien produzierte Nahrungsmittel wie möglich zu essen. Chemikalien, schlechte Lagerung und Schadstoffe belasten Lebensmittel und steigern ihren Polyamingehalt.

Nahrungsmittel, die den Polyamin- und Indolgehalt senken

Lärchen-Arabinogalactan (Larch AG, ARA-6): Diese aus der Lärchenart *Larix occidentalis* gewonnene Substanz fördert eine bessere Balance im Darmtrakt und senkt gleichzeitig den Gehalt an Endprodukten des Proteinabbaus, zum Beispiel von Ammoniak. Für alle Blutgruppen nutzbar.

Walnüsse: Die Forschung zeigt, daß Walnüsse ODC hemmen. Nutzbar für alle Blutgruppen.

Grüner Tee: Wie die Forschung zeigt, hemmen die Polyphenole im grünen Tee die ODC. Für alle Blutgruppen nutzbar.

Dunkelblau, purpurrot oder rot pigmentierte Obstsorten: Diese Nahrungsmittel enthalten Anthrocyanidine, Antioxidantien, die erwiesenermaßen ODC hemmen. Zu dieser Gruppe gehören Holunderbeeren, Kirschen und Heidelbeeren. Die meisten sind für alle Blutgruppen neutral oder nützlich.

Granatäpfel, Kochbananen und Guaven: Alle drei hemmen ODC. Anmerkung für die einzelnen Blutgruppen: AB- und B-Typen sollten Granatäpfel meiden, A- und 0-Typen auf Kochbananen verzichten.

Zwiebeln, Dill, Estragon, Brokkoli und Knoblauch: Sie wirken leicht antibakteriell gegen viele der polyaminproduzierenden Belastungen, gleichzeitig auch als leicht ODC-Hemmer. Für alle Blutgruppen nutzbar.

Kurkumin und Kurkuma: In Indien weitverbreitete Gewürze und von ayurvedischen Medizinern schon seit langem verwendet. Kurkuma wirkt stark hemmend auf die Polyaminsynthese. Für alle Blutgruppen nutzbar.

Feuer mit Feuer bekämpfen: die probiotische Rettungsleine

Ein russischer Biologe namens Elie Metschnikow propagierte im Jahr 1910 die Beseitigung von Giftstoffen in Magen und Darm als den Königsweg zu einer guten Gesundheit und zu einem längeren Leben. Viele Mitglieder des medizinischen Establishments hielten ihn für einen Scharlatan. Darm-»Reinigung« war zu dieser Zeit so etwas wie eine Modeerscheinung, Kurkliniken und Kurorte waren eine beliebte Zuflucht für Angehörige der Oberschicht. Immer neue Heilmittel überschwemmten den Markt. Das medizinische Establishment, krankhaft mißtrauisch gegenüber jeder Theorie, die nicht ihr Gütesiegel trug, steckte Metschnikows Ideen in eine Schublade mit all den anderen. Das ist wirklich eine Schande, zumal die Theorie auch noch stimmte. Metschnikow prägte das Wort »probiotisch« (was soviel heißt wie »lebensbejahend«), um seine Prämisse zu erläutern, daß das Altern ein Vorgang ist, der durch die chronische Belastung mit Fäulnisgiftstoffen eingeleitet wird. Diese habe ihre Ursache in Ungleichgewichten in der Darmflora, war seine These. Dieser Prozeß, so lautete sein Vorschlag, könnte durch die regelmäßige Aufnahme von Milchsäurebakterien und ihrer »kultivierten« Produkte gestoppt werden.

Heute, fast hundert Jahre später, ist allgemein anerkannt, daß »freundliche« Darmbakterien Ihre Zellen schützen, die Immunfunktionen verbessern und positive Auswirkungen auf Ihre Fähigkeit haben, die Nährstoffe in Ihrem Essen vollständig zu verwerten. Der allgemeinen Aufmerksamkeit entgeht allerdings oft die grundlegende Tatsache, daß Ihre Blutgruppen-Antigene das richtige Gleichgewicht »freundlicher« Bakterien arrangieren.[5]

Wie schon erläutert, kommen Blutgruppen-Antigene vor allem in jenen Teilen Ihres Körpers vor, die Kontakt zur Außenwelt haben. Wenn Sie ein Sekretor sind, dann sind sie auch in den Schleimabsonderungen enthalten, die Ihren Verdauungstrakt säumen und schützen. Welche Rolle spielen diese Blutgruppen-Antigene für das Gleichgewicht Ihrer Darmflora? Um es offen zu sagen: Sie dienen als »Bakterienfutter«.

Ihre Blutgruppen-Antigene sind komplexe Zuckerverbindungen, die bei Bakterien sehr beliebt sind. Die einzelnen Blutgruppen-Antigene sind aus verschiedenen Zuckerverbindungen zusammengesetzt, und Bakterien sind wählerisch. Viele der »freundlichen« Bakterien ernähren sich letztlich stets ihrem Typ entsprechend, indem sie Ihre Blutgruppe als bevorzugten Nahrungslieferanten nutzen. Wenn ihre Zahl groß genug ist, dann sind sie im Wettstreit um ihr Essen sehr viel effektiver als ihre schädlicheren Verwandten (schließlich *mögen* diese Bakterien Sie ja), und zum Schluß werden sie die »schlechten« Bakterien hinausdrängen. Die passenden, Ihrer Blutgruppe entsprechenden Darmbakterienstämme werden die Blutgruppen-Antigene in kurzkettige Fettsäuren verwandeln, die für die Dickdarmgesundheit äußerst förderlich sind.

Woher kommt diese »Präferenz«? Sie beruht auf einem Vorgang, der als Adhäsion bezeichnet wird. So wie ein Schlüssel nur in das für ihn bestimmte Schloß paßt, verbinden sich Bakterien nur mit ganz bestimmten Zuckerstrukturen, die ihnen eine entsprechende Andockstelle bieten. Nicht alle dieser Bakterien-Kontaktstellen im Darm- und Verdauungstrakt sind blutgruppenspezifisch, aber der Vorgang des Andockens wird bei vielen »freundlichen« (und »unfreundlichen«) Bakterien von der Blutgruppe diktiert. Tatsächlich wies fast die Hälfte aller getesteten Bakterienstämme gewisse blutgruppenspezifische Eigenschaften auf.

Um Ihnen eine Vorstellung von der Größenordnung des Einflusses der Blutgruppen auf die Darmbakterienflora zu geben: Es gibt Schätzungen, daß ein Mensch der Blutgruppe B im Vergleich zu Angehörigen der Typen A und 0 bis zur 50 000fachen Menge gewisser »freundlicher« Bakterienstämme in seinem Körper hat. *Das* nennt man Präferenz! (Im Anhang E auf Seite 543 finden Sie eine Reihe von mir entwickelter probiotischer Nahrungsergänzungsstoffe.)

Ein weiterer Aspekt der Blutgruppenpräferenz ist die mit Bakterien verbundene lektinähnliche Aktivität – diese hat zur Folge, daß sie sich zur einen Blutgruppe freundlich, zur anderen aber unfreundlich verhalten. Einige nützliche Bakterienstämme können dafür sorgen, daß sich Ihre roten Blutkörperchen zusammenballen. Das ist ein Vorgang, der von Ihrer Blutgruppe gesteuert wird.

Ganz allgemein gilt folgender Grundsatz: Alle Blutgruppen können von der Gesamtwirkung solcher freundlichen Bakterien (und von Lebensmitteln, in denen sie enthalten sind) profitieren. Probiotische Ernährung ist für den kränklichen, leidenden Körper eine Rettungsleine, sie fördert die Entgiftung und Heilung.

Fazit: Halten Sie sich an die Empfehlungen für Ihre Blutgruppe, dann wird Ihr Körper giftfrei und gesund sein.

Teil III

Richtig leben – die Empfehlungen

8 Der Schlüssel zur richtigen Lebensweise

Wie Sie aus dem Konzept für körperliches und seelisches Wohlbefinden den größten Gewinn ziehen

Lieber Herr Dr. D'Adamo,
ich möchte Ihnen von einem unglaublichen Erfolg bei meinem Sohn Peter berichten, der die Blutgruppe 0 hat und neun Monate alt ist. Peter wurde mit einem Zwerchfellbruch geboren, der fünf Tage nach der Geburt und ein zweites Mal nach fünf Monaten operiert wurde. Ansonsten ist mein Sohn geistig und körperlich normal. Er hat noch einen Zwillingsbruder, der gesund ist. Peter litt jedoch unter starkem Reflux, der sich durch die Einnahme von Medikamenten (Cisaprid, Ranitidin) nicht besserte. Peters Nahrung bestand auf Anweisung der Diätassistentin des Krankenhauses vorwiegend aus sehr dickflüssigem Getreidebrei für Säuglinge, gemischt mit Obst. Als ich den Getreidebrei absetzte und statt dessen Fleisch und Gemüse fütterte, hat mein Sohn innerhalb von drei Tagen aufgehört, nach jeder Mahlzeit zwei- bis dreimal zu erbrechen und behält 75 % des Essens bei sich, die restlichen 25 % erbricht er, läßt sich aber erfolgreich nachfüttern. In den letzten beiden Tagen hat er nicht mehr erbrochen. Die Besserung war sofort erkennbar.
Man hatte mir gesagt, eine Operation sei der einzige Weg, eine Besserung zu erreichen. Jetzt glaube und hoffe ich, daß doch keine Operation nötig ist. Danke, daß Sie Peters Leben verändert haben. Sie können sich gar nicht vorstellen, wie sich dieses Baby verwandelt hat. Ich bin sehr dankbar, daß ich von Ihrem Buch erfahren und es zum Glück auch gekauft habe.

In Dankbarkeit,
Anne T.

Hier zeigt sich der wahre Maßstab für den Erfolg unserer Arbeit. Was hätten wir uns von der Veröffentlichung von *4 Blutgruppen – Vier Strategien für ein gesundes Leben* und der raschen Verbreitung des Buches mehr erhoffen können als Ergebnisse, wie sie bei Peter eintraten? Der Instinkt seiner Mutter, sich trotz der angebotenen Lösung auf eigene Faust umzusehen, bewahrte diesen neun Monate alten Jungen vor einer Reihe von falschen Maßnahmen zunehmender Drastik. Vor allem aber konnte Peter so eine Störung bewältigen, aus der sich sonst leicht eine chronische Krankheit entwickelt hätte. Ich habe mir oft ausgemalt, wie anders das Leben für viele meiner Patienten ausgesehen hätte, wenn sie schon von klein auf das gegessen hätten, was ihrer Blutgruppe entspricht. Leider stehen die meisten Menschen, wenn sie bei mir Hilfe suchen, schon lange Zeit mit dem Rücken zur Wand und führen einen fast aussichtslosen Kampf.
Und das sieht man denen, die jahrelang mit chronischen oder schweren Krankheiten gerungen haben, auch an. Sie sind müde. Sie kommen zu mir mit einem angeschlagenen Immunsystem, Stoffwechselstörungen, langfristigen Verdauungsbeschwerden, lebenslangen Kämpfen gegen Übergewicht und Diabetes – alles Folgen davon, daß sie Ernährungs- oder Diätplänen folgen, die genetisch nicht zu ihrem System passen. Da Peter und sein Zwillingsbruder erst neun Monate alt sind, haben sie die Chance, ihr Leben lang von den Vorteilen zu profitieren, die eine richtige Ernährung von Anfang an mit sich bringt.
Die Empfehlungen für die verschiedenen Blutgruppen werden Ihnen helfen, die für Sie und Ihre Familie wichtigen Zusammenhänge zu erkennen. Seit *4 Blutgruppen – Vier Strategien für ein gesundes Leben* veröffentlicht wurde, haben mich die Leser hartnäckig um mehr Informationen gebeten, um ein tieferes Verständnis für die Dynamik der Blutgruppen zu gewinnen. Und eben dies wollen wir nun ermöglichen. Die hier vorgelegten Empfehlungen stellen, zusammen mit dem umfangreichen wissenschaftlichen Belegmaterial, einen Leitfaden für die ganze Familie dar, der zu einem umfassenden Verständnis Ihrer Blutgruppe und deren Zusammenhang mit anderen Faktoren führt.

Wie Sie aus diesem Buch den größten Gewinn ziehen

Vielleicht sind Sie kerngesund und möchten einfach Ihr Potential optimieren und Ihre Lebenszeit verlängern. Vielleicht versuchen Sie schon eine Zeitlang, die Lösung für ein quälendes Problem zu finden – eine unerwartete Gewichtszunahme, phasenweise auftretende Schmerzen und allgemeines Unwohlsein, Verdauungsbeschwerden, chronische Infekte oder schwächende Migräneanfälle. Vielleicht stecken Sie noch tiefer in Schwierigkeiten – Sie leiden an einer schweren oder lebensbedrohenden Krankheit. Was immer Ihr Interesse an den Blutgruppen und ihren Auswirkungen geweckt hat, Sie werden auf alle Fälle Nutzen aus der Erforschung dieser Zusammenhänge ziehen. Information kann schließlich nie schaden, nur ein Mangel an Information.
Ich habe im folgenden einige Prinzipien zusammengestellt, die für Ihre Orientierung sehr wichtig sind. Wenn Sie sie beachten, können Sie aus diesem Buch großen Gewinn ziehen.

1. Seien Sie offen und flexibel

Die Blutgruppenforschung ist nicht eindimensional, sondern befaßt sich ihrem Wesen nach mit der Untersuchung von Unterschieden. Es liegt also auf der Hand, daß nicht immer alles säuberlich in eine von vier Kategorien paßt. Bleiben Sie daher offen und seien Sie vorsichtig. Es sollte nicht darauf hinauslaufen, daß Sie einfach ein rigides System durch ein anderes ersetzen. Tasten Sie sich vielmehr allmählich in dieses Programm hinein und experimentieren Sie damit, was für Ihre persönliche Lebenslage stimmig ist. Vielleicht stürzen Sie sich begeistert auf die Blutgruppendiät und die sonstigen Empfehlungen, aber der Schlüssel zum Erfolg liegt in der Ausgewogenheit.
Als immer mehr Menschen *4 Blutgruppen – Vier Strategien für ein gesundes Leben* lasen, wurde ich von panikerfüllten Anhängern meiner Diät mit Post überschwemmt. Sie überwachten haarscharf jeden Bissen, den sie zu sich nahmen, weil sie fürchteten, daß jede Abweichung vom Plan – eine Prise Zimt, eine Essig-

gurke, ein Klecks Senf – in ihrem Blut ganze Heerscharen von Lektinen in Marsch setzen würde, die überall agglutinierte Zellklumpen hinterließen. Das ist die klassische Mentalität von Menschen, die Diät halten – und sie schadet mehr als sie nützt. Der Sinn der Sache ist nicht, daß man ständig in der Angst lebt, bei einem Ernährungsfehler würde es einen »erwischen«. Vielmehr geht es darum, daß Sie auf eine größere Harmonie zwischen Ihren genetischen Gegebenheiten, Ihrer Gesamternährung und Ihrem sonstigen Gesundheitsprogramm hinarbeiten. Wenn Sie im großen und ganzen gesund sind, können Sie sich leisten, flexibel zu reagieren, wenn die Umstände es verlangen. Ich bin ein A-Typ, der zufällig gerne Tofu ißt. Ich esse ihn schon mein Leben lang. Aber ungefähr einmal im Jahr bekomme ich unbändige Lust auf ein altes Lieblingsgericht der Familie meiner Frau Martha: mit Hackfleisch gefüllten Kohl. Und ich genieße jeden Bissen.

Ich bekomme auch viel Post von Menschen, die ein Problem mit dem einen oder anderen empfohlenen Nahrungsmittel haben – A-Typen, die keine Erdnüsse vertragen, 0-Typen, die kein rotes Fleisch essen wollen, B-Typen, die nicht ohne Hühnerfleisch leben können; das ist nicht anders zu erwarten. Es gibt immer Variationen, aber durch die Fähigkeit, diese Variationen zu verstehen und mit ihnen umzugehen, erlangen wir ein gewisses Maß an Kontrolle. Und das gehört zu den Zielen, die wir hier anstreben.

2. Mißtrauen Sie reduktionistischen Schlüssen

Die Verbindung zwischen Blutgruppe und Krankheit, die wir untersuchen werden, ist keine simple Frage von Ursache und Wirkung. Nehmen Sie zum Beispiel Herzerkrankungen. Sie können eine Herzerkrankung haben, ob Sie zur Blutgruppe 0, A, B oder AB gehören. Verschieden ist nur der Weg, auf dem Sie dorthin gelangen, und die Methode, mit der Sie wieder gesund werden. Bei den meisten Fällen von chronischer Krankheit spielen viele Faktoren eine Rolle, sie entstehen nicht aufgrund einer einzigen Ursache. Der unschätzbare Vorteil bei der Beachtung der

Korrelation von Blutgruppen und Krankheiten liegt darin, daß diese vorhersagen hilft, welche Faktoren für Sie das größte Risiko darstellen.

Die Frage, was ein Risikofaktor ist und wie ernst man ihn nehmen soll, sorgt bei vielen Menschen für Verunsicherung, und zwar mit gutem Grund. Die Sprache der Schulmedizin legt nahe, daß es eine direkte Beziehung zwischen einem Risikofaktor und einer Krankheit gibt, ein eindeutiges Verhältnis von Ursache und Wirkung, das sich in Sätzen zeigt wie: »Rauchen verursacht Krebs« oder »Streß verursacht hohen Blutdruck«.

Wenn wir über blutgruppenspezifische Risikofaktoren sprechen, sagen wir damit nicht, daß die Zugehörigkeit zu einer bestimmten Blutgruppe *an sich* ein erhöhtes Risiko für bestimmte Krankheiten mit sich bringt. Wir sagen lediglich, daß in Kombination mit anderen Faktoren wie falsche Ernährung, Streß oder bestimmte Umweltbedingungen ein höheres Risiko bestehen kann, eine bestimmte Krankheit zu bekommen. Dieses Risiko kann in unmerklichen Schritten wenig oder kräftig steigen. Seien Sie skeptisch gegenüber Behauptungen wie »der Verzehr von Fleisch erhöht die Toxizität im Körper« oder »alle Kohlenhydrate werden in Fett umgewandelt«. Sie vereinfachen zu stark, und viele Menschen, die eine Diät halten, tun es aus Angst, und das ist eine schreckliche Motivation.

Unser Wissen über die Mechanismen, die mit den Blutgruppen zusammenhängen, steuert noch einen anderen wichtigen Gesichtspunkt zum Thema Risiko bei: Risikofaktoren können genetisch sein, *generisch* sind sie nicht. Die derzeitige Medizin begünstigt ein Schablonendenken, nach dem *ein* Risikofaktor für alle paßt, ohne Rücksicht auf die offen zutage liegenden Verschiedenheiten.

Die Blutgruppenforschung bietet eine Möglichkeit, die Dinge aus einer anderen Perspektive zu betrachten. Wenn wir den Faktor Blutgruppe auf die Physiologie einer bestimmten Krankheit anwenden, bringen wir einen ganz neuen Ansatz ins Spiel. Wir können Risikofaktoren in einem neuen Kontext untersuchen, die Unterschiede in der Physiologie des Menschen einbeziehen

und Behandlungspläne erstellen, die genau ins Zentrum der Anfälligkeit für eine Krankheit treffen.
Um die Wirksamkeit der Empfehlungen für Ihre Blutgruppe zu maximieren, müssen Sie sich bilden. Lernen Sie soviel Sie können über die Variablen, die Ihr individuelles Profil ausmachen – Blutgruppe, Sekretor-Status, Familiengeschichte, Krankheiten und Lebensweise. Seien Sie immer skeptisch, wenn Sie auf Behauptungen stoßen, die angeblich auf jeden zutreffen.

3. Seien Sie Ihr eigener Forscher

Woher wissen Sie, ob etwas wahr ist? Wie sieht ein wissenschaftlicher Nachweis aus? Diese Frage ist nicht ganz unwichtig, wenn Sie hinsichtlich Ihrer Ernährung und Gesundheit einen neuen Kurs einschlagen. Sie müssen nicht nur selbst sicher sein, daß die Blutgruppenforschung Hand und Fuß hat, sondern vielleicht auch Ihren Hausarzt oder andere Mitarbeiter des Gesundheitswesens davon überzeugen. Um Ihnen dabei zu helfen, habe ich eine umfangreiche Liste von Aufsätzen angefügt, die auf etwa 1200 wissenschaftlichen Untersuchungen beruhen (40 Prozent davon stammen aus den letzten drei Jahren). Diese Aufsätze befassen sich mit verschiedenen Teilen des Blutgruppen-Puzzles und beruhen auf klinischen Untersuchungen und Labortests an Tieren und Menschen sowie auf ausgeklügelten Analysen vorherrschender Eigenschaften einzelner Blutgruppen. Außerdem werden Sie im ganzen Buch Beispiele aus meiner dreijährigen Studie über die Ergebnisse der Blutgruppendiät finden, die ich mit Hilfe meiner Webseite durchgeführt habe, um die Auswirkungen der Blutgruppendiät messen zu können. Die Antworten der 2330 Personen, die ich für die Verwendung in diesem Buch aus der Studie ausgesucht habe, sind durch Krankenblätter und andere Unterlagen abgesichert. Sie wurden nach folgenden Kriterien klassifiziert:

Studie über die Ergebnisse der Blutgruppendiät

Teilnehmer insgesamt:	2330
Geschlecht	
männlich:	546
weiblich:	1784
Alter	
Kinder:	85
Jugendliche:	71
Junge Erwachsene:	666
Erwachsene mittleren Alters:	1411
Alte Menschen:	97
Blutgruppe	
Blutgruppe 0:	1209
Blutgruppe A:	724
Blutgruppe A:	318
Blutgruppe AB:	79

Das Ergebnis eines jeden Teilnehmers wird in eine der folgenden Kategorien eingeordnet:

Energie/Wohlbefinden
Gewichtsabnahme
Verdauung/Ausscheidung
Immunsystem/Krebs
Muskeln/Skelett
Herz/Lunge
Hormone/Fortpflanzung
Neurologisch/Psychologisch

Das ist zwar keine »offizielle« Untersuchung, liefert aber Fallbeispiele und klinische Bestätigung für die Prämissen der Blutgruppendiät. Außerdem glaube ich, daß Sie die Geschichten vieler Teilnehmer faszinierend, ermutigend und lehrreich finden werden.

Haben Sie Interesse, an der Blutgruppen-Studie teilzunehmen? Besuchen Sie die Webseite www.dadamo.com.

Bei der Aufnahme der Informationen in diesem Buch legen Sie bitte Ihre eigenen, strengen Wahrheitskriterien an. Wie ich noch immer meine, kann man die Stichhaltigkeit einer Theorie am besten prüfen, indem man ausprobiert, ob sie für einen selbst funktioniert. Die Blutgruppenforschung bietet die Möglichkeit, Dinge aus einer anderen Perspektive zu betrachten. Wenn wir eine Verbindung zwischen der Blutgruppe und der Physiologie einer bestimmten Krankheit oder auch einem Faktor der Lebensweise herstellen, gewinnen wir einen frischen Untersuchungsansatz. Wir können Risikofaktoren in einem neuen Kontext prüfen, die Verschiedenheit der menschlichen Physiologie berücksichtigen und Behandlungspläne entwerfen, die genau ins Zentrum einer Anfälligkeit treffen.

4. Lassen Sie sich Zeit

Chronische Krankheiten brauchen manchmal Jahrzehnte, um sich zu entwickeln. Jedes System, das rasche und mühelose Besserung verheißt, verdient Mißtrauen. Das Blutgruppensystem bietet mehr als eine Diät. Es liefert den Entwurf für eine ganze Lebensweise.

5. Glauben Sie nicht, die Blutgruppen leisten die ganze Arbeit allein

Sie können sich treu an jede Empfehlung in diesem Buch halten, aber wenn Sie in einer krebserregenden Umgebung arbeiten, bekommen Sie vielleicht trotzdem Krebs. Wenn Sie in Ihrer Ehe Gewalt erleben, werden Sie dennoch die körperlichen und seelischen Folgen tragen müssen. Wenn Ihre Schuhe zu eng sind, werden Ihnen die Füße weh tun. Entscheidend ist, daß Sie gut für sich sorgen – als *ganzen* Menschen. Es gibt praktische Strategien, die für jeden sinnvoll sind, unabhängig von der Blutgruppe. Der erste Schritt eines Gesundheitsprogramms besteht immer darin, einen Plan für die erforderlichen Untersuchungen aufzustellen. Der folgende Plan ist die Standardempfehlung für alle Blutgruppen. Zusätzlich sind eine jährliche Generaluntersuchung, regelmäßige Besuche beim Zahnarzt und regelmäßige Zahnreinigung für eine gute Gesundheit unerläßlich.

Untersuchung	Zweck	Häufigkeit
Sekretor-Status-Test (Speichel)	Feststellung des Sekretor-Status	Einmal im Leben
Harnindikan-Test	Prüfung auf erhöhten, toxischen Indikangehalt und Polyamin-Risikofaktoren bei allen Gesundheitsstörungen	Ein- oder zweimal im Jahr
Blutuntersuchung	Untersuchung von: Blutbild, Serumalbumin, Serumcholesterin, Triglyceriden, Blutzucker, Eisen, Hormonspiegel	Einmal im Jahr. Häufiger, wenn Sie eine der folgenden Krankheiten haben: Diabetes, eine Schilddrüsenkrankheit, Anämie, erhöhte Cholesterinwerte, hohe Triglyceridwerte, HIV, Krebs
Bioelektrische Impedanz-Messung	Vergleicht Muskelmasse mit Fettmasse, mißt den Wassergehalt der Zellen	Ein- oder zweimal im Jahr
EKG	Mißt die Herzströme	Einmal im Jahr. Häufiger, wenn Sie eine Herzkrankheit haben
Blutdruckmessung	Mißt den systolischen und den diastolischen Blutdruck	Einmal im Jahr. Häufiger (bis zu täglich, mit einem eigenem Blutdruckmeßgerät), wenn Sie Bluthochdruck haben
Brustuntersuchung (Frauen)	Feststellung von krankhaften Veränderungen im Brustgewebe	• Selbstuntersuchung einmal im Monat nach der Menstruation • ärztliche Untersuchung einmal im Jahr
Mammographie (Frauen)	Röntgenaufnahme zur Feststellung von krankhaften Veränderungen in der Brust, die anders nicht feststellbar sind.	• Ab etwa 35 bis 40 Jahren • Jährlich oder alle zwei Jahre zwischen 40 und 50 Jahren • Ab 50 Jahren jährlich

Fortsetzung siehe folgende Seite

Untersuchung	Zweck	Häufigkeit
Sigmoidoskopie	Untersuchung des Rektums und des letzten Stückes des Dickdarms auf gutartige Gewächse oder kolorektalen Krebs	Jährlich ab 40 Jahren, ab 50 Jahren Darmspiegelung
Prostata-Untersuchung (Männer)	Blutuntersuchung und rektale Untersuchung zur Früherkennung von Prostatakrebs	Jährlich ab 40 Jahren
Unterleibsuntersuchung und Papanicolaou-Abstrich (Frauen)	Feststellung von krankhaften Veränderungen und Anzeichen für Gebärmutterhalskrebs.	Nach dem Eintreten der Menses einmal im Jahr

Die Empfehlungen für die einzelnen Blutgruppen

In den folgenden vier Kapiteln werden Sie detaillierte Empfehlungen für jede Blutgruppe finden. Der Inhalt ist gegliedert in:

Das Blutgruppen-Profil

Das Profil Ihrer Blutgruppe: Eine Zusammenfassung der wichtigsten Merkmale Ihrer Blutgruppe.

Das Profil Ihrer Krankheitsrisiken: Hier wird aufgezeigt, wie sich die Eigenschaften Ihrer Blutgruppe in meßbaren Tendenzen ausdrücken und wie diese Tendenzen zu Krankheiten führen können.

Die Blutgruppen-Empfehlungen

Strategien für die Lebensweise: Diese Strategien berücksichtigen das Wissen darüber, wie die biologischen und chemischen Wechselwirkungen je nach der Blutgruppe variieren.

Modifizierte Strategien: Praktische Ratschläge für Kinder, ältere Menschen und Menschen in besonderen Lebensumständen, abgestimmt auf die jeweilige Blutgruppe.

Strategien für den emotionalen Ausgleich: Strategien für die Bewältigung von Streß und zur Vermeidung der für Ihre Blutgruppe typischen Komplikationen zwischen Leib und Seele.

Die Zwei-Stufen-Diät: In diesem Zwei-Stufen-System ist die in *4 Blutgruppen – Vier Strategien für ein gesundes Leben* vorgestellte Diät weiterentwickelt und bietet somit einen Weg, die Strenge der Diät je nach Ihren Bedürfnissen zu variieren. Es ermöglicht auch die Berücksichtigung Ihres Sekretor-Status.

Individuelle Diätrichtlinien: Die blutgruppenspezifischen Grundrichtlinien für gesunde Menschen.

> **Stufe eins: Maximieren Sie Ihre Gesundheit:** Diese Stufe wird in Verbindung mit neutralen Nahrungsmitteln als allgemeine Nahrungsergänzung für die meisten gesunden Menschen genügen.
>
> **Stufe zwei: Überwinden Sie Ihre Krankheit:** Diese Varianten sind für Menschen gedacht, die an einer chronischen Krankheit leiden oder eine strengere Diät halten wollen.

Individuelle Therapien für chronische Krankheiten: Abhängig von Ihrer Blutgruppe haben Sie ein höheres Risiko, bestimmte Krankheiten zu bekommen. Zu den Empfehlungen für die richtige Lebensweise gehören zusätzlich zur Diät viele therapeutische Ratschläge für diese Krankheiten. Beachten Sie jedoch, daß Sie zwar blutgruppenbedingt ein niedriges Risiko für eine

Therapie-Register

Die Risikoprofile und die Therapien für Krankheiten sind nach Blutgruppen angeordnet. Sie können jedoch auch an einer Erkrankung leiden, die in Ihrer Blutgruppe nicht so häufig auftritt. Nachfolgend finden Sie ein Register der individuellen Therapien für chronische Krankheiten, die in den Kapiteln mit den Empfehlungen besprochen werden, mit den zugehörigen Seitenzahlen.

bestimmte Krankheit haben können, sie aber aufgrund Ihrer Lebensweise oder genetischer Faktoren dennoch bekommen können. Aus diesem Grund habe ich das nebenstehende Register erstellt, so daß Sie leicht Ratschläge für jede Krankheit finden können – selbst wenn sie nicht in den Empfehlungen für Ihre eigene Blutgruppe erscheint.

9 Richtig leben mit der Blutgruppe 0

Inhalt

Das Profil der Blutgruppe 0

Die dominierende Blutgruppe der Menschheit in die Umwelt des 21. Jahrhunderts mitzubringen, ist eine zwiespältige Sache. Der Prototyp des 0-Typs zur Zeit unserer Vorfahren war ein schlauer, aggressiver Jäger. Der 0-Typ strebte instinktiv nach einer starken Position und ließ die Schwachen und Kranken zurück, damit die Mehrheit überleben konnte. Das war die pragmatische, unerbittliche Voraussetzung dafür, daß die menschliche Rasse die wilden Elemente bezwingen konnte, die sie umgaben. In einer feindlichen Umgebung überlebt ein feindseliger Mensch. Manche Aspekte des 0-Typ-Profils sind bis zum heutigen Tag in jeder Gesellschaft unverzichtbar – Führungskraft, Extroversion, Energie, Zielstrebigkeit. Im Idealfall können 0-Typen kraftvoll und produktiv sein. Andererseits kann ein 0-Typ unter großem Streß auch die Schattenseiten dieser Eigenschaften intensiv ausleben.

Eine gute Führung inspiriert und gibt Sicherheit. Eine von Herrschsucht geleitete Führung macht aus der Überlegenheit ein tödliches Spiel von Töten oder Getötetwerden und schafft Bedingungen, die in modernen Gesellschaften Unheil anrichten. Der 0-Typ erzeugt unter Streß eine große Menge von Katecholaminen und eine geringe Menge MAO (Monoaminoxydase). In diesen Eigenschaften zeigt sich das Erbe der Vorfahren des 0-Typs, denn sie ermöglichen, daß bei Gefahr eine blitzschnelle Instinktreaktion ausgelöst wird und über »Kampf oder Flucht« entscheidet. Aber diese reflexhafte Reaktion auf Streß, die für den 0-Typ der Urzeit so lebenswichtig war, ist in der heutigen Welt nicht immer ein Segen. Die Streßreaktion des 0-Typs kann völlig überzogenen Ärger, Wutanfälle und Hyperaktivität auslösen und sogar zu einem so großen chemischen Ungleichgewicht führen, daß daraus ein manischer Schub folgen kann. Da eine starke synergistische Beziehung zwischen der Ausschüttung von Dopamin und ausgeprägten Gefühlen der Belohnung, Verstärkung und des Glücks besteht, ist der 0-Typ, wenn er übermäßig müde, zornig, deprimiert oder gelangweilt ist, besonders anfällig für destruktive Verhaltensweisen. So etwa für Spielsucht, ein Verlangen nach starken Reizen und hohen Risiken, den Mißbrauch von Drogen, Alkohol oder Medikamenten sowie Impulshandlungen.
Als heutiger 0-Typ müssen Sie unbedingt die beachtlichen körperlichen Kräfte nutzen, die Teil Ihres genetischen Erbes sind. Sie sind auf Leistungsfähigkeit hin angelegt, und Ihr Verdauungsapparat, Stoffwechsel und Immunsystem wirken gemeinsam darauf hin, Kraft und Ausdauer zu fördern. Kommen diese Anlagen nicht zum Zug – weil Sie sich schlecht ernähren, sich nicht genügend bewegen, sich selbstschädigend verhalten oder ständig unter Streß stehen –, dann sind Sie anfällig für eine Reihe negativer Auswirkungen auf den Stoffwechsel. Zu ihnen zählen Insulinresistenz, eine träge Schilddrüsenfunktion, Ödeme und Gewichtszunahme. Und obwohl Ihr 0-Typ-Immunsystem im allgemeinen robust ist und eine natürliche Abwehr gegen Krebs mit sich bringt, kann ein systemisches

Ungleichgewicht zu Entzündungen, Arthritis und Allergien führen.

Wenn Sie Ihre Lebensweise an die Stärken des 0-Typs anpassen, kommen Sie in den Genuß der Vorzüge Ihrer Vorfahren. Ihr genetisches Erbe bietet Ihnen die Möglichkeit, stark, schlank, produktiv, energiegeladen, optimistisch zu sein und lange zu leben.

Das Profil der Krankheitsrisiken für die Blutgruppe 0			
Merkmale	Manifestationen	Erhöhte Risiken	Variationen
Körper/Seele Tendenz, bei Streß einen hohen Katecholaminspiegel aufzubauen (Adrenalin und Noradrenalin), weil der Spiegel des Abbauenzyms MAO niedrig ist.	Unausgewogenheit des Neurotransmitters Dopamin Tendenz, bei Krisen sofort ohne Nachdenken zu reagieren Übersteigerte Emotionalität und Hyperaktivität Neigung zu raschen Stimmungswechseln – himmelhoch jauchzend, zu Tode betrübt Extroveriert und kontrollierend	Bipolare Depression (manisch-depressiv) Depression Herzkrankheiten (wenn »Persönlichkeitstyp A«) Parkinson Krankheit Schizophrenie Alkohol, Drogen und Medikamentenmißbrauch	**Kinder** Hoher Katecholaminspiegel und Dopaminunausgewogenheit gehen mit Hyperaktivität einher
Verdauungstrakt Überproduktion von Magensäure, überschießende Pepsinogen-Ausschüttung nach Mahlzeiten	Unterstützt effiziente Verdauung von tierischem Eiweiß Kann gastrointestinale Mißempfindungen auslösen	Magengeschwüre Gastritis Duodenitis	**Nicht-Sekretoren** Erhöhtes Risiko

Fortsetzung siehe folgende Seite

Das Profil der Krankheitsrisiken für die Blutgruppe 0 *(1. Fortsetzung)*			
Merkmale	Manifestationen	Erhöhte Risiken	Variationen
Hoher Spiegel von intestinaler alkalischer Phosphatase (Enzym)	Bewirkt die leichte Aufspaltung von Fetten Bietet zusätzlichen Schutz gegen Krankheiten der Herzkranzgefäße Stärkt die Knochen		
Das Bakterium H. pylori bevorzugt den Antigen-Zucker der Blutgruppe 0	Anfälligkeit für Infektionen mit H. pylori Verstärkte Entzündungen	Magengeschwüre	**Nicht-Sekretoren** Erhöhtes Risiko
Stoffwechsel Erniedrigte Blutgerinnungsfaktoren	»Dünneres« Blut Blutgerinnungsstörungen	Schlaganfall (verurchsacht durch Gehirnblutungen)	
Der Stoffwechsel ist auf eine effiziente Nutzung von Kalorien ausgerichtet	Schlechte Verwertung von Kohlenhydraten Kohlenhydratreiche Ernährung führt zu Ödemen und der Zunahme von Fettgewebe, erhöht den Triglycerid-Spiegel, fördert die Insulinresistenz und führt zu Schilddrüsenunterfunktionen	Geringes Risiko für Diabetes und Herzkrankheiten, wenn der Stoffwechsel in einem ausgeglichenen Zustand ist Kohlenhydratreiche Ernährung fördert das Syndrom X, das zu Herzkrankheiten führt	**Nicht-Sekretoren** Höheres Risiko für Syndrom X

Fortsetzung siehe folgende Seite

Das Profil der Krankheitsrisiken für die Blutgruppe 0 *(2. Fortsetzung)*			
Merkmale	Manifestationen	Erhöhte Risiken	Variationen
Immunsystem Produziert große Mengen von Antigenen gegen die Blutgruppen A und B	Erhöht das Risiko von Autoimmunkrankheiten	Entzündliche Darmkrankheiten	**Nicht-Sekretoren** Erhöhtes Risiko
Das Antigen der Blutgruppe 0 ist Fucose	Erlaubt das Anhaften von lektinähnlichen Molekülen, die die Wanderung weißer Blutkörperchen begünstigen	Entzündungen Magengeschwüre	**Nicht-Sekretoren** Neigen allgemein noch stärker zu Entzündungen
Hohe Konzentration von IgE-Antikörpern	Steigert die Empfindlichkeit gegenüber Pollen	Allergien der Atemwege	**Nicht-Sekretoren** Erhöhtes Risiko von Atmungsproblemen, besonders Allergien
Hohe Konzentration von IgA-Antikörpern	Übermäßig aggressive Immunreaktion	Autoimmunkrankheiten, vor allem der Schilddrüse Entzündungen durch Zahnprothesen und Plaque	**Nicht-Sekretoren** Niedrigeres Risiko hoher IgA-Konzentration, aber höheres Risiko von Zahnproblemen

Empfehlungen für die Blutgruppe 0

Die Empfehlungen für die Blutgruppe 0 bestehen aus einer Kombination von Strategien in den Bereichen Diät, Verhalten und Wahl des richtigen Lebensumfelds und sollen Ihnen helfen, entsprechend Ihrer Blutgruppe richtig zu leben.

Strategien für die Lebensweise, um Ihr Leben auf Gesundheit und ein hohes Alter auszurichten

Modifizierte Strategien für Kinder, ältere Menschen und Nicht-Sekretoren

Strategien für den emotionalen Ausgleich und Streßbewältigung

Spezieller Diätplan: Stufe eins für maximale Gesundheit

Gezielter Diätplan: Stufe zwei für die Überwindung von Krankheit

Individuelle Therapien für chronische Krankheiten

Strategien für die Lebensweise

Schlüsseltips für die Blutgruppe 0

- Entwickeln Sie einen klaren Plan für Ziele und Aufgaben – jährliche, monatliche, wöchentliche, tägliche – um Impulsivität zu vermeiden.
- Nehmen Sie Veränderungen in der Lebensweise schrittweise vor, anstatt alles auf einmal in Angriff zu nehmen.
- Nehmen Sie alle Mahlzeiten, selbst Snacks, im Sitzen an einem Tisch ein.
- Kauen Sie langsam und legen Sie nach jedem Bissen das Besteck hin.
- Treffen Sie keine großen Entscheidungen und geben Sie kein Geld aus, wenn Sie unter Streß stehen.
- Betätigen Sie sich körperlich, wenn Sie ängstlich oder unruhig sind.
- Machen Sie mindestens dreimal in der Woche 45–60 Minuten Aerobic.
- Wenn Sie Verlangen nach einem Genußmittel haben (Alkohol, Tabak, Drogen, Zucker), betätigen Sie sich körperlich.

Die folgenden Richtlinien sollen Ihnen die Entwicklung einer Lebensweise ermöglichen, die Ihnen bei der Blutgruppe 0 zu maximaler Gesundheit und einem hohen Alter verhilft.

1. Die richtige Ernährung für Stärke und Ausgeglichenheit

Essen Sie nicht nur das für den 0-Typ Richtige, sondern beachten Sie auch die folgenden Hinweise, um den Streßpegel niedrig zu halten:

- Meiden Sie Koffein und Alkohol, vor allem in Situationen, in denen Sie unter Streß stehen. Koffein kann besonders schädlich sein, weil es die Tendenz hat, den Adrenalin- und Noradrenalinspiegel zu erhöhen – die bei 0-Typen ohnehin schon hoch sind.
- Wenn Sie Heißhunger auf Weizen haben, essen Sie Fleisch, dann vergeht er meistens.
- Essen Sie nicht zu wenig und lassen Sie keine Mahlzeiten ausfallen, besonders, wenn Sie viel Energie für sportliche Betätigung aufwenden. Nahrungsmittelentzug ist ein riesiger Streß.
- Planen Sie voraus, damit Sie für einen raschen Snack zum Energietanken etwas zur Hand haben. Das ist besonders wichtig, wenn Sie tagsüber unterwegs sind. Es ist sehr schwierig, Fast food zu finden, das keinen Weizen enthält.

2. Sportliche Betätigung für emotionale Ausgeglichenheit

Der 0-Typ profitiert enorm von anstrengendem, regelmäßigem Sport, der das Herz-Kreislauf-System und die Skelettmuskulatur beansprucht. Dabei geht der Nutzen, den Sie daraus ziehen, weit über die körperliche Fitneß hinaus. Als 0-Typ erreichen Sie damit auch, daß die Ausschüttung von chemischen Stoffen im Körper gut reguliert ist. Die körperliche Aktivität setzt eine Vielzahl von Neurotransmittern frei, die als Tonikum für das ganze System fungieren. Ein 0-Typ, der regelmäßig Sport treibt, kann auch emotional besser reagieren. Er ist infolge eines gut regulierten, effizienten chemischen Transportsystems emotional ausgeglichener. Menschen mit der Blutgruppe 0 brauchen mehr als alle anderen sportliche Betätigung zur Erhaltung ihrer körperlichen Gesundheit und emotionalen Ausgeglichenheit. Es folgt eine Liste von Sportarten, die für die Blutgruppe 0 empfohlen werden, sowie einige allgemeine Hinweise, wie Sie am meisten von Ihrem Bewegungsprogramm profitieren.

Sportart	Dauer	Häufigkeit
Aerobic	40–60 Minuten	3–4 × in der Woche
Hanteltraining	30–45 Minuten	3–4 × in der Woche
Laufen	40–45 Minuten	3–4 × in der Woche
Gymnastik	30–45 Minuten	3 × in der Woche
Laufband	30 Minuten	3 × in der Woche
Kickboxen	30–45 Minuten	3 × in der Woche
Radfahren	30 Minuten	3 × in der Woche
Spielsportarten	60 Minuten	2–3 × in der Woche
Inline- oder Rollerskating	30 Minuten	2–3 × in der Woche

TIPS: Maximieren Sie Ihr Bewegungsprogramm

- Wenn Sie sich leicht langweilen, wählen Sie zwei oder drei verschiedene Sportarten aus und variieren Sie Ihr Programm.
- Um die besten Ergebnisse zu erzielen, machen Sie mindestens viermal in der Woche 30–45 Minuten Aerobic.
- Wärmen Sie sich unbedingt mit Dehnungs- und Beweglichkeitsübungen auf, ehe Sie mit dem Aerobic anfangen.
- Den größten Nutzen für Ihr Herz-Kreislauf-System erzielen Sie, wenn Sie auf eine erhöhte Herzschlagfrequenz hinarbeiten, die bei etwa 70 Prozent Ihrer Kapazität liegt. Wenn Sie die gewünschte Frequenz erreicht haben, halten Sie sie 20–30 Minuten lang.

So können Sie Ihre maximale Herzfrequenz und Ihr höchstes Leistungsniveau berechnen:

1. Ziehen Sie Ihr Lebensalter von 220 ab.
2. Multiplizieren Sie die erhaltene Summe mit 0,7 (oder mit

0,6, wenn Sie über sechzig Jahre alt sind). Das ist die Obergrenze Ihrer Leistung.
3. Multiplizieren Sie die erhaltene Summe mit 0,5, dann haben Sie die Untergrenze Ihrer Leistung.

- Beenden Sie jedes Aerobic-Training mit einer mindestens fünfminütigen Abkühlungsphase mit Dehnungs- und Lockerungsübungen.

3. Hören Sie auf zu rauchen

Natürlich sollte jeder Raucher anstreben, mit dem Rauchen aufzuhören, ganz gleich, welche Blutgruppe er hat. Aber 0-Typen brauchen dabei oft Hilfestellung. Vielen meiner 0-Typ-Patienten fällt es ganz besonders schwer, mit dem Rauchen Schluß zu machen. Ich vermute, das hängt mit dem Dopaminungleichgewicht zusammen. Rauchen erzeugt eine chemische Reaktion, die Befriedigung und Belohnung vorgaukelt. Labile 0-Typen sind anfällig für glücksverheißendes Suchtverhalten. Wenn Sie Ihren Streßpegel unter Kontrolle halten, fällt es Ihnen leichter, das Rauchen einzustellen. Hier einige zusätzliche Tips, die für 0-Typen hilfreich sind:

- Führen Sie ein Tagebuch und halten Sie Ihre Fortschritte bei der Entwöhnung vom Rauchen fest. Schreiben Sie auf, welche positiven Veränderungen Sie erleben, wenn Sie nicht rauchen.
- Treiben Sie intensiv Sport, um Ihr Verlangen nach dem Rauchen zu drosseln.
- Meiden Sie Situationen, in denen Sie normalerweise das Bedürfnis haben zu rauchen. Hüten Sie sich besonders vor Situationen, die Ärger, Langeweile oder Depression auslösen.
- Wenn Sie gewohnheitsmäßig nach dem Essen rauchen, stehen Sie nach Beendigung der Mahlzeit sofort vom Tisch auf und putzen sich die Zähne.
- Wenn Sie den Drang zum Rauchen verspüren, führen Sie die folgende Atemübung durch:

1. Atmen Sie tief durch die Nase ein.
2. Atmen Sie langsam durch den Mund aus.
3. Wiederholen Sie das viermal.

- Suchen Sie alternative »Belohnungen«, wenn Sie eine Aufmunterung brauchen.
- Besprechen Sie mit Ihrem Arzt, ob Sie ein geeigneter Kandidat für ein Nikotinpflaster, eine Raucherentwöhnungspille mit dem Wirkstoff Bupropion, oder den Nikotin-Inhalator sind.

Modifizierte Strategien für die Lebensweise von Kindern mit der Blutgruppe 0

Wenn Sie ein Kind mit der Blutgruppe 0 haben, dann richten Sie sein Leben nach den folgenden Grundregeln für ein gesundes Wachstum, Wohlbefinden und ein möglichst geringes Krankheitsrisiko aus.

Kleinkinder

- Fördern Sie Unabhängigkeit und Flexibilität im täglichen Leben.
- Unterstützen Sie Kontakte mit Gleichaltrigen. 0-Typ-Kinder sind oft geborene Anführer und fühlen sich in Kindergarten, Spielgruppen und anderen organisierten sozialen Situationen meist sehr wohl.
- Planen Sie jeden Tag eine Stunde für Bewegung ein – Laufen, Klettern, Schwimmen, Radfahren.
- Führen Sie schon früh Elemente der 0-Typ-Ernährung ein – ersetzen Sie beispielsweise Kuhmilch durch Sojamilch und verwenden Sie statt Weizenvollkornmehl Dinkel.
- Achten Sie darauf, Ihr Kind zu loben und zu bestätigen, wenn es etwas gut gemacht hat. Das brauchen alle Kinder, aber Ihr 0-Typ-Kind blüht geradezu auf, wenn es Lob und Anerkennung bekommt.

- Führen Sie klare Regeln für den Umgang mit Wutausbrüchen ein – Abstand gewinnen, Konsequenzen – und lehren Sie Ihr Kind bessere Wege, mit Wut und Ärger umzugehen. Wenn es schon von klein auf lernt, wie man Wut bewältigen kann, neigt es später weniger dazu, streßbedingte Probleme zu entwickeln.

Größere Kinder

- Erlauben Sie Ihrem Kind, eigenverantwortlich Aufgaben im Haushalt zu übernehmen.
- Fördern Sie seine natürlichen Führungseigenschaften und betonen Sie Teamarbeit und Gruppenzusammenhalt.
- Ermutigen Sie es zu körperlich anspruchsvollen Mannschaftssportarten.
- Klären Sie Ihr Kind über die Gefahren von Alkohol, Tabak und Drogen auf und seien Sie ihm selbst ein Vorbild für wünschenswertes Verhalten. Denken Sie daran, daß Menschen mit der Blutgruppe 0 besonders zu Suchtverhalten neigen.
- Meiden Sie Fast food-Restaurants. Es ist fast unmöglich, dort etwas ohne Weizen zu bekommen.
- Lehren Sie Ihr Kind Problemlösungsstrategien als einen Weg, mit Wut und Frustration umzugehen.

Impfungen bei der Blutgruppe 0

Kinder mit der Blutgruppe 0: Seien Sie besonders vorsichtig, wenn Ihr Kind die Blutgruppe 0 hat und ihm eine Impfung empfohlen wird. Aufgrund des hyperaktiven Immunsystems des 0-Typs sollten Sie sorgfältig abwägen, ob eine Impfung notwendig ist, und sich erkundigen, wie sie durchgeführt wird und welche potentiellen Nebenwirkungen sie hat. Bei einer Polio-Schutzimpfung sollten Sie für Ihr Kind die Schluckimpfung wählen, nicht die stärker wirkende injizierte Form. Nach einer Impfung sollten Sie aufmerksam auf eventuelle Komplikationen achten, wie etwa eine Entzündung, Gelenkschmerzen und Fieber. Geben Sie Ihrem Kind kein Paracetamol, obwohl es das meistverordnete frei verkäufliche Medikament ist. Wenden Sie statt dessen das pflanzliche Mittel Mutterkraut (*Tanacetum parthenium*) an, das aus der Chrysantheme gewonnen wird. *Dosierung: 4–8 Tropfen Tinktur, gemischt mit Saft, alle vier Stunden.*

Schwangere mit der Blutgruppe 0: Schwangere mit der Blutgruppe 0 sollten keine Grippeimpfung vornehmen lassen, vor allem, wenn der Vater des Kindes Blutgruppe A oder AB hat. Die Grippeimpfung führt zu einer starken Vermehrung der Anti-A-Antikörper, was den Fötus angreifen kann.

Modifizierte Strategien für die Lebensweise älterer Menschen mit der Blutgruppe 0

Mobilität ist ein wichtiges Ziel für ältere Menschen, und das gilt ganz besonders für solche mit der Blutgruppe 0, denen körperliche Aktivität sehr gut tut. Beachten Sie sorgfältig die folgenden Strategien:

- Ernähren Sie sich sehr eiweißreich und nehmen Sie bei Bedarf Eiweiß-Drinks als Nahrungsergänzung zu sich. Eiweiß ist der Schlüssel zur Unterbindung von Arthritis und Entzündungen, die bei der Blutgruppe 0 häufig auftreten. Es ist auch äußerst wichtig für die Erhaltung gesunder Knochen und Muskeln.
- Wenn Sie schmerzhafte rheumatoide Arthritis oder Entzündungen haben, meiden sie die Einnahme von nichtsteroidalen entzündungshemmenden Substanzen wie etwa Ibuprofen und Naproxen. Man weiß, daß sie bei Patienten mit der Blutgruppe 0 zu peptischen Geschwüren im Verdauungstrakt führen.
- Bleiben Sie aktiv. Es ist sehr wichtig, daß Sie sich regelmäßig bewegen, selbst wenn Sie nur jeden Tag einen Spaziergang machen. Überlegen Sie zweimal, ehe Sie eine nicht zwingend notwendige Operation machen lassen, die Sie mehrere Tage am Aufstehen hindert. Untersuchungen zeigen, daß für den

durchschnittlichen älteren Menschen eine Woche im Krankenhaus mit einem Jahr ohne Bewegung gleichzusetzen ist.

Weitere Strategien für ältere Menschen mit der Blutgruppe 0

- Eine durch Zahnprothesen verursachte Stomatitis oder Entzündung der Mundschleimhaut tritt, wie man festgestellt hat, am häufigsten und stärksten bei Menschen mit der Blutgruppe 0 auf. Zu den häufigsten Ursachen für diese Entzündungen zählt eine Infektion mit dem Pilz *Candida albicans*. Wenn Sie eine Zahnprothese tragen, dann halten Sie sich an die Empfehlungen auf Seite 267 zur Unterbindung von *Candida albicans*.
- Ergänzen Sie Ihre Ernährung für den 0-Typ mit:
  Folsäure – 400 mg zur Vorbeugung gegen Zahnfleischerkrankungen
  Calcium – 1000–1200 mg für gesunde Knochen
  Baldrian – 400 mg oder im Tee als Hilfe bei Reizdarmsyndrom
  Frauen im Klimakterium: 40 mg Traubensilberkerze und Maca-Wurzel lindern die Symptome.

Strategien für den emotionalen Ausgleich

Schlüsseltips

- Üben Sie Techniken für den Umgang mit Wut und Ärger ein.
- Planen Sie Ihre Tage und Wochen, um Überraschungen zu minimieren und Hektik zu vermeiden.
- Unterbrechen Sie Ihren Arbeitstag durch körperliche Aktivität, besonders wenn Sie bei der Arbeit sitzen müssen. Sie haben dann mehr Energie.
- Geben Sie sich selbst kleine Belohnungen, wenn Sie eine Aufgabe bewältigt haben.
- Hören Sie auf zu rauchen, meiden Sie aufputschende Genußmittel.
- Vermeiden Sie MAO hemmende Antidepressiva.

Um emotional gesund zu bleiben und für die Blutgruppe 0 typische Unausgeglichenheiten von Seele und Körper zu vermeiden, sollten Sie die folgenden Strategien in Ihren Alltag aufnehmen:

1. Machen Sie sich Ihre Tendenzen bewußt

Untersuchungen zeigen, daß der sogenannte »Persönlichkeitstyp A« bei Menschen mit der Blutgruppe 0 viel häufiger auftritt als bei anderen.[1] Wir wissen, daß viele Krankheiten, die eine Verbindung zur Blutgruppe aufweisen, wie etwa Zwölffingerdarmgeschwüre und Herzanfälle, möglicherweise eine psychosomatische Komponente haben. In einer Studie untersuchte man bei jungen Patienten, die schon früh Herzanfälle erlitten hatten, die Beziehung zwischen der Blutgruppe und Verhaltensmustern anhand von Indikatoren wie etwa dem Auftreten von Verhaltensweisen des »Persönlichkeitstyps A« und dem Erleben von Ärger. Dabei hatten Patienten mit der Blutguppe 0 signifikant höhere Werte auf der Skala der »Persönlichkeitstyps A« und verwandten Skalen zur Messung von Ärger als Patienten mit der Blutgruppe A. Patienten mit der Blutgruppe B oder AB lagen bei mehreren Meßverfahren zwischen denen mit den Gruppen 0 und A.

Nach dieser Studie haben Menschen des »Persönlichkeitstyps A« ein starkes, konkurrenzorientiertes Leistungsstreben, ein übertriebenes Gefühl von Zeitdruck, fürchten sich vor der Vergänglichkeit, sind immer in Eile und empfinden anderen gegenüber oft Aggression oder Feindseligkeit. Diese Menschen versuchen häufig, zwei Dinge gleichzeitig zu tun und glauben, wenn etwas richtig gemacht werden soll, müßten sie es selbst tun. Oft sprechen und denken sie schnell und sind kurz angebunden. Typisch ist auch, daß sie zu geschäftig sind, um ihre Umgebung wahrzunehmen, wie etwa die Farbe der Tapete im Eßzimmer, oder sich für Ästhetisches wie Kunst, Musik oder Sonnenuntergänge zu interessieren.

Machen Sie sich klar, ob von diesen Persönlichkeitsmerkmalen, die nach Aussage der Wissenschaftler für Ihre Blutgruppe typisch sind, manche auch auf Sie zutreffen, vor allem die Verhaltensweisen des sogenannten »Persönlichkeitstyps A«, die bei Angehörigen der Blutgruppe 0 häufig auftreten. Wenn Sie emotional unausgeglichen sind, können Ihre natürlichen Führungsqualitäten und Ihre extrovertierte Persönlichkeit Sie in eine Verfassung bringen, in der Wut, Frustration und Aggression vorherrschen. Damit will ich Ihnen kein Etikett verpassen. Ihre Persönlichkeit ist sehr individuell, und genetische Prädispositionen machen nur einen kleinen Teil des Gesamtbildes aus. Sie könnten sich aber durchaus überlegen, was diese Daten für Sie bedeuten. Nach meiner Erfahrung treten diese prototypischen Eigenschaften am stärksten in den Vordergrund, wenn sie auf wenig Widerstand treffen und der Streßpegel hoch ist.

2. Wenden Sie Strategien zum Streßmanagement an

Wenn Sie die für die Blutgruppe 0 typische Tendenz zum »Persönlichkeitstyp A« haben, dann können Ihnen folgende Strategien bei der Bewältigung Ihres Ärgers helfen:

- Wenn Sie in einer konkreten Situation das Gefühl bekommen, Ihren Ärger nicht mehr kontrollieren zu können, sorgen Sie für eine Unterbrechung und Abstand. Gehen Sie einmal um den Block, holen Sie sich ein Glas Wasser, machen Sie ein paar Aerobic-Übungen oder schlagen Sie auf ein Kissen. Warten Sie, bis sich Ihr Ärger gelegt hat, und befassen Sie sich erst dann mit dem anstehenden Problem.
- Drücken Sie sich schriftlich aus. Wenn Sie auf einen anderen Menschen ärgerlich oder zornig sind, dann konfrontieren sie ihn nicht sofort damit. Setzen Sie sich statt dessen hin und schreiben Sie einen Brief, in dem Sie Ihre Gefühle detailliert darlegen. Sie werden feststellen, daß es unmöglich ist, die körperlichen Symptome von Wut zu behalten, wenn Sie schreiben.
- Finden Sie heraus, was bei Ihnen Ärger auslöst. Stellen Sie fest, wo die Wurzeln Ihres Ärgers sitzen: in unrealistischen Erwartungen, in Haltungen, die Sie in der Kindheit erlernt haben, oder in falschen Vorstellungen über die Motivationen anderer.

- Konzentrieren Sie sich auf *ihre eigenen* Gefühle, nicht auf das Verhalten des anderen. Sagen Sie beispielsweise nicht: »Du hast alles kaputtgemacht«, sondern statt dessen: »Ich bin so enttäuscht.« Das gibt Ihnen in einer konkreten Situation einen besseren Stand.
- Zählen Sie bis zehn oder lassen Sie sich einen ganz persönlichen Ersatz dafür einfallen.
- Erlernen Sie Problemlösungsstrategien. Ärger ist oft das Ergebnis eines Gefühls von Kontrollverlust. Wenn Sie intensiv mit der Lösung eines Problems beschäftigt sind, statt in hilflosen Zorn zu explodieren, wird Ihr Streßhormonspiegel nicht steigen.
- Sorgen Sie dafür, daß Sie einen oder mehrere Menschen haben, mit denen Sie reden können, wenn Sie frustriert oder ärgerlich sind. Der extrovertierte 0-Typ baut Streß ab, wenn er sich einem verständnisvollen Gesprächspartner mitteilt.

3. Reduzieren Sie Ihre Streßanfälligkeit mit Adaptogenen

Mit dem Begriff »Adaptogene« bezeichnet man eine Kategorie von Pflanzen, die die nichtspezifische Streßreaktion verbessern. Viele dieser Pflanzen haben einen normalisierenden Einfluß auf die Physiologie, der in zwei Richtungen gehen kann – besteht ein Mangel, gleichen sie ihn aus, ist ein Überschuß da, bauen sie ihn ab. Die folgenden Adaptogene sind für den 0-Typ sehr geeignet.

Rhodiola rosea und Rhodiola Sp.: Rhodiola wirkt streßmindernd und kann außerdem in signifikanter Weise streßverursachte Katecholaminaktivität im Herzen herabsetzen und eine stabile Kontraktilität fördern. Rhodiola kann außerdem Störungen von Herz- und Lungenfunktion verhindern, wenn Sie im Hochgebirge sind.

Phytosterine: Phytosterine sind pflanzliche Stoffe, die im allgemeinen als Pflanzen»fette« beschrieben werden und chemisch dem Cholesterin sehr ähnlich sind, aber offenbar eine adaptogene biologische Wirkung haben. Sie verhindern Unausgewogenheiten im Immunsystem, die bei Streß entstehen, und tragen dazu bei, das Streßniveau zu normalisieren.

Vitamin B: Menschen mit der Blutgruppe 0 brauchen im allgemeinen eine reichliche Menge von B-Vitaminen zur Förderung einer ausgeglichenen Streßreaktion. Besonders wichtig sind dabei B_1, Pantethin und B_6. Wenn Sie unter Streß stehen, nehmen Sie ein Mehrfaches der empfohlenen Tagesdosis.

Liponsäure: Liponsäure ist wichtig für den Katecholamin-Stoffwechsel und dadurch hilfreich für die Streßreaktion des 0-Typs. Das Beste, was Sie zur Vorbeugung gegen Depression oder eine manisch-depressive Erkrankung tun können, ist, sich an die Empfehlungen für Ernährung, sportliche Betätigung und Lebensweise für die Blutgruppe 0 zu halten. Ihr Ziel muß es sein, Ihren Streßhormonspiegel auszugleichen, besonders den der Katecholamine. Zusätzlich können einige Nahrungsergänzungsstoffe diesen Prozeß entweder fördern oder behindern.

4. Meiden Sie MAO-Hemmer/Johanniskraut

Meine Patienten mit der Blutgruppe 0, die Johanniskraut (*Hypericum perforatum*) einnehmen, klagen darüber, daß es sie nach ein oder zwei Wochen lethargisch macht, und häufig berichten sie auch von »wirren Träumen«. Zwar hat es Diskussionen darüber gegeben, ob Johanniskraut ein MAO-Hemmer ist oder nicht, aber diese Debatte verdankt sich einer mangelhaften Kenntnis der verfügbaren Literatur. Der hauptsächliche antidepressive Bestandteil von Johanniskraut hemmt MAO wahrscheinlich nicht, aber andere Bestandteile der Pflanze, vor allem die Flavonole und Xanthonderivate tun das mit Sicherheit. Diese Komponenten hemmen ganz speziell MAO-B, den Typus von MAO, der auf Thrombozyten zu finden ist. Da dieses Enzym beim 0-Typ bereits niedrig ist, kann Johanniskraut die Situation weiter verschlechtern. Außerdem können die anti-MAO-Wirkungen nichtbearbeiteter Johanniskrautpräparate die MAO in Thrombozyten so stark absenken, daß sich Probleme des »Persönlichkeitstyps A«

wie Impulsivität und das Verlangen nach starken Reizen verschlimmern.
Eine wenig bekannte Wirkung von Johanniskraut ist zudem, daß es die Dopamin-β-hydroxylase hemmen kann. Alkoholische Extrakte, die die ganze Pflanze enthalten und häufig verkauft werden, hemmen die Dopamin-β-hydroxylase viel stärker als reines Hypericin. Die Hemmung der Dopamin-β-hydroxylase kann für einen 0-Typ im oberen Bereich des Dopaminzyklus katastrophale Folgen haben. Es besteht die Gefahr, daß der Dopaminspiegel auf eine Höhe steigt, die eine Psychose auslöst. (Erinnern Sie sich, daß Schizophrenie mit einem hohen Dopaminspiegel einhergeht.)
Meiden Sie auch Extrakte aus dem Kava-Kavawurzelstock, die weniger gut bekannt sind, aber immer beliebter werden. Kava-Kava wurde von den Südseeinsulanern lange als rituelles Getränk benutzt und ist ein pflanzliches Beruhigungsmittel, das zur Entspannung führt und schlaffördernd ist. Aber die Kava-Extrakte, die oft verkauft werden, können die MAO in Thrombozyten erheblich hemmen.

5. Verwenden Sie folgende Ergänzungsstoffe für das neurochemische Gleichgewicht

L-Tyrosin: Wenn Sie Ihren Spiegel der Aminosäure L-Tyrosin erhöhen, kann das die Dopaminkonzentration im Gehirn steigern. Laut einer Untersuchung schnitten Kadetten, die bei einem anstrengenden Manöver ein tyrosinreiches Getränk bekamen, bei Gedächtnisaufgaben und Orientierungsübungen wesentlich besser ab als eine Vergleichsgruppe, die ein kohlenhydratreiches Getränk bekam. Dieses Ergebnis legt nahe, daß Tyrosin in einer von psychosozialem und körperlichem Streß geprägten Situation die Auswirkungen von Streß und Ermüdung bei kognitiven Aufgaben verringern kann. Nach meiner Erfahrung kann L-Tyrosin auch für 0-Typen, die an Depressionen leiden, hilfreich sein.

5-HTP (Hydroxytryptophan): Diese Vorstufe von Serotonin scheint bei 0-Typen besonders gut anzuschlagen. Wenn Sie deprimiert sind, Heißhunger auf Kohlenhydrate oder sonstiges haben, schlecht schlafen oder sich allgemein schlapp fühlen, kann 5-HTP hilfreich sein – entweder allein oder in Verbindung mit L-Tyrosin.

Glutamin: Glutamin ist eine Aminosäure, aus der der Neurotransmitter GABA (γ-Aminobuttersäure) gebildet wird. Besonders hilfreich kann es für 0-Typen mit einer Vorliebe für Süßigkeiten sein. Lösen Sie ein Gramm in einem Glas Wasser auf, wenn Sie ein Kohlenhydrat brauchen.

Folsäure: Bei den meisten Menschen wirken chemische Antidepressiva mit den Wirkstoffen Fluoxetin und Sertralin nicht gut, wenn ihnen dieses Vitamin fehlt. 0-Typen, die an Stimmungsschwankungen leiden, sollten immer Folsäure ergänzen, zusammen mit anderen Vitaminen der B-Gruppe.

Spezielle Strategien für die Lebensweise eines Kindes mit der Blutgruppe 0 und ADS/ADHS

Hyperaktivität wird mit hohen Katecholaminspiegeln und Dopaminunausgewogenheit in Verbindung gebracht. In meiner Praxis behandle ich häufig Kinder mit der Diagnose Aufmerksamkeitsdefizitstörung (ADS, engl. ADD: Attention Deficit Disorder) oder Aufmerksamkeitshyperaktivitätsstörung (ADHS, engl. ADHD: Attention Deficit Hyperactivity Disorder). Diese Störungen sind nur schwer legitim zu diagnostizieren (und viele Ärzte glauben, daß sie zu häufig diagnostiziert werden). Zu ihren Symptomen zählen Übererregtheit, Konzentrationsschwäche, Stimmungsschwankungen, aggressives Verhalten, Impulsivität und Phasen voller Energie, gefolgt von Erschöpfung.
Traditionellerweise wird Hyperaktivität mit Wirkstoffen wie Methylphenidat behandelt. Medikamente können jedoch nur

die Symptome behandeln, nicht das Problem, und sie ignorieren die bekannten tieferen Ursachen, wie etwa erhöhte Streßhormonspiegel, Autoimmun-Syndrome und Ernährung.
Wenn Ihr 0-Typ-Kind hyperaktives Verhalten an den Tag legt, dann versuchen Sie es mit den folgenden Strategien:

- Ernähren Sie Ihr Kind nach der 0-Typ-Diät. Geben Sie ihm bevorzugt eiweißreiche Nahrungsmittel statt Kohlenhydraten. Begrenzen Sie den Zuckerkonsum Ihres Kindes und lassen Sie zu vermeidende Nahrungsmittel wie Weizen, Kartoffeln und Mais konsequent weg.
- Stellen Sie sicher, daß Ihr Kind die Möglichkeit hat, sportliche Fähigkeiten zu entwickeln. Das ist ein Rat, den mein Vater immer den Eltern von 0-Typ-Kindern gab, und er paßt gut zu der Rolle, die Bewegung bei der Blutgruppe 0 für den Streßabbau spielt. Wenn Mannschaftssport für Ihr Kind schwierig ist, ermutigen Sie es zu Einzelaktivitäten wie Schwimmen, Radfahren, Laufen oder Seilhüpfen.
- Untersuchungen haben gezeigt, daß viele ADHS-Kinder auch an Überempfindlichkeiten und Allergien leiden, die Autoimmunprobleme sind. Ich habe festgestellt, daß bei 0-Typen mit Allergien die Ernährung in der Regel auf Weizen basiert. Wenn der Weizen durch eiweißreiche Kost ersetzt wird, bessern sich die Allergien und die Hyperaktivität ganz erheblich.
- Geben Sie Ihrem Kind eine Ergänzung von Folsäure und Vitamin B_{12} (400 µg täglich). Damit habe ich – zusammen mit der 0-Typ-Ernährung und dem Bewegungsprogramm – erfolgreich Hyperaktivität bei Kindern bekämpft. Diese B-Vitamine sind verantwortlich für die Bildung von roten und weißen Blutkörperchen. Ernähren Sie Ihr Kind auch so, daß es diese Vitamine reichlich bekommt:
  Folsäure: Leber, grünes Blattgemüse, Pilze, Erbsen, Bohnen, Nüsse; B_{12}: Rind, Leber, Lamm, Geflügel, Fisch.
- Üben Sie Strategien für den Umgang mit Ärger ein, zum Beispiel Alternativen für einen Wutanfall – Abstand gewinnen, auf ein Kissen schlagen, ein Instrument spielen.

- Geben Sie viel positive Verstärkung, die als Mittel der sozialen Belohnung dient und das Selbstwertgefühl steigert.
- Setzen Sie überschaubare Kurzzeitziele, die häufige Gelegenheiten für Erfolgserlebnisse bieten.

Die Zwei-Stufen-Diät für die Blutgruppe 0

Die Zwei-Stufen-Diät hat den Zweck, eine individuellere Ernährung zu ermöglichen. Nach meiner Erfahrung kommen manche Menschen sehr gut mit der grundlegenden Diätstufe eins zurecht – das heißt, sie halten sich einigermaßen an die wichtigsten bekömmlichen und zu vermeidenden Nahrungsmittel und essen viele neutrale Nahrungsmittel als allgemeine Ernährungsergänzung. Andere brauchen einen strengeren Plan, besonders, wenn sie an chronischen Krankheiten leiden. Die Diätstufe zwei ermöglicht eine strengere Auswahl, die zur Überwindung von Krankheiten und der Wiederherstellung des Wohlbefindens beiträgt.

Ihr Sekretor-Status kann sich darauf auswirken, ob Sie bestimmte Nahrungsmittel voll verdauen und verstoffwechseln können. Deshalb enthält jede Nahrungsmittelliste bei der Bewertung separate Spalten für Sekretoren und Nicht-Sekretoren. Zwar sind die meisten Menschen Sekretoren und können guten Gewissens den Empfehlungen in der Spalte für die Sekretoren folgen, aber die abweichenden Empfehlungen können einen großen Unterschied machen, wenn Sie zu den etwa 20 Prozent Nicht-Sekretoren gehören.

In seltenen Fällen beeinflussen auch der Rhesusfaktor und der Status im MN-System die Nahrungsmittelverträglichkeit. Diese Besonderheiten sind jeweils unter der entsprechenden Tabelle getrennt aufgeführt.

Sekretor oder Nicht-Sekretor? Ehe Sie mit der Diät beginnen, machen Sie den Speicheltest, den sie leicht zu Hause durchführen können, um Ihren Sekretorstatus zu bestimmen. Siehe Seite 525.

Das Stufensystem der Blutgruppendiät

Bekömmlich: Diese Nahrungsmittel haben Bestandteile, die bei Ihrer Blutgruppe die Gesundheit von Stoffwechsel, Immunsystem oder Struktur fördern.

Neutral: Diese Nahrungsmittel haben im allgemeinen keine direkten nützlichen oder schädlichen Auswirkungen, die mit Ihrer Blutgruppe zusammenhängen, aber viele von ihnen liefern Nährstoffe, die für eine ausgewogene Diät wichtig sind.

Zu vermeiden: Diese Nahrungsmittel enthalten Bestandteile, die für Ihre Blutgruppe schädlich sind.

Stufe eins: Maximieren Sie Ihre Gesundheit

Entscheiden Sie sich so bald wie möglich für diese Nahrungsmittel, um Ihre Gesundheit optimal zu fördern. Die Wahl von Nahrungsmitteln der Stufe eins in Kombination mit neutralen Nahrungsmitteln zur Ergänzung der Ernährung wird für die meisten gesunden Menschen genügen.

Stufe zwei: Überwinden Sie Ihre Krankheit

Entscheiden Sie sich für diese Stufe, wenn Sie eine chronische Krankheit haben oder eine strengere Diät einhalten möchten. Wenn Sie nach dem Plan der Stufe zwei essen, seien Sie vorsichtig mit der Einbeziehung neutraler Nahrungsmittel zur allgemeinen Ernährungsergänzung.

Blutgruppe 0 – Individuelle Diätrichtlinien

Wenn Sie ein gesunder 0-Typ sind, dann bietet Ihnen die Diätstufe eins die Kombination von Nahrungsmitteln, die Sie brauchen, um bei guter Gesundheit zu bleiben. Um optimalen Gewinn aus der Diät zu ziehen, sollten Sie folgende Richtlinien beachten:

Schlüsseltips

- Essen Sie mehrmals in der Woche kleine bis mittlere Portionen mageres Fleisch guter Qualität aus ökologischer Tierhaltung, damit Sie Kraft, Energie und einen guten Stoffwechsel haben. Das Fleisch hat die beste gesundheitliche Wirkung, wenn es halbdurch oder noch blutig ist. Wenn Sie auf Holzkohle grillen oder das Fleisch ganz durch garen, verwenden Sie eine Marinade aus bekömmlichen Zutaten wie Kirschsaft, Zitronensaft, Kräutern und Gewürzen.
- Essen Sie auch normale Portionen stark ölhaltiger Tiefseefische. Fischöle können Entzündungen hemmen, die Schilddrüsenfunktion fördern und den Stoffwechsel anregen.
- Essen Sie wenig oder gar keine Milchprodukte. Sie sind für Sie schwer verdaulich.
- Streichen Sie Weizen und weizenhaltige Produkte aus Ihrem Speiseplan. Sie machen der Blutgruppe 0 meist mehr Schwierigkeiten als alle anderen Nahrungsmittel. Wenn Sie Verdauungs- oder Gewichtsprobleme haben, meiden Sie auch Hafer.
- Essen Sie wenig Bohnen, denn sie sind für 0-Typen keine sonderlich gute Eiweißquelle.
- Essen Sie viel bekömmliches Obst und Gemüse.
- Wenn Sie eine tägliche Dosis Koffein brauchen, dann ersetzen Sie Kaffee durch grünen Tee. Er säuert nicht und hat erheblich weniger Koffein als eine Tasse Kaffee.
- Essen Sie als Snacks bekömmliche und neutrale Nüsse und Dörrobst.

Diätrichtlinien für die Blutgruppe 0

Diese Richtlinien sollen dem gesunden Menschen mit der Blutgruppe 0 helfen, die Störungen zu unterbinden, die aufgrund seiner spezifischen Beschaffenheit von Nerven, Verdauung, Stoffwechsel und Immunsystem auftreten können.

Nehmen Sie geschälte, de-glycyrrhizinierte Süßholzwurzel (engl. deglycyrrhizinated licorice, DGL). Sie fördert die Ausschüttung von Sekretin, ein Hormon, das die Produktion von Magensäure hemmt. Süßholz kann auch die Ausschüttung des Hormons Gastrin hemmen, das die Produktion von Magensäure anregt. Diese Form von Süßholz fördert auch das gesunde Wachstum der Schleimhautschicht, die die Magenzellen vor einer Schädigung durch die Säure schützt. Geschälte Süßholzwurzel ist in Apotheken erhältlich, entweder als angenehm schmeckendes Pulver oder als Lutschtabletten. Meiden Sie unbearbeitete Süßholzpräparate, da sie einen Bestandteil der Pflanze enthalten, der zu erhöhtem Blutdruck führen kann. Dieser Bestandteil wird beim Schälen entfernt.

Nehmen Sie Rotulmenrinde *(Ulmus rubra).* Sie fördert die Gesundheit der Schleimhäute des Magens, des Darms und der Harnwege. Rotulme beruhigt den Darm und regt das Wachstum von Lactobacilli an.

Verwenden Sie Ingwerwurzelstock. Er wirkt entzündungshemmend, enthält Antioxidantien und regt die Darmperistaltik an.

Verwenden Sie Gewürznelken. Sie sind eine reiche Quelle von Eugenol, das Entzündungen und Geschwüre hemmt. Nelken beugen auch einer *Candida*-Infektion vor.

Verwenden Sie Lange Kurkumawurzel *(Curcumae domesticae longae rhizoma).* Kurkumawurzel hat viele gesundheitsfördernde Eigenschaften. Sie enthält stark antikarzinogen und antientzündlich wirkende Bestandteile sowie Antioxidantien, hemmt die Aktivität von Ornithindecarboxylase, fördert die gastrische Integrität, steigert die Mucinbildung, schützt das Verdauungssystem, fördert die Sekretion von Verdauungsenzymen und verbessert die Leberfunktion.

Verwenden Sie Cayennepfeffer. Er schützt Ihren Verdauungstrakt vor Toxinen und enthält Antioxidantien sowie Bestandteile, die Entzündungen und Geschwüren entgegenwirken.

Trinken Sie Mineralwasser mit Kohlensäurezusatz. Ein Glas Mineralwasser mit Kohlensäure – lauwarm oder mit Zimmertemperatur – kann helfen, die Produktion von Gastrin und Magensäure zu hemmen.

Meiden Sie Milch, Bier, Spirituosen und Weißwein. Sie alle steigern die Produktion von Gastrin. Rotwein ist, in Maßen genossen, erlaubt.

Meiden Sie Kaffee und Schwarztee. Alle Formen von geröstetem Kaffee (ob mit oder ohne Koffein) steigern nachweislich die Gastrinproduktion. Schwarztee erhöht auch die Sekretion von Magensäure.

Meiden Sie säurebildende Nahrungsmittel wie Orangen, Mandarinen und Erdbeeren. Trinken Sie bevorzugt Gemüsesäfte statt Fruchtsäfte.

Aus der Studie über die Ergebnisse der Blutgruppendiät

Karen T.
Blutgruppe 0
Frau mittleren Alters
Besserung: vielfältige Nahrungsmittelunverträglichkeiten

»Ich hatte einen Punkt erreicht, an dem ich das Gefühl hatte, alle Nahrungsmittel seien Gift für mich. Mir war mindestens zweimal am Tag sterbensübel, und ich lebte von Medikamenten gegen Durchfall, um meinen Arbeitstag durchzustehen. Ich unterließ alle Aktivitäten außerhalb des Hauses. Außerdem mußte ich mehrere Krankheiten schulmedizinisch behandeln

lassen. Meine Gallenblase wurde entfernt, mein Bluthochdruck geriet außer Kontrolle und meine Schilddrüse funktionierte nur noch minimal. Schon eine Woche nach der Umstellung auf die 0-Typ-Diät stellte ich eine erhebliche Besserung fest. Alle Bauchschmerzen hatten aufgehört. Mein hoher Blutdruck und die schwache Schilddrüsenfunktion ließen sich endlich regulieren. Ich nahm etwas ab, aber die größte Veränderung trat beim allgemeinen Wohlbefinden und in der Energiemenge ein. Menschen, die mich schon vorher gekannt und meinen täglichen Kampf um etwas Eßbares, was mich nicht halb umbrachte, miterlebt hatten und die von meiner allgemeinen Schwäche, Erschöpfung und meinem extremen Energiemangel wußten, waren völlig verblüfft. Ich wurde wieder fit wie ein Teenager. Ich bin von der Blutgruppendiät überzeugt, und an ihrer gesundheitsfördernden Auswirkung auf mein Leben besteht kein Zweifel. Ich hatte das Glück, auch einen Arzt und einen Chiropraktiker zu finden, die beide glauben, daß mir diese Diät ausgesprochen guttut und daher meine Bemühungen unterstützen. Jetzt werde ich auch meine dreizehnjährige Tochter auf diese Diät setzen und rechne mit ausgezeichneten Ergebnissen.«

Verhindern Sie eine Schädigung durch Lektine

Meiden Sie Nahrungsmittel, die für die Blutgruppe 0 ein rotes Tuch sind. Die schlimmsten sind:

Weizen (Weizenkeimagglutinin)
Mais
Kidneybohnen
Perlbohnen
Linsen
Erdnüsse
Kartoffeln

0-Typen können die Wirkung von Lektinen in Nahrungsmitteln dadurch blockieren helfen, daß sie Polysaccharid-Moleküle zu sich nehmen, die sich für die Lektinblockierung opfern. Sie finden sich in:

NAG (N-Acetyl-Glucosamin)
Fucus vesiculosis (Blasentang)
Laminaria (Braunalge)
Larch AG (Arabinogalactan aus Lärchen oder Lärchengummi)

Fleisch und Geflügel

Eiweiß ist entscheidend für die Blutgruppe 0. Mangelhafte Eiweißzufuhr kann bei 0-Typen die Fähigkeit des Körpers, Fette zu verstoffwechseln, schwer beeinträchtigen und zu Diabetes und Herz-Kreislauf-Erkrankungen führen. Für 0-Typen ist die Aufnahme von qualitativ hochwertigem Eiweiß eine der besten Vorbeugemaßnahmen gegen Fettleibigkeit. Eiweiß vermehrt das aktive Gewebe, was wiederum den Grundumsatz steigert, und dadurch kann überschüssiges Fett verbrannt werden. Dabei sollten sich 0-Typen, die Nicht-Sekretoren sind, im allgemeinen sogar noch stärker nach der Ernährung der urzeitlichen Jäger und Sammler richten und einer einfachen Faustregel folgen: Wenn man es mit einem spitzen Stock aufspießen kann, tut es Ihnen wahrscheinlich gut!
Essen Sie nur chemie- und pestizidfreies mageres Fleisch bester Qualität.

Blutgruppe 0: Fleisch und Geflügel Portion: 120–180 Gramm (Männer); 60–150 Gramm (Frauen und Kinder)			
	Afrikaner	Weiße	Asiaten
Sekretoren	6–9 mal pro Woche	6–9 mal pro Woche	6–9 mal pro Woche
Nicht-Sekretoren	7–12 mal pro Woche	7–12 mal pro Woche	7–11 mal pro Woche
Rh⁻	1–2 Portionen mehr pro Woche		

Stufe eins		
Nahrungsmittel	Blutgruppe 0 Sekretoren	Blutgruppe 0 Nicht-Sekretoren
Büffel	bekömmlich	bekömmlich
Hammel	bekömmlich	bekömmlich
Kalb	bekömmlich	bekömmlich
Lamm	bekömmlich	neutral
Leber (Kalb)	bekömmlich	neutral
Rind	bekömmlich	bekömmlich
Schildkröte	zu vermeiden	neutral
Speck/Schinken/ Schweinefleisch	zu vermeiden	zu vermeiden
Wachtel	zu vermeiden	neutral
Wild	bekömmlich	bekömmlich

Stufe zwei		
Nahrungsmittel	Blutgruppe 0 Sekretoren	Blutgruppe 0 Nicht-Sekretoren
Herz/Bries	bekömmlich	bekömmlich

Neutral: Nahrungsmittel zur allgemeinen Ernährungsergänzung		
Nahrungsmittel	Blutgruppe 0 Sekretoren	Blutgruppe 0 Nicht-Sekretoren
Eichhörnchen	neutral	neutral
Ente	neutral	neutral
Fasan	neutral	bekömmlich
Gans	neutral	neutral
Huhn/Hähnchen	neutral	neutral
junge Täubchen	neutral	bekömmlich
Kaninchen	neutral	bekömmlich
Perlhuhn	neutral	neutral
Pferd	neutral	neutral
Rebhuhn	neutral	bekömmlich
Truthahn	neutral	neutral
Vogel Strauß	neutral	bekömmlich
Waldhuhn	neutral	neutral
Ziege	neutral	neutral

Fisch und Meeresfrüchte

Fisch und Meeresfrüchte stellen für 0-Typen eine sekundäre Eiweißquelle dar, und zwar deshalb, weil viele von ihnen Lektine oder Polyamine enthalten, die dem 0-Typ schaden. Diese Fische und Meeresfrüchte schaden 0-Typ Nicht-Sekretoren offenbar mehr als Sekretoren. Meiden Sie tiefgefrorenen Fisch, denn sein Gehalt an Polyaminen ist viel höher als der von frischem Fisch.

Blutgruppe 0: Fisch und Meeresfrüchte Portion: 120–180 Gramm (Männer); 60–150 Gramm (Frauen und Kinder)			
	Afrikaner	Weiße	Asiaten
Sekretoren	2–4 mal pro Woche	3–5 mal pro Woche	2–5 mal pro Woche
Nicht-Sekretoren	2–5 mal pro Woche	4–5 mal pro Woche	4–5 mal pro Woche
Rh^-	2 Portionen mehr pro Woche		

Stufe eins		
Nahrungsmittel	Blutgruppe 0 Sekretoren	Blutgruppe 0 Nicht-Sekretoren
Abalone (Seeohr)	zu vermeiden	zu vermeiden
Barrakuda (Pfeilhecht)	zu vermeiden	zu vermeiden
Flußbarsch (alle Arten)	bekömmlich	bekömmlich
Froschschenkel	zu vermeiden	zu vermeiden
Hecht	bekömmlich	bekömmlich
Kabeljau	bekömmlich	bekömmlich
Kalmar (Tintenfisch)	zu vermeiden	zu vermeiden
Katzenfisch (Wels)	zu vermeiden	neutral
Krake	zu vermeiden	zu vermeiden
Meerschnecken	zu vermeiden	zu vermeiden
Muskalunge (Hechtart)	zu vermeiden	zu vermeiden
Pollack	zu vermeiden	zu vermeiden

Stufe zwei:		
Nahrungsmittel	Blutgruppe 0 Sekretoren	Blutgruppe 0 Nicht-Sekretoren
Alse (Maifisch)	bekömmlich	bekömmlich
Barsch	bekömmlich	neutral
Gelbschwanz	bekömmlich	bekömmlich
Heilbutt	bekömmlich	neutral
Regenbogenforelle	bekömmlich	bekömmlich
Roter Schnapper	bekömmlich	neutral
Schwertfisch	bekömmlich	bekömmlich
Seezunge	bekömmlich	bekömmlich
Stör	bekömmlich	bekömmlich
Ziegelfisch	bekömmlich	bekömmlich

Neutral: Nahrungsmittel zur allgemeinen Ernährungsergänzung		
Nahrungsmittel	Blutgruppe 0 Sekretoren	Blutgruppe 0 Nicht-Sekretoren
Aal	neutral	neutral
Anchovis (Sardellen)	neutral	zu vermeiden
Austern	neutral	neutral
Bachforelle	neutral	neutral
Blaufisch	neutral	neutral
Buntbarsch	neutral	neutral
Butterfisch	neutral	neutral
Delphin	neutral	neutral
Erntefisch	neutral	neutral

Fortsetzung siehe folgende Seite

Neutral: Nahrungsmittel zur allgemeinen Ernährungsergänzung *(1. Fortsetzung)*		
Nahrungsmittel	Blutgruppe 0 Sekretoren	Blutgruppe 0 Nicht-Sekretoren
Fächerfisch	neutral	neutral
Flunder	neutral	neutral
Garnelen	neutral	neutral
Goldbrasse	neutral	neutral
Haifisch	neutral	neutral
Hechtbarsch	neutral	neutral
Hering	neutral	bekömmlich
Hummer	neutral	neutral
Jakobsmuscheln (Kammuscheln)	neutral	neutral
Karpfen	neutral	neutral
Katzenwels	neutral	neutral
Kaviar	neutral	neutral
Knurrhahn	neutral	neutral
Krabben	neutral	zu vermeiden
Lachs	neutral	neutral
Lachsforelle	neutral	neutral
Lumb	neutral	neutral
Makrele	neutral	bekömmlich
Maräne	neutral	neutral
Meeräsche	neutral	neutral
Meerbrasse	neutral	neutral
Merlan	neutral	neutral

Fortsetzung siehe folgende Seite

Neutral: Nahrungsmittel zur allgemeinen Ernährungsergänzung *(2. Fortsetzung)*		
Nahrungsmittel	Blutgruppe 0 Sekretoren	Blutgruppe 0 Nicht-Sekretoren
Miesmuscheln	neutral	zu vermeiden
Mondfisch	neutral	neutral
Papageifisch	neutral	neutral
Pazifischer Pompano	neutral	neutral
Rot-/Goldbarsch	neutral	neutral
Sardinen	neutral	bekömmlich
Sauger	neutral	neutral
Schellfisch	neutral	neutral
Seebarsch	neutral	neutral
Seehecht (Hechtdorsch)	neutral	bekömmlich
Seeteufel	neutral	neutral
Stint	neutral	neutral
Thunfisch	neutral	neutral
Umberfisch/Adlerfisch	neutral	neutral
Venusmuschel	neutral	neutral
Weinbergschnecken	neutral	neutral
Weißfisch	neutral	neutral
Weißstör	neutral	neutral
Wittling	neutral	neutral
Zackenbarsch	neutral	neutral

Milchprodukte und Eier

Milchprodukte sollten sowohl Sekretoren als auch Nicht-Sekretoren mit der Blutgruppe 0 meiden. Sie können zu unerwünschter Gewichtszunahme, Entzündungen und Ermüdung führen. Eier dürfen in Maßen verzehrt werden. Sie sind eine gute Quelle von Docosahexaensäure (DHS) und können dem 0-Typ helfen, aktives Gewebe aufzubauen.

Blutgruppe 0: Eier **Portion: 1 Ei**			
	Afrikaner	Weiße	Asiaten
Sekretoren	1–4 mal pro Woche	3–6 mal pro Woche	3–4 mal pro Woche
Nicht-Sekretoren	2–5 mal pro Woche	3–6 mal pro Woche	3–4 mal pro Woche

Blutgruppe 0: Milch und Joghurt **Portion: 120–180 Gramm (Männer); 60–150 Gramm (Frauen und Kinder)**			
	Afrikaner	Weiße	Asiaten
Sekretoren	0–1 mal pro Woche	0–3 mal pro Woche	0–2 mal pro Woche
Nicht-Sekretoren	0 mal pro Woche	0–2 mal pro Woche	0–3 mal pro Woche
MM-Typ	2 Portionen Milch und Joghurt weniger pro Woche		

Blutgruppe 0: Käse **Portion: 90 Gramm (Männer); 60 Gramm (Frauen und Kinder)**			
	Afrikaner	Weiße	Asiaten
Sekretoren	0–1 mal pro Woche	0–2 mal pro Woche	0–1 mal pro Woche
Nicht-Sekretoren	0 mal pro Woche	0–1 mal pro Woche	0 mal pro Woche

Stufe eins		
Nahrungsmittel	Blutgruppe 0 Sekretoren	Blutgruppe 0 Nicht-Sekretoren
Amerikanischer Cheddar	zu vermeiden	zu vermeiden
Blauschimmelkäse	zu vermeiden	zu vermeiden
Brie	zu vermeiden	zu vermeiden
Buttermilch	zu vermeiden	zu vermeiden
Camembert	zu vermeiden	zu vermeiden
Casein	zu vermeiden	zu vermeiden
Cheddar	zu vermeiden	zu vermeiden
Colby	zu vermeiden	zu vermeiden
Edamer	zu vermeiden	zu vermeiden
Eiscreme	zu vermeiden	zu vermeiden
Emmentaler	zu vermeiden	zu vermeiden
Frischkäse	zu vermeiden	zu vermeiden
Gouda	zu vermeiden	zu vermeiden
Gruyère	zu vermeiden	zu vermeiden
Hüttenkäse	zu vermeiden	zu vermeiden
Jarlsberg	zu vermeiden	zu vermeiden
Joghurt	zu vermeiden	zu vermeiden
Kefir	zu vermeiden	zu vermeiden
Milch (fettarme oder Magermilch)	zu vermeiden	zu vermeiden
Milch (Vollmilch)	zu vermeiden	zu vermeiden
Monterey Jack	zu vermeiden	zu vermeiden
Münster	zu vermeiden	zu vermeiden

Fortsetzung siehe folgende Seite

Stufe eins *(Fortsetzung)*		
Nahrungsmittel	Blutgruppe 0 Sekretoren	Blutgruppe 0 Nicht-Sekretoren
Neufchâtel	zu vermeiden	zu vermeiden
Paneer (indischer Frischkäse)	zu vermeiden	zu vermeiden
Parmesan	zu vermeiden	zu vermeiden
Provolone	zu vermeiden	zu vermeiden
Quark	zu vermeiden	zu vermeiden
Ricotta	zu vermeiden	zu vermeiden
Sauerrahm (fettarm: 10 %)	zu vermeiden	zu vermeiden
Schmelzkäse	zu vermeiden	zu vermeiden

Stufe zwei		
Nahrungsmittel	Blutgruppe 0 Sekretoren	Blutgruppe 0 Nicht-Sekretoren
Gänseeier	zu vermeiden	neutral
Lachsrogen	zu vermeiden	neutral
Molke	zu vermeiden	zu vermeiden
Wachteleier	zu vermeiden	neutral
Ziegenmilch	zu vermeiden	zu vermeiden

Neutral: Nahrungsmittel zur allgemeinen Ernährungsergänzung		
Nahrungsmittel	Blutgruppe 0 Sekretoren	Blutgruppe 0 Nicht-Sekretoren
Butter	neutral	neutral
Eigelb (Hühner)	neutral	neutral
Eiweiß (Hühner)	neutral	neutral
Enteneier	neutral	neutral
Farmerkäse	neutral	zu vermeiden
Feta	neutral	zu vermeiden
Ghee (geklärte Butter)	neutral	neutral
Hühnereier	neutral	neutral
Mozzarella	neutral	zu vermeiden
Reisdrink	neutral	neutral
Ziegenkäse	neutral	zu vermeiden

Bohnen und andere Hülsenfrüchte

Obwohl 0-Typen bei der Proteinaufnahme im Grunde Fleischesser sind, können sie auch bei Eiweißen gut gedeihen, die in vielen Bohnen und anderen Hülsenfrüchten enthalten sind, obwohl sich darunter auch einige Sorten mit problematischen Lektinen befinden. Wenn Sie die Wahl haben, holen Sie sich Ihr Eiweiß aus tierischer Nahrung.

Blutgruppe 0: Bohnen und andere Hülsenfrüchte Portion: 1 Tasse (trocken)			
	Afrikaner	Weiße	Asiaten
Sekretoren	1–3 mal pro Woche	1–3 mal pro Woche	2–4 mal pro Woche
Nicht-Sekretoren	0–2 mal pro Woche	0–3 mal pro Woche	2–4 mal pro Woche

Stufe eins		
Nahrungsmittel	Blutgruppe 0 Sekretoren	Blutgruppe 0 Nicht-Sekretoren
Berglinsen	zu vermeiden	neutral
Grüne Linsen	zu vermeiden	neutral
Kidneybohnen	zu vermeiden	zu vermeiden
Perlbohnen	zu vermeiden	zu vermeiden
Pintobohnen	zu vermeiden	neutral
Rote Linsen	zu vermeiden	neutral

Stufe zwei		
Nahrungsmittel	Blutgruppe 0 Sekretoren	Blutgruppe 0 Nicht-Sekretoren
Adzukibohnen	bekömmlich	neutral
Augenbohnen	bekömmlich	neutral

Neutral: Nahrungsmittel zur allgemeinen Ernährungsergänzung		
Nahrungsmittel	Blutgruppe 0 Sekretoren	Blutgruppe 0 Nicht-Sekretoren
Cannellinibohnen	neutral	neutral
Dicke Bohnen	neutral	zu vermeiden
Gartenbohnen	neutral	neutral
Kichererbsen	neutral	zu vermeiden
Limabohnen	neutral	neutral
Mandelmilch	neutral	zu vermeiden
Miso (aus Soja)	neutral	zu vermeiden
Mungbohnen/ -sprossen	neutral	neutral

Fortsetzung siehe folgende Seite

Neutral: Nahrungsmittel zur allgemeinen Ernährungsergänzung *(Fortsetzung)*		
Nahrungsmittel	Blutgruppe 0 Sekretoren	Blutgruppe 0 Nicht-Sekretoren
Puff-/Saubohnen	neutral	neutral
Rote Bohnen	neutral	zu vermeiden
Schwarze Bohnen	neutral	neutral
Sojabohnen	neutral	zu vermeiden
Sojaflocken	neutral	zu vermeiden
Sojakäse	neutral	zu vermeiden
Sojamilch	neutral	zu vermeiden
Sojaschrot	neutral	zu vermeiden
Tempeh (aus Soja)	neutral	zu vermeiden
Tofu (aus Soja)	neutral	zu vermeiden
Weiße Bohnen	neutral	neutral

Nüsse und Samen

Nüsse und Samen sind für Menschen mit der Blutgruppe 0 sekundär. Walnüsse sind ausgezeichnete Entgifter, und Leinsamen tragen zu einem starken Immunsystem bei. Aber seien Sie vorsichtig, denn viele Nüsse und Samen enthalten Lektine, die bei 0-Typen aktiv sind, so zum Beispiel Bucheckern, Sonnenblumenkerne* und Kastanien*.

* Neue Bewertung

Blutgruppe 0: Nüsse und Samen Portion: Samen (eine Handvoll), Nußbutter (1–2 Eßlöffel)			
	Afrikaner	Weiße	Asiaten
Sekretoren	2–5 mal pro Woche	2–5 mal pro Woche	2–4 mal pro Woche
Nicht-Sekretoren	5–7 mal pro Woche	5–7 mal pro Woche	5–7 mal pro Woche

Stufe eins		
Nahrungsmittel	Blutgruppe 0 Sekretoren	Blutgruppe 0 Nicht-Sekretoren
Bucheckern	zu vermeiden	zu vermeiden
Cashewnüsse/ Cashewnußmus	zu vermeiden	zu vermeiden
Erdnußbutter	zu vermeiden	zu vermeiden
Erdnüsse	zu vermeiden	zu vermeiden
Eßkastanien	zu vermeiden	zu vermeiden
Kürbiskerne	bekömmlich	bekömmlich
Paranüsse	zu vermeiden	zu vermeiden
Pistazien	zu vermeiden	zu vermeiden
Sonnenblumenkerne	zu vermeiden	zu vermeiden
Sonnenblumenmus	zu vermeiden	zu vermeiden
Walnüsse	bekömmlich	bekömmlich

Stufe zwei		
Nahrungsmittel	Blutgruppe 0 Sekretoren	Blutgruppe 0 Nicht-Sekretoren
Leinsamen	bekömmlich	neutral
Mohnsamen	zu vermeiden	zu vermeiden

Neutral: Nahrungsmittel zur allgemeinen Ernährungsergänzung		
Nahrungsmittel	Blutgruppe 0 Sekretoren	Blutgruppe 0 Nicht-Sekretoren
Butternüsse	neutral	neutral
Färberdistelsamen	neutral	zu vermeiden
Haselnüsse	neutral	neutral
Hickory (nordam. Walnuß)	neutral	neutral
Macademianüsse	neutral	neutral
Mandelmus	neutral	neutral
Mandeln	neutral	neutral
Pecannüsse/-nußbutter	neutral	neutral
Pinienkerne	neutral	neutral
Sesampaste (Tahin)	neutral	neutral
Sesamsaat	neutral	neutral

Getreide und Teigwaren

Getreide und Stärkemittel sind die Achillesferse der Blutgruppe 0. Alle 0-Typen gedeihen schlecht bei Mais, Weizen, Sorghumhirse, Gerste und vielen ihrer Nebenprodukte (Süßmittel usw.). Diese sehr gebräuchlichen Getreide steigern bei 0-Typen in erheblichem Maße das Körperfett. Das Agglutinin in Vollkornweizen kann auch Entzündungen verschlimmern. Das gilt in besonderem Maße für Nicht-Sekretoren und noch mehr für männliche Nicht-Sekretoren. Wenn Sie ein Nicht-Sekretor sind, sollten Sie Hafer meiden, der für Sekretoren neutral ist.

Blutgruppe 0: Getreide und Teigwaren Portion: ½ Tasse trocken (Getreide oder Pasta); 1 Muffin, 2 Scheiben Brot			
	Afrikaner	Weiße	Asiaten
Sekretoren	1–6 mal pro Woche	1–6 mal pro Woche	1–6 mal pro Woche
Nicht-Sekretoren	0–3 mal pro Woche	0–3 mal pro Woche	0–3 mal pro Woche
Rh^-	1 Portion weniger pro Woche		

Stufe eins		
Nahrungsmittel	Blutgruppe 0 Sekretoren	Blutgruppe 0 Nicht-Sekretoren
Couscous (Hartweizengries)	zu vermeiden	zu vermeiden
Gerste	zu vermeiden	zu vermeiden
Glutenhaltige Weizenprodukte	zu vermeiden	zu vermeiden
Glutenhaltiges Mehl	zu vermeiden	zu vermeiden
Hartweizenprodukte	zu vermeiden	zu vermeiden
Mais (alle Sorten)	zu vermeiden	zu vermeiden
Maisschrot	zu vermeiden	zu vermeiden
Malz	zu vermeiden	zu vermeiden
Popcorn	zu vermeiden	zu vermeiden
Sorghumhirse (Durra)	zu vermeiden	zu vermeiden
Weizenauszugsmehl	zu vermeiden	zu vermeiden
Weizenkeimbrot	zu vermeiden	zu vermeiden
Weizenkeime	zu vermeiden	zu vermeiden
Weizenkleie	zu vermeiden	zu vermeiden

Fortsetzung siehe folgende Seite

Neutral: Nahrungsmittel zur allgemeinen Ernährungsergänzung *(Fortsetzung)*		
Nahrungsmittel	Blutgruppe 0 Sekretoren	Blutgruppe 0 Nicht-Sekretoren
Weizenvollkorn-produkte	zu vermeiden	zu vermeiden
Weizenweißmehl-produkte	zu vermeiden	zu vermeiden

Stufe zwei		
Nahrungsmittel	Blutgruppe 0 Sekretoren	Blutgruppe 0 Nicht-Sekretoren
Essener Brot	bekömmlich	bekömmlich

Neutral: Nahrungsmittel zur allgemeinen Ernährungsergänzung		
Nahrungsmittel	Blutgruppe 0 Sekretoren	Blutgruppe 0 Nicht-Sekretoren
Amaranth	neutral	neutral
Buchweizen/Kasha (gerösteter Buchweizen)	neutral	zu vermeiden
Dinkel	neutral	zu vermeiden
Dinkelmehl/Dinkelprodukte	neutral	zu vermeiden
Glutenfreies Brot	neutral	zu vermeiden
Hafer/Haferkleie/ Haferschrot	neutral	zu vermeiden
Hafermehl	neutral	zu vermeiden
Hirse	neutral	neutral
Kamut (ägypt. Weizen)	neutral	neutral

Fortsetzung siehe folgende Seite

Neutral: Nahrungsmittel zur allgemeinen Ernährungsergänzung *(Fortsetzung)*		
Nahrungsmittel	Blutgruppe 0 Sekretoren	Blutgruppe 0 Nicht-Sekretoren
Quinoa	neutral	neutral
Reis (Weiß-/Vollkorn-/ Basmatireis)/Reisbrot	neutral	neutral
Reisflocken	neutral	neutral
Reiskleie/Puffreis	neutral	neutral
Reiswaffeln/Reismehl	neutral	neutral
Roggen/Roggenbrot (100 %)	neutral	neutral
Roggenmehl	neutral	neutral
Sobanudeln (100 % Buchweizen)	neutral	zu vermeiden
Sojabrot	neutral	zu vermeiden
Tapioka (Maniokstärke)	neutral	zu vermeiden
Tef (Hirseart)	neutral	neutral
Topinamburpasta	neutral	zu vermeiden
Wildreis	neutral	neutral

Gemüse

Gemüse sind ausgezeichnete Quellen für Antioxidantien und Faser- oder Ballaststoffe und tragen außerdem dazu bei, die Erzeugung von Polyaminen im Verdauungstrakt zu verringern. Manche Gemüsearten jedoch, wie etwa Blumenkohl, Lauch, Taro, Yucca, Kartoffeln, Wacholder, Gurken* und Bitter Melon

* Neue Bewertung

(*Momordica charantia*) enthalten reaktive Lektine, die blutgruppenspezifisch sein können. 0-Typen sollten darauf achten, Gemüse nicht durch stärkehaltige Nahrungsmittel zu ersetzen. Viele Gemüse sind reich an Kalium, das dazu beiträgt, extrazelluläres Wasser im Körper zu vermindern und das intrazelluläre Wasser zu vermehren.

Blutgruppe 0: Gemüse Portion: 1 Tasse, gekocht oder roh			
	Afrikaner	Weiße	Asiaten
Für Sekretoren bekömmliche Nahrungsmittel	unbegrenzt	unbegrenzt	unbegrenzt
Für Sekretoren neutrale Nahrungsmittel	2–5 mal pro Woche	2–5 mal pro Woche	2–5 mal pro Woche
Für Nicht-Sekretoren bekömmliche Nahrungsmittel	unbegrenzt	unbegrenzt	unbegrenzt
Für Nicht-Sekretoren neutrale Nahrungsmittel	2–3 mal pro Woche	2–3 mal pro Woche	2–3 mal pro Woche
MM-Typ	Essen Sie möglichst viel Bekömmliches aus der Stufe eins.		

Stufe eins		
Nahrungsmittel	Blutgruppe 0 Sekretoren	Blutgruppe 0 Nicht-Sekretoren
Alfalfasprossen	zu vermeiden	zu vermeiden
Aloe/Aloe-Tee/Aloe-Saft	zu vermeiden	zu vermeiden
Blumenkohl	zu vermeiden	zu vermeiden
Champignons	zu vermeiden	neutral
Chicorée	bekömmlich	bekömmlich

Fortsetzung siehe folgende Seite

Stufe eins *(Fortsetzung)*		
Nahrungsmittel	Blutgruppe 0 Sekretoren	Blutgruppe 0 Nicht-Sekretoren
Gurke	zu vermeiden	zu vermeiden
Gurkensaft	zu vermeiden	zu vermeiden
Kombualgen	bekömmlich	bekömmlich
Löwenzahn	bekömmlich	bekömmlich
Meerretich	bekömmlich	bekömmlich
Oliven (schwarz)	zu vermeiden	zu vermeiden
Porree (Lauch)	zu vermeiden	zu vermeiden
Rhabarber	zu vermeiden	zu vermeiden
Rübengrün	bekömmlich	bekömmlich
Rübenstiele	bekömmlich	bekömmlich
Seetang	bekömmlich	bekömmlich
Spinat/Spinatsaft	bekömmlich	bekömmlich
Taro	zu vermeiden	zu vermeiden
Yucca	zu vermeiden	zu vermeiden
Zwiebeln (alle Arten)	bekömmlich	bekömmlich

Stufe zwei		
Nahrungsmittel	Blutgruppe 0 Sekretoren	Blutgruppe 0 Nicht-Sekretoren
Akazie (Gummi arabicum)	zu vermeiden	zu vermeiden
Artischocken (alle Arten)	bekömmlich	bekömmlich
Brokkoli	bekömmlich	bekömmlich

Fortsetzung siehe folgende Seite

Stufe zwei *(Fortsetzung)*		
Nahrungsmittel	Blutgruppe 0 Sekretoren	Blutgruppe 0 Nicht-Sekretoren
Eskarol (Winterendivie)	bekömmlich	bekömmlich
Gartenkürbis	bekömmlich	bekömmlich
Grünkohl	bekömmlich	bekömmlich
Kapern	zu vermeiden	zu vermeiden
Kartoffeln (alle Arten)	zu vermeiden	zu vermeiden
Kohlrabi	bekömmlich	bekömmlich
Mangold	bekömmlich	bekömmlich
Okra (Gumbofrucht)	bekömmlich	bekömmlich
Paprika (rot /Cayenne-pfeffer)	bekömmlich	bekömmlich
Pastinaken	bekömmlich	neutral
Romanasalat	bekömmlich	neutral
Senfkohlblätter	zu vermeiden	neutral
Shiitakepilze	zu vermeiden	zu vermeiden
Süßkartoffeln (Bataten)	bekömmlich	neutral
Topinambur	bekömmlich	bekömmlich
Weiße Rüben	bekömmlich	neutral

Neutral: Nahrungsmittel zur allgemeinen Ernährungsergänzung		
Nahrungsmittel	Blutgruppe 0 Sekretoren	Blutgruppe 0 Nicht-Sekretoren
Abalonepilze	neutral	neutral
Agar-Agar	neutral	zu vermeiden
Auberginen	neutral	zu vermeiden

Fortsetzung siehe folgende Seite

Neutral: Nahrungsmittel zur allgemeinen Ernährungsergänzung *(1. Fortsetzung)*		
Nahrungsmittel	Blutgruppe 0 Sekretoren	Blutgruppe 0 Nicht-Sekretoren
Bambussprossen	neutral	neutral
Brunnenkresse	neutral	neutral
Chilis	neutral	neutral
Daikon (japan. Rettich)	neutral	neutral
Endivie	neutral	neutral
Enokipilze	neutral	neutral
Erbsen (grüne/Zuckerschoten)	neutral	neutral
Fenchel	neutral	neutral
Frühlingszwiebeln	neutral	neutral
Gartenbohnen	neutral	neutral
Gelbe Kohlrüben	neutral	neutral
Ingwer	neutral	bekömmlich
Knoblauch	neutral	bekömmlich
Knollensellerie	neutral	neutral
Kohl (Rot-/Weiß-/Chinakohl)	neutral	zu vermeiden
Kohlsaft	neutral	zu vermeiden
Maitakepilze	neutral	neutral
Melonenkürbis	neutral	neutral
Möhren	neutral	bekömmlich
Möhrensaft	neutral	neutral
Oliven (grüne)	neutral	zu vermeiden

Fortsetzung siehe folgende Seite

Neutral: Nahrungsmittel zur allgemeinen Ernährungsergänzung *(2. Fortsetzung)*		
Nahrungsmittel	Blutgruppe 0 Sekretoren	Blutgruppe 0 Nicht-Sekretoren
Pak-Choi	neutral	neutral
Paprika (grün/gelb/Jalapeño)	neutral	neutral
Radicchio	neutral	neutral
Reisstroh-Scheidling (Pilz)	neutral	neutral
Rettich	neutral	neutral
Rettichsprossen	neutral	neutral
Rosenkohl	neutral	zu vermeiden
Rote Rüben	neutral	neutral
Rote-Rüben-Saft/ Rübengrünsaft	neutral	neutral
Rucola	neutral	neutral
Salat (Kopf-/ Eisberg-/ gemischter Blattsalat)	neutral	neutral
Sauerkraut	neutral	zu vermeiden
Schalotten	neutral	neutral
Sellerie/Selleriesaft	neutral	neutral
Sennesblätter	neutral	neutral
Spargel	neutral	neutral
Staudensellerie	neutral	neutral
Tomaten/Tomatensaft	neutral	neutral
Wasserkastanien	neutral	neutral
Yamswurzel	neutral	neutral
Zucchini	neutral	neutral

Obst und Fruchtsäfte

Obst ist reich an Antioxidantien, und viele Früchte, wie etwa Heidelbeeren, Holunderbeeren, Kirschen und Brombeeren, enthalten Pigmente, die das Leberenzym Ornithindecarboxylase hemmen. Dadurch wird die Produktion von Polyaminen verringert, das sind chemische Stoffe, die mit Insulin zusammenwirken und die Gewichtszunahme fördern. Daher kann eine Ernährung mit viel geeignetem Obst und Gemüse zur Gewichtsabnahme beitragen, denn sie dämpft die Wirkungen des Insulins. Viele Früchte, wie etwa Ananas, sind reich an Enzymen, die dazu beitragen können, Entzündungen zu heilen und einen ausgeglichenen Wasserhaushalt herzustellen. Orangen sollte man sparsam verzehren, denn sie enthalten in großer Menge das Polyamin Putrescin. Einige Früchte, wie etwa Kiwi*, enthalten Lektine, auf die 0-Typen reagieren.

Blutgruppe 0: Obst und Fruchtsäfte Portion: 1 Tasse oder eine Frucht			
	Afrikaner	Weiße	Asiaten
Sekretoren	2–4 mal pro Woche	3–5 mal pro Woche	3–5 mal pro Woche
Nicht-Sekretoren	1–3 mal pro Woche	1–3 mal pro Woche	1–3 mal pro Woche
MM-Typ	Essen Sie möglichst viel Bekömmliches aus der Stufe eins.		

Stufe eins		
Nahrungsmittel	Blutgruppe 0 Sekretoren	Blutgruppe 0 Nicht-Sekretoren
Avocado	zu vermeiden	bekömmlich
Banane	bekömmlich	bekömmlich

Fortsetzung siehe folgende Seite

* Neue Bewertung

Stufe eins *(Fortsetzung)*		
Nahrungsmittel	Blutgruppe 0 Sekretoren	Blutgruppe 0 Nicht-Sekretoren
Bitter Melon (Momordica charantia)	zu vermeiden	zu vermeiden
Blaubeeren (Heidelbeeren)	bekömmlich	bekömmlich
Brombeeren/Brombeersaft	zu vermeiden	zu vermeiden
Dörrpflaumen	bekömmlich	bekömmlich
Feigen (frisch/ getrocknet)	bekömmlich	bekömmlich
Guaven/Guavensaft	bekömmlich	bekömmlich
Honeydew (Wintermelonenart)	zu vermeiden	zu vermeiden
Kantalupmelonen	zu vermeiden	zu vermeiden
Kirschen (alle Arten)	bekömmlich	bekömmlich
Kirschsaft (von Süßkirschen	bekömmlich	bekömmlich
Kiwi	zu vermeiden	zu vermeiden
Kokosmilch	zu vermeiden	zu vermeiden
Mandarinen/ Mandarinensaft	zu vermeiden	zu vermeiden
Mango/Mangosaft	bekömmlich	bekömmlich
Orangen/Orangensaft	zu vermeiden	zu vermeiden
Pflaumen (alle Arten)/ Pflaumensaft	bekömmlich	bekömmlich

Stufe zwei		
Nahrungsmittel	Blutgruppe 0 Sekretoren	Blutgruppe 0 Nicht-Sekretoren
Ananassaft	bekömmlich	bekömmlich
Kochbananen	zu vermeiden	zu vermeiden
Litschis	zu vermeiden	zu vermeiden

Neutral: Nahrungsmittel zur allgemeinen Ernährungsergänzung		
Nahrungsmittel	Blutgruppe 0 Sekretoren	Blutgruppe 0 Nicht-Sekretoren
Ananas	neutral	neutral
Äpfel	neutral	zu vermeiden
Apfelmost/Apfelsaft	neutral	zu vermeiden
Aprikosen/Aprikosen-saft	neutral	zu vermeiden
Birnen/Birnensaft	neutral	neutral
Boysenbeeren	neutral	neutral
Brotfrucht	neutral	neutral
Datteln (alle Arten)	neutral	zu vermeiden
Dewberry (amerikanische)	neutral	neutral
Erdbeeren	neutral	zu vermeiden
Galia-Melonen	neutral	neutral
Granatäpfel	neutral	bekömmlich
Grapefruit (Pampelmuse)	neutral	neutral
Grapefruitsaft	neutral	neutral
Himbeeren	neutral	neutral

Fortsetzung siehe folgende Seite

Neutral: Nahrungsmittel zur allgemeinen Ernährungsergänzung *(1. Fortsetzung)*		
Nahrungsmittel	Blutgruppe 0 Sekretoren	Blutgruppe 0 Nicht-Sekretoren
Holunderbeeren (schwarz/blau)	neutral	neutral
Honigmelonen	neutral	neutral
Johannisbeeren (schwarz/rot)	neutral	neutral
Kaktusfeigen	neutral	bekömmlich
Kumquat	neutral	neutral
Limetten/Limettensaft	neutral	neutral
Loganbeeren	neutral	neutral
Maulbeeren	neutral	neutral
Nektarinen/ Nektarinensaft	neutral	neutral
Papaya/Papayasaft	neutral	neutral
Persimonen (Kaki)	neutral	neutral
Pfirsiche	neutral	neutral
Preiselbeeren/ Preiselbeersaft	neutral	neutral
Quitten	neutral	neutral
Rosinen	neutral	neutral
Stachelbeeren	neutral	neutral
Sternfrucht (Karambola)	neutral	neutral
Trauben (alle Arten)	neutral	neutral
Wassermelonen	neutral	neutral
Wintermelonen	neutral	neutral

Fortsetzung siehe folgende Seite

Neutral: Nahrungsmittel zur allgemeinen Ernährungsergänzung *(2. Fortsetzung)*		
Nahrungsmittel	Blutgruppe 0 Sekretoren	Blutgruppe 0 Nicht-Sekretoren
Youngberry (Brombeer-/Himbeer-Kreuzung)	neutral	neutral
Zitronen/Zitronensaft	neutral	neutral
Zitronenwasser	neutral	neutral
Zuckermelonen	neutral	neutral

Öle

Im allgemeinen fahren 0-Typen am besten mit einfach ungesättigten Ölen (wie Olivenöl) und mit Ölen, die reich an Fettsäuren der Omega-Reihe (wie etwa Leinöl) sind. Nicht-Sekretoren der Blutgruppe 0 sind bei der Aufspaltung von Ölen gegenüber Sekretoren ein wenig im Vorteil und ziehen wahrscheinlich auch einen etwas größeren Nutzen aus ihrem Verzehr.

Blutgruppe 0: Öle **Portion: 1 Eßlöffel**			
	Afrikaner	Weiße	Asiaten
Sekretoren	1–7 mal pro Woche	3–5 mal pro Woche	3–6 mal pro Woche
Nicht-Sekretoren	3–8 mal pro Woche	4–8 mal pro Woche	5–8 mal pro Woche

Stufe eins:		
Nahrungsmittel	Blutgruppe 0 Sekretoren	Blutgruppe 0 Nicht-Sekretoren
Baumwollsaatöl	zu vermeiden	zu vermeiden
Distelöl	zu vermeiden	zu vermeiden
Erdnußöl	zu vermeiden	zu vermeiden
Kastoröl (Rizinusöl)	zu vermeiden	zu vermeiden
Kokosöl	zu vermeiden	neutral
Leinöl	bekömmlich	neutral
Maiskeimöl	zu vermeiden	zu vermeiden
Olivenöl	bekömmlich	bekömmlich
Sojaöl	zu vermeiden	zu vermeiden
Sonnenblumenöl	zu vermeiden	zu vermeiden
Weizenkeimöl	zu vermeiden	zu vermeiden

Stufe zwei		
Nahrungsmittel	Blutgruppe 0 Sekretoren	Blutgruppe 0 Nicht-Sekretoren
Nachtkerzenöl	zu vermeiden	zu vermeiden

Neutral: Nahrungsmittel zur allgemeinen Ernährungsergänzung		
Nahrungsmittel	Blutgruppe 0 Sekretoren	Blutgruppe 0 Nicht-Sekretoren
Borretschsamenöl	neutral	zu vermeiden
Dorschleberöl (Lebertran)	neutral	zu vermeiden
Mandelöl	neutral	bekömmlich
Rapsöl	neutral	zu vermeiden

Fortsetzung siehe folgende Seite

Neutral: Nahrungsmittel zur allgemeinen Ernährungsergänzung *(Fortsetzung)*		
Nahrungsmittel	Blutgruppe 0 Sekretoren	Blutgruppe 0 Nicht-Sekretoren
Schw. Johannisbeeröl	neutral	neutral
Sesamöl	neutral	neutral
Walnußöl	neutral	bekömmlich

Kräuter, Gewürze und Verdickungsmittel

Viele Gewürze haben leichte bis mittlere Heilwirkung, oft durch die Beeinflussung der Bakterienmenge im unteren Dickdarm. Viele gebräuchliche Gummisorten, wie Guarkernmehl und Carrageenan sollten gemieden werden, da sie die Wirkung von Lektinen in Nahrungsmitteln verstärken können. Blaugrüne Algen (oder Blaualgen), eine häufige Nahrungsergänzung, sollten vom 0-Typ gemieden werden, da sie ein agglutinierendes Lektin besitzen.

Stufe eins		
Nahrungsmittel	Blutgruppe 0 Sekretoren	Blutgruppe 0 Nicht-Sekretoren
Blaugrüne Algen (Blaualgen)	zu vermeiden	zu vermeiden
Aspartam	zu vermeiden	zu vermeiden
Carrageenan	zu vermeiden	zu vermeiden
Essig (Balsamico/ Weiß-/Rotweinessig)	zu vermeiden	zu vermeiden
Fruchtzucker	zu vermeiden	zu vermeiden

Fortsetzung siehe folgende Seite

Stufe eins *(Fortsetzung)*		
Nahrungsmittel	Blutgruppe 0 Sekretoren	Blutgruppe 0 Nicht-Sekretoren
Guarana	zu vermeiden	zu vermeiden
Guarkernmehl	zu vermeiden	zu vermeiden
Maissirup	zu vermeiden	zu vermeiden
Maisstärke	zu vermeiden	zu vermeiden
Maltodextrin	zu vermeiden	zu vermeiden
Natrium-L-Glutamat	zu vermeiden	zu vermeiden
Pfeffer (schwarz/weiß)	zu vermeiden	zu vermeiden
Pickles (in Salzbrühe)	zu vermeiden	zu vermeiden
Pickles (in Essig)	zu vermeiden	zu vermeiden
Relish	zu vermeiden	zu vermeiden
Rotalge	bekömmlich	bekömmlich
Tomatenketchup	zu vermeiden	zu vermeiden
Traubenzucker	zu vermeiden	zu vermeiden
Wacholder	zu vermeiden	zu vermeiden

Stufe zwei		
Nahrungsmittel	Blutgruppe 0 Sekretoren	Blutgruppe 0 Nicht-Sekretoren
Carob	bekömmlich	neutral
Curry	bekömmlich	bekömmlich
Kurkuma	bekömmlich	neutral
Muskatblüte	zu vermeiden	zu vermeiden
Muskatnuß	zu vermeiden	neutral
Petersilie	bekömmlich	bekömmlich

Neutral: Nahrungsmittel zur allgemeinen Ernährungsergänzung		
Nahrungsmittel	Blutgruppe 0 Sekretoren	Blutgruppe 0 Nicht-Sekretoren
Ahornsirup	neutral	zu vermeiden
Anis	neutral	neutral
Apfelessig	neutral	zu vermeiden
Apfelpektin	neutral	neutral
Basilikum	neutral	bekömmlich
Bergamottöl	neutral	neutral
Bierhefe	neutral	bekömmllch
Bohnenkraut	neutral	neutral
Chili	neutral	neutral
Dill	neutral	neutral
Estragon	neutral	bekömmlich
Gelatine	neutral	neutral
Gerstenmalz	neutral	zu vermeiden
Gewürznelke	neutral	neutral
Grüne Minze	neutral	neutral
Honig	neutral	zu vermeiden
Kardamom	neutral	neutral
Kerbel	neutral	neutral
Koriander	neutral	neutral
Kreuzkümmel	neutral	neutral
Kümmel	neutral	neutral
Lorbeerblatt	neutral	bekömmlich
Majoran	neutral	neutral

Fortsetzung siehe folgende Seite

Neutral: Nahrungsmittel zur allgemeinen Ernährungsergänzung *(1. Fortsetzung)*		
Nahrungsmittel	Blutgruppe 0 Sekretoren	Blutgruppe 0 Nicht-Sekretoren
Mandelessenz	neutral	neutral
Mayonnaise	neutral	zu vermeiden
Meersalz	neutral	neutral
Melasse	neutral	neutral
Minze	neutral	neutral
Oregano	neutral	bekömmlich
Paprika	neutral	neutral
Pfeffer (Körner/getr. Chilischoten)	neutral	neutral
Pfefferminze	neutral	neutral
Pfeilwurzelmehl	neutral	neutral
Piment (Nelkenpfeffer)	neutral	neutral
Reissirup	neutral	zu vermeiden
Rosmarin	neutral	neutral
Safran	neutral	bekömmlich
Salatsaucen (mit erlaubten Zutaten)	neutral	neutral
Salbei	neutral	zu vermeiden
Schnittlauch	neutral	neutral
Schokolade	neutral	neutral
Senf (zubereitet, ohne Essig)	neutral	neutral
Senfpulver	neutral	neutral
Sojasauce	neutral	zu vermeiden

Fortsetzung siehe folgende Seite

Neutral: Nahrungsmittel zur allgemeinen Ernährungsergänzung *(2. Fortsetzung)*		
Nahrungsmittel	Blutgruppe 0 Sekretoren	Blutgruppe 0 Nicht-Sekretoren
Süßholzwurzel	neutral	bekömmlich
Tamari (dunkle Sojasauce, weizenfrei)	neutral	zu vermeiden
Tamarinde	neutral	neutral
Thymian	neutral	neutral
Vanille	neutral	zu vermeiden
Weinstein	neutral	neutral
Wintergrün	neutral	neutral
Worcestersauce	neutral	zu vermeiden
Zimt	neutral	zu vermeiden
Zucker (braun/weiß)	neutral	zu vermeiden
Zuckerrohrsaft	neutral	zu vermeiden

Getränke

Nicht-Sekretoren mit der Blutgruppe 0 trinken vielleicht gelegentlich gern ein Glas Wein zum Essen; wenn sie ihn in Maßen genießen, tut er ihrem Herz-Kreislauf-System ausgesprochen gut. Grüner Tee sollte zum Diätplan eines jeden 0-Typs gehören. Er enthält Polyphenole, die die Produktion schädlicher Polyamine blockieren.

Stufe eins		
Nahrungsmittel	Blutgruppe 0 Sekretoren	Blutgruppe 0 Nicht-Sekretoren
Kaffee (normal/ koffeinfrei)	zu vermeiden	zu vermeiden
Limonade (verschiedene/Diätlimonaden/ Cola)	zu vermeiden	zu vermeiden
Spirituosen	zu vermeiden	zu vermeiden

Stufe zwei		
Nahrungsmittel	Blutgruppe 0 Sekretoren	Blutgruppe 0 Nicht-Sekretoren
Mineralwasser	bekömmlich	bekömmlich
Schwarztee (normal/ koffeinfrei)	zu vermeiden	zu vermeiden

Neutral: Nahrungsmittel zur allgemeinen Ernährungsergänzung		
Nahrungsmittel	Blutgruppe 0 Sekretoren	Blutgruppe 0 Nicht-Sekretoren
Bier	neutral	neutral
Grüner Tee	neutral	neutral
Rotwein	neutral	bekömmlich
Weißwein	neutral	bekömmlich

Individuelle Therapien für chronische Krankheiten

Wie Sie Ihrem Risikoprofil entnehmen können, sind Menschen mit der Blutgruppe 0 anfälliger für bestimmte chronische Krankheiten als Menschen mit anderen Blutgruppen. Im folgenden Abschnitt werden diese Krankheiten, die mit der Blutgruppe 0 zusammenhängen, als Ergänzung zu Ihrer blutgruppenspezifischen Diät der Stufe zwei ausführlich besprochen und zahlreiche Therapievorschläge gemacht.

Siehe Tabelle der Krankheitsrisiken für die Blutgruppe 0 auf Seite 195.

Für die Blutgruppe 0 spezifische Krankheiten des Verdauungstraktes

Gastroösophagealer Reflux
Magengeschwüre
Morbus Crohn

Gastroösophagealer Reflux

An chronischem Sodbrennen aufgrund von gastroösophagealem Reflux (Magensaftübertritt in die Speiseröhre) leiden über zwanzig Millionen Amerikaner jeden Tag. Es besteht in einem brennenden Schmerz im Oberbauch und in der Brust und kann eine ganze Reihe von Ursachen haben, unter anderem einen Zwerchfellbruch. Aber der weitaus häufigere Grund dafür, daß so viele Menschen unter chronischem Sodbrennen leiden, sind schlechte Ernährungsgewohnheiten. Wenn Sie nicht das für Ihre Blutgruppe Richtige essen, stören Sie den Säurehaushalt, und Magensäure tritt durch die empfindliche Öffnung, die Speiseröhre und Magen verbindet, nach oben aus. Menschen mit der Blutgruppe 0, die schon von Haus aus einen hohen Säurespiegel haben, neigen ganz besonders dazu, Sodbrennen zu entwickeln, wenn sie nicht typgerecht essen.
Mit den folgenden Maßnahmen können Sie Sodbrennen unterbinden und behandeln:

- Meiden Sie Kaffee, Schokolade, Pfefferminze und schwarzen Tee, denn sie alle vermehren die Säure im Magen und können dadurch Sodbrennen auslösen.

- Meiden Sie Zucker und Süßigkeiten, denn sie führen bei Menschen mit Sodbrennen oft zu Problemen.
- Geben Sie 5–15 Tropfen Enzian (*Gentiana lutea*) in ein Glas Wasser und trinken Sie es eine halbe Stunde vor dem Essen. Wenn Sie diesen Bitterstoff eine halbe Stunde vor einer Mahlzeit einnehmen, sind ihre Verdauungssäfte besser auf die Verdauung des Essens vorbereitet.
- Ingwer: Mehrere Bestandteile des Ingwers schützen die Zellen, die den Magen auskleiden. Ich habe festgestellt, daß ein Teelöffel frischer Ingwersaft, mehrmals täglich eingenommen, ein sehr wirksames Mittel gegen Sodbrennen sein kann.
- Essen Sie nicht zuviel, sondern versuchen Sie aufzuhören, bevor Sie satt sind.

Magengeschwüre

Bakterien spielen eine wichtige Rolle bei der Entwicklung von Magengeschwüren. Bis vor kurzem glaubte man, sie seien die Folge von überschüssiger Magensäure, die durch Streß entstehe. Aber Anfang der achtziger Jahre kamen Wissenschaftler zu dem Schluß, daß ein weitverbreitetes Bakterium, *Helicobacter pylori*, für die meisten Magengeschwüre verantwortlich ist. Dieses Bakterium bildet in gewissem Sinne eine Ausnahme von der Regel, daß ein hoher Säurespiegel den Magen weitgehend steril hält. *H. pylori* kann gut in einem sauren Umfeld leben, weil es die Fähigkeit hat, sich eine »Nische« mit geringerem Säuregehalt zu schaffen.[2]

Magengeschwüre gehen normalerweise mit Schmerzen im ganzen Körper, Übelkeit, Erbrechen und Appetitlosigkeit einher. Wenn Geschwüre bluten, wird der Stuhl schwarz und teerartig.

Anfang der fünfziger Jahre entdeckte man, daß Menschen mit der Blutgruppe 0 etwa doppelt so häufig Magengeschwüre hatten wie die anderer Blutgruppen. Diese Erkenntnis wurde so oft bestätigt (in mehr als 25 Untersuchungen allein in den letzten 20 Jahren), daß sie praktisch als zweifelsfrei bewiesen gelten kann.[3] Welchen Grund hat diese Tatsache?

Wie andere Bakterien im Verdauungstrakt hat auch *H. pylori* eine Lieblingsblutgruppe, und zwar die Blutgruppe 0. Vor einiger Zeit hat man festgestellt, daß dieses Bakterium ein lektinähnliches sogenanntes Adhäsionsmolekül herstellt, das sein Anhaften an den Zellen der Magen- und Zwölffingerdarmwand ermöglicht. Dieses Anhaften wird durch Zellen begünstigt, die 0-Typ-Antigene haben.

Eine Infektion mit *H. pylori* ist zu etwa 90% mit antimikrobiellen Substanzen (z. B. Antibiotika) und säurehemmenden Medikamenten heilbar, daher wird eine regelmäßige Untersuchung empfohlen, damit man möglichst früh eine entsprechende Diagnose stellen kann. Es gibt auch Naturheilmittel, die zur Kontrolle von *H. pylori* beitragen können:

Echter Blasentang und andere fucosehaltige Arten von Tang. Schon 1958 identifizierte der Wissenschaftler George Springer mehrere Pflanzen, die blutgruppenaktive Substanzen enthalten.[4] Er stellte fest, daß eine dieser Pflanzen, der häufige Blasentang (*Fucus vesiculosis*), in erheblicher Menge Fucose enthält, also den Zukker, der das Antigen der Blutgruppe 0 bildet. *H. pylori* heftet sich gern an das 0-Typ-Antigen und nutzt dabei Zucker, die diese Blutgruppe nachahmen, als Köder-Moleküle. Wenn *H. pylori* den 0-Typ so gern hat, soll es ihn auch haben! In diesem Fall können wir die »Saugnäpfe« der Bakterien mit gefälschtem 0-Typ-Antigen (der Fucose des Blasentangs anstelle des echten) überschwemmen, was bewirkt, daß sie von der Magenschleimhaut abrutschen, weil sie sich nicht festhalten können. Damit können sie keine Probleme mehr machen.

Außerdem hat man festgestellt, daß die speziellen Fucosezucker, die sich im Blasentang finden, sogenannte Fucoidine, auch eine entzündungshemmende Wirkung haben, weil sie eine Reihe von Mediatoren namens Komplemente blockieren. Dadurch können sie für Menschen mit der Blutgruppe 0 ganz besonders hilfreich sein, denn bei ihnen treten häufiger entzündliche Veränderungen des Magengewebes auf, wenn sie mit *H. pylori* infiziert sind. Das gilt ganz besonders für Nicht-Sekretoren. Zu weiteren fucoidinreichen Arten zählen Knotentang (*Ascophyllum nodosum*) mit ungefähr 6–8% und Riementang (*Laminaria*) mit 5–20%

Fucoidinen. Suchen Sie nach frisch getrockneten Pflanzen und verwenden Sie diese statt Tinkturen, die wenig oder gar keine Fucose enthalten.

Wismut. Wismut-Verbindungen sind einerseits gegen *H. pylori* wirksam und haben andererseits heilende Wirkungen bei Geschwüren. Wismuthaltige Präparate werden von mehreren Firmen hergestellt und sind in Apotheken erhältlich. Wenn Sie jedoch empfindlich auf Farbstoffe reagieren, sollten Sie vielleicht nach Alternativen Ausschau halten.

Berberin. Ein Alkaloid, das in der Kanadischen Gelbwurzel (*Hydrastis canadensis*), im Goldfadenwurzelstock (*Coptis chinensis*), in Mahonien (*Mahonia aquifolium*) und in Berberitzen enthalten ist. Das Berberin, hemmt, wie man festgestellt hat, in hohem Maße das Wachstum von *H. pylori*.

Probiotische Bakterien. Bestimmte Arten von Bifido- oder Milchsäurebakterien *(Lactobacillus bifidus*, *Bacillus breve* und *B. infantis*) steigern die Widerstandskraft gegen Magengeschwüre. Zur Heilung der Magenschleimhaut können Sie die folgenden Mittel versuchen:

- Eibischwurzel (*Althaea officinalis*), als Tee oder Kapsel genommen.
- Rotulmenrinde (*Ulmus rubra*; besonders gut für Nicht-Sekretoren).
- Sho-saiko-to, ein Mittel der Traditionellen Chinesischen Medizin, hemmt die Sekretion von Magensäure und schützt die Magenschleimhaut, selbst in Zeiten von großem Streß.
- Thymian, Oregano und Rosmarin: Diese verbreiteten Küchenkräuter sind wirksame Antioxidantien und haben eine leicht entzündungshemmende Wirkung. Außerdem fördern sie alle drei die Widerstandskraft gegen Bakterien (wie *H. pylori*) und andere Mikroorganismen (wie *Candida*), die das Verdauungssystem des 0-Typs beeinträchtigen können.

- Ingwerwurzelstock: Er enthält entzündungshemmende Bestandteile, Antioxidantien und regt die Darmperistaltik an.
- Gewürznelke: Reiche Quelle von Eugenol, entzündungshemmend und gegen Geschwüre wirksam.
- Azardirachta Indica (Neem), ein aus Indien stammendes Adaptogen, kann als Puffer der Bildung von streßverursachten Magengeschwüren entgegenwirken.

Aus der Studie über die Ergebnisse der Blutgruppendiät

Mark E.
Kind
Blutgruppe 0
Besserung: chronische Darmbeschwerden

»Mein Sohn Mark ist neuneinhalb Jahre alt. Seit er zwei Jahre alt war, hatte er Probleme mit Verstopfung. In manchen Phasen hatte er bis zu zehn Tagen keinen Stuhlgang. Wir gingen zum Hausarzt und Mark bekam Einläufe, Zäpfchen, Abführmittel und Paraffinöl. Als er neun Jahre alt war, ging es ihm schlechter denn je. Voller Verzweiflung nahm ich Ihr Buch zur Hand und las es. Innerhalb von 36 Stunden, nachdem wir mit der 0-Typ-Diät begonnen hatten, war sein Problem völlig verschwunden! Nach einer Woche hatten wir alle Lust, über die Stränge zu schlagen und etwas zu essen, was nicht auf unserer Liste stand. Wir haben nicht wahllos geschlemmt, aber am Montag morgen zeigten sich bei Mark trotzdem erste Anzeichen dafür, daß seine Probleme wiederkamen. Wir hielten uns wieder an das Programm, und die Verstopfung verschwand sofort. Dieses Programm hat dafür gesorgt, daß Marks Selbstbewußtsein sprunghaft gestiegen ist! Nach siebeneinhalb Jahren und vier verschiedenen Ärzten haben Sie sein Problem in 36 Stunden gelöst.«

Morbus Crohn

Ich behandle die entzündliche Darmkrankheit Morbus Crohn oft mit den folgenden Mitteln:

- Nehmen Sie reichlich lösliche und nichtlösliche Ballaststoffe zu sich. Die beste Quelle löslicher Ballaststoffe ist vielleicht das wenig bekannte Arabinogalaktan in der europäischen und nordamerikanischen Lärche (Lärchengummi). Wie wir gesehen haben, ist das Arabinogalactan der Lärche auch sehr hilfreich für die Stärkung des Immunsystems. Man hat nachgewiesen, daß das Arabinogalactan der Lärche die Konzentration kurzkettiger Fettsäuren wie etwa Buttersäure steigert, die eine wichtige Energiequelle für die Darmzellen sind. Lärche trägt auch dazu bei, die Konzentration von Ammoniak (einem toxischen Nebenprodukt der Proteinsynthese) im Darm zu senken. Ammoniak wird normalerweise über die Nieren ausgeschieden. Das Arabinogalactan der Lärche (engl. Larch AG) ist in den USA unter den Handelsnamen ARA-6 (North American Pharmacal, Norwalk CT) und Arabinex (Thorne Research, Sand Point ID) erhältlich. Eine hervorragende Quelle nichtlöslicher Ballaststoffe ist Leinsamen. Sie können vor dem Zubettgehen einen Teelöffel davon in ein Glas Wasser geben und den Leinsamen über Nacht quellen und aufweichen lassen. Am Morgen können Sie die Flüssigkeit mit dem Leinsamen zu sich nehmen.
- Meiden Sie Gummiarten wie Carrageenan, Ghatti und Akaziengummi, die bei der Nahrungszubereitung häufig als Stabilisatoren verwendet werden. Suchen Sie Speisen, die mit anderen Mitteln stabilisiert wurden.
- Nehmen Sie ein probiotisches Mittel mit Bakterien zu sich, die für Ihre Blutgruppe hilfreich sind.
- Nehmen Sie Kombualgen oder Kelp, um Lektine zu blockieren, besonders, wenn Sie Nicht-Sekretor sind.
- Meiden Sie Lektine, die in Aminozuckern gebunden sind. Am schlechtesten ist für den 0-Typ das Lektin der Weizenkeime, das im Zucker N-Acetyl-Glucosamin gebunden ist, während

andere Lektine in den Zuckern Mannose, Fucose, N-Acetyl-Galactosamin und Galactose gebunden sind.
- Treffen Sie Maßnahmen zur Senkung Ihres Streßpegels.
- Nehmen Sie ein Mittel namens »Seacure«, ein aus Weißfisch hergestelltes Peptid. Dieses Präparat normalisiert mit großer Zuverlässigkeit die Zellen im gastrointestinalen Trakt des 0-Typs. Es ist in amerikanischen *health food stores* erhältlich.
- Verwenden Sie Ghee (geklärte Butter), eine gute Quelle für Buttersäure.

Für die Blutgruppe 0 spezifische Stoffwechselstörungen

Syndrom X
Blutgerinnungsstörungen

Syndrom X

Das Syndrom X ist eine Störung, die aus einer Kombination von Fettleibigkeit, hohen Triglyceridwerten und Insulinresistenz entsteht und zu Diabetes und Herzkrankheiten führen kann. Für die Blutgruppe 0 ist der Auslöser die Unverträglichkeit von Kohlenhydraten. Die Lektine vieler Getreidearten haben den Effekt, daß sie durch ihre Wirkungen auf das Insulin die Aufspaltung von Fetten behindern. Wenn 0-Typen eine fettarme Diät essen, die reich an stoffwechselhemmenden Lektinen ist, nehmen sie zu.

Viele Jahre lang haben Herzspezialisten gesagt, daß hohe Triglyceridwerte für sich allein genommen kein Risiko für Herzerkrankungen darstellen – sondern erst in Kombination mit anderen Faktoren. Inzwischen deuten aber immer mehr Untersuchungsergebnisse darauf hin, daß hohe Triglyceridwerte doch einen eigenständigen Risikofaktor darstellen, und das erklärt ein Stück weit den ungewöhnlichen Weg des 0-Typs zu Herzerkrankungen. Fettleibigkeit ist das Tor zum Syndrom X. Das ganze Syndrom läßt sich vermeiden, wenn man den Faktoren zu Leibe rückt, die eine Gewichtszunahme verursachen.

Im allgemeinen tun 0-Typen gut daran, soviel aktives Gewebe wie möglich zu entwickeln, teils durch die Ernährung, teils durch sportliche Betätigung, und sicherzustellen, daß sie einen sehr guten Stoffwechsel haben. Zu diesem Zweck wird tierisches Eiweiß ganz besonders gut genutzt, während die Lektine bestimmter Getreide, Brotsorten, Bohnen und anderer Hülsenfrüchte leicht zu einer Insulinresistenz führen können, die eine Zunahme des Körperfettes bewirkt. Am schädlichsten sind die Lektine, die in Weizenkeimen und Weizenvollkornprodukten vorkommen. Weizen hat genau die entgegengesetzte Wirkung von tierischem Protein – und das wirkt sich so stark aus, daß viele 0-Typen schon von Gewichtsverringerung und dem allmählichen Schwund von Wasseransammlungen berichten, wenn sie lediglich den Weizen aus ihrer Ernährung streichen. Wenn 0-Typen Schwierigkeiten mit dem Abnehmen haben, ist es oft hilfreich, wenn sie ihren Kohlenhydratbedarf mit Süßkartoffeln, Melonenkürbis, Wurzelgemüse und Gartenkürbis decken statt mit Hilfe von Getreiden.

Gehen Sie Ihr Abnahmeprogramm langsam an und planen Sie es als Langzeitstrategie. Im nun folgenden Ansatz werden die wichtigsten Elemente für eine erfolgreiche Gewichtsabnahme skizziert. Beginnen Sie mit der 0-Typ-Diät, Stufe zwei, und nehmen Sie die folgenden Strategien zu Hilfe, um noch größere Erfolge zu erzielen. Wenn Sie viel Übergewicht oder irgendeine Krankheit haben, empfehle ich Ihnen, Rücksprache mit Ihrem Arzt zu nehmen, ehe Sie diesen oder irgendeinen anderen Plan in Angriff nehmen.

1. Lernen Sie Ihr Stoffwechselprofil kennen

Zu wissen, wieviel Muskelgewebe, wieviel Prozent Fettgewebe und welchen Grundumsatz Sie haben, kann für Sie wichtiger sein als zu wissen, wieviel Sie wiegen. Denn diese Faktoren sagen aus, wie es um das Gleichgewicht Ihres Stoffwechsels steht. Ihr Ziel ist nicht einfach, Pfunde zu verlieren, sondern Muskeln zu entwikkeln. Ich empfehle Ihnen dringend, eine bioelektrische Impedanzmessung vornehmen zu lassen. Falls das nicht möglich ist, gibt es auch einige Methoden, die Sie selbst anwenden können, um etwas über den Zustand Ihres Stoffwechsels zu erfahren. Zwar sind diese Methoden nicht wissenschaftlich genau, aber Sie geben Ihnen Hinweise auf Ihre allgemeine Fitneß und darauf, ob Sie überschüssiges Wasser im Körper haben oder nicht.

Test für extrazelluläres Wasser – Ödem:
Drücken Sie Ihren Finger fest auf Ihr Schienbein und halten Sie den Druck fünf Sekunden lang. Wenn Sie mit dem Finger auf Muskeln oder Fett drücken, wird die Haut sofort wieder herausschnellen. Ist jedoch Wasser zwischen den Zellen, wird es seitlich verschoben und die Delle wird sich nicht sofort wieder füllen. Je länger die Vertiefung bleibt, desto mehr Wasser ist im Gewebe, und das bedeutet, daß Sie überschüssiges Wasser im Körper haben.

Messen Sie das Verhältnis von Taille und Hüfte:
Überschüssiges Gewicht ist am schädlichsten – und führt am häufigsten zu Stoffwechselproblemen –, wenn es nicht an Hüften und Schenkeln, sondern vor allem am Bauch sitzt. Hier ein schneller Test für die Feststellung Ihrer Fettverteilung: Stellen Sie sich aufrecht vor einen Spiegel, in dem Sie sich ganz sehen können. Nehmen Sie ein Maßband und messen den Umfang Ihrer Taille an der schmalsten Stelle. Dann messen Sie den Umfang ihres Gesäßes an der breitesten Stelle. Teilen sie jetzt Ihren Taillenumfang durch Ihren Hüftumfang. Ein gesundes Verhältnis liegt bei Frauen zwischen 0,70 bis 0,75. Bei Männern liegt ein gesundes Verhältnis bei 0,80 bis 0,90.

Aus der Studie über die Ergebnisse der Blutgruppendiät

Lynn N.
Blutgruppe 0
Junge Frau
Besserung: Diabetes/Gewichtsabnahme

»Ich wurde vor etwa einem Jahr als Typ-II-Diabetikerin diagnostiziert, und es war ein ziemlicher Kampf für mich, meine Blutzuckerwerte unter Kontrolle zu halten, um es milde auszudrükken. »4 Blutgruppen – Vier Strategien für ein gesundes Leben« ist ein erstaunliches Buch! Ich habe eine Zeitlang vegetarisch gegessen, und bis jetzt war mir völlig unverständlich, warum meine Gesundheit sich dadurch nicht verbessert hat und warum ich dabei auch kaum abgenommen habe. Nachdem ich schon so gut wie alles ausprobiert hatte, beschloß ich, das Buch zu kaufen und Dr. D'Adamos Diätvorschlägen eine Chance zu geben. Ich muß gestehen, daß ich zuerst skeptisch war, denn schließlich haben doch alle Menschen das gleiche Verdauungssystem. Aber ich war trotzdem fasziniert. Jetzt habe ich voller Freude festgestellt, daß ich mehr Energie und niedrigere Blutzuckerwerte habe, dabei halte ich mich erst seit ein paar Wochen an die 0-Typ-Diät. Außerdem bin ich Verdauungsprobleme, Sodbrennen und Blähungen losgeworden, indem ich einfach Weizen- und Maisprodukte meide. Jetzt esse ich kleine Mengen von Getreidearten wie Dinkel, Kamut, Gerste, Quinoa, Buchweizen, Roggen und Vollkornreis. Im allgemeinen halte ich mich genau an die 0-Typ-Diät. Allerdings muß ich mir noch den Kaffee abgewöhnen. Zum Glück ist es mir nicht übermäßig schwergefallen, typisch afro-amerikanische Nahrungsmittel wie Schweinshaxen und Maisbrot wegzulassen. Als übergewichtige, diabeteskranke afroamerikanische Frau, die alleinerziehende Mutter, Vollzeitstudentin an einem College, Fremdsprachentutorin und dazu noch in einer Hausverwaltung tätig ist, muß ich unbedingt gut für mich sorgen. Ich freue mich, Ihnen mitteilen zu können, daß ich abnehme und mich dabei ausgezeichnet fühle!«

---

2. Eliminieren Sie Lektine, die Insulin nachahmen

Die meisten 0-Typen können leicht und rasch abnehmen, wenn sie einfach die Nahrungsmittel von ihrem Speiseplan streichen, die Insulinresistenz fördern. Weizen, Mais, Kartoffeln und manche Sorten von Bohnen enthalten Lektine, die auf die Fettzellen-rezeptoren des 0-Typs insulinähnliche Wirkungen haben. Wenn sie sich an die Rezeptoren binden, senden sie Ihren Fettzellen ein Signal, die Verbrennung von Fett einzustellen und statt dessen überschüssige Kalorien als Fett zu speichern. Wenn Sie in großen Mengen Insulin nachahmende Lektine zu sich nehmen, die nicht zu Ihrer Blutgruppe passen, dann hat das die Wirkung, den Fettanteil im Körper zu steigern und das aktive Gewebe zu vermindern.

Schlüsseltips zum Abnehmen für den 0-Typ	
Statt …	Essen Sie …
Bohnen Kartoffeln Mais Weizen	Gartenkürbis Melonenkürbis Wurzelgemüse Süßkartoffeln

Was bei der Blutgruppe 0 zu Insulinresistenz und Fettleibigkeit beiträgt:

- Kohlenhydratreiche Ernährung
- Mangel an essentiellen Fettsäuren, besonders an Omega-3-Ölen, die in Fisch vorkommen
- Wiederholte Durchführung kalorienarmer Diäten
- Mahlzeiten überspringen
- Raffinierte Zucker und Stärkemittel
- Ballaststoffarme Ernährung
- Geringe Aufnahme von Gemüse und Obst und den darin enthaltenen Antioxidantien
- Verwendung von künstlichen Zuckern
- Ungeeignete Lektine in der Ernährung
- Mangel an Bewegung, sitzende Lebensweise
- Stimulantien wie Kaffee, Rauchen und Alkohol

Aus der Studie über die Ergebnisse der Blutgruppendiät

Alice S.
Blutgruppe 0
Junge Frau
Besserung: Übergewicht/Abnahme

»Ich bin eine korpulente Frau, und es war mir praktisch bisher unmöglich abzunehmen. Ich probierte die Blutgruppendiät aus mehreren Gründen aus: Ich wollte mein Gewicht steuern und suchte Hilfe gegen Verdauungsbeschwerden und gegen Migräne. Nach drei Monaten habe ich 30 Pfund abgenommen (ohne ein nennenswertes sportliches Programm einzuführen!) Meine Verdauungsbeschwerden sind besser geworden, und ich habe eine leichte Veränderung in der Häufigkeit und Schwere meiner Migräneanfälle festgestellt. Außerdem ist meinem Arzt aufgefallen, daß mein Ruhepuls und mein Blutdruck niedriger sind. Ich bin sehr erfreut über diese Ergebnisse. Als ich den ersten Schock über die Erkenntnis überwunden hatte, daß alles, was ich esse und gern esse, auf der Liste der Dinge stand, die ich meiden soll, habe ich mich auf diese Ernährung umgestellt und habe nicht das Gefühl, es fehle mir etwas oder ich sei deshalb unglücklich.«

3. Meiden Sie Stimulantien

Viele Menschen benutzen Stimulantien, um abzunehmen, aber dieser Ansatz ist bei 0-Typen kontraproduktiv. Stimulantien enthalten häufig eine Form von Koffein. Es spricht vieles dafür, daß selbst kleine Mengen von Koffein das sympathische Nervensystem des 0-Typs aktivieren können, was zu einer höheren Adrenalinausschüttung führt. Diese täuscht eine Unterzuckerung vor, obwohl Ihre Blutzuckerwerte tatsächlich gar nicht zu niedrig sind. Zu den Primärsymptomen dieser von Sympathikus und Katecholaminen ausgelösten Unterzuckerung gehören Schwitzen,

Zittern, Herzklopfen, Hungergefühl, Unruhe und Angst. Weitere möglicherweise auftretende Symptome sind durch eine ungenügende Versorgung des Gehirns mit Glucose verursacht, die zu Sehstörungen, Schwäche, undeutlicher Sprache, Schwindel und Konzentrationsschwierigkeiten führen kann.
Sie können Ihren Stoffwechsel zu optimaler Funktion anregen, wenn Sie zusätzlich zur 0-Typ-Diät als Nahrungsergänzung Blasentang und Kombualgen oder Kelp nehmen.

4. Drosseln Sie Ihr Verlangen nach Kohlenhydraten

Wenn Sie ein starkes Verlangen nach Stimulantien oder Kohlenhydraten haben, ist Ihr Serotoninspiegel niedrig, und Ihr Gehirn verlangt Stimulantien, um den Serotoninspiegel zu erhöhen. Versuchen Sie es mit der Einnahme von 5-HTP (Hydroxytryptophan), Tyrosin oder Glutamin zwischen den Mahlzeiten, um Ihr Verlangen zu drosseln.
Bei Frauen kann auch ein niedriger Östrogenspiegel zu Heißhunger auf Kohlenhydrate führen. Eine oder zwei Maca-Kapseln können dazu beitragen, Ihren Östrogenspiegel zu normalisieren.

Nahrungsergänzungsmittel, die bei der Blutgruppe 0 die Gesundheit des Herzens fördern, besonders bei Nicht-Sekretoren:

Carnitin
Weißdorn
Magnesium
Pantethin (aktives Vitamin B_5)
CoQ_{10} (Coenzym Q_{10})

Blutgerinnungsstörungen (erhöhte Blutgerinnung)

Das »dünne Blut« des 0-Typs kann zu einem schwerwiegenden Problem werden, wenn jemand mit der Blutgruppe 0 eine blutende Wunde hat oder einen chirurgischen Eingriff benötigt. Hier sind einige Möglichkeiten, die Gerinnungsfaktoren zu erhöhen:

- Nehmen Sie mindestens eine Woche vor der Operation täglich 2000 Milligramm Vitamin C und 30 000 IE (Internationale

Einheiten) Vitamin A. Diese Vitamine fördern die Wundheilung.

- Stellen Sie sicher, daß Sie vor der Operation viel Vitamin K im Körper haben. Vitamin K spielt bei der Blutgerinnung eine wichtige Rolle. Essen Sie viel grünes Gemüse, besonders Grünkohl, Spinat und Rübenstiele und ergänzen Sie Ihre Ernährung mit flüssigem Chlorophyll.
- Nehmen Sie keine Wirkstoffe, die Acetylsalicylsäure enthalten, denn sie wirken blutverdünnend.
- Vermeiden Sie zwei Wochen vor einer Operation blutverdünnende Mittel wie Knoblauch oder Gingko biloba.

Eine zusätzliche Warnung: Viele 0-Typen haben die irrige Vorstellung, daß ihr dünnes Blut sie vor gefährlichen Blutgerinnseln schützt. Das trifft nicht unbedingt zu. Beispielsweise beginnt eine Venenthrombose häufig als Entzündung der Venen, und diese beeinträchtigt den Blutfluß.

Anmerkung zur Geburtenkontrolle

Frauen mit der Blutgruppe 0 sollten als Verhütungsmittel nicht die Pille nehmen, weil sie bereits ein erhöhtes Risiko für Blutgerinnungsstörungen haben.

Für die Blutgruppe 0 spezifische Immunkrankheiten

Candida
Schilddrüsenerkrankungen
Entzündungen

Candida

Candida albicans ist eine viel zu häufig gestellte Diagnose. Im allgemeinen sind nach meiner Erfahrung Menschen mit der Blutgruppe 0 empfänglicher für *Candida* als die mit anderen Blutgruppen, wobei die Anfälligkeit bei Nicht-Sekretoren der Blutgruppe 0 am größten ist.

Mehrere pflanzliche Präparate und andere Mittel haben sich bei einer Kontrolle des Pilzes *Candida albicans* als wirksam erwiesen. Wenn man sich jedoch nicht um die zugrundeliegende Gesundheit des Darmes kümmert, kommt es leicht zu einem Rückfall. Deshalb ist die beste Verteidigung gegen *Candida*, sich an die für die eigene Blutgruppe richtige Diät zu halten. Darüber hinaus sind die folgenden Tips hilfreich:

- Nehmen Sie mehr Olivenöl zu sich.
- Die Brennesselwurzel enthält ein interessantes Lektin, das nach einigen Untersuchungen *Candida albicans* agglutiniert, und ich konnte diese Wirkung auch in meinem eigenen Labor verifizieren.
- Nehmen Sie probiotische Bakterien zu sich, denn praktisch alle probiotischen Bakterien wirken ein Stück weit *Candida* entgegen. Wenn Sie substantielle Mengen von Milchsäurebakterien im Darm haben, ist das mit der beste Schutz gegen *Candida*-Infektionen. Die wichtigsten Arten von Milchsäurebakterien als Gegenspieler von *Candida* sind Lactobacillus acidophilus, Lactobacillus reuteri und Lactobacillus casei.
- Thymian, Oregano und Rosmarin sind gebräuchliche Küchenkräuter, die den Widerstand gegen Bakterien fördern, so etwa gegen *H. pylori* und andere Mikroorganismen wie *Candida*. Sie können *Candida* daran hindern, sich an Ihren Zellen festzusetzen und sogar *Candida*-Pilze wieder vertreiben, die sich bereits festgesetzt haben.
- Kombualgen oder Kelp (*Laminaria digitata*) oder Blasentang (*Fucus vesiculosis*) fördern ebenso den Widerstand gegen *Candida* und das Anhaften von Bakterien.

Autoimmune Schilddrüsenerkrankungen

0-Typen mit einer weizenreichen Ernährung haben häufiger mit Autoimmunkrankheiten der Schilddrüse zu tun. Sowohl die mit Überfunktion (Graves oder Basedow Krankheit) als auch die mit Unterfunktion (Hashimoto) verbundene Form tritt am häufigsten bei der Blutgruppe 0 auf.[5] Einigen Menschen mit der Blutgruppe

0 und der Autoimmunthyreoiditis Hashimoto, einer chronischen Schilddrüsenentzündung, gelang es, ihre Krankheit allein durch die Blutgruppendiät unter Kontrolle zu bekommen, vermutlich als Ergebnis der Lektinvermeidung. Bei der Basedow Krankheit ist stets eine sorgfältige ärztliche Überwachung erforderlich.

Die Schilddrüse hat einen großen Einfluß auf viele Körperfunktionen. Thyreoiditis Hashimoto und die Basedow Krankheit entstehen aus Schäden des Immunsystems oder der Stimulierung von Schilddrüsengewebe. Die Symptome der Unterfunktion oder Überfunktion der Schilddrüse sind nichtspezifisch und können sich langsam oder plötzlich entwickeln. Zu ihnen gehören Müdigkeit, Nervosität, Kälte- oder Hitzeempfindlichkeit, Schwäche, Veränderungen in der Haarstruktur oder Haarmenge und Gewichtszunahme oder -verlust. An Autoimmunkrankheiten der Schilddrüse leiden bis zu 4 von 100 Frauen, und sie treten häufig in Familien auf, in denen es auch andere Autoimmunkrankheiten gibt. Die Diagnose einer spezifischen Schilddrüsenstörung läßt sich mit Hilfe der entsprechenden Labortests leicht erstellen.

Die Symptome der Schilddrüsenunterfunktion behandelt man durch die Gabe von Hormontabletten, die die fehlende Menge ersetzen. Bei einer Über- oder Unterdosierung dieses einflußreichen Hormons können Nebenwirkungen und Komplikationen entstehen. Die Behandlung einer Schilddrüsenüberfunktion (Hyperthyreose) erfordert eine Langzeittherapie mit Thyreostatika, die die Sekretion der Schilddrüsenhormone hemmen, oder die Ausschaltung der Schilddrüse durch eine Radiojodtherapie oder eine Operation. Beide Verfahren bergen Risiken und haben Langzeitnebenwirkungen.

Hyperaktives Schilddrüsengewebe ist erheblich empfindlicher für die agglutinierende Wirkung von Lektinen, die in Weizen und Sojabohnen enthalten sind, als gesundes Schilddrüsengewebe.[6] Das erklärt vielleicht, warum mehrere Patienten in Ergebnisberichten auf meiner Website aufgeregt schilderten, daß bei ihren Schilddrüsenerkrankungen einfach durch die Einhaltung der Blutgruppendiät eine spontane und volle Remission eintrat.

In allen Fällen gehörte der oder die Betreffende der Blutgruppe 0 an, so daß ich nur vermuten kann, daß die lektinarme Diät in irgendeiner Weise die Wirkung hatte, einen für die Aufrechterhaltung der Entzündungs- oder Autoimmunreaktion notwendigen Faktor zu eliminieren. Es könnte auch sein, daß eine normale Schilddrüse keine allzu große Menge an Blutgruppenantigenen erzeugt, eine kranke hingegen eine enorme Menge. Entzündetes Schilddrüsengewebe erzeugt große Mengen von Anti-A-Antigenen. Das wird zu einem großen Problem, wenn man Anti-A-Antigene im Blutserum hat, besonders, wenn man die Blutgruppe 0 hat und vier Varianten von anti-A produziert.

Entzündungen

Die Blutgruppe 0 neigt aufgrund des Fucose-Zuckers, der sein Blutgruppen-Antigen bildet, zu einem größeren Spektrum von entzündlichen Krankheiten als andere Blutgruppen. Fucose-Zucker dienen lektinähnlichen Molekülen namens Selectinen als Adhäsionsmoleküle. Diese Adhäsion ermöglicht es weißen Blutkörperchen, leicht aus dem Blutstrom in Entzündungsgebiete zu wandern. Die Blutgruppe 0 ist vielleicht auch deshalb ein wenig anfälliger für Entzündungen, weil sie einen niedrigeren basalen Cortisolspiegel hat, denn Cortisol ist im Grunde ein entzündungshemmendes Hormon.

Aus der Studie über die Ergebnisse der Blutgruppendiät

Rick D.
Blutgruppe 0
Mann mittleren Alters
Besserung: Gelenk- und Muskelentzündung und Schmerzen

»Ich habe aufgehört, Kaffee zu trinken, und meine Frau sorgt dafür, daß ich mich ungefähr nach meiner Blutgruppendiät ernähre. Ich stelle einen gewaltigen Unterschied bei meinen Gelenken und Muskeln fest. Ich hatte immer Schmerzen in mei-

nen Gelenken. Jeden Tag. Jetzt tun sie mir ein bißchen weh, wenn ich morgens aufstehe, aber wenn ich in Gang gekommen bin, geht es mir gut. Ich habe ungefähr drei Wochen nach Beginn der Diät probeweise eine Tasse Kaffee getrunken, und es dauerte keine Stunde, bis ich den Unterschied spürte. Ich habe Gicht und eine Entzündung der Gelenke, die immer ungefähr alle drei Wochen aufflammte. Jetzt kommt das nur noch selten vor.«

0-Typen, die bei ihrer Ernährung viel Getreide zu sich nehmen, sind sehr anfällig für Autoimmunkrankheiten. Die Lektine steigern die Tendenz zu einer Überreaktion des Immunsystems, die für Autoimmunkrankheiten typisch ist.

Aus der Studie über die Ergebnisse der Blutgruppendiät

Julie H.
Blutgruppe 0
Frau mittleren Alters
Besserung: eine Autoimmunkrankheit

»Nachdem ich einige Wochen lang unter Schmerzen und Erschöpfung gelitten hatte, bat ich im April meinen Arzt, zur Klärung einige Laboruntersuchungen machen zu lassen. Meine Sedimentationsrate und ANA (antinukleäre Antikörper) waren erhöht, und ich wurde zu einem Rheumatologen geschickt, der weitere Laboruntersuchungen durchführte. Er diagnostizierte Sjögren Syndrom und sagte mir, ich hätte auch leicht positive Werte für Sklerodermie, Lupus und eine weitere Autoimmunkrankheit aus dem rheumatischen Formenkreis. Ich nahm alle drei Stunden Aspirin, damit die Schmerzen erträglich wurden, und meine Haut sah trotz Cortisoncremes rot, rauh und schuppig aus. Ich begann in der ersten Juliwoche mit der Blutgruppendiät und konnte auf der Hochzeit meiner Tochter am 8. August tanzen.«

Alle 0-Typen haben ein erhöhtes Entzündungsrisiko. Ältere Menschen mit der Blutgruppe 0 neigen zu Osteoarthritis, einer chronischen Entzündung von Knochen und Gelenken. Für Frauen ist das Risiko höher als für Männer. Die beste Vorbeugung besteht in der 0-Typ-Diät. Meiden Sie besonders sorgsam Weizen- und Milchprodukte, denn sie können Entzündungen hervorrufen.
Die folgenden Nahrungsergänzungsstoffe können einer Entzündung vorbeugen und sie lindern:

- Jamaikanische Sarsaparille-Wurzel, ein Adaptogen, das zur Linderung von Entzündungen verwendet wird, ist häufig Bestandteil von Mitteln, die die sportliche Leistung steigern sollen.
- Astralagus: Diese chinesische Pflanze wirkt ausgleichend auf Entzündungs- und Immunprozesse.
- Thymian, Oregano und Rosmarin: Diese gebräuchlichen Küchenkräuter sind starke Antioxidantien und wirken milde entzündungshemmend.
- Ingwerwurzel: Enthält entzündungs- und geschwürhemmende Bestandteile und ist ein Antioxidans.
- Gewürznelke: Reich an Eugenol, einer entzündungs- und geschwürhemmenden Substanz.
- Kurkumin (Extrakt aus Kurkuma-Arten): Chemischer Schutzstoff, besonders für Nicht-Sekretoren.

> Wenn Sie mehr darüber wissen wollen, wie Sie gesund und ausgeglichen leben können, rufen Sie unsere Blutgruppen-Internetseite auf: www.dadamo.com

10 Richtig leben mit der Blutgruppe A

Inhalt

Das Profil der Blutgruppe A

Für Sie als Träger der Blutgruppe A sind die Herausforderungen, die am Beginn des 21. Jahrhunderts vor Ihnen liegen, weitaus komplexer, als Ihre Vorfahren es je hätten ahnen können. Die frühen Träger der Gruppe A waren die ersten Menschen, die sich in Gemeinschaften zusammenschlossen, und so ist die genetische Disposition des A-Typs auf ein gut strukturiertes, geregeltes, harmonisches Leben ausgerichtet, das im Rahmen einer gutwilligen, hilfsbereiten Gemeinschaft gelebt wird. Die drängende Hektik und das immer stärker werdende Gefühl der Isolation, das so viele Menschen in der Gesellschaft von heute erfahren, machen die Befriedigung dieser Bedürfnisse schwierig. Der A-Typ, die erste der an neue Lebensbedingungen angepaßten Blutgruppen, demonstriert am besten, wie eng Seele und Körper miteinander verbunden sind. Das nämlich war die wichtigste

Voraussetzung für die Entwicklung vom Jäger und Sammler zur stärker häuslichen, agrarischen Lebensweise. Doch während die eher nach innen gerichtete Haltung gegenüber dem Streß für unsere Ahnen genau das richtige war, kann genau das für den A-Typ von heute eine große Herausforderung bedeuten. Bei der großen Menge an Streßfaktoren, der wir täglich ausgesetzt sind, ist es schwieriger, wieder ganz zu sich zu finden, wenn die Streßhormone des A-Typs erst einmal in hohem Maße ausgeschüttet wurden. Die Folgen von andauerndem Streß sind im Profil des A-Typs deutlich auszumachen: die erhöhte Anfälligkeit für Herz-Kreislauf-Beschwerden und Krebserkrankungen. Das wichtigste und beste, was der A-Typ für seine Gesundheit tun kann, ist daher vielleicht, seinen Streßhormonhaushalt im Gleichgewicht zu halten.

Als den entscheidenden Faktor in der Herausbildung der Blutgruppe A kann man den lange zurückliegenden Überlebenskampf zu dem Zeitpunkt der Evolution ausmachen, als der bisherige Überfluß an Fleisch rapide abnahm. Nachdem die riesigen Jagdgründe Afrikas erschöpft waren, stießen die Menschen von ihrer angestammten Heimat aus immer weiter nach Europa und Asien vor und wurden mit der Zeit zu Allesessern, um so den Fleischmangel zu kompensieren. Die Anpassungen, aus denen der A-Typ hervorging, wurzeln in dem Zwang zur optimalen Nutzung der Nährstoffe von Lebensmitteln, die hauptsächlich aus Kohlenhydraten bestehen. Diese biologisch bedingten Anpassungen kann man noch heute im Verdauungssystem des A-Typs nachvollziehen. Ein niedriger Anteil an Salzsäure im Magen und ein hoher Anteil von Disacchariden im Darm fördern die effektive Verdauung von Kohlenhydraten. Gleichzeitig sind dies die wesentlichen Faktoren, die die Verdauung von tierischen Eiweißen und Fetten sowie den Stoffwechsel erschweren.

Als A-Typ mit empfindlichem hormonalem Gleichgewicht – vor allem mit häufig erhöhtem Cortisolspiegel – sind Sie besonders gefährdet für Diabetes, Herzkrankheiten und Krebs. Aber es gibt auch eine gute Nachricht: Träger der Blutgruppe A können alle Gesundheitsrisiken, die mit der Blutgruppe zusammenhängen, nahezu völlig ausschließen, indem sie die A-Typ-Diät und die besonderen Empfehlungen für diese Blutgruppe befolgen.

Diese Empfehlungen für die Blutgruppe A, eine proaktive Mischung aus Strategien für die Lebensweise, hormonalem Ausgleich, Gymnastikprogrammen und speziellen Diätrichtlinien, werden Ihnen zu optimaler Gesundheit verhelfen, Ihre natürlichen Risikofaktoren verringern und Sie bei der Überwindung von Krankheiten unterstützen. Das Ergebnis: gesteigerte Leistungsfähigkeit, geistige Fitneß, größere Vitalität und eine höhere Lebenserwartung.

Das Profil der Krankheitsrisiken für die Blutgruppe A			
Merkmale	Manifestationen	Erhöhte Risiken	Variationen
Körper/ Seele Von Natur aus hoher Cortisol-Basisspiegel und Tendenz zur Überproduktion von Cortisol in Streßsituationen	Überreaktion auf Streß Langsame Erholung nach Streßsituationen Schlafstörungen Tagsüber auftretende kognitive Dysfunktionen (Benommenheit) Angstanfälle, Hysterie, Introversion, niedriges Selbstbewußtsein Schnell übertrainiert durch zu viel Sport Störungen bei darmeigenen Bakterien Behindert die Immunfunktionen Fördert Muskelabbau und Fettzuwachs	Zwangskrankheiten Herzkrankheiten Insulinresistenz-syndrom/Typ-II-Diabetes Schilddrüsenunterfunktion Krebs Erhöhter Streß kann zudem nahezu alle Gesundheitsrisiken fördern	**Ältere Menschen** Es besteht ein Zusammenhang zwischen hohem Cortisolspiegel und Alzheimer Krankheit sowie Altersdemenz Schwankungen bei den Streßhormonen können zu einem altersbedingten Abbau von Muskelgewebe führen

Fortsetzung siehe folgende Seite

Das Profil der Krankheitsrisiken für die Blutgruppe A *(1. Fortsetzung)*			
Merkmale	Manifestationen	Erhöhte Risiken	Variationen
Verdauungstrakt Übersensitivität für den epidermalen Wachstumsfaktor EGF	Schützt vor Geschwüren Fördert erhöhte Schleimbildung Kann zu Gewebewucherungen in Speiseröhre und Magen führen	Barrett Syndrom Speiseröhrenkrebs Entzündungen der Atemwege Magenkrebs	**Kinder** Erhöhte Schleimbildung fördert die Anfälligkeit für Ohrenentzündungen **Ältere Menschen** Verringerung des Magensäurespiegels erschwert die Verdauung von tierischen Eiweißen
Geringe Absonderung von Magensäure	Erschwert die Verdauung von Eiweißen Blockiert Verdauungsenzyme Fördert überhöhtes Bakterienwachstum in Magen und oberem Darm Kann die Aufnahme von Vitaminen und Mineralien beeinträchtigen	Magenkrebs Gallensteine Gelbsucht	**Nicht-Sekretoren** Ein leicht erhöhter Magensäurespiegel verhilft zu besserem Abbau von tierischen Eiweißen **Ältere Menschen** Verringerung des Magensäurespiegels erschwert die Verdauung von tierischen Eiweißen
Mangel an intestinaler alkalischer Phosphatase (Enzym)	Ruft hohen Cholesterinspiegel im Blut hervor, besonders Lipoproteine geringer Dichte (engl. LDL, low density lipoproteins) Erschwert den Abbau von Fetten	Erkrankungen der Herzkranzgefäße Osteoporose Dickdarmkrebs Hypercholesterinämie	**Nicht-Sekretoren** leicht erhöhter Spiegel von intestinaler alkalischer Phosphatase

Das Profil der Krankheitsrisiken für die Blutgruppe A *(2. Fortsetzung)*			
Merkmale	Manifestationen	Erhöhte Risiken	Variationen
Stoffwechsel Erhöhte Blutgerinnungsfaktoren	»Dickeres« Blut – Neigung zu Thrombosen Das Blut gerinnt leichter	Erkrankungen der Herzkranzgefäße Hirnthrombose Komplikationen bei Krebs	**Ältere Menschen** Erhöhtes Risiko für Schlaganfälle aufgrund von Embolien Erhöhtes Risiko für koronare Herzerkrankungen
Immunsystem Geringe Konzentration von IgA-Antikörpern	Erhöht die Anfälligkeit für Ohren- und Atemwegsentzündungen Erhöhtes Infektionsrisiko für den Magen-Darm-Trakt	Zöliakie (Verdauungsinsuffizienz) Rheumatische Herzerkrankungen Nierenerkrankungen	**Nicht-Sekretoren** Erhöhtes Risiko, besonders für Kinder, die eine stärkere Neigung zu Ohrinfektionen haben
Geringe Konzentration von IgE-Antikörpern	Fördert Asthma und Allergien		
Tumormarker ähneln dem A-Antigen	Schwächt die Aktivität der natürlichen Killerzellen (NK) Beeinträchtigt die Fähigkeit des Immunsystems, Freund und Feind zu unterscheiden	Die meisten Krebserkrankungen	

Empfehlungen für die Blutgruppe A

Die Empfehlungen für die Blutgruppe A bestehen aus einer Kombination von Strategien in den Bereichen Diät, Verhalten und Wahl des richtigen Lebensumfelds und sollen Ihnen helfen, entsprechend Ihrer Blutgruppe richtig zu leben.

Strategien für die Lebensweise, um Ihr Leben auf Gesundheit und ein hohes Alter auszurichten

Modifizierte Strategien für Kinder, ältere Menschen und Nicht-Sekretoren

Strategien für den emotionalen Ausgleich und Streßbewältigung

Spezieller Diätplan: Stufe eins für maximale Gesundheit

Gezielter Diätplan: Stufe zwei für die Überwindung von Krankheit

Individuelle Therapien für chronische Krankheiten

Strategien für die Lebensweise

Schlüsseltips für die Blutgruppe A

- Pflegen Sie Kreativität und Ausdruck in Ihrem Leben.
- Stellen Sie einen konsequenten Tagesplan auf.
- Gehen Sie nicht nach 23 Uhr zu Bett und schlafen Sie mindestens acht Stunden. Bleiben Sie nicht liegen, sondern stehen Sie sofort nach dem Wachwerden auf.
- Machen Sie während Ihres Arbeitstags mindestens zwei zwanzigminütige Pausen und sehen Sie diese als Mini-Urlaub. Nutzen Sie die Zeit zum Meditieren und Nachdenken.
- Lassen Sie keine Mahlzeit aus.
- Essen Sie morgens mehr und abends weniger Proteine.
- Essen Sie nicht, wenn Sie angespannt sind.
- Planen Sie mehrere kleinere Mahlzeiten ein: sechs statt nur drei.

- Machen Sie mindestens dreimal pro Woche 30–45 Minuten lang Entspannungsübungen.
- Lassen Sie regelmäßig Vorsorgeuntersuchungen für Herz- und Krebserkrankungen durchführen.
- Kauen Sie immer gründlich, um die Verdauung zu unterstützen. Ein niedriger Magensäurespiegel macht die Verdauung schwieriger.

Die folgenden Richtlinien sollen Ihnen die Entwicklung einer Lebensweise ermöglichen, die Ihnen bei der Blutgruppe A zu maximaler Gesundheit und einem hohen Alter verhilft.

1. Stellen Sie sich auf Ihren zirkadianen Rhythmus ein

Da die Cortisolsekretion, das Knochenwachstum, das Immunsystem und viele andere wichtige biologische Körperfunktionen in einem zyklischen 24-Stunden-Rhythmus ablaufen, dem zirkadianen Rhythmus, ist es wichtig für Sie, einen regelmäßigen Plan einzuhalten und unregelmäßige Schlafenszeiten zu vermeiden. Stellen Sie sich einen Zeitplan für Ihren Alltag auf, halten Sie sich zwischen 6 und 8 Uhr in hellem Licht oder im Sonnenschein auf oder regeln Sie das Licht in Ihrem Schlafraum entsprechend. Zur Einstellung auf den 24-Stunden-Rhythmus werden auch zwei Nahrungsergänzungsstoffe verwendet: Melatonin sowie Methyl-Cobalamin, eine weniger bekannte Form von Vitamin B_{12}.
Die sanfteste und effektivste Methode, den zirkadianen Rhythmus des Menschen allmählich umzustellen, beruht auf einer Kombination von Bestrahlung mit hellem Licht und der Einnahme von Methyl-Cobalamin. Diese Substanz bewirkt im Grunde nichts anderes, als das Licht bei der Entfaltung seiner Wirkung zu unterstützen. Methyl-Cobalamin verhilft Ihnen auch zu besserem Schlaf und trägt dazu bei, daß Sie sich beim Aufwachen wirklich erholt fühlen. Obwohl Methyl-Cobalamin keinen direkten Einfluß auf den Cortisolspiegel hat, kann es die Vermeidung von extremer Cortisolsekretion unterstützen und der Cortisolausschüttung wieder zu ihrem normalen Rhythmus verhelfen.

Methyl-Cobalamin: täglich morgens 1–3 mg

Melatonin: Melatonin ist ein Hormon und sollte daher nur unter Aufsicht eines Arztes eingenommen werden. Nach meiner Erfahrung birgt es für den A-Typ keine Risiken und kann Ihnen auch in anderer Hinsicht von Nutzen sein – zum Beispiel lindert es Probleme, zu denen es bei verstärkter Reaktionsbereitschaft bei der Aufnahme des epidermalen Wachstumsfaktors (engl. EGF, epidermal growth factor) kommen kann, und hilft gegen Beeinträchtigungen des Immunsystems. Trotzdem sollten Hormone als Nahrungsergänzung grundsätzlich erst dann in Betracht gezogen werden, wenn andere, sanftere Mittel nicht zum Erfolg geführt haben.

Der hohe Stellenwert von zirkadianen Rhythmen

Cortisol wird in einem 24-Stunden-Rhythmus ausgeschüttet und folgt damit einem sogenannten zirkadianen Rhythmus. Unser Organismus umfaßt mehr als einhundert solcher Zyklen. Jeder einzelne davon regelt eine bestimmte Körperfunktion, zum Beispiel Körpertemperatur, Hormonspiegel, Pulsschlag, Blutdruck und sogar unsere Schmerzschwellen. Es gibt praktisch keinen Bereich unseres Körpers, der nicht von zirkadianen Rhythmen betroffen wäre. Die Wissenschaftler können bis heute nicht genau erklären, wie unser Gehirn dieses äußerst komplexe und vielfältige System des 24-Stunden-Rhythmus regelt. Es ist allerdings erwiesen, daß das Gehirn auf äußere Einflüsse wie etwa Tageslicht und Dunkelheit reagiert, um im richtigen Rhythmus zu bleiben. Unter idealen Bedingungen sieht der Plan für die Cortisolsekretion den höchsten Spiegel zwischen 6 und 8 Uhr vor, der im Lauf des Tages allmählich abnimmt. Manche Wissenschaftler gehen davon aus, daß die zirkadiane Cortisolausschüttung als Signal zur Auslösung vieler anderer zyklischer Körperfunktionen beiträgt. Wenn es sich dabei auch nur um eine Hypothese handelt, so ist immerhin klar, daß ein hoher Cor-

tisolspiegel im Schlaf auch zu Unregelmäßigkeiten bei anderen zirkadianen Rhythmen des Körpers führt. Ein Beispiel: Wenn um Mitternacht der Cortisolspiegel erhöht ist, führt das am folgenden Tag zu einer Störung der Knochenregenerierung. Normalerweise findet sich der Stoffwechsel zum Knochenauf- und -abbau im Gleichgewicht, infolge des anormalen Cortisolspiegels aber wird weniger Knochensubstanz aufgebaut und statt dessen mehr abgebaut. Ein ähnlicher Prozeß findet bei der Hautregenerierung statt. Wenn nachts der Cortisolspiegel erhöht bleibt, so kann sich die Haut nicht regenerieren, was wiederum ihren Alterungsprozeß beschleunigt.
Auch das Immunsystem wird durch einen erhöhten Cortisolspiegel während des Schlafs gestört. Das ganze ist ein Teufelskreis, denn zuviel Cortisol führt zu Schlafmangel, und Schlafmangel löst wiederum eine Erhöhung der Cortisolausschüttung aus. Das ist übrigens keineswegs überraschend, da Schlafmangel äußerst großen Streß verursacht. Wenn Sie sich einmal absichtlich zwingen, zu Ihrer gewohnten Schlafenszeit wach zu bleiben, würde das zu folgendem Resultat führen: Ab einem bestimmten Moment werden Sie schläfrig, weil Ihre Körpertemperatur sinkt und gleichzeitig der Cortisolspiegel deutlich ansteigt. Bald darauf werden Sie nicht nur einfach schläfrig, sondern geradezu todmüde. Gleichzeitig ist Ihnen sehr kalt, weil Ihre Körpertemperatur stark gesunken ist. Auch Ihr Blutzuckerspiegel fällt allmählich in den Keller.
Wenn Ihre Cortisolsekretion zu hoch ansteigt, machen Sie auch tagsüber dieselben Phasen durch, solange bis Ihr Energievorrat erschöpft ist und Sie dauerhaft wie benommen sind.

---

2. Die richtige Ernährung für Stärke und Ausgeglichenheit

Zusätzlich zur richtigen Ernährung für die Blutgruppe A sollten Sie besonders diese Hinweise beachten, die Ihre Streßbelastung ausgleichen können:

- Begrenzen Sie die Aufnahme von Zucker, Koffein und Alkohol. Diese Substanzen sind Kurzzeit-»Drogen«, die unmittelbar zu Streß und zur Verlangsamung des Stoffwechsels führen. Eine Tasse Kaffee täglich bzw. höchstens eine Tasse alle sechs Stunden können Träger der Blutgruppe A in der Regel vertragen. Bei dieser Größenordnung bleibt die Streßreaktion gering. Statt dessen kommt es häufig zu Katecholaminausschüttung (z. B. Adrenalin), die der A-Typ aber leicht verkraften kann. Wenn Sie Kaffetrinker sind, achten Sie besonders darauf, andere Nahrungsmittel, die Koffein enthalten, zu vermeiden. Bei zu hoher Koffeinaufnahme reagiert die Cortisolsekretion.
- Essen Sie nicht zu wenig und überspringen Sie keine Mahlzeit. Wenn Sie zwischen den Mahlzeiten hungrig werden, essen Sie Snacks, die für Ihre Blutgruppe geeignet sind. Machen Sie keine kalorienarmen Diäten. Bedenken Sie, daß Nahrungsentzug ein enormer Streßfaktor ist. Damit steigt der Cortisolspiegel, der Stoffwechsel läßt nach, und es wird mehr Fett abgelagert und gesunde Muskelsubstanz dafür abgebaut.
- Achten Sie auf ein ausgewogenes Frühstück mit überwiegend eiweißhaltiger Nahrung. Als A-Typ sollten Sie frühstücken »wie ein König«, vor allem wenn Sie abnehmen wollen.
- Für den Ausgleich des Stoffwechselbedarfs und der Streßreaktion ist das Frühstück die wichtigste Mahlzeit am Tag.
- Kleinere und dafür häufigere Mahlzeiten beugen Verdauungsproblemen vor, die durch den Mangel an Magensäure hervorgerufen werden können. Ihr Magen ist eines der ersten im Verdauungsprozeß aktiven Organe: Gleichzeitig mit der Produktion von Verdauungssäften kommt es dort zu Muskelbewegungen, die die Nahrung mit diesen Säften vermischen. Je geringer die Ausscheidung von Magensäure ist, desto länger bleibt die Nahrung im Magen. Sie sollten auch besonders auf die Zusammenstellung Ihrer Lebensmittel achten. Verdauung und Stoffwechsel werden Ihnen leichterfallen, wenn Sie Kohlenhydrate und Eiweiß nicht in derselben Mahlzeit verzehren. Auch die Einnahme eines bitterstoffhaltigen Getränks eine

halbe Stunde vor dem Essen kann Ihnen dabei helfen, Ihre Verdauung in Gang zu bringen.

3. Gymnastik als Sicherheitsventil

Ein erhöhter Cortisolspiegel ist dafür verantwortlich, daß der A-Typ es schwerer hat, sich von Streß zu erholen. Wissenschaftliche Studien haben ergeben, daß der Cortisolspiegel generell durch ein regelmäßiges Gymnastikprogramm gesenkt werden kann, wenn es zu Konzentration und Beruhigung beiträgt. Geben Sie diesen Übungen einen festen Platz in Ihrer Lebensweise – sie sind lebenswichtig.

Machen Sie Hatha-Yoga: Hatha-Yoga wird in den westlichen Ländern ein immer beliebteres Mittel, um mit hoher Streßbelastung fertigzuwerden, und stellt meiner Erfahrung nach eine für den A-Typ hervorragend geeignete Art von Gymnastik dar.

Praktizieren Sie eine weiche Kampfkunst wie etwa Tai Chi: Tai Chi, ein Kampfsystem, das im Grunde eine Art von Meditationsbewegung ist, wurde auch auf seine streßberuhigende Wirkung hin untersucht. Tai Chi läßt erwiesenermaßen den Cortisolspiegel im Speichel sinken, senkt den Blutdruck und bessert die Stimmung nach einem streßfördernden Erlebnis. Die Resultate von Tai Chi sind ebenso positiv wie die eines einstündigen Spaziergangs über sechs Kilometer und sogar effektiver als das einfache Anti-Streß-Mittel, ein Buch zu lesen.

Meditieren Sie und üben Sie Tiefenatmung: Die Auswirkung von Meditation auf den Streßhormonhaushalt ist in wissenschaftlichen Studien untersucht worden. Messungen ergaben, daß nach dem Meditieren der Cortisolspiegel im Blut bedeutend niedriger war. Das Atmen ist ein entscheidender Bestandteil von Meditation und Yoga. Eine Technik, bei der abwechselnd durch je ein Nasenloch geatmet wird, kann großen Einfluß auf Ihr Streßniveau ausüben. Bei der Atmung durch das linke Nasenloch ergibt sich eine entspannende Wirkung mit einer Dämpfung des Sym-

pathikotonus. Wenn Sie durch das rechte Nasenloch atmen, wird Ihr Sympathikotonus angeregt. Wenn man nun abwechselnd durch beide Nasenlöcher atmet – das ist die sogenannte Wechselatmung –, wird ein relatives Gleichgewicht zwischen dem sympathischen und dem parasympathischen Nervensystem geschaffen. Damit ist diese Technik ein hervorragendes Anti-Streß-Mittel.
Die folgenden körperlichen Betätigungen können, solange Sie gesund sind, zu Ihrem Wohlbefinden beitragen, wenn Sie es damit nicht übertreiben:

Hanteltraining und Aerobic: Obwohl es für Sie als A-Typ durchaus in Ordnung ist, körperlich anstrengende Sportarten zu betreiben, solange Sie gesund sind und eine gute Kondition haben, sollten Sie dennoch wissen, daß diese Übungen für Ihre Blutgruppe kein Sicherheitsventil gegen zu hohe Streßbelastung darstellen. Ich habe schon viele Träger der Blutgruppe A erlebt, die beim Hanteltraining und beim Aerobic hervorragende Leistungen erzielt haben – aber auch sie mußten stets auf der Hut vor übertriebenem Training sein. Zu den Warnzeichen, die Sie auf eine Überbelastung aufmerksam machen, gehören chronisch kalte Hände, extreme Müdigkeit noch zwei Stunden nach dem Sport und andauernde Benommenheit. Wenn Sie viel Sport treiben und eines dieser Symptome auf Sie zutrifft, dann fahren Sie Ihr Trainingspensum herunter.

Wandern oder Brisk-Walking (sportliches Gehen): Dem A-Typ kann man nichts Besseres empfehlen, besonders wenn Sie an der frischen Luft in einer ruhigen und grünen Umgebung laufen können. Beim Wandern läuft genau die Art des Streßausgleichs ab, die für Sie richtig ist, und zugleich wirkt es sich positiv auf Ihr Herz-Kreislauf-System, das Immunsystem und andere Bereiche Ihrer Gesundheit aus.

Modifizierte Strategien für die Lebensweise von Kindern mit der Blutgruppe A

Wenn Sie ein Kind mit der Blutgruppe A haben, dann richten Sie sein Leben nach den folgenden Grundregeln für ein gesundes Wachstum, Wohlbefinden und ein möglichst geringes Krankheitsrisiko aus.

Kleinkinder

- Lassen Sie Ihr Kind nur begrenzte Zeit vor dem Fernseher sitzen. Achten Sie besonders darauf, Sendungen, in denen viele Gewaltszenen und gefährliche Situationen vorkommen, sowie Horror- und Kriegsfilme zu vermeiden. Durch die Berieselung mit solchen Sendungen steigt die Cortisolsekretion an. Fördern Sie die Beschäftigung mit Musik, Büchern und Kunst.
- Schon mit zwei oder drei Jahren kann ein Kind einmal täglich bei Ihren Atem- und Dehnübungen mitmachen.
- Gehen Sie großen Menschenansammlungen möglichst aus dem Weg – für den A-Typ bedeuten sie eine hohe Streßbelastung.
- Fördern Sie die Liebe zur Natur und den Wissenschaften in Ihrem Kind.
- Geben Sie Ihrem Kind sechs kleine statt drei großer Mahlzeiten.
- Planen Sie täglich eine oder zwei Ruhepausen ein.
- Halten Sie an einer festen Zeit fürs Schlafengehen fest und sorgen Sie dafür, daß Ihr Kind jede Nacht acht bis zehn Stunden Schlaf bekommt, damit der zirkadiane Rhythmus eingehalten wird und keine Unregelmäßigkeiten im Cortisolhaushalt auftreten.
- Spielen Sie Ihrem Kind streßabbauende Musik vor und zünden Sie in seinem Zimmer Duftlämpchen an.
- Träger der Blutgruppe A neigen dazu, ihre Emotionen in sich zu verschließen. Achten Sie besonders auf Anzeichen dafür, daß Ihr Kind etwas auf dem Herzen hat. Ermutigen Sie es, mit Ihnen darüber zu sprechen.

Größere Kinder

- Lassen Sie Ihr Kind nur sehr begrenzt Filme und Sendungen mit Gewaltszenen sehen und versuchen Sie es statt dessen mit Komödien. Lachen wirkt dem Streß entgegen; Gewalt dagegen treibt den Cortisolspiegel in die Höhe.
- Lassen Sie Ihr Kind nicht mehr als ein oder zwei außerschulische Aktivitäten durchführen.
- Unterstützen Sie Ihr Kind in der Wahl von Sportarten, die die Streßbelastung nicht noch fördern. Empfohlen werden zum Beispiel Kampfkünste und Ballett. Träger der Blutgruppe A sind nicht für eintönige Ausdauersportarten prädestiniert.
- Bringen Sie Ihrem Kind bei, daß gezielte Problemlösung eine Möglichkeit ist, mit Enttäuschungen fertigzuwerden. Der A-Typ neigt zu schneller Frustration.
- Halten Sie täglich feste Essenszeiten ein.
- Fördern Sie durch Aktivitäten wie lange Wanderungen, Camping und Vogelbeobachtung Verständnis für Natur und Abgeschiedenheit.
- Sprechen Sie viel mit Ihrem Kind. Ermutigen Sie es dazu, sich Ihnen anzuvertrauen, ohne Angst vor einer Verurteilung oder vor Schelte haben zu müssen. Träger der Blutgruppe A neigen dazu, ihre Emotionen für sich zu behalten; vielleicht sollten Sie daher noch aufmerksamer auf Anzeichen für etwaige Probleme achten.

Modifizierte Strategien für die Lebensweise älterer Menschen mit der Blutgruppe A

Das individuelle Profil der Blutgruppe A stellt ältere Menschen vor besondere Herausforderungen – aber jeder einzelnen kann man mit den richtigen Strategien effektiv begegnen. Beachten Sie die folgenden Hinweise:

- Die Produktion von Magensäure, die beim A-Typ schon von Haus aus gering ausfällt, nimmt bei etwa 20 Prozent aller älteren Menschen noch weiter ab. Daher ist es für Sie besonders wichtig, darauf zu achten, daß Ihr Magensäurespiegel auf einem Niveau bleibt, auf dem die Verdauung vollständig ablaufen kann.

- Nehmen Sie als Nahrungsergänzung zweimal täglich L-Histidin ein, trinken Sie vor dem Essen einen nicht zu starken schwarzen Tee und verzichten Sie auf Getränke mit Kohlensäure.
- Ältere Menschen können mit Unregelmäßigkeiten ihres 24-Stunden-Rhythmus zu schaffen haben. Ganz im allgemeinen neigen ältere Menschen zu höherer Anfälligkeit für Schlafstörungen und Schlaflosigkeit. Sie sollten gegebenenfalls mehr Vitamin B_{12} oder zusätzlich Melatonin einnehmen.
- Wenn Sie über sechzig Jahre alt sind, nimmt Ihr Geruchssinn langsam ab, und zwar möglicherweise stark. Auch für den Geschmackssinn spielt das Riechen eine Rolle. Beide dienen dazu, die Produktion der Verdauungssäfte in Gang zu bringen und zu signalisieren, daß es jetzt Zeit zum Essen ist. Menschen, bei denen Geschmacks- und Geruchssinn abnehmen, essen oft zu wenig. Die Unfähigkeit, starke Gerüche wahrzunehmen, kann sogar gefährlich werden, denn es könnte sein, daß Sie es nicht merken, wenn Lebensmittel verdorben sind. Unterernährung ist ein typisches Problem von Senioren der Blutgruppe A. Wegen Ihres empfindlichen Immunsystems sind Sie auch anfälliger für bakterielle Infektionen.
- Die Folgen von Streßbelastung und insbesondere die eines hohen Cortisolspiegels können sich auf den gesamten Organismus auswirken. Vor allem kann ein erhöhter Cortisolspiegel zum Abbau von Knochensubstanz führen. Mit täglichen Entspannungs- und Dehnübungen können Sie der Osteoporose vorbeugen. Auch Ihre geistigen Fähigkeiten können davon profitieren: Ein dauernd erhöhter Cortisolspiegel ist mit der Alzheimer Krankheit und mit Altersdemenz in Verbindung gebracht worden.

Strategien für den emotionalen Ausgleich

Um emotional gesund zu bleiben und für die Blutgruppe A typische Unausgeglichenheiten von Seele und Körper zu vermeiden, sollten Sie die folgenden Verhaltensweisen in Ihr Alltagsleben aufnehmen.

Schlüsseltips

- Sagen Sie es, wenn Sie ängstlich oder überlastet sind. Auf keinen Fall sollten Sie Ihre Bedenken verdrängen oder ignorieren.
- Bevor Sie eine neue Aktivität oder eine neue Verantwortung übernehmen, geben Sie eine von denen, die Sie bereits haben, auf.
- Sorgen Sie an Ihrer Arbeitsstelle für natürliche Beleuchtung.
- Fällen Sie anstehende Entscheidungen sofort. Wenn Sie Entscheidungen aufschieben, steigt Ihr Cortisolspiegel an.
- Halten Sie sich pro Monat einen ganzen Tag frei, den Sie allein und in völliger Stille verbringen können.
- Wenn Sie Sport treiben, hören Sie auf, *bevor* Sie an Ihre Grenzen kommen.
- Teilen Sie Ihre geistige und körperliche Arbeit in mehrere Abschnitte ein.
- Ergänzen Sie Ihren Diätplan mit streßabbauenden Adaptogenen (vgl. Seite 291).

1. Machen Sie sich Ihre Tendenzen bewußt

Wissenschaftliche Untersuchungen bestätigen den Zusammenhang zwischen häufig erhöhtem Cortisolspiegel und typischen Verhaltensweisen des »Persönlichkeitstyps C«. Dieser Typ gilt als krebsanfällig und entspricht insofern dem bekannten Profil der Blutgruppe A; beinahe alle Krebsarten kommen bei Trägern dieser Blutgruppe häufiger vor als bei den anderen Bluttypen. Mehrere der Eigenschaften, die man üblicherweise mit dem »Persönlichkeitstyp C« assoziiert, entsprechen den Folgen eines erhöhten Cortisolspiegels. So neigen Menschen dieses Verhal-

tenstyps zum Beispiel dazu, ihre eigentlichen Befürchtungen zu unterdrücken und dabei nach außen vertrauensvoll und ausgeglichen zu wirken; sie richten häufig emotionale Blockaden auf, die ihnen den Aufbau von engen Beziehungen erschweren. Oft halten sie sich für nicht liebenswert; sie neigen dazu, sich mehr in eine Beziehung einzubringen, als sie selbst an Gewinn aus ihr ziehen, sie geben häufig den Wünschen anderer nach und ignorieren dabei ihre eigenen Bedürfnisse, sie haben viel Selbstmitleid und machen sich Sorgen über unbedeutende Kleinigkeiten. Ein häufig erhöhter Cortisolspiegel wird bei Kindern mit Schüchternheit und Zögerlichkeit in Verbindung gebracht, bei Männern mit »zynisch-feindseligem« Verhalten, bei sehr jungen Müttern mit postnatalen Depressionen und Angstanfällen, sowie mit hyperaktiven Kindern mit eigenbrötlerischen Verhaltensweisen und mit Kindern, die mit Stottern und mit Kommunikationsängsten zu kämpfen haben.
Viele Thesen der japanischen Populärpsychologie über die Persönlichkeit von Trägern des A-Typs heben deren Fähigkeit heraus, mit kleinen Details und genauen Unterscheidungen umzugehen. Im Hinblick auf den beobachteten Zusammenhang zwischen dem Bluttyp A und Zwangserkrankungen (engl. Obsessive Compulsive Disorder, OCD) scheint mir das äußerst interessant. Vielleicht sind das, was man bei einem gesunden Träger der Blutgruppe A »Detailorientierung« nennt, und die Zwangskrankheiten am entgegengesetzten Ende des Spektrums im Grunde nur graduell verschiedene Erscheinungsformen ein und derselben Veranlagung.
Schätzen Sie selbst ein, ob das eine oder andere der Persönlichkeitsmerkmale, die Wissenschaftlern zufolge für Ihre Blutgruppe typischer sind als für andere, auf Sie zutrifft: besonders eine Neigung zur Introversion, zur übertriebenen Detailversessenheit oder gar zur Zwanghaftigkeit. Ich will Sie mit diesen Überlegungen keineswegs in eine Schublade stecken. Ihre Persönlichkeit ist völlig individuell, und genetische Veranlagungen machen nur einen kleinen Teil des Gesamtbildes aus. Trotzdem sollten Sie einmal in Betracht ziehen, was diese Voraussetzungen

für Sie bedeuten. Nach meinen Erfahrungen kommen die genannten prototypischen Verhaltensweisen eher zum Ausdruck, wenn ihnen wenig bewußter Widerstand geleistet wird, und das besonders bei hoher Streßbelastung.

Wenn Sie die Blutgruppe A haben und die Merkmale der Introversion und des sogenannten »Persönlichkeitstyps C« auf Sie zutreffen, dann überlegen Sie, inwieweit Sie auch dazu neigen, Ihre Gedanken und Gefühle in sich zu verschließen. Fühlen Sie sich durch Ihre Arbeit oder in Ihrer Beziehung eingeschränkt? Haben Sie jemanden, dem Sie Ihre Gefühle mitteilen können? Werden Sie in Ihrer Arbeit und durch Ihre Hobbys genügend gefordert? Haben Sie das Gefühl, daß Sie sich verständlich machen und ausdrücken können, was Sie meinen? Tragen Sie Ihre Emotionen zu lange mit sich herum, bevor Sie sich jemandem mitteilen?

Aus meinen eigenen Beobachtungen weiß ich, daß die introvertierten, analytischen Verhaltensweisen vor allem bei Männern mit der Blutgruppe A vorkommen. Wie oben schon angeführt, haben andere Untersuchungen belegt, daß ein erhöhter Cortisolspiegel bei Kindern mit Schüchternheit und Stottern und bei jungen Müttern mit postnataler Depression und pathologischer Angst einhergeht.

Der A-Typ ist meist dann geistig ausgeglichen, wenn er genügend Gelegenheit hat, sich auszudrücken – sei es durch Kunst oder Schreiben, verbal oder körperlich. Hilfreich sind auch Kräutertees wie das ausgleichende Johanniskraut oder die beruhigende Kamille.

Vergessen Sie nicht, Pausen zu machen, wenn Sie mit etwas beschäftigt sind, das viel Zielstrebigkeit und hohe Konzentration erfordert. Ich selbst habe ja auch die Blutgruppe A und ich habe festgestellt, daß ich sehr viel produktiver bin, wenn ich nicht bis zur Erschöpfung arbeite, sondern meine geistige Arbeit mit anderen Beschäftigungen unterbreche, wie etwa mit Schreinerei. Häufig wechsle ich im Laufe eines Tages mehrmals zwischen geistigen und körperlichen Arbeiten ab. Das wirkt auf mich ausgesprochen entspannend. Ich kann so zu allen meinen Tätigkeiten Abstand gewinnen und werde dadurch zugleich objektiver und kreativer. Diese Strategie hilft mir auch über meine Neigung hinweg, mich derartig in manche Details hineinzusteigern, daß ich damit ein ganzes Vorhaben zum Scheitern bringe. Von Winston Churchill stammt die Formulierung, daß er es schaffe, Teile seines Geistes »stillzulegen«, indem er einfach andere Teile benutze. Bestimmt war Churchill ein A-Typ! Sogar noch mitten im Zweiten Weltkrieg fand er genügend Zeit, um seine Aquarelle zu malen.

2. Reduzieren Sie Ihre Streßanfälligkeit mit Adaptogenen

Mit dem Begriff »Adaptogene« bezeichnet man eine bestimmte Pflanzenkategorie, die die unspezifische Streßreaktion verbessert. Viele dieser Pflanzen haben einen in beide Richtungen wirkenden, normalisierenden Effekt auf Ihre physiologische Konstitution – das heißt, wenn ein Wert zu niedrig ist, erhöhen ihn die Adaptogene, und ein erhöhter Wert wird seinerseits gesenkt. Für die Streßkontrolle bei der Blutgruppe A sind folgende Adaptogene am wirksamsten:

Panax ginseng ***(koreanischer oder chinesischer Ginseng)*** – besser geeignet für Männer. Unzählige Studien haben ergeben, daß koreanischer und chinesischer Ginseng Ihre Reaktion auf äußeren oder inneren Streß verbessert und zusätzlich positiv auf Ihr zentrales Nervensystem, Ihr Herz-Kreislauf-System und auf Ihre Drüsenfunktionen wirkt.

Eleutherococcus senticosus ***(sibirischer Ginseng)*** – für Männer und Frauen gleich geeignet – unterstützt erwiesenermaßen die Widerstandskraft Ihres Organismus gegenüber einer streßfördernden Umgebung.

Withania somnifera ***(Ashwgandha)***, auch bezeichnet als indischer Ginseng, gilt als das wichtigste Adaptogen der ayurvedischen Heilkunst. Als streßminderndes und anaboles Mittel besitzt es ähnliche Wirkungen wie koreanischer und chinesischer Ginseng.

Ocimum sanctum (»Heiliger Basilikum«, Extrakt aus den Blättern mit 2% Ursolsäure) wird im indischen Brauchtum und in der dortigen Religion als heilige Pflanze verehrt. Es wird zum Teil als Adaptogen klassifiziert und kann bei Trägern der Blutgruppe A zu einer günstigeren Streßreaktion führen.

Boerhaavia, das häufig in der Lebertherapie eingesetzt wird, hat für den A-Typ auch eine streßmildernde Wirkung. Unter streßfördernden Bedingungen wirkt es vor allem als hervorragender Puffer gegen den Anstieg des Cortisolspiegels im Blutplasma und beugt damit einer Beeinträchtigung des Immunsystems vor. Für Träger der Blutgruppe A, die so lange großem Streß ausgesetzt waren, daß ihr Cortisolvorrat erschöpft ist, kann Boerhaavia dank seiner Wirkungsweise in zwei Richtungen als Adaptogen den Cortisolspiegel auch wieder auf das Normalniveau anheben.

Terminalia arjuna: Dieses in der indischen Heilkunst weit verbreitete Mittel zur Stärkung des Kreislaufs ist für den A-Typ, der ja für Herzkrankheiten besonders gefährdet ist, sehr empfehlenswert. Auch als Anti-Streß-Mittel ist es von Nutzen, denn es fördert die Senkung des Cortisolspiegels.

Inula racemosa ist ein weiteres asiatisches Heilkraut, das besonders kräftigend auf das Herz-Kreislauf-System wirkt und über die Cortisolsenkung eine ähnliche Anti-Streß-Wirkung erzielt wie Terminalia.

Gingko biloba: Der Extrakt des Gingkobaumes, der für seine gedächtnisfördernde Wirkung bekannt ist, ist als effektiver Cortisolpuffer auch ein bedeutendes Anti-Streß-Mittel und daher für den A-Typ hervorragend als Ausgleich geeignet.

3. Bekämpfen Sie Streß mit den richtigen Nahrungsergänzungsstoffen

Wenn Sie unter großem mentalem, emotionalem oder körperlichem Streß stehen, sind für Sie als A-Typ eine Reihe von Nahrungsergänzungsstoffen von besonderer Bedeutung.

Vitamin C: Es ist erwiesen, daß Vitamin C in Tagesdosen von mindestens 500 mg bei hoher Streßbelastung einen Puffer gegen die Erhöhung des Cortisolspiegels darstellt.

Vitamin B: Um Ihre Streßreaktion optimal zu regeln, sollten Sie als A-Typ zusätzlich die Vitamine B_1, B_5 und B_6 einnehmen und, wenn Sie Vegetarier sind, zudem darauf achten, daß Ihr B_{12}-Bedarf gedeckt wird. Die Vitamine B_1 und B_6 fördern die Cortisolsekretion Ihrer Nebenniere und normalisieren außerdem deren rhythmische Aktivität. Streß in nahezu allen Formen erfordert ein besonders hohes Vitamin B_5-Angebot, damit es unter zu hoher Belastung nicht zu Überreaktionen und völliger Erschöpfung kommt.

Zink: Etwa 15–25 mg Zink als Nahrungsergänzung können bereits den Cortisolspiegel senken.

Tyrosin: Tyrosin ist eine Aminosäure, die in akuten Streßsituationen am wirksamsten ist. Umfangreiche Studien zeigen, daß schon die Einnahme von 3–7 g Tyrosin vor besonderen Belastungen die akuten Beeinträchtigungen der Leistungsfähigkeit durch Streß und Ermüdung erheblich verringern kann.

Phosphatidylserin: Phosphatidylserin, das als Spurenelement in Lecithin vorkommt, trägt zur Regulierung der streßverursachten Aktivierung der Hypothalamus-Hypophysen-Nebennieren-Achse bei. (Zu beachten: Um die gewünschte Wirkung zu erzielen, benötigt man eine Dosis von 400–800 mg; allerdings ist dieser Nahrungsergänzungsstoff sehr teuer.)

Phytosterine: Phytosterine sind pflanzliche Stoffe, die man üblicherweise als Pflanzen»fette« bezeichnet. Ihr chemischer Aufbau ähnelt dem von Cholesterin, aber diese Stoffe haben offensichtlich eine adaptogene biologische Wirkung. Sie tragen vor allem dazu bei, daß unter Streßbelastung nicht das Immunsystem beeinträchtigt wird, und normalisieren den Cortisol- und den Dehydroepiandrosteronspiegel (DHEA-Spiegel).

4. Reduzieren Sie die Streßbelastung in Ihrem Umfeld

Die folgenden Faktoren erhöhen erwiesenermaßen den Cortisolspiegel und verursachen beim A-Typ geistige Erschöpfung.[1]
Seien Sie sich dieser Gefahr bewußt und versuchen Sie, sie zu vermeiden.

Menschenansammlungen	Unproduktive Sitzungen
Lange Telefonate	Negative Gefühle
Extrem kaltes oder warmes Wetter	Sonnenbaden
Kaffee (mehr als eine Tasse)	Rauchen
Kohlenhydratreiches Frühstück	Zuviel Zucker und Stärke
Umgang mit starken Chemikalien	Starke Gerüche und Parfums
Überarbeitung	Zuviel Sport
Kalorienarme Diäten	Geldsorgen
Horrorfilme	Angst um andere
Lärm	Schlafmangel
Streit	

Auch so können Sie sich eine harmonische Umgebung schaffen:

Musik: Musik kann bedeutenden Einfluß auf die Streßbelastung ausüben. Sie können Musik regelrecht als Mittel dafür einsetzen, um Ihre Streßreaktion zu reduzieren oder abzupuffern.[2]
Allerdings können manche Musikarten Ihre interne Streßreaktion auch verstärken; daher muß man versuchen, eine genauere Unterscheidung zu treffen. In Studien wurde nachgewiesen, daß bei den Testpersonen die Ausschüttung der Hormone ACTH, Noradrenalin und Cortisol jeweils erheblich anstiegen, wenn sie zuvor Techno-Musik gehört hatten.
Im Gegenzug wurde auch nachgewiesen, daß die folgenden

Musikarten ein Sinken des Cortisolspiegels zur Folge hatten: ein Strauß-Walzer, ein Stück des modernen Klassikers H.W. Henze oder »Hintergrundmusik« von Brian Eno.

Aromatherapie: Zur Beruhigung können Sie nach Belieben den Duft von Kamille und Zitrone einsetzen.

5. Suchen Sie nach geeigneten Therapien gegen pathologische Angst

Wenn Sie bereits wegen krankhafter Angst in Behandlung sind oder an Zwangskrankheiten leiden:

- Behandlungen von Zwangskrankheiten konzentrieren sich häufig auf Ungleichgewichte des Neurotransmitters Serotonin und werden mit selektiven Serotoninwiederaufnahmehemmern wie Fluvoxamin oder Paroxetin behandelt. Oft stellen die Ärzte keinen Zusammenang mit dem Cortisolhaushalt her und achten gar nicht auf einen hohen Cortisolspiegel. Meiner Meinung nach besteht aber eine signifikante Verbindung zwischen Zwangskrankheiten und dem Cortisolhaushalt, während die Serotoninwerte unerheblich sind. Schlagen Sie einen Behandlungsweg ein, der gezielt auf Streßabbau ausgerichtet ist.
- Patienten mit Zwangskrankheiten haben häufig einen niedrigen Melatoninspiegel. Sprechen Sie Ihren Arzt auf die Einnahme von Melatonin als Nahrungsergänzungsstoff an.

6. Nehmen Sie die Dinge selbst in die Hand

Werden Sie bei all den Faktoren aktiv, wo das irgend möglich ist. Vielleicht können Sie im Augenblick einer großen Streßbelastung in der Arbeit, einer Beziehung oder in Ihrem privaten Umfeld unmöglich aus dem Weg gehen. Trotzdem gibt es gewisse Dinge, die Sie verändern können, um Ihre Streßbelastung zu verringern. Entwickeln Sie neue Verhaltensmuster, um mit Ärger oder Streit umzugehen. Teilen Sie sich Ihre Zeit besser ein. Sagen Sie einfach einmal nein, wenn man Sie um etwas bittet. Treffen Sie Ihre Entscheidungen gleich.

Dies ist übrigens der wichtigste Ratschlag. Wenn eine notwendige Entscheidung in der Luft hängt, übt sie einen dauerhaften Streß aus. Ungelöste Probleme wirken ähnlich wie ein Computervirus auf Ihren Rechner: Sie verbrauchen die gesamte verfügbare Speicherkapazität und verhindern die Anwendung von »Programmen« für Gesundheit und Seelenfrieden. Gleichzeitig sorgen sie für Verwirrung und reduzieren Ihre Produktivität und Ihre Fähigkeit, mit Streß umzugehen. Positive, herzliche Gefühle sind Ihr bester Schutz gegen Streßbelastung – und genau deshalb sind für den A-Typ beruhigende Sportarten so unerläßlich.

Die Zwei-Stufen-Diät für die Blutgruppe A

Die Zwei-Stufen-Diät wurde in dieser Form konzipiert, um Ihnen eine möglichst individuelle Diätgestaltung zu ermöglichen. Nach meiner Erfahrung kommen viele Menschen sehr gut mit der grundlegenden Diätstufe eins zurecht – das heißt, sie richten sich im großen und ganzen nach den Richtlinien für besonders bekömmliche und zu vermeidende Nahrungsmittel und greifen zur Ergänzung ihres Ernährungsplans häufig auf neutrale Lebensmittel zurück. Andere brauchen ein strenger geregeltes Programm, besonders wenn sie unter chronischen Krankheiten leiden. Dank der Diätstufe zwei können Sie die Regeln nach und nach immer genauer befolgen und so allmählich Krankheit überwinden und Ihr allgemeines Wohlbefinden verbessern.

Ihr Sekretor-Status kann sich darauf auswirken, ob Sie bestimmte Nahrungsmittel voll verdauen und verstoffwechseln können. Deshalb enthält jede Nahrungsmittelliste bei der Bewertung separate Spalten für Sekretoren und Nicht-Sekretoren. Zwar sind die meisten Menschen Sekretoren und können guten Gewissens den Empfehlungen in der Spalte für die Sekretoren folgen, aber die Abweichungen können einen großen Unterschied machen, wenn Sie zu den etwa 20 Prozent Nicht-Sekretoren gehören.

In seltenen Fällen beeinflussen auch der A_1-und A_2-Status sowie Rhesusfaktor und der Status im MN-System die Nahrungsmittelverträglichkeit. Diese Besonderheiten sind jeweils unter der entsprechenden Tabelle getrennt aufgeführt.

Sekretor oder Nicht-Sekretor? Ehe Sie mit der Diät beginnen, machen Sie den Speicheltest, den Sie leicht zu Hause durchführen können, um Ihren Sekretor-Status zu bestimmen. Siehe Seite 525.

Das Stufensystem der Blutgruppendiät

Bekömmlich: Diese Nahrungsmittel haben Bestandteile, die bei Ihrer Blutgruppe die Gesundheit von Stoffwechsel, Immunsystem oder Struktur fördern.

Neutral: Diese Nahrungsmittel haben im allgemeinen keine direkten nützlichen oder schädlichen Auswirkungen, die mit Ihrer Blutgruppe zusammenhängen, aber viele von ihnen liefern Nährstoffe, die für eine ausgewogene Diät wichtig sind.

Zu vermeiden: Diese Nahrungsmittel enthalten Bestandteile, die für Ihre Blutgruppe gesundheitsschädlich sind.

Stufe eins: Maximieren Sie Ihre Gesundheit

Um Ihre Gesundheit zu maximieren, sollten Sie diese Diätvorschriften möglichst bald befolgen. Wenn Sie die Auswahl an Lebensmitteln aus der Diätstufe eins für Ihre normale Ernährung mit neutralen Produkten kombinieren, dürfte das, wenn Sie gesund sind, in den meisten Fällen völlig ausreichen.

Stufe zwei: Überwinden Sie Ihre Krankheit

Diese Auswahl an Lebensmitteln sollten Sie beachten, wenn Sie an einer chronischen Krankheit leiden oder die Diät aus einem anderen Grund strenger einhalten wollen. Wenn Sie die Diätstufe zwei befolgen, achten Sie auch genau auf die Auswahl von Lebensmitteln zur allgemeinen Ernährungsergänzung.

Blutgruppe A – individuelle Diätrichtlinien

Wenn Sie ein gesunder A-Typ sind, dann bietet Ihnen die Diätstufe eins die Kombination von Nahrungsmitteln, die Sie brauchen, um bei guter Gesundheit zu bleiben. Um optimalen Gewinn aus der Diät zu ziehen, sollten Sie folgende Richtlinien beachten:

Schlüsseltips

- Vermeiden Sie rotes Fleisch. Der tendenzielle Mangel an Magensäure und an dem Verdauungsenzym intestinale alkalische Phosphatase macht Fleisch für die Blutgruppe A schwer verdaulich und kann zu einer Reihe von Stoffwechselproblemen führen.
- Beschränken Sie auch den Genuß von neutralen Fleischsorten wie Hühner- und Putenfleisch auf zwei bis drei Mahlzeiten pro Woche.
- Beziehen Sie Ihr Pensum an Nahrungseiweiß aus Sojaprodukten und frischem Fisch.
- Verzehren Sie in Maßen fermentierte Milchprodukte; vermeiden Sie aber Lebensmittel aus Frischmilch, da diese zu überhöhter Schleimbildung führen. Fermentierte Milchprodukte besitzen eine probiotische Wirkung: Sie helfen beim Aufbau einer gesunden Darmflora und stärken das Immunsystem.
- Essen Sie viele Bohnen. Bohnen stellen für den A-Typ eine besonders reiche Quelle für pflanzliches Eiweiß dar.
- Halten Sie sich bei Getreide zurück, vor allem bei Speisen aus Weizenmehl. Vermeiden Sie Weizen ganz, wenn Sie an Übergewicht leiden oder zu überhöhter Schleimproduktion neigen.
- Essen Sie viele der bekömmlichen Obst- und Gemüsesorten.
- Nehmen Sie soviel Nüsse und Samen zu sich, wie Sie wollen. Größere Mengen dieser Lebensmittelgruppe unterstüt-

zen nachhaltig die Gesundheit Ihres Herz-Kreislauf-Systems.

- Essen Sie Vitamin-A-reiche Kost wie Kürbis, Karotten, Spinat und Brokkoli, um die Produktion von intestinaler alkalischer Phosphatase zu erhöhen.
- Trinken Sie grünen Tee, um Ihr Immunsystem besonders zu stärken.

Diätrichtlinien für die Blutgruppe A

Diese Richtlinien sollen dem gesunden A-Typ helfen, die Störungen zu unterbinden, die aufgrund seiner spezifischen Beschaffenheit von Nerven, Verdauung, Stoffwechsel und Immunsystem auftreten können.

Erhöhen Sie Ihren Magensäurespiegel

Zu den Zeichen für einen niedrigen Magensäurespiegel gehören häufiges Aufstoßen und rissige Mundwinkel. Diese Strategien richten sich gegen zu niedrige Magensäurespiegel.

Nehmen Sie zweimal täglich 500 mg der Aminosäure L-Histidin als Nahrungsergänzungsstoff. Dadurch wird Ihre Magensäureproduktion angekurbelt, besonders wenn Sie bereits Anzeichen von Allergien aufweisen.

Nehmen Sie bittere Kräuter. Kräuter wie Enzian *(Gentiana Ssp.)* werden schon seit langem als Naturheilmittel für die Stimulation der Magensaftsekretion verwendet. Sie können sie zum Beispiel eine halbe Stunde vor der Mahlzeit in Form eines schwachen Tees einnehmen.

Vermeiden Sie Getränke mit Kohlensäure wie Mineralwasser und Limonade. Die Kohlensäure vermindert die Produktion von Magensäften, und damit sinkt der Magensäurespiegel.

Nehmen Sie Betain. In Form des Salzes Betainhydrochlorid erhöht diese Substanz den Säuregrad des Magens; außerdem hat sie noch weitere positive Auswirkungen. Betain wird auch dazu verwendet, den Anteil von Homocystin im Blut zu verringern, eines Stoffes, der mit Herzerkrankungen in Verbindung gebracht wird. Der Körper verwendet es zum Aufbau von S-Adenosylmethionin (SAM). Diese Substanz hat kürzlich als natürliches Heilmittel gegen Depressionen Schlagzeilen gemacht und gilt darüber hinaus als leberstärkend. In der traditionellen chinesischen Medizin werden pathologische Angst und Depressionen mit einem Ungleichgewicht der Energie oder des *chi* der Leber assoziiert. Bedeutende Mengen an Betain finden sich in Kolanüssen, ebenso wie mehrere weitere für den Schutz der Leber hilfreiche Stoffe wie D-Catechin, L-Epicatechin, Colatin und Colanin. Weil Kolanüsse außerdem auch Koffein enthalten, sollten Sie sie dennoch nur in Maßen verzehren und ganz darauf verzichten, wenn Sie Verdauungsprobleme haben.

Nehmen Sie Dendrobium: Diese Substanz fördert die Säureproduktion und ihre Konzentration im Magen.
Wenn Sie rissige Mundwinkel oder Lippen haben, nehmen Sie zur vorübergehenden Linderung ein Gel aus Süßholzwurzel zur lokalen Anwendung.

Verhindern Sie eine Schädigung durch Lektine
Meiden Sie Nahrungsmittel, die für die Blutgruppe A ein rotes Tuch sind. Die schlimmsten sind:

Kidneybohnen (Nicht-Sekretoren: Vermeiden Sie Weizen und Mais)
Limabohnen
Kartoffeln
Kohl (Chinakohl, Rotkohl, Weißkohl)
Auberginen
Bananen (gilt nur für Sekretoren)
Tomaten

Tip: Ersetzen Sie Tomaten durch ein verträglicheres Mixgetränk. Ihren Lycopin-Bedarf können Sie als A-Typ durch den »Membran-Verflüssiger-Cocktail«* decken, den ich gerne für die Blutgruppe B empfehle. Nehmen Sie als Basis den Saft von Guaven, Grapefruit oder einer Wassermelone, geben Sie einen halben Eßlöffel hochqualitatives Leinöl und einen Eßlöffel Lecithin-Granulat dazu. Das Lecithin wirkt als Emulgator für das Öl und macht die Mischung zu einem cremigen und übrigens recht wohlschmeckenden Getränk. Es erhöht die Absorption von Lycopinen aus diesen Nahrungsmitteln auf ein Maß, das dem Lycopingehalt von Tomatenmark nahekommt, hat aber keine Tomatenlektine. Auch ein paar getrocknete Aprikosen als Snack sind hilfreich.

Sie als A-Typ können die Wirksamkeit von Lektinen aus der Nahrung blockieren, indem Sie Polysaccharid-Moleküle einnehmen, die sich für die Bindung an Lektine opfern, wie sie etwa in folgenden Substanzen enthalten sind:

NAG (N-Acetyl-Glucosamin)
Fucus vesiculosis (Blasentang)
Laminaria (Braunalge)
Larch AG (Arabinogalactan aus Lärchen oder Lärchengummi)

Lektinblocker für Typ A-Nicht-Sekretoren

Chondroitinschwefelsäure (nutrizeutisch)
Blasentang (Heilkraut)
Algen (Heilkraut)
N-Acetyl-Glucosamin (Aminosäure)
Mannose

* siehe auch: Dr. Peter J. D'Adamo mit Catherine Whitney, *4 Blutgruppen – Vier Strategien für ein gesundes Leben,* Piper Verlag, München [12]2000, S. 162

Verwenden Sie so oft wie möglich fermentierte Lebensmittel

Eine der wichtigsten Strategien für die richtige Lebensweise des A-Typs ist es, in Abstimmung auf die Blutgruppe regelmäßig fermentierte Lebensmittel zu verzehren, die ähnlich wie Käse mit Hilfe von Edelpilzen hergestellt werden. Wenn Sie sich mit Produkten ernähren, die solche veredelnden Bakterienkulturen enthalten, können Sie daraus beträchtliche Vorteile für Ihre Gesundheit ziehen: Dazu zählen bessere Verdauung und die Stärkung der Immunfunktionen, höhere Widerstandsfähigkeit gegen Bakterien, Viren und andere Krankheitserreger, bessere Entgiftung, Schutz vor Tumoren, eine bessere Regelung des Hormonhaushalts, eine bessere Verwertung von Nährstoffen, Vitaminen und Mineralien sowie zahlreiche weitere, für Ihre Blutgruppe positive Auswirkungen auf Ihre Gesundheit.

Als A-Typ sollten Sie regelmäßig verschiedene Sojaprodukte verzehren, zum Beispiel Miso, Tempeh und Natto. Auch Joghurt und Kefir, die lebende Bakterienkulturen enthalten, sind besonders wirksam für Sie und können zwei- bis dreimal pro Woche auf dem Speiseplan stehen. Außerdem können alle Bohnenarten, Hülsenfrüchte, Getreide, Wurzelgemüse, grünes Gemüse, Obst, Gewürze und Getränke fermentiert und in dieser Form hervorragend als Diätergänzung verwendet werden.

Fermentierte Sojaprodukte wie Miso, Natto, Okara, Sojasauce und Tempeh sind für den A-Typ wahre Schatztruhen an gesundheitsfördernden Substanzen. Sie sind hervorragende Antioxidantien, erhöhen die Fähigkeit, Eisen zu resorbieren, machen die Eisenmangelanämie seltener und sorgen für eine bessere Zinkaufnahme aus der Nahrung. Bei der Fermentation von Soja wird vor allem der Gehalt an krebsvorbeugenden Isoflavonen deutlich erhöht (Daidzein und Genistein). Der bedeutendste positive Nebeneffekt des Verzehrs von fermentierten Sojaprodukten besteht wohl darin, daß dadurch Ihr Krebsrisiko, wie zum Beispiel von Brustkrebs, erheblich verringert wird.

Miso ist eine fermentierte Paste aus Sojabohnen. Es ist ein wirksames Antioxidationsmittel und bewirkt, daß Mineralien wie Eisen und Zink für den Körper leichter abbaubar sind. Wie die

Die Soja-Kontroverse: Viel Lärm um nichts

Viele Menschen mit den Blutgruppen A und AB haben sich beunruhigt an mich gewandt, nachdem sie Warnungen gelesen hatten, Sojaprodukte könnten Protease-Inhibitoren sein – also das Enzym hemmen, das die Bauchspeicheldrüse ausscheidet, um die Verdauung von Eiweiß zu ermöglichen. Mit diesem Mythos wollen wir nun ein für alle Mal aufräumen. Tatsächlich enthält Soja einen Proteasehemmer namens Bowman-Birk-Soja-Protease-Inhibitor (BBI). Aber der BBI ist keineswegs schädlich für die Blutgruppen A und AB, sondern vielmehr ihr guter Freund. Und zwar aus folgendem Grund:

- Der Bowman-Birk-Proteasehemmer aus der Sojabohne hat allgemein anerkannte antikarzinogene Eigenschaften.
- Der Bowman-Birk-Proteasehemmer aus der Sojabohne hemmt in hohem Maße die Humane Leukozyten-Elastase (HLE), ein Enzym, das das Eiweiß Elastin spaltet und außerdem eine Reihe von Plasmaproteinen spaltet und inaktiviert. Elastase hat wahrscheinlich eine physiologische Funktion bei der Wanderung neutrophiler Granulozyten, bei der Phagozytose und der Wiederherstellung von Gewebe. Eine pathologische Rolle spielt HLE anscheinend bei einem Lungenemphysem, bei rheumatoider Arthritis, Endometriose, Infektionen und Entzündungen.

Daher können sich Menschen mit den Blutgruppen A und AB darauf freuen, daß sie in geringerem Maße an Entzündungen, Allergien, Krebs und Infektionen leiden – dank dieses »Giftes« in der Sojabohne.[3] Eine weitere günstige Eigenschaft der Sojabohne mit besonderer Bedeutung für den A-Typ ist, daß das in ihr enthaltene Genistein die Wirkungen des Enzyms Aromatase blockieren kann, das Östrogen und andere Steroide produziert. Aromatase ist in östrogenproduzierenden Körperzellen enthalten. Viele auf Östrogen reagierende Krebsarten werden durch die Blockierung dieses Enzyms gehemmt. Aromatasehemmer werden immer mehr zum Mittel der Wahl, wenn man metastasierende Formen von Brustkrebs behandeln will, die noch auf Östrogen ansprechen. Weitere Aromatase-Inhibitoren sind beispielsweise Leinöl, das einen hohen Anteil an Lignan aufweist, sowie die Flavone Apigenin (das in der Kamille enthalten ist) und Chrysin (ein Bestandteil der Passionsblume).

meisten fermentierten Sojaprodukte enthält es deutlich höhere Mengen der Isoflavone Daidzein und Genistein, die man mit der krebsabwehrenden Wirkung von Soja in Verbindung bringt. Sein Beitrag zur Verringerung des Krebsrisikos ist wohl die positivste Auswirkung von Miso auf Ihre Gesundheit.

Natto ist ein traditionelles Gericht aus Japan, das durch die Fermentation von gekochten Sojabohnen mit einem bestimmten Edelpilz gewonnen wird. Wie Miso wirkt sich auch Natto äußerst positiv auf Ihre Gesundheit aus. In diesem Gericht hat man krebsvorbeugende Elemente nachgewiesen, und es verfügt über einen ausgesprochen hohen Isoflavon-Gehalt. Natto fördert zudem die Fähigkeit des Hämoglobins, Eisen zu binden, und erhöht die Aufnahmefähigkeit des Körpers für Zink. Außerdem hat es wohl positive Auswirkungen auf die Abwehrkraft von Lymphozyten und T-Zellen. Natto trägt auch dazu bei, das Blut zu verflüssigen, indem es Agglutinationen wieder auflöst. Das ist besonders wichtig für Nicht-Sekretoren der Blutgruppe A, die stärker zur Verklumpung neigen als die Sekretoren dieses Typs.

Koji entsteht bei der Fermentation von Okara mit *Aspergillus oryzae*, einem Edelpilz, der auch zur Herstellung von Miso verwendet wird. In Okara finden sich bedeutende Mengen an Antioxidantien wie γ-Tocopherol, δ-Tocopherol, Genistin, Daidzein, Genistein und 3-Hydroxyanthranilsäure. Es trägt auch zur Eisenbindung bei.

Bestimmte Inhaltsstoffe von Sojasauce, die nach japanischen Rezepten fermentiert wurde, wirken gegen Oxidation und verringern das Krebsrisiko. Sojasauce wirkt sich ebenfalls positiv auf die Bindung von Eisen aus.

Tempeh ist ein fermentiertes Sojaprodukt, das ursprünglich aus Indonesien stammt. Auch in diesem Gericht hat man das wirksame Antioxidationsmittel 3-Hydroxyanthranilsäure nachgewiesen. Wie viele andere Sojaprodukte verbessert auch Tempeh die Eisenabsorption. Außerdem wirkt sich dieses Gericht aus fermentierten Sojabohnen positiv auf das Angebot und den Aufbau von fettlöslichen Vitaminen und von Provitaminen aus, zu denen

etwa Beta-Carotin und Pflanzenfette gehören. Auch Tempeh weist einen hohen Isoflavon-Gehalt auf. Besonders wichtig für Vegetarier mit der Blutgruppe A ist, daß in Tempeh auch Vitamin B_{12} nachgewiesen wurde.
Edamame, in der Hülse gekochte Sojabohnen, sind eine ausgezeichnete Wahl für A-Typen. Ich esse sie oft als kleinen Snack.

Fleisch und Geflügel

Viele der Krankheiten, die auf viel tierisches Eiweiß in der Ernährung zurückgeführt werden, treten beim A-Typ sehr viel häufiger auf als bei den anderen Blutgruppen. Beim A-Typ besteht ein Mangel an den Enzymen und Magensäften, die gebraucht werden, um tierische Proteine effizient zu verdauen. Nicht-Sekretoren der Blutgruppe A haben Studien zufolge etwas bessere Möglichkeiten, tierisches Eiweiß abzubauen, sollten aber dennoch versuchen, einen Großteil ihres Eiweißbedarfs aus anderen Quellen als aus Fleisch zu decken.

Blutgruppe A: Fleisch und Geflügel
Portion: 120–180 Gramm (Männer); 60–150 Gramm (Frauen und Kinder)

	Afrikaner	Weiße	Asiaten
Sekretoren	0–2 mal pro Woche	0–3 mal pro Woche	0–3 mal pro Woche
Nicht-Sekretoren	2–5 mal pro Woche	2–4 mal pro Woche	2–3 mal pro Woche
A_2-Typ	1 Portion mehr pro Woche		
MM-Typ	1 Portion weniger pro Woche		

Stufe eins		
Nahrungsmittel	Blutgruppe A Sekretoren	Blutgruppe A Nicht-Sekretoren
Büffel	zu vermeiden	zu vermeiden
Eichhörnchen	zu vermeiden	zu vermeiden
Ente	zu vermeiden	neutral
Gans	zu vermeiden	neutral
Hammel	zu vermeiden	neutral
Herz	zu vermeiden	zu vermeiden
Kalb	zu vermeiden	zu vermeiden
Kaninchen	zu vermeiden	neutral
Lamm	zu vermeiden	neutral
Leber (Kalb)	zu vermeiden	zu vermeiden
Pferd	zu vermeiden	zu vermeiden
Rind	zu vermeiden	zu vermeiden
Schildkröte	zu vermeiden	neutral
Speck/Schinken/ Schweinefleisch	zu vermeiden	zu vermeiden
Wild	zu vermeiden	zu vermeiden
Ziege	zu vermeiden	neutral

Stufe zwei		
Nahrungsmittel	Blutgruppe A Sekretoren	Blutgruppe A Nicht-Sekretoren
Fasan	zu vermeiden	neutral
Rebhuhn	zu vermeiden	neutral
Wachtel	zu vermeiden	neutral

Neutral: Nahrungsmittel zur allgemeinen Ernährungsergänzung		
Nahrungsmittel	Blutgruppe A Sekretoren	Blutgruppe A Nicht-Sekretoren
Huhn	neutral	neutral
junge Täubchen	neutral	neutral
Perlhuhn	neutral	neutral
Pute (Truthahn)	neutral	bekömmlich
Vogel Strauß	neutral	neutral
Waldhuhn	neutral	neutral

Fisch und Meeresfrüchte

Für die meisten Träger der Blutgruppe A stellen Fisch und Meeresfrüchte eine nährstoffreiche Eiweißquelle dar. Daher ist Fisch wohl die beste Nährstoffquelle für den Aufbau von aktivem Gewebe, und zwar ganz besonders für die Nicht-Sekretoren des A-Typs. Viele Fischsorten sind reich an Omega-3-Fettsäuren (sog. Fischölfettsäuren), die das Risiko für Herz-Kreislauf-Erkrankungen verringern und außerdem dazu beitragen, die Produktion von Wachstumsfaktoren für den Zellaufbau zu steuern. Viele der zu vermeidenden Meeresfrüchte enthalten Lektine oder Polyamine. Da Nicht-Sekretoren der Blutgruppe A praktisch keine A-Antikörper in ihrem Verdauungstrakt haben, sind sie für die Lektin-Schädigungen vieler Sorten von Meeresfrüchten weniger anfällig. Höhere Werte des Enzyms intestinale alkalische Phosphatase sorgen auch dafür, daß Nicht-Sekretoren Seefisch etwas besser abbauen können als Sekretoren des A-Typs. Besonders zu empfehlen ist die Weinbergschnecke *Helix pomatia*, denn sie besitzt ein positiv wirkendes Lektin, das beim A-Typ zur Stärkung des Immunsystems beiträgt.

Blutgruppe A: Fisch und Meeresfrüchte Portion: 120–180 Gramm (Männer); 60–150 Gramm (Frauen und Kinder)			
	Afrikaner	Weiße	Asiaten
Sekretoren	1–3 mal pro Woche	1–3 mal pro Woche	1–3 mal pro Woche
Nicht-Sekretoren	2–5 mal pro Woche	2–5 mal pro Woche	2–4 mal pro Woche
A_2-Typ	2 Portionen mehr pro Woche		

Stufe eins		
Nahrungsmittel	Blutgruppe A Sekretoren	Blutgruppe A Nicht-Sekretoren
Alse (Maifisch)	zu vermeiden	neutral
Flunder	zu vermeiden	neutral
Garnelen	zu vermeiden	zu vermeiden
Hechtbarsch	bekömmlich	bekömmlich
Heilbutt	zu vermeiden	neutral
Hummer	zu vermeiden	zu vermeiden
Jakobsmuscheln (Kammuscheln)	zu vermeiden	neutral
Krabben	zu vermeiden	zu vermeiden
Krake	zu vermeiden	neutral
Lachs	bekömmlich	bekömmlich
Makrele	bekömmlich	bekömmlich
Miesmuscheln	zu vermeiden	neutral
Pollack	bekömmlich	bekömmlich
Räucherlachs	zu vermeiden	zu vermeiden

Fortsetzung siehe folgende Seite

Stufe eins *(Fortsetzung)*		
Nahrungsmittel	Blutgruppe A Sekretoren	Blutgruppe A Nicht-Sekretoren
Roter Schnapper	bekömmlich	bekömmlich
Sardinen	bekömmlich	bekömmlich
Schellfisch	zu vermeiden	neutral
Seehecht (Hecht-dorsch)	zu vermeiden	neutral
Seezunge	zu vermeiden	zu vermeiden
Weinbergschnecken	bekömmlich	bekömmlich
Weißfisch	bekömmlich	bekömmlich
Wittling	bekömmlich	bekömmlich
Zackenbarsch	zu vermeiden	neutral
Ziegelfisch	zu vermeiden	neutral

Stufe zwei		
Nahrungsmittel	Blutgruppe A Sekretoren	Blutgruppe A Nicht-Sekretoren
Aal/japan. Aal	zu vermeiden	zu vermeiden
Anchovis (Sardellen)	zu vermeiden	neutral
Austern	zu vermeiden	zu vermeiden
Barrakuda (Pfeilhecht)	zu vermeiden	zu vermeiden
Barramunda	bekömmlich	bekömmlich
Blaufisch	zu vermeiden	neutral
Erntefisch	zu vermeiden	bekömmlich
Flußbarsch	bekömmlich	bekömmlich
Froschschenkel	zu vermeiden	neutral

Fortsetzung siehe folgende Seite

Stufe zwei *(Fortsetzung)*		
Nahrungsmittel	Blutgruppe A Sekretoren	Blutgruppe A Nicht-Sekretoren
Goldbrasse	zu vermeiden	neutral
Hering, frisch	zu vermeiden	neutral
Hering, mariniert	zu vermeiden	zu vermeiden
Kabeljau	bekömmlich	bekömmlich
Kalmar (Tintenfisch)	zu vermeiden	zu vermeiden
Karpfen	bekömmlich	bekömmlich
Katzenfisch (Wels)	zu vermeiden	zu vermeiden
Kaviar	zu vermeiden	neutral
Köngskrabben (Pfeilschwanz)	zu vermeiden	zu vermeiden
Lachsforelle	bekömmlich	bekömmlich
Meerschnecken	zu vermeiden	zu vermeiden
Mollusken	zu vermeiden	zu vermeiden
Regenbogenforelle	bekömmlich	bekömmlich
Seeteufel	bekömmlich	bekömmlich
Sonnenfisch	zu vermeiden	neutral
Streifenbarsch	zu vermeiden	zu vermeiden
Venusmuscheln	zu vermeiden	zu vermeiden
Weißstör	zu vermeiden	neutral

Neutral: Nahrungsmittel zur allgemeinen Ernährungsergänzung		
Nahrungsmittel	Blutgruppe A Sekretoren	Blutgruppe A Nicht-Sekretoren
Bachforelle	neutral	bekömmlich
Buntbarsch	neutral	neutral
Butterfisch	neutral	neutral
Delphin	neutral	neutral
Fächerfisch	neutral	bekömmlich
Gelbschwanz	neutral	neutral
Haifisch	neutral	neutral
Hecht	neutral	neutral
Katzenwels	neutral	neutral
Knurrhahn	neutral	neutral
Lumb	neutral	bekömmlich
Meeräsche	neutral	bekömmlich
Meerbrasse	neutral	neutral
Merlan	neutral	neutral
Mondfisch	neutral	neutral
Muskalunge (Hechtart)	neutral	bekömmlich
Papageifisch	neutral	neutral
Pazifischer Pompano	neutral	bekömmlich
Rot-/Goldbarsch	neutral	bekömmlich
Sauger	neutral	bekömmlich
Schwertfisch	neutral	bekömmlich
Seebarsch	neutral	neutral

Fortsetzung siehe folgende Seite

Neutral: Nahrungsmittel zur allgemeinen Ernährungsergänzung *(Fortsetzung)*		
Nahrungsmittel	Blutgruppe A Sekretoren	Blutgruppe A Nicht-Sekretoren
Seeohr	neutral	neutral
Stint	neutral	neutral
Stör	neutral	neutral
Thunfisch	neutral	neutral
Umberfisch/Adlerfisch	neutral	bekömmlich
Weißbarsch	neutral	bekömmlich
Wolfsbarsch	neutral	neutral

Milchprodukte und Eier

Sekretoren des A-Typs können Milchprodukte in kleinen Mengen verzehren, Nicht-Sekretoren sollten noch vorsichtiger sein. Halten Sie sich besonders zurück, wenn Sie häufig an Nebenhöhlenentzündungen oder Erkältungen leiden: Milchprodukte rufen beim A-Typ eine erhöhte Schleimproduktion hervor. Eier können in kleinen Mengen eine zusätzliche Eiweißquelle darstellen, besonders für Nicht-Sekretoren der Blutgruppe A, die sie im allgemeinen besser verstoffwechseln können.

Blutgruppe A: Eier Portion: 1 Ei			
	Afrikaner	Weiße	Asiaten
Sekretoren	1–3 mal pro Woche	1–3 mal pro Woche	1–3 mal pro Woche
Nicht-Sekretoren	2–3 mal pro Woche	2–5 mal pro Woche	2–4 mal pro Woche

Blutgruppe A: Milch und Joghurt Portion: 120–180 Gramm (Männer); 60–150 Gramm (Frauen und Kinder)			
	Afrikaner	Weiße	Asiaten
Sekretoren	0–1 mal pro Woche	1–3 mal pro Woche	0–3 mal pro Woche
Nicht-Sekretoren	0–1 mal pro Woche	1–2 mal pro Woche	0–2 mal pro Woche

Blutgruppe A: Käse Portion: 90 Gramm (Männer); 60 Gramm (Frauen und Kinder)			
	Afrikaner	Weiße	Asiaten
Sekretoren	0–2 mal pro Woche	1–3 mal pro Woche	0–2 mal pro Woche
Nicht-Sekretoren	0 mal pro Woche	0–1 mal pro Woche	0–1 mal pro Woche
A_2-Typ	2 Portionen Milch und Joghurt weniger pro Woche		
MM-Typ	2 Eier mehr pro Woche, 2 Portionen Milch, Käse und Joghurt weniger pro Woche		

Stufe eins		
Nahrungsmittel	Blutgruppe A Sekretoren	Blutgruppe A Nicht-Sekretoren
Amerikanischer Cheddar	zu vermeiden	zu vermeiden
Blauschimmelkäse	zu vermeiden	zu vermeiden
Brie	zu vermeiden	zu vermeiden
Butter	zu vermeiden	zu vermeiden
Buttermilch	zu vermeiden	zu vermeiden
Camembert	zu vermeiden	zu vermeiden
Casein	zu vermeiden	zu vermeiden
Cheddar	zu vermeiden	zu vermeiden
Colby	zu vermeiden	zu vermeiden
Edamer	zu vermeiden	zu vermeiden
Eiscreme	zu vermeiden	zu vermeiden
Emmentaler	zu vermeiden	zu vermeiden
Frischkäse	zu vermeiden	zu vermeiden
Gouda	zu vermeiden	zu vermeiden
Gruyère	zu vermeiden	zu vermeiden
Jarlsberg	zu vermeiden	zu vermeiden
Milch (fettarme oder Magermilch)	zu vermeiden	zu vermeiden
Milch (Vollmilch)	zu vermeiden	zu vermeiden
Monterey Jack	zu vermeiden	zu vermeiden
Münster	zu vermeiden	zu vermeiden
Neufchâtel	zu vermeiden	zu vermeiden
Parmesan	zu vermeiden	zu vermeiden
Provolone	zu vermeiden	zu vermeiden

Stufe zwei		
Nahrungsmittel	Blutgruppe A Sekretoren	Blutgruppe A Nicht-Sekretoren
Hüttenkäse	zu vermeiden	neutral
Molke	zu vermeiden	neutral
Schmelzkäse	zu vermeiden	zu vermeiden

Neutral: Nahrungsmittel zur allgemeinen Ernährungsergänzung		
Nahrungsmittel	Blutgruppe A Sekretoren	Blutgruppe A Nicht-Sekretoren
Eigelb (Hühner)	neutral	neutral
Eiweiß (Hühner)	neutral	neutral
Enteneier	neutral	neutral
Farmerkäse	neutral	neutral
Feta (Schafskäse)	neutral	neutral
Gänseeier	neutral	neutral
Ghee (geklärte Butter)	neutral	neutral
Hühnereier	neutral	neutral
Joghurt	neutral	neutral
Kefir	neutral	neutral
Lachsrogen	neutral	neutral
Mozzarella	neutral	neutral
Paneer (indischer Frischkäse)	neutral	neutral
Reisdrink	neutral	neutral
Ricotta	neutral	neutral

Fortsetzung siehe folgende Seite

Neutral: Nahrungsmittel zur allgemeinen Ernährungsergänzung *(Fortsetzung)*		
Nahrungsmittel	Blutgruppe A Sekretoren	Blutgruppe A Nicht-Sekretoren
Sauerrahm (fettarm: 10 %)	neutral	zu vermeiden
Wachteleier	neutral	neutral
Ziegenkäse	neutral	neutral
Ziegenmilch	neutral	zu vermeiden

Bohnen und andere Hülsenfrüchte

Die pflanzlichen Eiweiße, die in vielen Bohnen und anderen Hülsenfrüchten enthalten sind, vertragen Träger der Blutgruppe A ausgesprochen gut; manche Bohnen enthalten allerdings auch problematische Lektine. Im allgemeinen reichen die Nahrungsmittel dieser Gruppe in Kombination mit geeigneten Meeresfrüchten völlig aus, damit der A-Typ aktives Gewebe aufbauen kann. Besonders hervorzuheben sind Sojabohnen: Sie sind eine gute Quelle für essentielle Aminosäuren, enthalten ein Lektin, das vorbeugend gegen mehrere Krebsarten wirkt, und kann zu verhindern helfen, daß zur Versorgung von Tumoren neue Blutgefäße gebildet werden. Auch Dicke Bohnen enthalten wirksame Anti-Krebs-Lektine, die zur Prävention gegen verschiedene Krebsarten im Verdauungstrakt beitragen.

Blutgruppe A: Bohnen und andere Hülsenfrüchte Portion: 1 Tasse (trocken)			
	Afrikaner	Weiße	Asiaten
Sekretoren	5–7 mal pro Woche	5–7 mal pro Woche	5–7 mal pro Woche
Nicht-Sekretoren	3–5 mal pro Woche	3–5 mal pro Woche	3–5 mal pro Woche
MM-Typ	2 Portionen mehr pro Woche		
Varianten: MM-Typ – Puff- oder Saubohnen, Tofu und alle Sojaprodukte sind bekömmlich.			

Stufe eins		
Nahrungsmittel	Blutgruppe A Sekretoren	Blutgruppe A Nicht-Sekretoren
Adzukibohnen	bekömmlich	neutral
Augenbohnen	bekömmlich	neutral
Berglinsen	bekömmlich	bekömmlich
Dicke Bohnen	bekömmlich	neutral
Grüne Linsen	bekömmlich	bekömmlich
Kichererbsen	zu vermeiden	zu vermeiden
Kidneybohnen	zu vermeiden	neutral
Limabohnen	zu vermeiden	zu vermeiden
Miso	bekömmlich	bekömmlich
Perlbohnen	zu vermeiden	neutral
Pintobohnen	bekömmlich	bekömmlich
Rote Bohnen	zu vermeiden	zu vermeiden
Rote Linsen	bekömmlich	bekömmlich
Schwarze Bohnen	bekömmlich	neutral

Fortsetzung siehe folgende Seite

Stufe eins *(Fortsetzung)*		
Nahrungsmittel	Blutgruppe A Sekretoren	Blutgruppe A Nicht-Sekretoren
Sojabohnen	bekömmlich	neutral
Sojaflocken	bekömmlich	neutral
Sojaschrot	bekömmlich	neutral
Tempeh (fermentierte Soja)	bekömmlich	neutral
Tofu	bekömmlich	neutral

Stufe zwei		
Nahrungsmittel	Blutgruppe A Sekretoren	Blutgruppe A Nicht-Sekretoren
Sojakäse	bekömmlich	neutral
Sojamilch	bekömmlich	neutral

Neutral: Nahrungsmittel zur allgemeinen Ernährungsergänzung		
Nahrungsmittel	Blutgruppe A Sekretoren	Blutgruppe A Nicht-Sekretoren
Cannellinibohnen	neutral	neutral
Gartenbohnen	neutral	neutral
Mandelmilch	neutral	neutral
Mungbohnen/ -sprossen	neutral	neutral
Puff-/Saubohnen	neutral	neutral
Weiße Bohnen	neutral	neutral

Nüsse und Samen

Nüsse und Samen stellen für den A-Typ eine wertvolle Zusatzquelle für Proteine dar. Außerdem tragen verschiedene Nüsse wie etwa die Walnuß dazu bei, die Polyaminkonzentration zu senken, indem sie das Enzym Ornithindecarboxylase hemmen. Leinsaat ist besonders reich an Lignin: Diese Substanz trägt dazu bei, die Zahl von Rezeptoren für den epidermalen Wachstumsfaktor EGF zu verkleinern und damit das allgemeine Krebsrisiko zu senken. Auch Erdnüsse haben für den A-Typ deutlich positive Auswirkungen. Das Lektin aus der Erdnuß hemmt frühzeitig Zellumwandlungen zu Brustkrebs-Gewebe, indem es das Enzym Aromatase blockiert, das Östrogen produziert.

Blutgruppe A: Nüsse und Samen Portion: Samen (eine Handvoll), Nußbutter (1–2 Eßlöffel)			
	Afrikaner	Weiße	Asiaten
Sekretoren	4–7 mal pro Woche	4–7 mal pro Woche	4–7 mal pro Woche
Nicht-Sekretoren	5–7 mal pro Woche	5–7 mal pro Woche	5–7 mal pro Woche
MM-Typ	2 Portionen mehr pro Woche		

Stufe eins		
Nahrungsmittel	Blutgruppe A Sekretoren	Blutgruppe A Nicht-Sekretoren
Erdnußbutter	bekömmlich	bekömmlich
Erdnüsse	bekömmlich	bekömmlich
Leinsamen	bekömmlich	bekömmlich
Walnüsse	bekömmlich	bekömmlich

Stufe zwei		
Nahrungsmittel	Blutgruppe A Sekretoren	Blutgruppe A Nicht-Sekretoren
Cashewnüsse	zu vermeiden	zu vermeiden
Paranüsse	zu vermeiden	zu vermeiden
Pistazien	zu vermeiden	zu vermeiden

Neutral: Nahrungsmittel zur allgemeinen Ernährungsergänzung		
Nahrungsmittel	Blutgruppe A Sekretoren	Blutgruppe A Nicht-Sekretoren
Bucheckern	neutral	neutral
Butternüsse	neutral	neutral
Eßkastanien	neutral	neutral
Färberdistelsamen	neutral	zu vermeiden
Haselnüsse	neutral	neutral
Hickory (nordam. Walnuß)	neutral	neutral
Macadamianüsse	neutral	neutral
Mandelmus	neutral	neutral
Mandeln	neutral	neutral
Mohnsamen	neutral	neutral
Pekannüsse/-nußbutter	neutral	neutral
Pinienkerne	neutral	neutral
Sesampaste (Tahin)	neutral	neutral
Sesamsaat	neutral	neutral
Sonnenblumenkerne	neutral	zu vermeiden
Sonnenblumenmus	neutral	zu vermeiden

Getreide und Teigwaren

Anders als bei tierischen Eiweißen, wo sie etwas bessergestellt sind, sollten Nicht-Sekretoren des A-Typs wegen ihres empfindlichen Insulinhaushalts beim Verzehr von zusammengesetzten Kohlenhydraten aufpassen – Sekretoren der Blutgruppe A sind von diesem Problem weniger betroffen. Nicht-Sekretoren sollten besonders vorsichtig mit Weizen und Mais sein, denn die Lektine dieser Getreidesorten können einen ähnlichen Effekt wie Insulin haben: Sie bauen aktives Gewebe ab und steigern den Gesamtanteil von Körperfett. Sekretoren vom A-Typ sollten auch bei Weizenvollkornprodukten vorsichtig sein; in größeren Mengen können die Agglutinine aus Vollkornweizen Entzündungen fördern und aktives Gewebe abbauen. Dieses Lektin kann aber ausgemahlen oder dadurch zerstört werden, daß man das Korn vor dem Verzehr zum Keimen bringt. Amaranth, eine alte Getreideart, sollte in der Basisdiät des A-Typs nicht fehlen; es enthält ein Lektin, das zur Vorbeugung von Darmkrebs sehr nützlich sein kann.

Blutgruppe A: Getreide und Teigwaren **Portion: 1 Tasse trocken (Getreide oder Pasta); 1 Muffin, 2 Scheiben Brot**			
	Afrikaner	Weiße	Asiaten
Sekretoren	7–10 mal pro Woche	7–9 mal pro Woche	7–10 mal pro Woche
Nicht-Sekretoren	5–7 mal pro Woche	5–7 mal pro Woche	5–7 mal pro Woche
A_2-Typ	1 Portion weniger pro Woche		
Rh^-	1 Portion weniger pro Woche		

Stufe eins		
Nahrungsmittel	Blutgruppe A Sekretoren	Blutgruppe A Nicht-Sekretoren
Amaranth	bekömmlich	bekömmlich
Buchweizen/Kasha (gerösteter Buchweizen)	bekömmlich	neutral
Essener Brot	bekömmlich	neutral
Hafermehl	bekömmlich	neutral
Reiswaffeln/Reismehl	bekömmlich	neutral
Roggenmehl	bekömmlich	neutral
Sobanudeln (100 % Buchweizen)	bekömmlich	neutral
Sojabrot	bekömmlich	neutral
Weizenkeimbrot	bekömmlich	neutral

Stufe zwei		
Nahrungsmittel	Blutgruppe A Sekretoren	Blutgruppe A Nicht-Sekretoren
Tef (Hirseart)	zu vermeiden	neutral
Topinamburpasta	bekömmlich	bekömmlich
Weizenkeime	zu vermeiden	zu vermeiden
Weizenkleie	zu vermeiden	zu vermeiden
Weizenvollkornprodukte	neutral	zu vermeiden

Neutral: Nahrungsmittel zur allgemeinen Ernährungsergänzung		
Nahrungsmittel	Blutgruppe A Sekretoren	Blutgruppe A Nicht-Sekretoren
Couscous (Hartweizengries)	neutral	zu vermeiden
Dinkel	neutral	neutral
Dinkelmehl/ Dinkelprodukte	neutral	neutral
Gerste	neutral	neutral
Glutenfreies Brot	neutral	neutral
Glutenhaltige Weizenprodukte	neutral	zu vermeiden
Glutenhaltiges Mehl	neutral	zu vermeiden
Hafer/Haferkleie/ Haferschrot	neutral	neutral
Hartweizenprodukte	neutral	zu vermeiden
Hirse	neutral	neutral
Kamut (ägypt. Weizen)	neutral	neutral
Mais (alle Arten)	neutral	zu vermeiden
Maisschrot	neutral	zu vermeiden
Malz	neutral	neutral
Popcorn	neutral	zu vermeiden
Quinoa	neutral	neutral
Reis (alle Sorten)	neutral	neutral
Reisflocken	neutral	neutral
Reiskleie	neutral	neutral
Roggen/Roggenbrot (100 %)	neutral	neutral

Fortsetzung siehe folgende Seite

Neutral: Nahrungsmittel zur allgemeinen Ernährungsergänzung *(Fortsetzung)*		
Nahrungsmittel	Blutgruppe A Sekretoren	Blutgruppe A Nicht-Sekretoren
Sorghumhirse (Durra)	neutral	neutral
Tapioka (Maniokstärke)	neutral	neutral
Weizenauszugsmehl	neutral	zu vermeiden
Weizenweiß-mehlprodukte	neutral	zu vermeiden
Wildreis	neutral	neutral

Gemüse

Gemüse kann für den A-Typ ein einfaches Mittel gegen chronische Krankheiten sein. Gemüse ist eine reichhaltige Quelle für Antioxidantien und Faser- oder Ballaststoffe und unterstützt darüber hinaus die Drosselung der Polyaminproduktion im Verdauungstrakt. Besonders bekömmlich sind für den A-Typ Zwiebeln: Sie enthalten hohe Anteile des Antioxidationsmittels Quercetin. Viele Gemüsesorten sind sehr kaliumreich und helfen damit beim Abbau von überschüssigem Wasser im Körper. Wenn es auch strenggenommen kein Gemüse ist – Champignons enthalten krebsbekämpfende Lektine. Artischocken sind sehr bekömmlich für Leber und Galle, zwei der Schwachpunkte des A-Typs. Pastinaken entalten Polysaccharide, die sehr stimulierend auf das Immunsystem wirken.
In Tomaten findet sich ein Lektin, das mit Speichel und Magensäften von Sekretoren des A-Typs reagiert, nicht dagegen bei Nicht-Sekretoren. Yamswurzeln sind besonders reich an Phenylalanin; diese essentielle Aminosäure hemmt das Enzym intestinale alkalische Phosphatase, das zur Fettaufspaltung nötig und beim A-Typ ohnehin eher zu wenig vorhanden ist, in seiner

Funktion; Yamswurzeln sollten daher möglichst wenig verzehrt oder ganz gemieden werden.

Blutgruppe A: Gemüse Portion: 1 Tasse, gekocht oder roh			
	Afrikaner	Weiße	Asiaten
Sekretoren	unbegrenzt	unbegrenzt	unbegrenzt
Nicht-Sekretoren	unbegrenzt	unbegrenzt	unbegrenzt
MM-Typ	Essen Sie möglichst viel Bekömmliches aus der Stufe eins.		
Varianten: A_2-Typ – rote Paprika ist neutral. MM-Typ – Zwiebeln, Pak-Choi, Champignons, Chicoree und Tomaten sind bekömmlich.			

Stufe eins		
Nahrungsmittel	Blutgruppe A Sekretoren	Blutgruppe A Nicht-Sekretoren
Akazie (Gummi Arabicum)	zu vermeiden	zu vermeiden
Artischocken (alle Arten)	bekömmlich	bekömmlich
Brokkoli	bekömmlich	bekömmlich
Champignons	bekömmlich	neutral
Chicorée	bekömmlich	bekömmlich
Fenchel	bekömmlich	neutral
Gartenkürbis	bekömmlich	bekömmlich
Grünkohl	bekömmlich	bekömmlich
Ingwer	bekömmlich	bekömmlich
Kartoffeln (alle Arten)	zu vermeiden	zu vermeiden
Knoblauch	bekömmlich	neutral
Kohlrabi	bekömmlich	bekömmlich

Fortsetzung siehe folgende Seite

Stufe eins *(Fortsetzung)*		
Nahrungsmittel	Blutgruppe A Sekretoren	Blutgruppe A Nicht-Sekretoren
Löwenzahn	bekömmlich	bekömmlich
Mangold	bekömmlich	bekömmlich
Meerrettich	bekömmlich	neutral
Möhren	bekömmlich	neutral
Möhrensaft	bekömmlich	neutral
Okra (Gumbofrucht)	bekömmlich	bekömmlich
Pastinaken	bekömmlich	bekömmlich
Porree/Lauch	bekömmlich	bekömmlich
Romanasalat	bekömmlich	neutral
Rübengrün	bekömmlich	bekömmlich
Rübenstiele	bekömmlich	bekömmlich
Sellerie/Selleriesaft	bekömmlich	neutral
Spinat/Spinatsaft	bekömmlich	bekömmlich
Staudensellerie	bekömmlich	neutral
Topinambur	bekömmlich	bekömmlich
weiße Rüben	bekömmlich	bekömmlich
Winterzwiebeln	bekömmlich	bekömmlich
Yucca	zu vermeiden	zu vermeiden

Stufe zwei		
Nahrungsmittel	Blutgruppe A Sekretoren	Blutgruppe A Nicht-Sekretoren
Alfalfasprossen	bekömmlich	neutral
Aloe/Aloe-Tee/ Aloe-Saft	bekömmlich	neutral
Auberginen	zu vermeiden	neutral
Chilis	zu vermeiden	neutral
Eskarol (Winterendivie)	bekömmlich	bekömmlich
Kapern	zu vermeiden	zu vermeiden
Kohl (China-/Rot-/Weiß-)	zu vermeiden	zu vermeiden
Maitakepilze	bekömmlich	neutral
Oliven (schwarz)	zu vermeiden	zu vermeiden
Paprika (grün/gelb/Jalapeño)	zu vermeiden	neutral
Paprika (rot/ Cayennepfeffer)	zu vermeiden	neutral
Rhabarber	zu vermeiden	zu vermeiden
Sauerkraut	zu vermeiden	zu vermeiden
Shiitakepilze	zu vermeiden	neutral
Süßkartoffeln (Bataten)	zu vermeiden	neutral
Tomaten/Tomatensaft	zu vermeiden	neutral
Yamswurzel	zu vermeiden	zu vermeiden
Zwiebeln (rot/weiß/gelb)	bekömmlich	bekömmlich

Neutral: Nahrungsmittel zur allgemeinen Ernährungsergänzung		
Nahrungsmittel	Blutgruppe A Sekretoren	Blutgruppe A Nicht-Sekretoren
Abalonepilze	neutral	neutral
Agar-Agar	neutral	zu vermeiden
Algen	neutral	neutral
Austernpilze	neutral	neutral
Bambussprossen	neutral	neutral
Blumenkohl	neutral	neutral
Brunnenkresse	neutral	neutral
Champignons	neutral	neutral
Daikon (japan. Rettich)	neutral	neutral
Endivie	neutral	neutral
Enokipilze	neutral	neutral
Erbsen (grüne/Zuckerschoten)	neutral	neutral
Frühlingszwiebeln	neutral	neutral
Gurke	neutral	neutral
Gurkensaft	neutral	neutral
Haferwurzel	neutral	neutral
Knollensellerie	neutral	neutral
Kohlrüben (gelbe)	neutral	neutral
Kohlsaft	neutral	zu vermeiden
Kombualgen	neutral	neutral
Melonenkürbis	neutral	neutral
Oliven (grün)	neutral	zu vermeiden

Fortsetzung siehe folgende Seite

Neutral: Nahrungsmittel zur allgemeinen Ernährungsergänzung *(Fortsetzung)*		
Nahrungsmittel	Blutgruppe A Sekretoren	Blutgruppe A Nicht-Sekretoren
Pak-Choi	neutral	neutral
Radicchio	neutral	neutral
Reisstroh-Scheidling (Pilz)	neutral	neutral
Rettich	neutral	neutral
Rettichsprossen	neutral	neutral
Rosenkohl	neutral	neutral
Rote Rüben	neutral	neutral
Rote-Rüben-Saft/ Rübengrünsaft	neutral	neutral
Rucola	neutral	neutral
Salat (Kopf-/Eisberg-/ gemischter Blattsalat)	neutral	neutral
Schalotten	neutral	neutral
Senfkohlblätter	neutral	neutral
Sennesblätter	neutral	zu vermeiden
Spargel	neutral	neutral
Spargelerbsen	neutral	neutral
Taro	neutral	neutral
Wasserkastanien	neutral	neutral
Zucchini	neutral	neutral

Obst und Fruchtsäfte

Obst ist reich an Antioxidantien, und viele Früchte, wie etwa Heidelbeeren, Holunderbeeren, Kirschen und Brombeeren, enthalten Pigmente, die gegen Gewichtszunahme wirken können. Daher kann eine Ernährung mit viel geeignetem Obst und Gemüse zur Gewichtsabnahme beitragen, denn sie dämpft die Wirkungen des Insulins. Außerdem kann Obst bei der Herstellung eines ausgeglichenen Wasserhaushalts helfen, indem es die Wasserkonzentration außerhalb der Zellen zugunsten einer Speicherung in den Zellen abbaut. Viele Früchte, wie etwa Ananas, sind reich an Enzymen, die dazu beitragen können, Entzündungen zu heilen und den Wasserhaushalt auszugleichen. Andere Früchte, wie rosa Grapefruits und Guaven, können als Lieferanten des Antioxidans Lykopin an die Stelle von Tomaten treten. Bei Empfindlichkeiten im Zuckerhaushalt sollten Träger der Blutgruppe A ihren Verbrauch von Obst mit hohem Dextrosegehalt, wie etwa Weintrauben und Feigen, drosseln.

Blutgruppe A: Obst und Fruchtsäfte **Portion: 1 Tasse oder eine Frucht**			
	Afrikaner	Weiße	Asiaten
Sekretoren	2–4 mal pro Woche	3–4 mal pro Woche	3–4 mal pro Woche
Nicht-Sekretoren	2–3 mal pro Woche	2–3 mal pro Woche	2–3 mal pro Woche
Rh⁻	eine Portion weniger pro Woche		
MM-Typ	Essen Sie möglichst viel Bekömmliches aus der Stufe eins.		

Stufe eins		
Nahrungsmittel	Blutgruppe A Sekretoren	Blutgruppe A Nicht-Sekretoren
Ananas	bekömmlich	bekömmlich
Ananassaft	bekömmlich	bekömmlich
Bananen	zu vermeiden	neutral
Blaubeeren	bekömmlich	bekömmlich
Brombeeren/Brombeersaft	bekömmlich	bekömmlich
Dörrpflaumen	bekömmlich	bekömmlich
Feigen (frisch/getrocknet)	bekömmlich	bekömmlich
Grapefruit/ Grapefruitsaft	bekömmlich	bekömmlich
Honeydew (Wintermelonenart)	zu vermeiden	zu vermeiden
Kirschen (alle Arten)	bekömmlich	bekömmlich
Kirschsaft (von Süßkirschen)	bekömmlich	bekömmlich
Kochbananen	zu vermeiden	neutral
Orangen/Orangensaft	zu vermeiden	zu vermeiden
Pflaumen (alle Arten)/ Pflaumensaft	bekömmlich	bekömmlich
Preiselbeeren	bekömmlich	bekömmlich
Zitronen/Zitronensaft	bekömmlich	bekömmlich
Zitronenwasser	bekömmlich	bekömmlich

Stufe zwei		
Nahrungsmittel	Blutgruppe A Sekretoren	Blutgruppe A Nicht-Sekretoren
Aprikosen/ Aprikosensaft	bekömmlich	bekömmlich
Boysenbeeren	bekömmlich	bekömmlich
Kokosnuß/ Kokosnußmilch	zu vermeiden	neutral
Limetten/Limettensaft	bekömmlich	neutral
Mandarinen/ Mandarinensaft	zu vermeiden	neutral
Mango/Mangosaft	zu vermeiden	neutral
Papayas/ Papayasaft	zu vermeiden	zu vermeiden

Neutral: Nahrungsmittel zur allgemeinen Ernährungsergänzung		
Nahrungsmittel	Blutgruppe A Sekretoren	Blutgruppe A Nicht-Sekretoren
Äpfel	neutral	neutral
Apfelmost/Apfelsaft	neutral	neutral
Avocado	neutral	neutral
Birnen/Birnensaft	neutral	neutral
Brotfrucht	neutral	neutral
Datteln	neutral	neutral
Dewberry (amerikanische)	neutral	neutral
Erdbeeren	neutral	neutral
Galia-Melonen	neutral	neutral
Granatäpfel	neutral	neutral

Fortsetzung siehe folgende Seite

Neutral: Nahrungsmittel zur allgemeinen Ernährungsergänzung *(1. Fortsetzung)*		
Nahrungsmittel	Blutgruppe A Sekretoren	Blutgruppe A Nicht-Sekretoren
Guaven/Guavensaft	neutral	neutral
Himbeeren	neutral	neutral
Holunderbeeren (schwarz/blau)	neutral	neutral
Johannisbeeren (schwarz/rot)	neutral	neutral
Kaktusfeigen	neutral	neutral
Kantalupmelonen	neutral	zu vermeiden
Kiwi	neutral	neutral
Kumquat	neutral	neutral
Litschis	neutral	neutral
Loganbeeren	neutral	neutral
Maulbeeren	neutral	neutral
Nektarinen/ Nektarinensaft	neutral	neutral
Persimonen (Kaki)	neutral	neutral
Pfirsiche	neutral	neutral
Preiselbeersaft	neutral	bekömmlich
Quitten	neutral	neutral
Rosinen	neutral	neutral
Stachelbeeren	neutral	bekömmlich
Sternfrucht (Karambola)	neutral	neutral
Trauben (alle Arten)/ Traubensaft	neutral	neutral

Fortsetzung siehe folgende Seite

Neutral: Nahrungsmittel zur allgemeinen Ernährungsergänzung *(2. Fortsetzung)*		
Nahrungsmittel	Blutgruppe A Sekretoren	Blutgruppe A Nicht-Sekretoren
Wassermelonen	neutral	bekömmlich
Wintermelonen	neutral	zu vermeiden
Youngberry (Brombeer-/Himbeer-Kreuzung)	neutral	neutral
Zuckermelonen	neutral	neutral

Öle

Im allgemeinen fahren A-Typen am besten mit einfach ungesättigten Ölen (wie Olivenöl) und mit Ölen, die reich an Omega-3-Fettsäuren sind (wie etwa Leinöl). Nicht-Sekretoren der Blutgruppe A sind bei der Aufspaltung von Fetten gegenüber Sekretoren ein wenig im Vorteil und ziehen wahrscheinlich auch einen etwas größeren Nutzen aus ihrem Verzehr.

Blutgruppe A: Öle **Portion: 1 Eßlöffel**			
	Afrikaner	Weiße	Asiaten
Sekretoren	3–7 mal pro Woche	3–7 mal pro Woche	3–6 mal pro Woche
Nicht-Sekretoren	5–8 mal pro Woche	5–8 mal pro Woche	5–8 mal pro Woche
A_2-Typ	1 Portion mehr pro Woche		

Stufe eins		
Nahrungsmittel	Blutgruppe A Sekretoren	Blutgruppe A Nicht-Sekretoren
Leinöl	bekömmlich	bekömmlich
Olivenöl	bekömmlich	bekömmlich
Walnußöl	bekömmlich	bekömmlich

Stufe zwei		
Nahrungsmittel	Blutgruppe A Sekretoren	Blutgruppe A Nicht-Sekretoren
Baumwollsaatöl	zu vermeiden	zu vermeiden
Erdnußöl	zu vermeiden	neutral
Kastoröl (Rizinusöl)	zu vermeiden	zu vermeiden
Kokosöl	zu vermeiden	zu vermeiden
Maiskeimöl	zu vermeiden	zu vermeiden
Schw. Johannisbeeröl	bekömmlich	bekömmlich

Neutral: Nahrungsmittel zur allgemeinen Ernährungsergänzung		
Nahrungsmittel	Blutgruppe A Sekretoren	Blutgruppe A Nicht-Sekretoren
Borretschsamenöl	neutral	neutral
Distelöl	neutral	zu vermeiden
Dorschleberöl	neutral	bekömmlich
Mandelöl	neutral	neutral
Nachtkerzenöl	neutral	neutral
Rapsöl	neutral	neutral
Sesamöl	neutral	bekömmlich

Fortsetzung siehe folgende Seite

Neutral: Nahrungsmittel zur allgemeinen Ernährungsergänzung *(Fortsetzung)*		
Nahrungsmittel	Blutgruppe A Sekretoren	Blutgruppe A Nicht-Sekretoren
Sojaöl	neutral	neutral
Sonnenblumenöl	neutral	neutral
Weizenkeimöl	neutral	neutral

Kräuter, Gewürze und Verdickungsmittel

Viele Gewürze haben leichte bis mittlere Heilwirkung, oft durch die Beeinflussung der Bakterienmenge im unteren Dickdarm. Viele gebräuchliche Geliermittel, wie etwa Guarkernmehl, sollten gemieden werden, da sie die Wirkung von Lektinen in anderen Nahrungsmitteln verstärken können. Zum Süßen ist für den A-Typ Melasse sehr bekömmlich, denn sie liefert zusätzliches Eisen. Kurkuma enthält einen wirksamen phytochemischen Stoff mit Namen Kurkumin, der zur Senkung des Giftstoffgehalts im Verdauungsbereich beiträgt. Bierhefe ist für den A-Typ besonders bekömmlich, denn sie fördert den Dextrosestoffwechsel und stabilisiert die Darmflora.

Stufe eins		
Nahrungsmittel	Blutgruppe A Sekretoren	Blutgruppe A Nicht-Sekretoren
Aspartam	zu vermeiden	zu vermeiden
Carrageenan	zu vermeiden	zu vermeiden
Essig (Apfel-)	zu vermeiden	zu vermeiden

Fortsetzung siehe folgende Seite

Stufe eins *(Fortsetzung)*		
Nahrungsmittel	Blutgruppe A Sekretoren	Blutgruppe A Nicht-Sekretoren
Essig (Reis-/Weiß-/Rotwein-)	zu vermeiden	zu vermeiden
Gelatine	zu vermeiden	zu vermeiden
Gerstenmalz	bekömmlich	neutral
Guarkernmehl	zu vermeiden	zu vermeiden
Kurkuma	bekömmlich	neutral
Mayonnaise	zu vermeiden	zu vermeiden
Melasse	bekömmlich	neutral
Natrium-L-Glutamat	zu vermeiden	zu vermeiden
Petersilie	bekömmlich	neutral
Sojasauce	bekömmlich	neutral
Tamari (dunkle Sojasauce)	bekömmlich	neutral
Tomatenketchup	zu vermeiden	zu vermeiden
Worcestersauce	zu vermeiden	zu vermeiden

Stufe zwei		
Nahrungsmittel	Blutgruppe A Sekretoren	Blutgruppe A Nicht-Sekretoren
Chili	zu vermeiden	neutral
Pfeffer (Körner/ getr. Chilischoten)	zu vermeiden	zu vermeiden
Pfeffer (schwarz/weiß)	zu vermeiden	zu vermeiden
Relish	zu vermeiden	zu vermeiden
Senf (zubereitet, ohne Essig)	bekömmlich	bekömmlich

Fortsetzung siehe folgende Seite

Stufe zwei *(Fortsetzung)*		
Nahrungsmittel	Blutgruppe A Sekretoren	Blutgruppe A Nicht-Sekretoren
Wacholder	zu vermeiden	zu vermeiden
Wintergrün	zu vermeiden	neutral
Zuckerrohrsaft	zu vermeiden	zu vermeiden

Neutral: Nahrungsmittel zur allgemeinen Ernährungsergänzung		
Nahrungsmittel	Blutgruppe A Sekretoren	Blutgruppe A Nicht-Sekretoren
Ahornsirup	neutral	neutral
Anis	neutral	neutral
Apfelpektin	neutral	neutral
Basilikum	neutral	neutral
Bergamottöl	neutral	neutral
Bierhefe	neutral	bekömmlich
Bohnenkraut	neutral	neutral
Carob	neutral	neutral
Curry	neutral	neutral
Dill	neutral	neutral
Estragon	neutral	neutral
Fruchtzucker	neutral	neutral
Gewürznelken	neutral	neutral
Grüne Minze	neutral	neutral
Guarana	neutral	neutral
Hefe (Back-)	neutral	bekömmlich
Honig	neutral	neutral

Fortsetzung siehe folgende Seite

Neutral: Nahrungsmittel zur allgemeinen Ernährungsergänzung *(1. Fortsetzung)*		
Nahrungsmittel	Blutgruppe A Sekretoren	Blutgruppe A Nicht-Sekretoren
Kardamom	neutral	neutral
Kerbel	neutral	neutral
Koriander	neutral	neutral
Kreuzkümmel	neutral	neutral
Kümmel	neutral	neutral
Lorbeerblatt	neutral	neutral
Maissirup/-stärke	neutral	zu vermeiden
Majoran	neutral	neutral
Maltodextrin	neutral	zu vermeiden
Mandelessenz	neutral	neutral
Meersalz	neutral	neutral
Minze	neutral	neutral
Muskatnuß/-blüte	neutral	neutral
Oregano	neutral	neutral
Paprika	neutral	neutral
Pfefferminze	neutral	neutral
Pfeilwurzelmehl	neutral	neutral
Pickles (in Essig)	zu vermeiden	zu vermeiden
Pickles (in Salzbrühe)	neutral	zu vermeiden
Piment (Nelkenpfeffer)	neutral	neutral
Reissirup	neutral	zu vermeiden
Rosmarin	neutral	neutral
Rotalge	neutral	neutral

Fortsetzung siehe folgende Seite

Neutral: Nahrungsmittel zur allgemeinen Ernährungsergänzung *(2. Fortsetzung)*		
Nahrungsmittel	Blutgruppe A Sekretoren	Blutgruppe A Nicht-Sekretoren
Safran	neutral	neutral
Salatsaucen (mit erlaubten Zutaten)	neutral	neutral
Salbei	neutral	neutral
Schnittlauch	neutral	neutral
Schokolade	neutral	neutral
Senf (zubereitet, mit Essig)	neutral	neutral
Senfpulver	neutral	neutral
Süßholzwurzel	neutral	neutral
Tamarinde	neutral	neutral
Thymian	neutral	neutral
Traubenzucker	neutral	zu vermeiden
Vanille	neutral	neutral
Weinstein	neutral	neutral
Zimt	neutral	neutral
Zucker (braun/weiß)	neutral	zu vermeiden

Getränke

Nicht-Sekretoren mit der Blutgruppe A trinken vielleicht gelegentlich gern ein Glas Wein zum Essen; wenn sie ihn in Maßen genießen, tut er ihrem Herz-Kreislauf-System ausgesprochen gut. Grüner Tee sollte zum Diätplan eines jeden A-Typs gehören. Träger der Blutgruppe A, die nicht koffeinempfindlich sind, können eventuell täglich eine Tasse Kaffee trinken; er enthält viele Enzyme, die sich auch in Soja finden und die ihre Immunfunktionen unterstützen können.

Stufe eins		
Nahrungsmittel	Blutgruppe A Sekretoren	Blutgruppe A Nicht-Sekretoren
Grüner Tee	bekömmlich	bekömmlich
Limonade (verschiedene/ Diätlimonaden/Cola)	zu vermeiden	zu vermeiden
Mineralwasser	zu vermeiden	neutral
Rotwein	bekömmlich	bekömmlich
Schwarztee (normal)	zu vermeiden	neutral
Spirituosen	zu vermeiden	zu vermeiden

Stufe zwei		
Nahrungsmittel	Blutgruppe A Sekretoren	Blutgruppe A Nicht-Sekretoren
Bier	zu vermeiden	neutral
Kaffee (normal/koffeinfrei)	bekömmlich	bekömmlich

Neutral: Nahrungsmittel zur allgemeinen Ernährungsergänzung		
Nahrungsmittel	Blutgruppe A Sekretoren	Blutgruppe A Nicht-Sekretoren
Weißwein	neutral	bekömmlich

Individuelle Therapien für chronische Krankheiten

Wie Sie Ihrem Risikoprofil entnehmen können, sind Menschen mit der Blutgruppe A anfälliger für bestimmte chronische Krankheiten als Träger anderer Blutgruppen. Im folgenden Abschnitt werden diese Krankheiten, die mit der Blutgruppe A zusammenhängen, als Ergänzung zu Ihrer blutgruppenspezifischen Diät der Stufe zwei ausführlich besprochen und zahlreiche Therapievorschläge gemacht.

Siehe Tabelle der Krankheitsrisiken für die Blutgruppe A auf Seite 275.

Für die Blutgruppe A spezifische Krankheiten des Verdauungstraktes

Barrett Syndrom
Erkrankungen der Galle und der Leber

Barrett Syndrom

Das Barrett Syndrom an der Speiseröhre gilt als Krebs-Vorstufe, der wiederum häufig chronisches Sodbrennen aufgrund von gastroösophagealem Reflux (Magensaftübertritt in die Speiseröhre) vorausgeht. Obwohl gastroösophagealer Reflux beim 0-Typ weitaus häufiger ist, besteht für Träger der Blutgruppe A ein größeres Risiko, wenn sie diese Krankheit einmal entwickelt haben. Bei bis zu 20% der Patienten mit chronischem Sodbrennen kommt es im Anschluß zur Entwicklung des Barrett Syndroms, und bei wiederum bis zu 10% dieser Patienten besteht ein erhöhtes Risiko für Speiseröhren- oder Magenkrebs. Beide Krebsarten sind beim A-Typ besonders häufig. Zudem haben Patienten, die nach der Erkrankung am Barrett Syndrom Magenkrebs entwickeln, relativ schlechte Heilungsaussichten, da dieser Krebs oftmals erst im fortgeschrittenen Stadium diagnostiziert wird. Unter den Patienten mit Barrett Syndrom, die auf meiner

Diättip für den A-Typ – grüner Tee

Wenn grüner Tee auch das am weitesten verbreitete Getränk der Welt ist, mag sein Geschmack für manchen Gaumen, der an Espresso und Cappuccino gewöhnt ist, etwas dünn oder wässerig erscheinen. Eine Mischung von grünem Tee, die ich besonders gern mag, ist der japanische Genmaicha aus grünem Tee mit gerösteten Naturreiskörnern. Der Naturreis gibt dem Tee ein warmes, aromatisches und sehr wohlschmeckendes Aroma. Diese Mischung kann man im Reformhaus und in Feinkostläden ohne weiteres finden. Sie sollten bei grünem Tee die bestmögliche Qualität kaufen, das heißt, möglichst den sogenannten »First Flush« (die erste Ernte nach dem Winter): Diese Teeblätter haben den höchsten Polyphenol-Anteil. Ein anderer Trick, um Grüntee möglichst wohlschmeckend zu machen: Lassen Sie ihn nicht zu lange ziehen! Normalen schwarzen Tee läßt man häufig minutenlang im Wasser. Wenn Sie das mit grünem Tee tun, werden Sie ein ziemlich bitteres Gebräu bekommen. Grüner Tee soll nur 35–45 Sekunden lang überbrüht werden – so können Sie die feinen Geschmacksabstimmungen seines Aromas herausholen, bevor Gerbstoffe und Adstringentien komplett freigesetzt werden.

Internetseite von ihren Heilungsfortschritten berichteten, hatten 76% die Blutgruppe A. Alle berichteten von Besserungen ihrer Schluckstörungen, nachlassendem Sodbrennen und weniger Magenschmerzen, nachdem sie die Diät für die Blutgruppe A und die folgenden zusätzlichen Strategien befolgt hatten:

- Vermeiden Sie Kaffee, Schokolade, Pfefferminze und schwarzen Tee, die alle chronisches Sodbrennen hervorrufen können. Obwohl Kaffee normalerweise für den A-Typ bekömmlich ist – er erhöht den Magensäurespiegel –, sollten Sie ihn nicht trinken, wenn Sie an Sodbrennen leiden.
- Versuchen Sie, sich mit grünem Tee anzufreunden. Zahlreiche Studien haben gezeigt, daß grüner Tee *(Camellia sinensis)* chemisch verursachte Veränderungen in Speiseröhre, Magen und verschiedenen anderen Organen blockiert, die zu Krebs führen können. Der Wirkstoff von grünem Tee ist die chemische Stoff-

Tips für Eltern:
Wie Sie chronische Mittelohrentzündungen besiegen

Mittelohrentzündungen (*otitis media*) treten bei Kindern so häufig auf, daß sie Anlaß für fast 50 Prozent aller Besuche bei einem Kinderarzt sind. Nach Schätzungen haben ungefähr zwei Drittel aller Kleinkinder in den Vereinigten Staaten schon vor dem zweiten Lebensjahr eine Mittelohrentzündung. Zwar können Träger aller Blutgruppen eine solche Entzündung (oder hartnäckig wiederkehrende Mittelohrentzündungen) bekommen, aber Kinder mit der Blutgruppe A (und sogar Kinder, deren Mütter die Blutgruppe A haben) weisen eine um rund 50 Prozent höhere Infektionsrate auf und sind wesentlich anfälliger für chronische Infektionen.[4] Bestimmte Bakterienstämme, die sehr häufig zu Ohrinfektionen führen, haben eine ausgesprochene Vorliebe für das A-Typ-Antigen. Die konventionelle Behandlungsmethode mit Antibiotika ist wirkungslos und auf lange Sicht schädlicher, als würde man überhaupt nichts unternehmen. Sinnvoller ist es, die folgenden blutgruppenspezifischen Strategien anzuwenden:

- Werdende Mütter mit der Blutgruppe A sollten dafür sorgen, daß sie vor der Entbindung in sehr guter gesundheitlicher Verfassung sind.
- Mütter sollten ihr Neugeborenes nach Möglichkeit mindestens vier Monate lang stillen, weil sie es dadurch schützen. Bei einer Ernährung mit der Flasche treten Mittelohrentzündungen häufiger auf. Wenn Sie Ihr Baby mit der Flasche ernähren, legen Sie es beim Trinken nie auf den Rücken, denn dadurch steigt die Wahrscheinlichkeit eines Rückflusses ins Mittelohr.
- Meiden Sie Nahrungsmittel, die erheblich zu Mittelohrentzündungen beitragen können, wie Kuhmilch, Weizen, Hühnereiweiß, Erdnüsse, Soja, Mais, Tomaten, Huhn und Hähnchen sowie Äpfel. Wenn Sie beginnen, Ihrem Kind feste Nahrung zu geben, wählen Sie zunächst Früchte und Gemüse aus den Listen der bekömmlichen Nahrungsmittel aus, die leicht verdaulich sind. Führen Sie Getreide, Hülsenfrüchte, Nüsse und Samen erst ein, wenn der Verdauungstrakt Ihres Kindes stärkere Schutzmechanismen entwickelt hat (frühestens nach 3 Monaten, aber besser nach 6–9 Monaten).

gruppe der Grüntee-Polyphenole. Die Mechanismen, nach denen diese Polyphenole funktionieren, sind noch nicht vollständig erklärt, aber mehrere Theorien gehen davon aus, daß sie das tumorfördernde Enzym Ornithindecarboxylase abbauen, Antioxidantien wie Glutathionperoxidase fördern und zusätzlich vorbeugend gegen Entzündungen wirken. Wegen dieser Eigenschaften sind die Grüntee-Polyphenole äußerst hilfreich in der Chemoprävention gegen Magen- und Speiseröhrenkrebs. Trinken Sie mindestens drei Tassen pro Tag.

- Vermeiden Sie Zucker und Süßigkeiten: Sie können Sodbrennen hervorrufen.
- Geben Sie 30 Tropfen Enzian *(Gentiana lutea)* in ein Glas Wasser und trinken Sie diese Lösung eine halbe Stunde vor dem Essen. Wissenschaftliche Untersuchungen habe ergeben, daß die Ankurbelung der Magensaftproduktion beim A-Typ ganze 45 Minuten dauert, verglichen mit 15 Minuten beim 0-Typ. Enzian, der viele Bitterstoffe enthält, erhöht erwiesenermaßen die Gastrinwerte. Wenn Sie dieses Bittergetränk schon 30 Minuten vor der Mahlzeit einnehmen, sind Ihre Verdauungssäfte besser auf ihre Arbeit vorbereitet.
- Ingwer: Mehrere Inhaltsstoffe von Ingwer schützen die Zellen, die den Magen auskleiden. Ich habe festgestellt, daß ein Teelöffel frischer Ingwersaft, mehrmals täglich eingenommen, sehr wirksam gegen Sodbrennen vorbeugen kann.
- Bockshornklee: Verdauungshilfe.

Aus der Studie über die Ergebnisse der Blutgruppendiät

Tom M.
Blutgruppe A
Mann mittleren Alters
Besserung: Barrett Syndrom

»Es ist mir schwergefallen, die Diät für den A-Typ streng einzuhalten (alte Gewohnheiten gibt man eben nicht so schnell auf). Am wirksamsten war für mich der nahezu vollständige Verzicht auf rotes Fleisch. Seitdem fühle ich mich ganz allgemein viel besser. Ich habe kein Übergewicht und bin auch insgesamt gesund; allerdings leide ich am Barrett Syndrom. Inzwischen konnte ich meine tägliche Dosis an Ranitidin um die Hälfte reduzieren.«

Erkrankungen der Galle und Leber

Die Gallenblase ist ein kleines Hohlorgan, das direkt unterhalb der Leber liegt. Sie dient als eine Art Speicherplatz für das Gallensekret. Es wird in der Gallenblase konzentriert und freigesetzt, sobald Nahrung durch den Dünndarm transportiert wird. Manchmal sondern sich Inhaltsstoffe der Galle – vor allem Cholesterin und Bilirubin – von der Lösung ab und bilden in der Gallenblase Kristalle, nach demselben Prinzip wie bei der Karamelisierung von Zucker. Diese Konkremente von fester Substanz heißen Gallensteine. Wissenschaftliche Studien zeigen, daß Gallensteine besonders häufig beim A-Typ auftreten, genauso wie andere Krankheiten, die im Zusammenhang mit den Leberfunktionen stehen. Gelbsucht in allen ihren Formen wurde bereits vor über 75 Jahren mit der Blutgruppe A in Verbindung gebracht, und Langzeitstudien haben ergeben, daß Leberzirrhose allgemein beim A-Typ viel häufiger auftritt, was ich auch klinisch beobachtet habe.[5]

Es ist recht wahrscheinlich, daß die biläre Zirrhose von Schädigungen durch freie Radikale verursacht wird, vielleicht aufgrund der körperfremden Stoffe aus der Leberentgiftung. Wenn diese Vermutung richtig ist, wäre das ein weiterer Grund für Träger der Blutgruppe A, soviel wie möglich Obst- und Gemüsesorten mit hohem Gehalt an Antioxidantien zu verzehren und grünen Tee zu trinken.

Das beste, was Sie zum Schutz Ihrer Leber und Ihrer Gallenblase tun können, ist, Ihr Gewicht zu kontrollieren. Weiterhin gelten folgende Vorschläge:

- Vermeiden Sie orale Verhütungsmittel (Pille), die mit Gallensteinen in Zusammenhang gebracht werden.
- Löwenzahnwurzeln sind ein hervorragendes Naturheilmittel für den A-Typ. Es unterstützt sanft und zuverlässig die Steigerung Ihrer Leberfunktionen.
- Wirksame Bitterstoffe in Artischocken-Blätterextrakt stimulieren die Verdauungsenzyme und fördern die Gesundheit von Leber und Galle, indem sie zur Steigerung der Gallensäu-

Wenn Ihr Kind mit der Blutgruppe A autistisch ist: Der Grund ist vielleicht eine Lebererkrankung

In letzter Zeit hat man in Bezug auf die Autismus-Therapie viel von der Verwendung von Sekretin gesprochen, einem Hormon, das die Leber zur Gallensekretion anregt und die Aktivität der Bauchspeicheldrüse auslöst. Autismus beeinträchtigt die normale Entwicklung des Gehirns in den Bereichen der sozialen Interaktion und der Kommunikationsfähigkeit.

Kinder und Erwachsene, die an dieser schweren Kontaktstörung leiden, haben typischerweise Schwierigkeiten bei der verbalen und nonverbalen Kommunikation, in der sozialen Interaktion und bei freien und spielerischen Tätigkeiten. Ihre Krankheit macht es ihnen schwierig, mit anderen zu kommunizieren und auf die Außenwelt einzugehen. In manchen Fällen kommt es auch zu aggressivem oder selbstaggressivem Verhalten. Autisten neigen zu motorischen Tics (wiederholte Handbewegungen, Schaukeln) und ungewöhnlichen Reaktionen auf Menschen, sie bestehen oft darauf, daß Gegenstände am selben Platz bleiben, und weigern sich, Änderungen in ihrer gewohnten Routine zu akzeptieren. Manchmal wird behauptet, Autismus komme nur bei Männern vor, aber in Wirklichkeit ist jedes fünfte autistische Kind ein Mädchen.

In einer Studie über den Zusammenhang von Sekretin und Autismus wird von drei Kindern berichtet, die zugleich an Autismus und an Schwierigkeiten mit dem Magen-Darm-Trakt litten. Laut dieser Studie besserten sich nach Verabreichung von Sekretininfusionen die Darmfunktionen, und gleichzeitig wurden die Kinder kontaktfreudiger und kommunikativer. Zwar ist noch keine Untersuchung veröffentlicht, aber informelle Statistiken weisen unter autistischen Kindern eine deutliche Überzahl von A-Typen nach. Kürzlich erhielten wir auch positive Berichte über die Erfolge der Blutgruppendiät bei mehreren autistischen Kindern. Da die Diät für die Blutgruppe A diverse Nahrungsmittel-Lektine reduziert, die wohl Sekretin hemmen, ist der Schluß durchaus naheliegend, daß die Besserungen bei diesen Kindern letztlich auf der gesteigerten Aktivität ihres eigenen Sekretinstoffwechsels beruhen. Eine junge Mutter berichtet folgendes über ihre dreijährige Tochter Anna mit der Blutgruppe A: »Dank der Tips in Ihrem Buch haben wir unsere dreijährige Tochter Anna vom Autismus geheilt und außerdem endlich eine Lösung für ihre Verdauungsprobleme gefunden, an denen sie von Geburt an litt.«

reproduktion beitragen und die Cholesterin-Verstoffwechselung hemmen.

- Die Bupleurum-Wurzel, ein Heilmittel aus der traditionellen chinesischen Medizin, steigert erwiesenermaßen die Ausscheidung von Gallensäuren und Cholesterin und reduziert damit deren Anteile im Blut.
- Kurkumin, eine chemische Komponente in dem ayurvedischen Gewürz Kurkuma, hemmt offenbar die Herausbildung von Gallensteinen.
- Lecithin liefert reichlich Phospholipide wie etwa Cholin, die zur Regulierung und zur Steigerung der Gallenproduktion beitragen. Je höher die Lecithinanteile in der Galle sind, desto seltener kristallisiert Cholesterin zu Gallensteinen. Da die Lecithinwerte in der Galle auf eine veränderte Ernährung reagieren, können ein bis zwei Eßlöffel Lecithin pro Tag hervorragend zur Vorbeugung gegen Gallensteine eingesetzt werden.
- Essen Sie viel Thunfisch, eine reichhaltige Quelle für Phosphatide.
- Würzen Sie mit Koriander. Die Früchte dieser Pflanze *(Coriandrum sativum)* steigern die Gallensynthese in der Leber und fördern den Abbau von Cholesterin in fäkale Gallensäuren und neutrale Sterine, womit also auch die Cholesterinwerte gesenkt werden. Zudem steigert Koriander auch die Anteile von HDL-Cholesterin.
- Nehmen Sie Mariendistel *(Silybum marianum)* ein, ein Antioxidans, das den Vorzug hat, besonders in den Leber- und Gallenwegen sehr hohe Werte zu erreichen. Wenn Sie Probleme mit der Leber oder der Gallenblase haben – oder solche Probleme in Ihrer Familie vorkommen –, dann nehmen Sie als Nahrungsergänzung Mariendistel in Ihren Speiseplan auf. (Bitte beachten Sie: Verwenden Sie diese Substanz ausschließlich bei Lebererkrankungen!)

Vorsicht Osteoporose:
Frauen mit der Blutgruppe A nach der Menopause

Nach den Wechseljahren besteht aufgrund eines Östrogen-Mangels bei allen Frauen ein höheres Risiko für Knochenschwund, der zur Osteoporose führen kann. Bei Frauen mit der Blutgruppe A wird dieses Risiko durch die niedrigen Werte von intestinaler alkalischer Phosphatase zusätzlich gesteigert. In mehreren Untersuchungen wurde nachgewiesen, daß dieses Enzym positiv auf den Calciumstoffwechsel einwirkt. Auch hohe Magensäurekonzentrationen fördern übrigens die Aufnahme von Calcium. Obwohl unter den Ernährungsratgebern die weitverbreitete Meinung herrscht, eine eiweißreiche Ernährung beschleunige den Abbau von Knochensubstanz, geht aus der wissenschaftlichen Literatur genau das Gegenteil hervor. Für Frauen mit der Blutgruppe A bedeutet das eine besondere Herausforderung, vor allem, wenn sie sich keiner Form von Hormonbehandlung unterziehen. Mit folgenden Maßnahmen können Sie die Gesundheit Ihrer Knochen schützen:

1. Essen Sie Büchsenfisch (Lachs, Sardinen) mit den Gräten.
2. Verzehren Sie regelmäßig fettarmen Joghurt, Sojamilch und Ziegenmilch.
3. Sehen Sie in Ihrem Speiseplan sehr viel Brokkoli und Spinat vor.
4. Nehmen Sie täglich 300–600 mg Calciumcitrat (Kalkpräparat) ein.
5. Halten Sie sich an den Gymnastikplan für die Blutgruppe A und gehen Sie so oft wie möglich spazieren.
6. In den letzten Jahren habe ich bei meinen Patientinnen ein aus dem Meer gewonnenes Calciumpräparat angewendet, das offenbar außergewöhnlich gut absorbiert wird. Es wird aus mehreren Arten von Kelp aus der Irischen See hergestellt und allem Anschein nach von allen Blutgruppen effizient verwertet.

Für die Blutgruppe A spezifische Stoffwechselstörungen

Fettleibigkeit/niedrige Stoffwechselaktivität
Überhöhte Cholesterinwerte
Herzerkrankungen
Blutgerinnungsstörungen (erhöhte Blutgerinnung)

Fettleibigkeit/niedrige Stoffwechselaktivität

Was den Stoffwechsel angeht, ist der A-Typ in vielerlei Hinsicht genau das Gegenteil vom 0-Typ. Während für den 0-Typ tierisches Eiweiß den Stoffwechsel anregt und effektiver macht, wirkt es auf den A-Typ ganz anders. Viele A-Typen, die Fleisch essen, berichten von Müdigkeit und Energiemangel, vor allem wenn sie Sportarten wie Aerobic betreiben und ihren Konsum von komplexen Kohlenhydraten reduzieren. Ebenfalls weit verbreitet unter A-Typen mit erhöhtem Fleischkonsum ist Wassersucht, die dann auftritt, wenn eiweißreiche Nahrung nicht vollständig verdaut werden kann. Während Träger der Blutgruppe 0 Fleisch verbrennen wie Benzin, neigen A-Typen dazu, Fleisch in Form von Fett abzulagern.

Träger der Blutgruppe A, die mit einem schlechten Stoffwechsel und Gewichtszunahme zu kämpfen haben, stehen auch vor einer weiteren Gefahr: den Auswirkungen eines erhöhten Cortisolspiegels. Wenn Sie unter Streß stehen, nehmen Sie zu. Der Grund dafür ist, daß die Streßhormone Insulinresistenz und hormonales Ungleichgewicht fördern. Außerdem verstoffwechseln (d. h. verbrennen) sie Muskelgewebe statt Fett. Fettleibigkeit an sich führt oft zu Cortisolresistenz; und damit ergibt sich für den A-Typ ein gefährlicher Teufelskreis. Hoher Cortisolspiegel steht auch in Zusammenhang mit Leptin, einem Genprodukt des Adipositas-Gens, das appetitsteigernd wirkt.[6]

Der wichtigste Rat, den ich dem A-Typ geben kann, ist also Streßabbau; außerdem kann ich zur Gewichtsabnahme folgende Maßnahmen empfehlen:

1. Lernen Sie Ihr Stoffwechselprofil kennen

Zu wissen, wieviel Muskelgewebe, wieviel Prozent Fettgewebe und welchen Grundumsatz Sie haben, kann für Sie wichtiger sein als zu wissen, wieviel Sie wiegen. Denn diese Faktoren sagen aus, wie es um das Gleichgewicht Ihres Stoffwechsels steht. Ihr Ziel ist nicht einfach, Pfunde zu verlieren, sondern Muskeln zu entwickeln. Ich empfehle Ihnen dringend, eine bioelektrische Impedanzmessung vornehmen zu lassen. Falls das nicht möglich ist, gibt es auch einige Methoden, die Sie selbst anwenden können, um etwas über den Zustand Ihres Stoffwechsels zu erfahren. Zwar sind diese Methoden nicht wissenschaftlich genau, aber sie geben Ihnen Hinweise auf Ihre allgemeine Fitneß und darauf, ob Sie überschüssiges Wasser im Körper haben oder nicht.

Test für extrazelluläres Wasser – Ödem:
Drücken Sie Ihren Finger fest auf Ihr Schienbein und halten Sie den Druck fünf Sekunden lang. Wenn Sie mit dem Finger auf Muskeln oder Fett drücken, wird die Haut sofort wieder herausschnellen. Ist jedoch Wasser zwischen den Zellen, wird es seitlich verschoben und die Delle wird sich nicht sofort wieder füllen. Je länger die Vertiefung bleibt, desto mehr Wasser ist im Gewebe, und das bedeutet, daß Sie überschüssiges Wasser im Körper haben.

Messen Sie das Verhältnis von Taille und Hüfte:
Überschüssiges Gewicht ist am schädlichsten – und führt am häufigsten zu Stoffwechselproblemen –, wenn es nicht an Hüften und Schenkeln, sondern vor allem am Bauch sitzt. Hier eine schnelle Testmöglichkeit für die Feststellung Ihrer Fettverteilung: Stellen Sie sich aufrecht vor einen Spiegel, in dem Sie sich ganz sehen können. Nehmen Sie ein Maßband und messen den Umfang Ihrer Taille an der schmalsten Stelle. Dann messen Sie den Umfang ihres Gesäßes an der breitesten Stelle. Teilen sie jetzt Ihren Taillenumfang durch Ihren Hüftumfang. Ein gesundes Verhältnis liegt bei Frauen zwischen 0,70 bis 0,75. Bei Männern liegt ein gesundes Verhältnis bei 0,80 bis 0,90.

2. Passen Sie auf, wann Sie essen

Oft ist es gar nicht so wichtig, was Sie essen, sondern vor allem, wann Sie essen. Die meisten Menschen nehmen ab, wenn sie morgens essen, und nehmen zu, wenn sie dieselbe Menge an Kalorien abends zu sich nehmen. Wenn Sie als A-Typ das Frühstück auslassen oder morgens nur sehr wenig essen, ist das schlecht für Ihren eher trägen Stoffwechsel. Auch der Haushalt von Cortisol und den Schilddrüsenhormonen ist davon betroffen. Bei übersprungenem Mittagessen gilt dasselbe. Wenn Sie wirklich abnehmen wollen, sollten Sie unbedingt ein ausgewogenes Frühstück und Mittagessen einnehmen, dazu ein geeignetes Abendessen am frühen Abend. Knabbereien am späten Abend sollten Sie sich verkneifen.

Aus der Studie über die Ergebnisse der Blutgruppendiät

Sarah P.
Blutgruppe A
junge Frau
Besserung: Übergewicht/Abnahme

»Ich habe über etwa vier Monate hinweg die Regeln für die Blutgruppe A eingehalten und habe dabei enorme Fortschritte für meine Gesundheit erlebt. Meine zu hohe Schleimproduktion war verschwunden (zu meiner Verblüffung!), ich habe in drei Monaten zehn Pfund abgenommen, und zum erstenmal seit Jahren fühlte ich mich mit meinem Körper richtig wohl. Neun Monate später war ich in einer Phase ziemlich großer Erschöpfung, und da zu diesem Zeitpunkt gerade eiweißreiche Diäten groß in Mode waren, dachte ich, ich müßte es einmal damit versuchen. Ich stopfte mich mit Fleisch, Käse, Sahne und fetthaltigen Nüssen voll, und dazwischen immer mal ein bißchen grünen Salat. Nach einer Woche hatte ich bereits fünf Pfund zugenommen, fühlte mich ganz unrein von all dem Fleisch, und außerdem ziemlich verwirrt. Diese ganzen Diätprogramme behaupten doch, daß die Pfunde nur so purzeln, aber bei mir war es das genaue Gegenteil. Diese ganze Begeisterung muß von lauter 0-Typen gekommen sein (dazu neigen sie ja auch!). Ich bin plötzlich aufgewacht und habe mir klargemacht, daß für mich die Blutgruppendiät für den A-Typ genau das richtige ist; daß ich so erschöpft

war, lag vor allem daran, daß ich überarbeitet war und in meiner Arbeit keine rechten Perspektiven sah. Jetzt esse ich wieder nach dem A-Typ-Programm, und ich erhebe mein Glas Sojamilch auf Dr. D'Adamo!«

---

3. Ergänzen Sie Ihre Ernährung durch Mittel, die den Stoffwechsel anregen

- CoQ_{10}, zweimal täglich je 60 mg. Das Coenzym Q_{10} ist sehr wichtig zur Stärkung des Stoffwechsels und zur Stabilisierung des Herz-Kreislaufsystems. Diese Nahrungsergänzung senkt erwiesenermaßen Blutdruck, Blutzuckerspiegel und den Anteil an Triglyceriden, erhöht dagegen aber die Werte von HDL-Cholesterin. Da CoQ_{10} auch als Antioxidans wirkt, reduziert es auch in dieser Hinsicht Streß, der bei Übergewicht sehr häufig ist, und erhöht die Werte an Vitaminen mit derselben Wirkung.
- L-Carnitin, 1–2 g. L-Carnitin ist notwendig, um Fette in die Mitochondrien (die Energiebrennkammern in den Zellen) zu transportieren, wo sie dann als Energiequelle genutzt werden können. L-Carnitin reduziert zudem offensichtlich Insulinresistenz.
- Das Vitamin Biotin wird für den Fettabbau benötigt. Offensichtlich senkt Biotin in der richtigen Dosis den Blutzuckerspiegel, steigert die Zuckerverträglichkeit und reduziert Insulinresistenz.
- Liponsäure: 100–600 mg pro Tag können zu einer Besserung der Zuckerverwertung beitragen. Liponsäure ist auch ein wichtiger Nährstoff für den Energiestoffwechsel und als wirksames Antioxidans anerkannt.
- Magnesium, 200–300 mg täglich: Bei Übergewichtigen besteht häufig ein Mangel an diesem Mineral, besonders wenn die Regelung des Zuckerhaushalts stark beeinträchtigt ist.

- Zink, 25 mg: Zink ist notwendig für die Wirksamkeit des Wachstums- und des Schilddrüsenhormons sowie für eine ausgeglichene Streßreaktion.
- L-Glutamin: 200–500 mg, zweimal täglich.

Erhöhte Cholesterinwerte

Eine Reihe von medizinischen Studien zeigt, daß für Träger der Blutgruppen A und AB ein höheres Risiko für Herzprobleme und andere tödliche Krankheiten besteht, die aus erhöhten Cholesterinwerten resultieren. Als A-Typ sollten Sie sich klarmachen, daß Ihr Stoffwechsel nicht besonders gut mit fetthaltiger Nahrung zurechtkommt; wenn Sie viel Fett essen, folgen daraus mit großer Wahrscheinlichkeit erhöhte Cholesterinwerte. Der Schlüsselfaktor ist also Ihre allgemeine Ernährung. Zusätzlich hier aber noch ein paar Tips für Nahrungsergänzungsstoffe, um Ihren Cholesterinspiegel unter Kontrolle zu halten:

Pantethin ist die aktive Form von Vitamin B_3 oder Pantothensäure. Dennoch ist Pantothensäure nicht dasselbe wie Pantethin. Im deutschsprachigen Raum ist Pantethin rezeptpflichtig und über internationale Apotheken erhältlich.
Aus zahlreichen Studien wissen wir, daß Pantethin die Cholesterinwerte um 18–24% senken kann. Außerdem senkt dieses Vitamin die Anteile an Lipoproteinen im Blut, die die Ablagerungen verursachen, aus denen schließlich die »Arterienverkalkung« resultiert. Pantethin, 6–9 Monate lang in Dosen von täglich 600 mg eingenommen, reduziert die Triglyceridwerte bei Diabetikern um bis zu 37,7% und erreicht damit eine höhere Wirksamkeit als lipidsenkende Arzneistoffe vor allem aus der Gruppe der Fibrate, die in derselben Studie getestet wurden.
Bei Frauen in den Wechseljahren besteht ein deutlich größeres Risiko für Herzerkrankungen. In einer italienischen Studie wurde nachgewiesen, daß Pantethin nach einer 16wöchigen Behandlungsdauer für eine erhebliche Senkung des Gesamtcholesterinspiegels, der LDL-Werte (engl. low density lipoproteins, Lipoproteine geringer Dichte) und des Verhältnisses von LDL zu

HDL (engl. high density lipoproteins, Proteine hoher Dichte) sorgte.[7]
Pantethin ist risikofrei (im Tierversuch haben hohe Dosen keine krankhaften Nebenwirkungen verursacht) und gut verträglich für den A-Typ. Ein positiver Nebeneffekt von Pantethin ist für Träger der Blutgruppe A die Steigerung der Fähigkeit, mit Streß umzugehen, ohne dabei die Adrenalinreserven zu erschöpfen.

Soja: Nach den Ergebnissen zahlreicher Studien fallen bei der Ernährung mit Sojaprodukten die Cholesterinwerte.
Am effektivsten ist Soja bei Patienten mit sehr hohen Werten (über 355 mg/dl), die um bis zu 20% gesenkt werden können. Bei Werten zwischen 260 und 333 mg/dl liegt die höchstmögliche Senkung bereits unter 10%. Um die volle Wirkung zu erzielen, müssen Sie täglich etwa 50 g Sojaprotein aufnehmen. Zur Orientierung: eine Tasse Sojamilch enthält 4–10 g, in 120 g Tofu sind 8–13 g und in einem Sojabratling von 90 g etwa 18 g Sojaprotein enthalten.

Ballaststoffe: Ballaststoffe gibt es in zwei Formen, nämlich wasserlöslich und wasserunlöslich. Lösliche Ballaststoffe senken wohl die Cholesterinwerte im Blut, indem sie Gallensäuren im Darm binden. Gallensäure wird aus Cholesterin gebildet; wenn der Gallenspiegel im Darm gesenkt wird, muß mehr neue Galle aus Cholesterin synthetisiert werden, so daß im Blut weniger Cholesterin zurückbleibt. Leider muß man sehr viele lösliche Ballaststoffe essen, um die Cholesterinwerte signifikant zu senken, nämlich etwa 60–100 g pro Tag. Außerdem werden mit steigenden Anteilen an löslichen Ballaststoffen in Ihrer Ernährung auch die Werte von »gutem« Cholesterin (HDL) gesenkt. Eine ballaststoffreiche Ernährung ist gesund; die Extreme, die von manchen Verfechtern zur Cholesterinsenkung empfohlen werden, halte ich aber für unvernünftig – damit kurieren wir nur an den Symptomen herum, ohne die Wurzel des Übels wirklich auszurotten. Die beste Quelle für lösliche Ballaststoffe ist vielleicht Blonder Psyllium (*Plantaginis ovatae semen*; Indischer

Flohsamen); schon ein Teelöffel davon, dreimal täglich eingenommen, kann die Cholesterinwerte um 15 % senken.

Aus der Studie über die Ergebnisse der Blutgruppendiät

Barry F.
Blutgruppe A
Mann mittleren Alters
Besserung: Herz-Kreislauf-System

»Meine Laborwerte an Cholesterin und Triglyceriden sind stark gesunken, ich habe über 20 Pfund abgenommen, meine Verdauung funktioniert viel besser, ich fühle mich den ganzen Tag über viel fitter und habe einen klareren Kopf. Mit dem Diätplan wurde bei mir alles besser. Ich arbeite selbst mit Akupunktur und Naturheilkunde und empfehle die Diät regelmäßig meinen Patienten.«

Magnesium: Oft gehen hohe Cholesterin- und Triglyceridwerte mit einem Magnesiummangel einher – vielleicht brauchen auch Sie diese Nahrungsergänzung.

Fischöl, Leinöl: Offensichtlich steigert Fischöl als Nahrungsergänzungsstoff die Werte von HDL-Cholesterin und senkt die von Homocystein, einem kürzlich entdeckten Risikofaktor für Herzerkrankungen. Leinöl und Walnüsse sind ebenfalls gute Quellen für Omega-3-Säuren oder α-Linolensäure.

Probiotische Bakterien und fermentierte Nahrungsmittel: Edelpilze können in begrenztem Rahmen ebenfalls zur Senkung des Cholesterinspiegels beitragen.

Pyridoxine (Vitamin B_6) unterstützen den Eiweißstoffwechsel und die Regulierung des Wasserhaushaltes.

Blutgruppe A und die Menopause

Wenn Sie in oder nach den Wechseljahren sind, sprechen Sie Ihren Arzt auf die Einnahme des natürlichen Östrogens Estriol (2–4 mg) an, um Ihre Beschwerden zu lindern und Sie vor Knochenschwund und Herz-Kreislauf-Problemen zu schützen, die sich aus dem Östrogenmangel ergeben. Estriol ist für Sie zuverlässiger als das Hormonpräparat Presomen.
Dong Quai und Nachtkerzenöl sind für die Blutgruppe A im allgemeinen sehr hilfreich. Das Heilkraut *Cimicifuga racemosa* (Traubensilberkerze) kann Hitzewallungen lindern.

Herzerkrankungen

Zusätzlich zu den Ratschlägen für die blutgruppenspezifische Ernährung, die Kontrolle Ihres Streßniveaus und die Senkung Ihrer Cholesterinwerte beachten Sie folgende Hinweise für Nahrungsergänzungsstoffe, um die Gesundheit Ihres Herz-Kreislaufsystems zu schützen:

Weißdorn: Die traditionelle Naturheilkunde nutzt Weißdorn für seine positiven Auswirkungen auf die Flexibilität der Arterien. Verbreitet ist es zur Behandlung von Angina pectoris, Bluthochdruck, Herzrhythmusstörungen und Stauungsinsuffizienz.

Coenzym Q_{10} wirkt sich positiv auf die Herzgesundheit aus und schützt zugleich vor parodontalen Erkrankungen: Schon kleinere Entzündungen in diesem Bereich können nämlich zusätzliche Arterienschädigungen verursachen. Eine Nahrungsergänzung mit CoQ_{10} kann die Entwicklung von Herz-Kreislaufbeschwerden abwenden und wirkt zudem präventiv gegen koronare Herzerkrankungen, indem es die Oxidation von LDL verhindert und die Zellfunktionen gegen den Einfluß des Alterns und der internen und externen Streßbelastung aufrechterhält.

Antioxidantien: Neuere Erkenntnisse ergeben, daß einer der wesentlichen Mechanismen, die zur Herausbildung von Arteriosklerose (Ablagerungen in den Blutgefäßen) führen, in der Oxidation des cholesterinreichen LDL liegt. Gegen die Oxidation von LDL kann man mit natürlich vorkommenden Antioxidantien wie Vitamin C, Vitamin E und Beta-Carotin leicht vorbeugen. Am besten gewinnt man Antioxidantien aus der Nahrung oder aus natürlichen Nahrungsergänzungsstoffen.

Seien Sie vorsichtig mit zusätzlichem Eisen: Wenn Sie an Anämie leiden – wozu der A-Typ generell neigt –, sollten Sie sich vor Eisen als Nahrungsergänzungsstoff in acht nehmen. Eine Untersuchung an über 1900 männlichen Finnen im Alter von 42 bis 60 Jahren ergab einen Anstieg des Herzinfarktrisikos um 4% mit jedem Prozent, um das der Serumwert von Ferritin wuchs. Ferritin ist das Protein, mit dessen Hilfe der Körper Eisen speichert. Offensichtlich wirkt ein hoher Blutwert an Ferritin als Katalysator für die Bildung freier Radikale, die ihrerseits die Arterienwände schädigen. Hilfreiche Heilkräuter:

Terminalia arjuna: Dieses in der indischen Heilkunst weit verbreitete Kreislaufmittel ist für den A-Typ, der ja für Herzkrankheiten besonders gefährdet ist, sehr empfehlenswert. Ein weiterer Vorteil ist, daß es zur Senkung des Cortisolspiegels beiträgt.

Inula racemosa ist ein weiteres asiatisches Heilkraut, das besonders kräftigend auf das Herz-Kreislauf-System wirkt und über die Cortisolsenkung eine ähnliche Anti-Streß-Wirkung erzielt wie Terminalia.

Blutgerinnungsstörungen (erhöhte Blutgerinnung)

Der A-Typ neigt zu erhöhten Werten des chemischen Blutgerinnungsfaktors VIII und des von Willebrand Faktors. Bei beiden dieser Blutgerinnungsfaktoren besteht ein Zusammenhang mit einem erhöhten Herzinfarktrisiko.

Zitronenwasser: Obwohl das in der Fachliteratur nicht vermerkt ist, erklärte einer meiner Lehrer, John Bastyr, wiederholt, daß der Saft von 3–4 Zitronen beinahe ebenso wirksam gegen

Thrombosen vorbeugt wie Coumarin-Derivate (Vitamin K-Antagonisten).
Für Träger der Blutgruppe A ist Zitronenwasser ein gutes Stärkungsmittel am Morgen (auf nüchternen Magen), denn es reduziert gleichzeitig die Schleimproduktion, mit der der A-Typ besonders zu kämpfen hat.

Streßabbau: Ganz offensichtlich reagieren A-Typen auf Streß mit einer Steigerung der Viskosität (der »Dicke«) ihres Blutes. Die Anwendung von Entspannungstechniken wie Yoga oder Tai Chi kann effektiv die Gesundheit des Herz-Kreislaufsystems fördern.

Gingko biloba/Acetylsalicylsäure: Gingko blockiert die Thrombozytenfaktoren (Plättchenfaktoren) und kann einer zu starken Blutgerinnung entgegenwirken. Acetylsalicylsäure senkt offenbar das Risiko für koronare Herzerkrankungen, und das zum Teil aufgrund seiner hemmenden Auswirkungen auf den Faktor VIII. Niedrige Dosen von Aspirin können zudem Ihr Darmkrebsrisiko senken; auch für diese Krankheit gilt der A-Typ als besonders anfällig. Zur gleichzeitigen Verabreichung von Gingko und niedrig dosiertem Aspirin würde ich allerdings nicht raten, denn beide unterstützen sich tendenziell in ihrer Wirkung.

Weitere für den A-Typ geeignete Substanzen, die die Verklumpung von Blutplättchen hemmen können, sind Ingwer, Knoblauch und Bromelain (ein eiweißspaltendes Enzym).

Für die Blutgruppe A spezifische Immunkrankheiten

Krebs, besonders Brust-, Magen-, Darm- und Prostatakrebs

Krebs

Die beste Möglichkeit, sich vor Krebs zu schützen, besteht zweifellos in der Einhaltung der Typ-A-Diät und im Abbau Ihrer Streßbelastung. Im Laufe der Jahre habe ich außerdem eine

Reihe von zusätzlichen Strategien entwickelt. Allerdings möchte ich an dieser Stelle unterstreichen, daß keine der Empfehlungen in diesem Abschnitt die Ratschläge Ihres Chirurgen oder Onkologen ersetzen soll. Nach meiner Erfahrung nimmt man es dann am ehesten mit einem Gegner wie Krebs auf, wenn man so viele voneinander unabhängige und sich gegenseitig unterstützende Maßnahmen wie möglich zu Hilfe nimmt. Alle meine Patienten nutzen das Beste, was die Schulmedizin derzeit zu bieten hat. Ich rate Ihnen, das auch zu tun. Die Strategien, die wir hier vorstellen, sind als Zusatz gedacht; sie greifen den Krebs auf einer Ebene an, die in der Schulmedizin weithin unbekannt ist oder nicht genügend betont wird. Zur Zeit werden manche dieser Ebenen wissenschaftlich untersucht, und ich vermute, daß sie irgendwann allgemein anerkannt werden. Bis es so weit ist, betrachten Sie diese Strategien als zusätzliches Bollwerk in der Abwehr eines Feindes.

Wenn Sie unter einer Krebserkrankung leiden, wenden Sie nicht ausschließlich diese Strategien an. Meine Erfahrung zeigt mir, daß die besten Erfolge dann erzielt werden, wenn das Beste aus der Schulmedizin mit dem Besten aus der Naturheilkunde kombiniert wird.

1. Essen Sie probiotisch

Fermentierte Nahrungsmittel liefern ganze Schatztruhen von Substanzen, die aktiv gegen Krebs arbeiten.

Eine ausführlichere Darstellung finden Sie auf Seite 302.

2. Nutzen Sie Lektine als Kämpfer gegen Krebs

Lektine sind nicht immer schädlich. Umfangreiche Studien haben erwiesen, daß bestimmte Lektine bösartige Zellen agglutinieren. Diese Lektine ähneln in ihrem Aufbau zufällig dem A-Antigen. Als Faustregel gilt, daß bösartige Zellen bereits bei sehr geringen Konzentrationen eines bestimmten Lektins agglutinieren, während normale Zellen frei bleiben, solange die Konzentration nicht sehr viel höher ist. Daß bösartige Zellen soviel schneller agglutinieren, kommt daher, daß sich auf ihrer Zell-

oberfläche deutlich mehr Rezeptoren befinden, was wiederum in ihrer unglaublich schnellen Vermehrung begründet ist.
Das Lektin der Erdnuß hemmt erwiesenermaßen das Wachstum mehrerer Arten von Brustkrebs und kann außerdem Brustkrebszellen zerstören.[8]
Die Lektine von Amaranth und von Dicken Bohnen sowie das Lektin in den meisten eßbaren Pilzen tragen alle potentiell zum erfolgreichen Kampf gegen Darmkrebs bei.
Es liegt vielleicht daran, daß in der makrobiotischen Ernährung soviel Soja verwendet wird (und dementsprechend viel Sojalektin verzehrt wird), daß dieser Diätform so viele positive Entwicklungen von Krebserkrankungen zugeschrieben werden. Sojabohnen gelten als ganz besonders anti-karzinogen, und zwar aufgrund ihrer östrogenähnlichen Inhaltsstoffe. Das Sojalektin, das bis zu fünf Prozent des Trockengewichts ausmacht, kann Krebszellen miteinander verknoten und unschädlich machen – und das vor allem im Darm und in der Brust.

Helix pomatia: Das Lektin gegen Metastasen

Das Lektin, das sich in *Helix pomatia* (Weinbergschnecken) findet, wurde ausführlich auf seine Anti-Krebs-Wirkung hin untersucht. Es hat sich insbesondere als fähig erwiesen, A-ähnliche kanzeröse und präkanzeröse Zellen zu identifizieren, so daß die Antikörper des A-Typs sie als Feinde erkennen und angreifen können.[9] Das geschieht, indem es sich an den A-Marker auf Krebszellen (LLC) anhefet, der wie ein interner Passierschein funktioniert: Er erlaubt den »bösen Jungs«, die Straßensperren (Lymphknoten) zu passieren und in den systemischen Kreislauf zu gelangen.
Ich schlage Weinbergschnecken regelmäßig als Diätbestandteil für Frauen mit Brustkrebs vor. Auch bei mehreren meiner Lymphom-Patienten, die dieses Nahrungsmittel (und sein Lektin) regelmäßig verzehren, bin ich Zeuge von bemerkenswerten und raschen Besserungen der Lymphknotenschwellungen geworden.

3. Steigern Sie die Aktivität Ihrer natürlichen Killerzellen

Um die Aktivität Ihrer NK-Zellen anzukurbeln – für die Krebsbekämpfung ist sie unabdingbar –, beachten Sie folgende Regeln:

- Essen Sie möglichst viel grünes Gemüse.
- Essen Sie möglichst viele Sojaprodukte.
- Nehmen Sie möglichst viele Omega-3-Fettsäuren ein.
- Reduzieren Sie den Verbrauch von mehrfach ungesättigten Pflanzenfetten.
- Halten Sie den Fettanteil in Ihrer Ernährung bei 20–25% der gesamten Kalorienzahl (das Ideal liegt bei etwa 22%).
- Halten Sie Ihr natürliches Körpergewicht.
- Machen Sie Gymnastik. Wenn Sie die Aktivität Ihrer NK-Zellen steigern wollen, ist Gymnastik dafür hilfreich; allerdings sollten Sie es mit dem Sport nicht übertreiben. Bleiben Sie bei den Empfehlungen für das Sportprogramm des A-Typs.
- Trinken Sie nur wenig Alkohol (Männer).
- Begrenzen Sie Ihre Arbeitszeiten.
- Hören Sie auf zu rauchen.
- Bauen Sie Streß ab. Streß in jeder denkbaren Form wirkt sich nachteilig auf die Funktionen der NK-Zellen aus. Laut Studien bei Frauen mit Brustkrebs in den Stadien I und II konnte dann von einer höheren NK-Zellaktivität ausgegangen werden, wenn etwa positive emotionale Unterstützung durch einen Ehemann oder einen anderen Nahestehenden geleistet wurde, ein einfühlsamer Arzt die Betreuung innehatte und die Patientinnen in der Lage waren, sich selbst Hilfe von außen zu holen. Ganz generell zeigten Testergebnisse, die das allgemeine Streßniveau einer Frau zum Zeitpunkt der Brustkrebsdiagnose maßen, deutliche Entsprechungen mit der Aktivität der NK-Zellen auf. Bei diesen Patientinnen wiesen hohe Streßbelastungen auf eine niedrigere Fähigkeit der NK-Zellen hin, Krebszellen zu zerstören. Bei hohem Streßniveau fielen auch die Reaktionen auf Maßnahmen zur Steigerung der NK-Zellaktivität deutlich schwächer aus.[10]

4. Hemmen Sie EGF

Der epidermale Wachstumsfaktor (engl. Epidermal Growth Factor, EGF) ist ein Polypeptidhormon (oder Proteohormon), das zum Wachstum und zur Regenerierung unseres Deckgewebes (u. a. der Haut) beiträgt. EGF befindet sich überall im Körper; besonders hoch sind die Konzentrationen im Speichel, in der Prostatadrüse und im Zwölffingerdarm. Der EGF-Rezeptor (EGF-R) reagiert spezifisch mit einem Kohlenhydrat, das eng mit dem Antigen der Blutgruppe A zusammenhängt.

Die Verbindung zwischen EGF-R und dem A-Antigen wird deutlich, wenn man die vorliegenden Daten auswertet.[11]

EGF-R spielt bei verschiedenen der Krebsarten eine Rolle, die bei der Blutgruppe A am häufigsten sind. Von den Faktoren, die Sie bei Ihrer Ernährung am leichtesten beeinflussen können, reagiert der EGF am meisten auf die Menge an Fett, die Sie zu sich nehmen. Die essentielle ungesättigte Fettsäure Linolensäure trägt beträchtlich zur Ausbreitung von Krebs bei. Folgende Tips können Ihnen helfen:

- Halten Sie den Fettanteil in Ihrer Nahrung möglichst gering.
- Nehmen Sie vor dem Schlafen Melatonin als Nahrungsergänzung. Diese Substanz verhindert zu hohe Werte von Linolensäure im Blut.
- Hemmen Sie die Aktivität des Enzyms 5-Lipoxygenase, das mit dem Wachstum von Krebszellen assoziiert wird. Als 5-Lipoxygenase-Hemmer wirken Tamixofen und Olivenöl. Auch andere Heilpflanzen können diese Funktion erfüllen:
- Ingwer (enthält mindestens acht 5-Lipoxygenase-Hemmer)
- Kurkuma
- Brennessel
- Sägepalmfrüchte
- Boswellia (Weihrauch)
- Rosmarin
- Die Antioxidantien Quercetin und Luteolin hemmen offensichtlich die stimulierenden Effekte von EGF, wahrscheinlich indem sie seine Wirkung auf den EGF-Rezeptor blockieren.

- Das Lektin von Weizenkeimen stimuliert den EGF-Rezeptor genauso wirksam wie EGF selbst, so daß Weizenkeime für Krebspatienten nicht zu empfehlen sind. Dagegen blockieren das Protein Mannan Binding Lectin (MBL) und andere mannosespezifischen Lektine die Aktivität des EGF-Rezeptors. Daher sind diese Nahrungsmittel für den A-Typ hervorragend geeignet. Folgende Nahrungsmittel enthalten mannosebindende Lektine:
- Zwiebeln *(Allium cepa)*
- Knoblauch *(Allium sativum)*
- Mais *(Zea mays)*
- Lauch *(Allium porrum)*
- Aloe *(Aloe arborescens)*
- Safran *(Crocus sativus)*

  In geringerem Maße (mannosedextrosespezifisch):
- Dicke Bohnen *(Vicia faba)*
- Erbsen *(Pisum sativum)*
- Linsen *(Lens culinaris)*

5. Sprechen Sie Ihren Arzt auf eine Typhus-Impfung an

Über zwanzig Jahre lang machte der Arzt Georg F. Springer das Potential des Immunsystems für die Krebsbekämpfung nutzbar. Springer, der auch ein Pionier der Arbeit mit Blutgruppen-Antigenen war, widmete sein Leben und sein außergewöhnliches Fachwissen der Brustkrebsforschung, nachdem seine Frau an dieser Krankheit gestorben war. Seine Arbeit führte ihn zur Entwicklung der sogenannten »Springer-Impfung«; die Erfolge, die er mit dieser neuen Therapie mit T-(Thomsen-Friedenreich) und Tn-Antigen erreichte – fünf bis zehn Jahre höhere Lebenserwartungen bei Brustkrebs im Stadium II, III und IV –, sprechen gegenüber den konventionellen Behandlungen deutliche Worte.

Springer begründetete seine Arbeit in der Unterscheidung zwischen gesunden und kanzerösen Zellen und entwickelte einen Impfstoff, der das Immunsystem gezielt dazu anregt, die Zellen anzugreifen, die diese Antigene (T und Tn) tragen.

Seine Impfung umfaßte drei Stufen:

- chemisch veränderte Blutzellen des 0-Typs (die T- und Tn-Antigene zur Verfügung stellen)
- der Impfstoff *Salmonella typhi* oder Typhus-Impfstoff (enthält T- und Tn-Antigene)
- Calciumphosphat (T- und Tn-Antigene sollten sich daran anhängen)

Diesen Impfstoff verabreichte Springer den Krebspatientinnen subkutan (d.h. in Injektionen unter die Haut), ursprünglich in Intervallen von sechs Wochen, später von bis zu zwölf Wochen. Für die Patienten, die eine Chemotherapie machten, ließ er nach der letzten Chemotherapiebehandlung drei bis vier Wochen vergehen, bevor er mit seiner Therapie begann. Bei Bestrahlungen wartete er nach der letzten Strahlenbehandlung einen bis drei Monate, bevor er seine Impfung durchführte. Er empfahl seinen Patientinnen, diese Impfung ihr Leben lang regelmäßig auffrischen zu lassen.

Seit Springer im Frühjahr 1998 starb, ist der Impfstoff, den er mit so spektakulärem Erfolg einsetzte, unseres Wissens derzeit nicht erhältlich. Immerhin kann man handelsübliche Typhusimpfstoffe gebrauchsfertig bekommen; um die Produktion von T- und Tn-Antikörpern zu steigern, sollten Sie allerdings einen injizierbaren Impfstoff wählen. Die Impfstoffe zur oralen Einnahme sollten Sie nicht verwenden.

Als Teil einer öffentlichen Gesundheitsmaßnahme ist der Typhusimpfstoff leicht erhältlich. Alle drei Jahre sollten Sie diese Impfung auffrischen. Allerdings sollten Sie sich nicht während einer Schwangerschaft oder einer akuten Infektion impfen lassen. Seit der letzten Chemotherapie sollte zum Zeitpunkt der Impfung ein Monat, seit der letzten Bestrahlung ein bis drei Monate vergangen sein.

Im allgemeinen wird diese Impfung sehr gut vertragen; in Einzelfällen können Grippesymptome auftreten und nach der Impfung ein bis zwei Tage anhalten. Rund um die Injektionsstelle

kann es ein bis zwei Tage lang zu Hautrötung, Schwellung und Juckreiz kommen, besonders bei Patienten mit einer akuten Krebserkrankung.
Diese Impfung wird zwar kaum dieselben Ergebnisse erzielen wie die Springer-Impfung, aber es ist die einzige mir bekannte Möglichkeit, zu einer vermehrten Produktion von T- und Tn-Antikörpern anzuregen. Damit bietet sie immerhin die Gelegenheit, auf einem Gebiet aktiv zu werden, das in den meisten Krebstherapien noch völlig ungenutzt bleibt. Schlimmstenfalls haben Sie eben etwas zum Schutz vor Typhus getan. Diese Impfung ist übrigens für alle Blutgruppen zu empfehlen und sollte alle sechs Jahre aufgefrischt werden.
Springer war mit seiner Arbeit seiner Zeit wirklich weit voraus. Vielleicht wird man seine Methode eines Tages großflächig anwenden. Bis dahin bleibt uns immerhin die Typhus-Impfung, und außerdem ein Vermächtnis, das uns einen neuen Einblick in das Immunsystem, Krebserkrankungen und in den Aufbau von Brustkrebszellen bietet.

Wenn Sie mehr darüber wissen wollen, wie Sie gesund und ausgeglichen leben können, rufen Sie unsere Blutgruppen-Internetseite auf: www.dadamo.com.

11 Richtig leben mit der Blutgruppe B

Inhalt

Das Profil der Blutgruppe B

Als B-Typ haben Sie das genetische Potential für eine große Ausdruckskraft und Kreativität sowie die Fähigkeit, mit wechselnden Umständen gut zurechtzukommen. Im Gegensatz zu den Trägern der vorangegangenen Blutgruppen 0 und A, die mit ihren Bedürfnissen an den entgegengesetzten Enden vieler Spektren angesiedelt sind, haben Sie keine so festgelegte Position, sondern sind eher im Fluß und haben die Gabe, sich in beide Richtungen eines Kontinuums bewegen zu können. Es leuchtet unmittelbar ein, wie hilfreich diese Flexibilität für den frühen B-Typ war, der die Kräfte des Tierreiches und des Pflanzenreiches in sich ausbalancieren mußte. Andererseits kann es eine große Herausforderung bedeuten, die beiden Pole im Gleichgewicht zu halten, und B-Typen reagieren im allgemeinen sehr empfindlich auf einen Balanceverlust.
Die wichtigsten Hindernisse, die sich der optimalen Gesundheit

eines B-Typs in den Weg stellen können, sind eine Tendenz, in Streßsituationen sehr viel Cortisol auszuschütten, eine Überempfindlichkeit gegenüber den Lektinen einzelner Nahrungsmittel, die zu Insulinresistenz führt, ein erhöhtes Risiko, am Syndrom X zu erkranken, eine Anfälligkeit für sich langsam entwickelnde Viren, die für Multiple Sklerose und Lupus verantwortlich sind, und eine Anfälligkeit für Autoimmunkrankheiten. Außerdem erfordern ethnische Variationen unterschiedliche Strategien.

Ganz allgemein gesprochen würde ich sagen, daß ein gesunder B-Typ, der seiner Blutgruppe entsprechend lebt, tendenziell weniger Risikofaktoren für Krankheiten hat, körperlich fitter und seelisch ausgeglichener ist als die Angehörigen einer jeden anderen Blutgruppe. B-Typen haben eine größere Fähigkeit, sich an Hochgebirgslagen anzupassen, und sind, statistisch gesehen, größer als die Menschen aller anderen Blutgruppen.

Das Profil der Krankheitsrisiken für die Blutgruppe B			
Merkmale	Manifestationen	Erhöhte Risiken	Variationen
Körper/ Seele Von Natur aus hoher Cortisol-Basisspiegel und Tendenz zur Überproduktion von Cortisol in Streßsituationen	Überreaktion auf Streß Langsame Erholung von Streßsituationen Schlafstörungen Tagsüber auftretende kognitive Dysfunktionen (Benommenheit) Schadet nützlichen Bakterien im Verdauungstrakt Unterdrückt die Funktion des Immunsystems	Depression Insulinresistenz Unterfunktion der Schilddrüse Erhöhter Streß kann zudem nahezu alle Gesundheitsrisiken fördern	**Ältere Menschen** Zusammenhang zwischen hohem Cortisolspiegel und Alzheimer sowie Altersdemenz Schwankungen bei den Streßhormonen können zu einem altersbedingten Abbau von Muskelgewebe führen **Kinder** Hoher Cortisolspiegel kann bei Autismus eine Rolle spielen

Fortsetzung siehe folgende Seite

Das Profil der Krankheitsrisiken für die Blutgruppe B *(1. Fortsetzung)*			
Merkmale	Manifestationen	Erhöhte Risiken	Variationen
Tendenz, Stickoxid rasch auszuscheiden, dank des Einflusses des B-Antigens auf die enzymatische Stickoxidproduktion	Bei Ungleichgewicht Übersteigerte emotionale Reaktion auf streßreiche Situationen Lethargie, mangelnde Motivation	Bei Ungleichgewicht: Chronische Virusinfekte Chronische Erschöpfung (CFS), MS, Amyotrophische Lateralsklerose Ausgeprägt hoher oder niedriger Blutdruck	**Abstammung** Besonders hohes Risiko für Juden osteuropäischer Abstammung
Verdauungstrakt Hoher Spiegel von intestinaler alkalischer Phosphatase (Enzym)	Bewirkt die leichte Aufspaltung von Fetten Bietet zusätzlichen Schutz gegen Krankheiten der Herzkranzgefäße Stärkt die Knochen Kohlenhydratreiche Ernährung erhöht die Triglyceridwerte und fördert Insulinresistenz	Geringes Risiko für Diabetes und Herzkrankheiten, wenn der Stoffwechsel in einem ausgeglichenen Zustand ist	
Stoffwechsel Starker Einfluß von Lektinen auf die Stoffwechselbalance	Lektine verlangsamen den Stoffwechsel Lektine führen zu Insulinresistenz	Hypoglykämie (Unterzuckerung) Fettleibigkeit	

Fortsetzung siehe folgende Seite

Das Profil der Krankheitsrisiken für die Blutgruppe B *(2. Fortsetzung)*			
Merkmale	Manifestationen	Erhöhte Risiken	Variationen
Immunsystem Viele Bakterien haben Antigene, die denen der Blutgruppe B ähnlich sind	B-Antigene kämpfen nicht gegen Infektionen, deren Erreger ihnen strukturell ähnlich sind	Grippe (schwer) Escherichia coli (schwerer Verlauf bei Infektion) Gastroenteritis Harnwegsinfektionen Staphylokokkeninfektionen Nasennebenhöhleninfektionen	**Kinder** Risiko neonataler Streptokokkeninfektion, besonders wenn die Mutter Blutgruppe B hat **Abstammung** Asiaten haben ein besonders hohes Risiko für Tuberkulose
Anfälligkeit für sich langsam entwickelnde Virusinfektionen (Slow-Virus-Infektionen)	Hyperimmunreaktion	Autoimmunkrankheiten Typ-I-Diabetes	**Abstammung** Afroamerikaner haben ein erhöhtes Risiko für Typ-I-Diabetes und Autoimmunkrankheiten

Empfehlungen für die Blutgruppe B

Die Empfehlungen für die Blutgruppe B bestehen aus einer Kombination von Strategien in den Bereichen Diät, Verhalten und Wahl des richtigen Lebensumfelds und sollen Ihnen helfen, entsprechend Ihrer Blutgruppe richtig zu leben.

Strategien für die Lebensweise, um Ihr Leben auf Gesundheit und ein hohes Alter auszurichten

Modifizierte Strategien für Kinder, ältere Menschen und Nicht-Sekretoren

Strategien für den emotionalen Ausgleich und Streßbewältigung
Spezieller Diätplan: Stufe eins für maximale Gesundheit
Gezielter Diätplan: Stufe zwei für die Überwindung von Krankheit
Individuelle Therapien für chronische Krankheiten

Strategien für die Lebensweise

Schlüsseltips für die Blutgruppe B

- Organisieren Sie ihren Tagesablauf. B-Typen können ihren Streß reduzieren und ihre Kreativität fördern, wenn sie einen klaren Handlungsplan haben.
- Suchen Sie sich gesunde Möglichkeiten, Ihre nonkonformistische Seite auszudrücken.
- Bringen Sie mindestens 20 Minuten pro Tag mit einer kreativen Tätigkeit zu, die Ihre ganze Aufmerksamkeit beansprucht.
- Gehen Sie spätestens um 23 Uhr zu Bett und schlafen Sie mindestens acht Stunden.
- Engagieren Sie sich in einer Gemeinschaft, der Nachbarschaft oder in einem sonstigen Rahmen für gemeinsame Aktivitäten, die Ihnen eine sinnvolle Einbindung in eine Gruppe ermöglichen.
- Seien Sie spontan.

Die folgenden Richtlinien sollen Ihnen die Entwicklung einer Lebensweise ermöglichen, die Ihnen bei der Blutgruppe B zu maximaler Gesundheit und einem hohen Alter verhilft.

1. Die richtige Ernährung für Stärke und Ausgeglichenheit

Der B-Typ teilt ein Stück weit die Tendenz des A-Typs zu einem hohen Cortisolspiegel. Essen Sie als B-Typ daher nicht nur die entsprechende Diät, sondern beachten Sie die folgenden Richtlinien, um Ihren Cortisolspiegel im Gleichgewicht zu halten:

- Drosseln Sie Ihr Verlangen nach Kohlenhydraten, indem Sie sechs kleine Mahlzeiten pro Tag statt drei große zu sich nehmen.
- Wenn Sie müde sind, nehmen Sie Eiweiß zu sich.
- Essen Sie nicht zu wenig und lassen Sie keine Mahlzeiten ausfallen, besonders wenn Sie viel Energie für sportliche Betätigung aufwenden. Nahrungsmittelentzug ist ein riesiger Streß.
- Planen Sie voraus, damit Sie für einen raschen Snack zum Energietanken etwas zur Hand haben. Das ist besonders wichtig, wenn Sie tagsüber unterwegs sind. Es ist sehr schwierig, außer Haus etwas Eßbares zu finden, das nicht viel Zucker, Weizen oder Mais enthält.

2. Stellen Sie sich auf Ihren zirkadianen Rhythmus ein

Einer der besten Wege, mit Streß fertig zu werden, ist für den B-Typ nach meiner Erfahrung Organisation. Das ist sehr einleuchtend, denn ein Schlüssel zur Cortisolregulierung ist die Einhaltung eines regelmäßigen 24-stündigen zirkadianen Rhythmus. Sie können Ihren Tagesplan umstrukturieren oder dafür sorgen, daß Sie sich zwischen 6 und 8 Uhr morgens einem hellen Licht mit dem vollen Spektrum oder dem Sonnenlicht aussetzen, oder Sie können das Licht in Ihrem Schlafraum regulieren. Auch zwei Ergänzungsstoffe haben sich als wirksam zur Umstellung von Rhythmen erwiesen: Melatonin und eine weniger gut bekannte Form von Vitamin B_{12} namens Methyl-Cobalamin.

Die sanfteste und effektivste Methode, den zirkadianen Rhythmus des Menschen umzustellen, ist die Kombination einer Bestrahlung mit hellem Licht und der Einnahme von Methyl-Cobalamin. Im Grunde hilft Methyl-Cobalamin dem hellen Licht, seine Wirkung zu entfalten. Methyl-Cobalamin verbessert auch die Qualität Ihres Schlafes und trägt dazu bei, daß Sie sich beim Aufwachen frisch und munter fühlen. Methyl-Cobalamin wirkt sich zwar nicht auf die Gesamtmenge von Cortisol aus, kann aber dafür sorgen helfen, den Gipfel der Cortisolsekretion zu verschieben und Ihre Cortisoluhr wieder in den richtigen Takt zu bringen.

Methyl-Cobalamin: 1–3 mg täglich am Morgen einnehmen.

Melatonin: Melatonin ist ein Hormon und sollte daher nur unter Aufsicht eines Arztes eingenommen werden.

3. Wählen Sie Sportarten, die Ihren Geist ebenso fordern wie Ihren Körper

B-Typen müssen gleichermaßen meditative Bewegungsarten und intensive körperliche Betätigung praktizieren. Am besten fahren sie offenbar mit Bewegungsarten, die nicht so intensiv sind wie Aerobic, eine mentale Herausforderung bedeuten und Gemeinschaft mit anderen mit sich bringen. Ausgezeichnete Bewegungsarten für den B-Typ sind etwa:

Sportart	Dauer	Häufigkeit
Tennis	45–60 Minuten	2–3 × in der Woche
Kampfkünste	30–60 Minuten	3 × in der Woche
Radfahren	45–60 Minuten	3 × in der Woche
Wandern	30–60 Minuten	3 × in der Woche
Golf (ohne Wagen!)	60–90 Minuten	2 × in der Woche

Modifizierte Strategien für die Lebensweise von Kindern mit der Blutgruppe B

Wenn Sie ein Kind mit der Blutgruppe B haben, dann richten Sie sein Leben nach den folgenden Grundregeln für ein gesundes Wachstum, Wohlbefinden und ein möglichst geringes Krankheitsrisiko aus.

Kleinkinder

- Schaffen Sie eine nicht-restriktive Umgebung. Erlauben Sie beispielsweise Ihrem Kind, seine Kleidung selbst auszusuchen, auch wenn die Farben nicht zusammenpassen oder Ihnen der Stil nicht gefällt.

- Seien Sie flexibel in puncto Regeln – beispielsweise bei den Essenszeiten und beim Zubettgehen.
- Finden Sie Wege, mit kleinen Gesten der nonkonformistischen Seite Ihres B-Typ-Kindes gerecht zu werden – indem Sie etwa ein Sandwich zum Frühstück servieren oder Eier zum Abendessen.
- Appellieren Sie auf verschiedenen Wegen an die organisierte Seite Ihres Kindes – machen Sie Listen zum Abstreichen, geben Sie ihm einen Wecker und mit Farben markierte Behälter für schmutzige Wäsche.
- Schon mit zwei oder drei Jahren kann ein Kind täglich mit Ihnen zusammen Übungen zur vertieften Atmung, Dehnübungen und Meditation machen.
- Fördern Sie Kreativität und phantasievolle Spiele.
- Fördern Sie das Verständnis für andere Kulturkreise.
- Beschränken Sie den Konsum von Zucker und künstlichen Süßstoffen, denn sie können bei der Entstehung einer Aufmerksamkeitsdefizitstörung (ADS) eine Rolle spielen.

Größere Kinder

- Seien Sie offen für das Bedürfnis Ihres Kindes, sich in harmloser Weise gesellschaftlichen Zwängen zu widersetzen – Frisur, Kleidung, Ohr-Piercing –, aber lenken Sie aktivistische Tendenzen in eine positive Richtung.
- Fördern Sie tägliche Visualisierungsübungen.
- Ermutigen Sie Ihr Kind, Sportarten auszuwählen, die es nicht nur körperlich, sondern auch geistig beanspruchen. Oder gleichen Sie intensive körperliche Bewegung mit intensiver geistiger Betätigung aus, etwa durch Schachspielen.
- Lehren Sie Ihr Kind Problemlösungsstrategien als einen Weg, Streß zu bewältigen.
- Helfen Sie Ihrem Kind zu verstehen, daß es »guten« und »schlechten« Streß gibt.

Modifizierte Strategien für die Lebensweise älterer Menschen mit der Blutgruppe B

- B-Typen neigen zu Gedächtnisverlust und abnehmender geistiger Schärfe, wenn sie älter werden. Üben Sie Ihren Geist durch Tätigkeiten, die Konzentration verlangen, wie etwa das Lösen von Kreuzworträtseln.
- Ein tägliches Programm von Dehnübungen, Yoga und Meditation senkt Ihren Cortisolspiegel und steigert die geistige Leistungsfähigkeit. Es besteht ein Zusammenhang zwischen einem hohen Cortisolspiegel und der Alzheimer Krankheit sowie der Altersdemenz.
- Achten Sie besonders auf Hygiene und eine saubere Zubereitung von Nahrungsmitteln. B-Typen sind besonders anfällig für bakterielle Infektionen. Wenn Ihr Geruchssinn schlechter geworden ist und Sie nicht mehr feststellen können, ob Lebensmittel frisch sind, lassen Sie sich von jemand jüngerem aus dem Familien- oder Freundeskreis zum Einkaufen begleiten.
- Einen zirkadianen Rhythmus einzuhalten – was für die Kontrolle des Cortisolspiegels wichtig ist –, kann für Senioren schwierig sein. Im allgemeinen haben ältere Menschen häufiger mit Schlafstörungen oder Schlaflosigkeit zu kämpfen. Eventuell müssen Sie mehr Vitamin B_{12} einnehmen oder Melatonin ergänzen.
- Nehmen Sie sich Zeit für Entspannung, Meditation oder Visualisierungsübungen.

Strategien für den emotionalen Ausgleich

Die komplexen »Schaltkreise« von Körper, Geist und Seele, die dem B-Typ eigen sind, erstaunen mich immer wieder. Wenn Sie »im Gleichgewicht« sind, wie es von Ihrer Veranlagung her vorgesehen ist, können Sie Streß, Angst und Depression blockieren, indem Sie Ihre große Begabung zur Entspannung und Visualisierung einsetzen. Ich habe diese Fähigkeiten bei vielen meiner B-

Typ-Patienten gesehen, und jetzt geben uns die genetische und die biochemische Forschung durch neu entdeckte Funktionen des Stickoxids endlich einige Hinweise auf die Gründe dafür und ermöglichen uns ein besseres Verständnis für Ihren einzigartigen Umgang mit Streßhormonen. Wenn Sie optimal funktionieren, wird Stickoxid rasch ausgeschieden – das bedeutet, daß die Kommunikation zwischen Ihren Körpersystemen besonders effizient ist.

Die kollektiven Untersuchungen, die über die Persönlichkeit des B-Typs durchgeführt wurden, scheinen diese neurochemischen Eigenschaften zu bestätigen. Wenn Sie im Gleichgewicht sind, können Sie flexibel, kreativ, sensibel und geistig beweglich sein und eine ausgeprägte Intuition besitzen. Wenn Sie nicht im Gleichgewicht sind, leiden Sie unter den Auswirkungen von zuviel Cortisol und sind anfällig für Virusinfektionen, Chronische Erschöpfung, nebelhaftes Denken und Autoimmunkrankheiten. Um eine Einheit von Körper, Geist und Seele zu erreichen, müssen Sie den Schwerpunkt auf die Absenkung Ihres Cortisolspiegels und die Steigerung Ihrer geistigen Leistungsfähigkeit legen.

1. Machen Sie sich Ihre Tendenzen bewußt

Untersuchungen zeigen, daß B-Typen oft Verhaltensweisen des sogenannten »Persönlichkeitstyps B« an den Tag legen. Menschen mit diesem Verhalten sind meistens umgänglich. Sie können Störungen spielend bewältigen, ihre Prioritäten im Blick behalten und ihre Grenzen erkennen. Sie sind weniger vom Tatendrang getrieben als Menschen anderer Blutgruppen und sorgen dafür, daß sie Zeit zur Entspannung finden.

B-Typen scheinen eine bemerkenswerte Fähigkeit zu besitzen, Streß durch die Anwendung von Visualisierung und Entspannungstechniken zu reduzieren. In meiner Praxis habe ich noch nie einen B-Typ mit hohem Blutdruck mit Medikamenten behandelt, ehe ich ihm nicht vorgeschlagen hatte, Entspannungsübungen und Visualisierung auszuprobieren. Häufig wirken bei B-Typen einfache Visualisierungstechniken ebensogut oder besser zur Kontrolle biologischer Ungleichgewichte im ganzen System als Medikamente oder andere Interventionen. Vielleicht hängt die Gabe von Menschen mit der Blutgruppe B, diese Instrumente soviel effektiver einzusetzen als andere, mit ihrer besonderen Fähigkeit zusammen, die Wirkungen der Stickoxidkommunikation zwischen ihren Körpersystemen effizient zu steuern. Beispielsweise kann ein B-Typ, der seinen hohen Blutdruck kontrollieren muß, Visualisierung anwenden, um einen Ausgleich im Nervensystem zu erzielen, das dann mittels Stickoxid die Botschaft an die Blutgefäße schickt, sich weniger zu verengen.

Wenn B-Typen diese grundlegende Balance ihrer Körperchemie nicht aufrechterhalten, leiden sie unweigerlich unter den Auswirkungen ihres von Natur aus hohen Cortisolspiegels. Im Zustand der Unausgeglichenheit werden B-Typen extrem müde, depressiv und verlieren jede Motivation. Vielleicht ist das der Grund dafür, daß sie in der japanischen Populärpsychologie manchmal als »faul« bezeichnet werden. Viele meiner Patienten, die an Chronischer Erschöpfung (engl. Chronic Fatigue Syndrome, CFS) leiden, gehören der Blutgruppe B an.

B-Typen sind emotional komplexer als die Menschen mit anderen Blutgruppen – vielleicht spiegelt das die Balance zwischen Blutgruppe 0 und Blutgruppe A wider. Sie neigen zu unkonventionellem Denken und fühlen sich unwohl, wenn sie starre Regeln befolgen sollen.

Machen Sie sich klar, ob von diesen Persönlichkeitsmerkmalen, die nach Aussage der Wissenschaftler für Ihre Blutgruppe typisch sind, manche auch auf Sie zutreffen – vor allem die Neigung zum Unkonventionellen, zum Unbehagen angesichts starrer Regeln und zur Ungeduld mit linearem Denken. Fragen Sie sich, ob Sie die Tendenz haben, leicht frustriert zu sein und lethargisch und motivationslos zu werden, wenn Dinge sich als schwieriger entpuppen, als Sie gedacht haben. Damit will ich Ihnen kein Etikett verpassen. Ihre Persönlichkeit ist sehr individuell, und genetische Prädispositionen machen nur einen kleinen Teil des Gesamtbildes aus. Sie könnten sich aber durchaus überlegen, was diese Angaben für Sie bedeuten. Nach meiner Erfahrung treten diese prototypischen Eigenschaften am stärksten in den Vordergrund, wenn Ihre Widerstandskraft gering und der Streßpegel hoch ist.

2. Meditieren und visualisieren Sie

B-Typen haben eine bemerkenswerte Fähigkeit, Streß durch Meditation und Visualisierung zu reduzieren. Von allen Meditationstechniken wurde die Transzendentale Meditation (TM) am gründlichsten auf ihre streßmindernden Wirkungen hin untersucht. Es gibt Belege dafür, daß der Cortisolspiegel während der Meditation sinkt – besonders bei Menschen, die sie lange Zeit praktizieren, und daß er noch einige Zeit nach der Meditation niedrig bleibt.

Die Atmung ist eine entscheidende Komponente der Meditation. Es überrascht nicht, daß die Technik der Wechselatmung ein wirksames Werkzeug für die Steuerung Ihrer Physiologie ist. Die Atmung durch das linke Nasenloch hat eher eine entspannende Wirkung, d. h. sie senkt den Tonus des Sympathikus. Die Atmung durch das rechte Nasenloch führt zu einer Aktivitätssteigerung des Parasympathikus. Die Technik der alternierenden Nasenatmung führt zu einem relativen Gleichgewicht zwischen dem sympathischen und dem parasympathischen Nervensystem und ist eine enorm streßmindernde Methode.

Praktizieren Sie die weiche Kampfkunst Tai Chi: Tai Chi ist ideal für B-Typen, da es Sammlung und Konzentration erfordert. Tai Chi ist eine Form von Meditation in Bewegung und wurde ebenfalls auf seine streßmindernde Wirkung hin untersucht. Es senkt eindeutig das Cortisol im Speichel ab, vermindert den Blutdruck und bessert die Stimmung nach einem Ereignis, das Streß erzeugt hat.

Kombinieren Sie Musik mit geführten Visualisierungsübungen. Die Kombination von Musik und angeleiteten Visualisierungsübungen wurde auf ihre Auswirkungen auf Streß und Stimmung bei gesunden Erwachsenen hin untersucht. Man weiß, daß B-Typen von Visualisierung profitieren, und diese Technik ist ideal für Sie. Nachweislich streßmindernde Musik ist etwa ein Walzer von J. Strauss, ein Stück des modernen Klassikers H. W. Henze und das Album »Discret Music« von Brian Eno.

3. Reduzieren Sie Ihre Streßanfälligkeit mit Adaptogenen

Mit dem Begriff »Adaptogene« bezeichnet man eine Kategorie von Pflanzen, die die nichtspezifische Streßreaktion verbessern. Viele dieser Pflanzen haben einen normalisierenden Einfluß auf die Physiologie, der in zwei Richtungen gehen kann – besteht ein Mangel, gleichen sie ihn aus, ist ein Überschuß da, bauen sie ihn ab. Die folgenden Adaptogene sind für den B-Typ sehr geeignet.

Panax ginseng *(koreanischer oder chinesischer Ginseng)*: Ginseng macht offenbar die HHN-Achse (Hypothalamus-Hypophysen-Nebennieren-Achse) sensibler oder reaktionsfreudiger und ermöglicht vielleicht damit dem Körper, bei Bedarf mehr Cortisol auszuschütten, den Cortisolspiegel aber auch schneller zu normalisieren, wenn der Streß vorbei ist. Diese Wirkungsweise entspricht genau dem, was die Definition eines Adaptogens ausmacht, nämlich, daß es einen normalisierenden Einfluß auf physiologische Funktionen ausüben kann, der in zwei Richtungen geht. *Panax ginseng* können alle Blutgruppen gefahrlos nehmen, aber traditionell war er für Männer reserviert. Nach meiner Erfahrung reagieren manche Frauen nicht so gut auf diese Pflanze wie auf sibirischen Ginseng. Im übrigen ist mehr nicht immer besser. Achten Sie auf Qualität vor Quantität.

Eleutherococcus senticosus *(sibirischer Ginseng)*: Eleutherococcus ist besser unter dem gebräuchlicheren Namen sibirischer Ginseng bekannt (und wird gelegentlich auch unter der Bezeichnung Ci Wu Jia verkauft). Obwohl er als Ginseng bezeichnet wird, ist er kein Ginseng im engeren Sinne. Russische Wissenschaftler haben in den vierziger und fünfziger Jahren des 20. Jahrhunderts sehr viel über Pflanzen geforscht, die als Adaptogene dienen können. Eleutherococcus war wohl die Pflanze, die bei ihren Untersuchungen durchgängig die besten adaptogenen Wirkungen erzielte. Man stellte fest, daß die Aufnahme von Extrakten dieser Pflanze die Fähigkeit erhöhte, sich an körperlich widrige Bedingungen anzupassen, die geistige Leistung steigerte und die Qualität von Arbeit unter Streß verbesserte. Offenbar hat diese Pflanze eine normalisierende Wirkung auf die Streßreaktion und ermöglicht eine bessere Leistung, wenn man unter Streß steht. Sibirischer Ginseng (oder Taigawurzel) gehört zu den Pflanzen, die bei niedrigem Blutdruck recht gut wirken.

Withania somnifera *(Ashwagandha)* wurde auch schon als indischer Ginseng bezeichnet und ist das bevorzugte Adaptogen der ayurvedischen Medizin. Es wirkt ähnlich streßmindernd und anabol wie *Panax ginseng. Withania* wirkt vielen biologischen Veränderungen entgegen, die extremen Streß begleiten, wie etwa Veränderungen beim Blutzucker, beim Gewicht der Nebennieren und beim Cortisolspiegel. Es mildert Schilddrüsenstörungen, die auf Streß beruhen, ein wenig ab.

Bacopa monniera (Extrakt aus den Blättern mit 25% Bacosiden) ist ein in der ayurvedischen Medizin gebrauchtes Antioxidans, das Gehirn und Nervensystem schützt. Es trägt auch zu einer ausgeglichenen Stimmung und geistiger Klarheit für B-Typen bei.

Ocimum sanctum (»Heiliger Basilikum«, Extrakt aus den Blättern mit 2% Ursolsäure) senkt den Cortisolspiegel und hilft, den streßbedingten Zusammenbruch physiologischer Funktionen zu verhindern. Es fördert auch die körperliche und emotionale Ausdauer und senkt erhöhte Blutzuckerwerte durch eine Verbesserung des Glukose-Stoffwechsels.

Süßholzwurzel, die nachweislich aus ökologischem Anbau kommen muß, stärkt die Nebennieren, fördert beim B-Typ die Gesundheit der Drüsen und die antiviralen Funktionen des

Immunsystems. Nehmen Sie Süßholzwurzel nur in kleinen Mengen ein, da sie den Blutdruck erhöhen kann.

Tribulus terrestris ist eine adaptogene Pflanze, die eine ausgeglichene Reaktion auf Streß fördert.

Bekämpfen Sie Streß mit den richtigen Nahrungsergänzungsstoffen
Die B-Typ-Diät enthält alle notwendigen Vitamine und Mineralien in großer Vielfalt. Wenn Sie jedoch unter großem körperlichem, geistigem oder emotionalem Streß stehen, können Ihnen einige Nahrungsergänzungsstoffe nützlich sein.

Vitamin C: Es gibt Belege dafür, daß Vitamin C in größeren Mengen als der empfohlenen Tagesdosis notwendig ist, um die Funktion der Nebennieren optimal zu fördern und einen Puffer gegen hohe Cortisolwerte zu bieten, wenn Sie unter großem Streß stehen.

Vitamin B: Vitamine B_1 und B_6 sind wichtig, um die Cortisolfunktion der Nebenniere zu verbessern und gleichzeitig die rhythmische Aktivität dieser Drüse zu normalisieren. Ein Vitamin-B_5-Mangel schränkt die Funktion der Nebennierenrinde (die für die Cortisolproduktion verantwortlich ist) erheblich ein. Streß in praktisch allen Formen bedeutet gesteigerte Anforderungen an den Vitamin B_5-Haushalt. Vitamin B_5 ermöglicht einerseits der Nebennierenrinde, besser und ohne Erschöpfungssymptome auf Streß zu reagieren, und ist andererseits ein Puffer gegen die Tendenz, übermäßig viel Cortisol zu produzieren.

Zink: Etwa 15–25 mg Zink als Nahrungsergänzung können bereits den Cortisolspiegel senken.

Tyrosin: Tyrosin ist eine Aminosäure, die in akuten Streßsituationen sehr wirksam ist. Umfangreiche Studien zeigen, daß schon die Einnahme von 3–7 g Tyrosin vor besonderen psychosozialen oder körperlichen Belastungen die akuten Beeinträchtigungen der Leistungsfähigkeit durch Streß und Ermüdung erheblich verringern kann.

Phosphatidylserin: Phosphatidylserin, das als Spurenelement in Lecithin vorkommt, trägt zur Regulierung der streßverursachten Aktivierung der Hypothalamus-Hypophysen-Nebennieren-Achse bei und verhindert einen starken Anstieg des Cortisolspiegels. (Zu beachten: Um die gewünschte Wirkung zu erzielen, benötigt man eine Dosis von 400–800 mg; allerdings ist dieser Nahrungsergänzungsstoff sehr teuer.)

Phytosterine: Phytosterine sind pflanzliche Stoffe, die man üblicherweise als Pflanzen»fette« bezeichnet. Ihr chemischer Aufbau ähnelt dem von Cholesterin, aber diese Stoffe haben offensichtlich eine adaptogene biologische Wirkung. Sie tragen vor allem dazu bei, daß unter Streßbelastung nicht das Immunsystem beeinträchtigt wird, und normalisieren den Cortisol- und den Dehydroepiandrosteron-Spiegel (DHEA-Spiegel).

Arginin: Diese Aminosäure ist ein Baustein der Stickoxidsynthese.

Citrullin: Diese Aminosäure ist am Energiefluß und der Stickoxidsynthese beteiligt. Eine gute Quelle dafür sind die Kerne von Wassermelonen, aus denen man einen Tee zubereiten kann.

Spezielle Strategien für die Lebensweise eines Kindes mit der Blutgruppe B und ADS

Zwar gibt es keine klaren Untersuchungsergebnisse über einen Zusammenhang zwischen Blutgruppe und Aufmerksamkeitsdefizit-Störungen (ADS, engl. ADD: Attention Deficit Disorder), aber ich habe im Laufe der Jahre bei vielen Kinder mit der Blutgruppe B beobachtet, daß sie außerordentlich große Schwierigkeiten mit der Konzentration und Erinnerungsleistungen hatten, häufig in Verbindung mit einer langen Geschichte chronischer Infektionen (Viren, Ohrinfektionen usw.). Das ist verständlich, wenn man bedenkt, daß B-Typen bei Krankheit (oder Störungen des inneren Gleichgewichts) mit als erstes unter einer Beeinträchtigung der geistigen Schärfe leiden. Ich habe bei Kindern der Blutgruppe B, die an den Symptomen der ADS litten, große Erfolge erzielt. Die dafür erforderlichen Techniken verlangen von den Eltern Zeit und Geduld, aber die Ergebnisse sind das wert. Sie rücken mit Sicherheit eher den Wurzeln des Übels zu Leibe als Wirkstoffe wie Methylphenidat.

- Die B-Typ-Diät ist das Herzstück der Strategie. Sie werden feststellen, daß sie dazu beiträgt, die chronischen Infektionen zu verhindern, die häufig eine ADS begleiten. Bestehen Sie vor allem energisch darauf, daß alle Nahrungsmittel weggelassen werden, die bei B-Typen eine hohe Lektinaktivität haben. Streichen Sie konsequent Huhn/Hähnchen, Mais und Erdnüsse. Ersetzen Sie Weizen nach Möglichkeit durch Dinkel oder anderes weizenfreies Getreide und stellen Sie fest, ob das eine Wirkung zeigt.
- Legen Sie Wert darauf, daß Ihr Kind regelmäßig zur gleichen Zeit zu Bett geht, um die Normalisierung des zirkadianen Rhythmus zu unterstützen. Sorgen Sie dafür, daß Ihr Kind jede Nacht mindestens acht bis zehn Stunden schläft.
- Fördern Sie Aktivitäten, die Konzentration und Stille verlangen. Reservieren Sie täglich eine bestimmte Zeit – selbst wenn es nur 20 Minuten sind –, in der Sie sich zu Ihrem Kind setzen und mit ihm an einem Puzzle arbeiten, ein Modell bauen, zeichnen oder Schach spielen.
- Raten Sie von Sportarten ab, die übermäßig intensiv und konkurrenzorientiert sind, und ermutigen Sie Ihr Kind stattdessen zu mäßiger körperlicher Anstrengung, wie etwa zum Radfahren, Wandern, Schwimmen und zu Kampfkünsten wie Taekwon-Do.
- Drosseln Sie den Verbrauch von Zucker, denn dieser fördert Insulinresistenz. Einige Untersuchungen deuten auf einen

Zusammenhang zwischen Insulinresistenz und ADS hin, und Insulinresistenz ist bei der Blutgruppe B ein häufiges Problem.

Die Zwei-Stufen-Diät für die Blutgruppe B

Die Zwei-Stufen-Diät hat den Zweck, eine individuellere Ernährung zu ermöglichen. Nach meiner Erfahrung kommen manche Menschen sehr gut mit der grundlegenden Diätstufe eins zurecht – das heißt, sie halten sich einigermaßen an die wichtigsten bekömmlichen und zu vermeidenden Nahrungsmittel und essen viele neutrale Nahrungsmittel als allgemeine Ernährungsergänzung. Andere brauchen einen strengeren Plan, besonders wenn sie an chronischen Krankheiten leiden. Die Diätstufe zwei ermöglicht eine strengere Auswahl, die zur Überwindung von Krankheiten und der Wiederherstellung des Wohlbefindens beiträgt.

Ihr Sekretor-Status kann sich darauf auswirken, ob Sie bestimmte Nahrungsmittel voll verdauen und verstoffwechseln können. Deshalb enthält jede Nahrungsmittelliste bei der Bewertung separate Spalten für Sekretoren und Nicht-Sekretoren. Zwar sind die meisten Menschen Sekretoren und können guten Gewissens den Empfehlungen in der Spalte für die Sekretoren folgen, aber die abweichenden Empfehlungen können einen großen Unterschied machen, wenn Sie zu den etwa 20 Prozent Nicht-Sekretoren gehören.

In seltenen Fällen beeinflussen auch der Rhesusfaktor und der Status im MN-System die Nahrungsmittelverträglichkeit. Diese Besonderheiten sind jeweils unter der entsprechenden Tabelle getrennt aufgeführt.

> Sekretor oder Nicht-Sekretor? Ehe Sie mit der Diät beginnen, machen Sie den Speicheltest, den sie leicht zu Hause durchführen können, um Ihren Sekretorstatus zu bestimmen. Siehe Seite 525.

Bekömmlich: Diese Nahrungsmittel haben Bestandteile, die bei Ihrer Blutgruppe die Gesundheit von Stoffwechsel, Immunsystem oder Struktur fördern.

Neutral: Diese Nahrungsmittel haben im allgemeinen keine direkten nützlichen oder schädlichen Auswirkungen, die mit Ihrer Blutgruppe zusammenhängen, aber viele von ihnen liefern Nährstoffe, die für eine ausgewogene Diät wichtig sind.

Zu vermeiden: Diese Nahrungsmittel enthalten Bestandteile, die für Ihre Blutgruppe schädlich sind.

Stufe eins: Maximieren Sie Ihre Gesundheit

Entscheiden Sie sich so bald wie möglich für diese Nahrungsmittel, um Ihre Gesundheit optimal zu fördern. Die Wahl von Nahrungsmitteln der Stufe eins in Kombination mit neutralen Nahrungsmitteln zur Ergänzung der Ernährung wird für die meisten gesunden Menschen genügen.

Stufe zwei: Überwinden Sie Ihre Krankheit

Entscheiden Sie sich für diese Stufe, wenn Sie eine chronische Krankheit haben oder eine strengere Diät einhalten möchten. Wenn Sie nach dem Plan der Stufe zwei essen, seien Sie vorsichtig mit der Einbeziehung neutraler Nahrungsmittel zur allgemeinen Ernährungsergänzung.

Blutgruppe B – Individuelle Diätrichtlinien

Wenn Sie ein gesunder B-Typ sind, dann bietet Ihnen die Diätstufe eins die Kombination von Nahrungsmitteln, die Sie brauchen, um bei guter Gesundheit zu bleiben. Um optimalen Gewinn aus der Diät zu ziehen, sollten Sie folgende Richtlinien beachten:

Schlüsseltips

- Essen Sie mehrmals in der Woche kleine bis mittlere Portionen mageres Fleisch guter Qualität aus ökologischer Tierhaltung, damit Sie Kraft, Energie und einen guten Stoffwechsel haben. Das Fleisch hat die beste gesundheitliche Wirkung, wenn es halb durch oder noch blutig ist. Wenn Sie auf Holzkohle grillen oder das Fleisch ganz durch garen, verwenden Sie eine Marinade aus bekömmlichen Zutaten wie Kirschsaft, Zitronensaft, Kräutern und Gewürzen.
- Essen Sie auch normale Portionen stark ölhaltiger Tiefseefische. Fischöle können Ihren Stoffwechsel anregen.

Diätrichtlinien für die Blutgruppe B

Diese Richtlinien sollen dem gesunden Menschen mit der Blutgruppe B helfen, die Störungen zu unterbinden, die aufgrund seiner spezifischen Beschaffenheit von Nerven, Verdauung, Stoffwechsel und Immunsystem auftreten können. Im großen und ganzen sind B-Typen mit einem robusten und flexiblen Verdauungssystem gesegnet, das sowohl tierisches Eiweiß als auch Kohlenhydrate effizient verdaut. Als B-Typ sind Sie weder mit den ererbten Problemen der Blutgruppe 0 (hoher Magensäurespiegel) noch der Blutgruppe A (niedriger Magensäurespiegel) belastet, die diesen Blutgruppen bei der Verdauung bestimmter Nahrungsmittel so viele Beschwerden machen. Mit der Blutgruppe 0 haben Sie überdies einen hohen Spiegel des Enzyms alkalische intestinale Phosphatase gemeinsam, der Sie vor einigen der schädigenden Wirkungen eiweiß- und fettreicher Ernährung schützt. Der Schlüssel zur Gesundheit des Verdauungssystems ist für den B-Typ, daß er intestinale Toxizität und hohe Indikanwerte unterbindet. Die Anfälligkeit für Infektionen und die Empfindlichkeit gegenüber den Lektinen in den Nahrungsmitteln, die Sie als B-Typ meiden sollten, geben Ihnen ein klares Signal: Halten Sie sich an Ihre Diät, dann reagiert Ihr Verdauungssystem positiv.

Spezielle Tips für B-Typen, die sich von vegetarischer Ernährung auf eine Kost mit Fleisch umstellen

Viele, die sich auf die B-Typ-Diät umstellen wollen, waren lange Zeit Vegetarier. Ein hoher Prozentsatz von Menschen asiatischer Abstammung (aus Japan, China, der Mongolei und Indien) gehört der Blutgruppe B an, und die Kulturen dieser Länder legen den Schwerpunkt auf Getreide und Fisch. Soja wird Milchprodukten vorgezogen – besonders denen, die von Kühen stammen. Das führt zu kulturell bedingten Intoleranzen, die aber keine Nahrungsmittelunverträglichkeiten im klassischen Sinne sind. Der Primärzucker des B-Antigens, D-Galactosamin, ist sogar derselbe Zucker, der auch in der Milch enthalten ist. Dennoch sollten Sie sich langsam an die B-Typ-Diät herantasten. Hier sind einige Richtlinien:

1. Wenn Sie nicht daran gewöhnt sind, Milchprodukte zu sich zu nehmen, führen Sie sie nach und nach ein, wenn Sie die B-Typ-Diät schon einige Wochen lang gegessen haben. Beginnen Sie mit fermentierten Milchprodukten wie Joghurt und Kefir, die vom Körper leichter angenommen werden als frische.
2. Das Eiweiß in Ihrer Ernährung sollte vorwiegend aus Fischen, Meeresfrüchten und Milchprodukten stammen und weniger von bekömmlichem Fleisch. Bis Sie sich an die Diät gewöhnt haben, sollten Sie einige der für den B-Typ neutralen Fleischarten meiden, wie etwa Rindfleisch, Kalbfleisch, Leber und Fasan.
3. Nehmen Sie zur Hauptmahlzeit ein verdauungsförderndes Enzym, bis Sie sich an den Genuß von Fleisch und Milchprodukten gewöhnt haben. Bromelain, ein in der Ananas enthaltenes Enzym, ist als Nahrungsergänzungsmittel erhältlich. Nehmen Sie außerdem Ingwer, Pfefferminze oder Petersilie – das sind alles gute Magentonika.

Verhindern Sie eine Schädigung durch Lektine

Meiden Sie Nahrungsmittel, die für die Blutgruppe B ein rotes Tuch sind. Die schlimmsten sind:

Huhn/Hähnchen
Mais
Buchweizen
Linsen
Erdnüsse
Sesamsaat
Tomaten

Tip: Ersetzen Sie Tomaten durch den »Membran-Verflüssiger-Cocktail«*– das ist eine hervorragende Art, Ihren Lycopinbedarf zu decken. Nehmen Sie Guaven-, Grapefruit- oder Wassermelonensaft als Grundlage, fügen Sie einen halben bis einen ganzen Eßlöffel hochwertiges Leinöl und einen Eßlöffel Lecithin-Granulat hinzu. Schütteln Sie das Gemisch gut. Das Lecithin emulgiert das Öl und macht die Mixtur zu einem cremigen Getränk, das recht gut schmeckt. Es erhöht die Absorption von Lycopinen aus diesen Nahrungsmitteln auf ein Maß, das dem Lycopingehalt von Tomatenmark nahekommt, ohne Tomatenlektine zu enthalten. Auch ein paar getrocknete Aprikosen als Snack zu essen, ist nützlich.

B-Typen können die Wirkung von Lektinen in Nahrungsmitteln dadurch blockieren helfen, daß sie Polysaccharid-Moleküle zu sich nehmen, die sich für die Lektinblockierung opfern. Sie finden sich in:

NAG (N-Acetyl-Glucosamin)
Fucus vesiculosis (Blasentang)
Laminaria (Brannalge)
Larch AG (Arabinogalactan aus Lärchen
oder Lärchengummi)

* siehe auch: Dr. Peter J. D'Adamo mit Catherine Whitney, *4 Blutgruppen – Vier Strategien für ein gesundes Leben,* Piper Verlag, München [12]2000, S. 162

Spezielle Strategien für afroamerikanische B-Typen, die keine Milchprodukte vertragen

Ich habe immer wieder die Erfahrung gemacht, daß B-Typen afrikanischer Abstammung mit der B-Typ-Diät einige Probleme haben. Vor allem vertragen viele Afroamerikaner keine Lactose. B-Typen afrikanischer Abstammung haben auch häufiger chronische Gesundheitsprobleme als andere B-Typen, und man weiß, daß sie mehr Antiblutgruppen-Antikörper produzieren als andere B-Typen. Ich vermute, daß der Grund dafür ein anthropologischer ist, denn in der afrikanischen Heimat ihrer Vorfahren gab es das Gen für den B-Typ nicht. Bei Afrikanern trat dieses Gen erst viel später auf, durch Migration und Mischehen. Es ist gut möglich, daß die Anpassungen des B-Typs bei B-Typen afrikanischer Abstammung nie voll zum Tragen kamen, so daß sie einige Überempfindlichkeiten behielten, die sich bis heute erhalten haben.

Da Milchprodukte für den B-Typ so gut sind, könnte ihr Fehlen im typischen afroamerikanischen Speiseplan zu einigen der größeren Gesundheitsprobleme beitragen. Wenn Sie ein B-Typ afrikanischer Abstammung sind und keine Lactose vertragen, müssen Sie Milchprodukte sehr vorsichtig einführen. Nehmen Sie ein Präparat mit dem Enzym Lactase, das es Ihnen ermöglicht, Milchprodukte zu essen, und beginnen Sie mit fermentierten Milchprodukten wie Joghurt, ehe Sie zu frischen Milchprodukten übergehen. Nehmen Sie gleichzeitig die sonstigen Umstellungen in Ihrer Diät vor – essen Sie dabei so viele bekömmliche Nahrungsmittel wie möglich und meiden Sie die Nahrungsmittel, die für den B-Typ schwer verdaulich sind. Ich habe festgestellt, daß B-Typen mit Lactoseunverträglichkeit leichter Milchprodukte in ihre Diät aufnehmen können, wenn sie ihre sonstige Ernährung bereits der Diät angepaßt haben.

Fleisch und Geflügel

Der B-Typ kann tierisches Eiweiß effizient verstoffwechseln, aber es gibt Grenzen, die eine sorgfältige Auswahl bei der Ernährung erfordern. Huhn oder Hähnchen, die zu den beliebtesten Nahrungsmitteln gehören, bekommen dem B-Typ wegen des Lektins in den Organen und dem Muskelfleisch nicht. Truthahn enthält dieses Lektin nicht und kann als sehr geeignete Alternative zu Huhn oder Hähnchen gegessen werden. Magere Teile von Lamm und Hammel sollten ebenfalls zur Ernährung des B-Typs gehören. Sie tragen dazu bei, Muskeln und aktives Gewebe aufzubauen und erhöhen den Grundumsatz. Nicht-Sekretoren der Blutgruppe B benötigen ähnlich viel Eiweiß wie die Blutgruppe 0 und sollten ihre wöchentlichen Rationen an Fleisch und Geflügel erhöhen.

Blutgruppe B: Fleisch und Geflügel **Portion: 120–180 Gramm (Männer); 60–150 Gramm (Frauen und Kinder)**			
	Afrikaner	Weiße	Asiaten
Sekretoren	3–6 mal pro Woche	2–6 mal pro Woche	2–5 mal pro Woche
Nicht-Sekretoren	4–7 mal pro Woche	4–7 mal pro Woche	4–7 mal pro Woche
Rh^-	1 Portion mehr pro Woche		

Stufe eins		
Nahrungsmittel	Blutgruppe B Sekretoren	Blutgruppe B Nicht-Sekretoren
Eichhörnchen	zu vermeiden	zu vermeiden
Ente	zu vermeiden	zu vermeiden
Hammel	bekömmlich	bekömmlich
Huhn/Hähnchen	zu vermeiden	zu vermeiden
Lamm	bekömmlich	bekömmlich
Rebhuhn	zu vermeiden	zu vermeiden
Wachtel	zu vermeiden	zu vermeiden
Ziege	bekömmlich	bekömmlich

Stufe zwei		
Nahrungsmittel	Blutgruppe B Sekretoren	Blutgruppe B Nicht-Sekretoren
Gans	zu vermeiden	zu vermeiden
Herz	zu vermeiden	neutral
junge Täubchen	zu vermeiden	neutral
Kaninchen	bekömmlich	bekömmlich
Perlhuhn	zu vermeiden	zu vermeiden
Pferd	zu vermeiden	neutral
Schildkröte	zu vermeiden	zu vermeiden
Speck/Schinken/ Schweinefleisch	zu vermeiden	zu vermeiden
Waldhuhn	zu vermeiden	zu vermeiden
Wild	bekömmlich	bekömmlich

Neutral: Nahrungsmittel zur allgemeinen Ernährungsergänzung		
Nahrungsmittel	Blutgruppe B Sekretoren	Blutgruppe B Nicht-Sekretoren
Büffel	neutral	neutral
Fasan	neutral	neutral
Kalb	neutral	neutral
Leber (Kalb)	neutral	bekömmlich
Rind	neutral	neutral
Truthahn	neutral	neutral
Vogel Strauß	neutral	neutral

Fisch und Meeresfrüchte

Fisch und Meeresfrüchte sind für den B-Typ eine ausgezeichnete Eiweißquelle. Fisch bietet einen wahren Schatz an Nährwerten, die beim B-Typ aktives Gewebe aufbauen können. Das gilt ganz besonders für Nicht-Sekretoren mit der Blutgruppe B. Die besonders bekömmlichen Fische sind reich an Fettsäuren der Omega-Reihe, die zu einer besseren Funktion des Immunsystems beitragen können und außerdem die Produktion von Zellwachstumsfaktoren kontrollieren. Meeresfrüchte sind auch eine gute Quelle für Docosahexaensäure (DHS), ein Nährstoff, der für eine gute Funktion von Nerven, Gewebe und Wachstum benötigt wird. Viele der zu meidenden Fische und Meeresfrüchte enthalten Lektine oder Polyamine, die für den B-Typ nicht gesund sind. Meiden Sie tiefgefrorenen Fisch, denn sein Gehalt an Polyaminen ist viel höher als der von frischem Fisch.

Blutgruppe B: Fisch und Meeresfrüchte Portion: 120–180 Gramm (Männer); 60–150 Gramm (Frauen und Kinder)			
	Afrikaner	Weiße	Asiaten
Sekretoren	4–5 mal pro Woche	3–5 mal pro Woche	3–5 mal pro Woche
Nicht-Sekretoren	4–5 mal pro Woche	4–5 mal pro Woche	4–5 mal pro Woche

Stufe eins		
Nahrungsmittel	Blutgruppe B Sekretoren	Blutgruppe B Nicht-Sekretoren
Aal/japan. Aal	zu vermeiden	zu vermeiden
Anchovis (Sardellen)	zu vermeiden	zu vermeiden
Austern	zu vermeiden	zu vermeiden
Froschschenkel	zu vermeiden	zu vermeiden
Garnelen	zu vermeiden	zu vermeiden
Hechtbarsch	bekömmlich	bekömmlich
Hummer	zu vermeiden	zu vermeiden
Knurrhahn	bekömmlich	bekömmlich
Krabben	zu vermeiden	zu vermeiden
Krake	zu vermeiden	zu vermeiden
Meerschnecken	zu vermeiden	zu vermeiden
Miesmuscheln	zu vermeiden	zu vermeiden
Mollusken	zu vermeiden	zu vermeiden
Pollack	zu vermeiden	zu vermeiden
Rotbarsch	bekömmlich	bekömmlich
Sardinen	bekömmlich	bekömmlich

Fortsetzung siehe folgende Seite

Stufe eins *(Fortsetzung)*		
Nahrungsmittel	Blutgruppe B Sekretoren	Blutgruppe B Nicht-Sekretoren
Seeteufel	bekömmlich	bekömmlich
Sonnenfisch	zu vermeiden	zu vermeiden
Streifenbarsch	zu vermeiden	zu vermeiden
Venusmuscheln	zu vermeiden	zu vermeiden
Weißstör	zu vermeiden	zu vermeiden
Wolfsbarsch	zu vermeiden	zu vermeiden

Stufe zwei		
Nahrungsmittel	Blutgruppe B Sekretoren	Blutgruppe B Nicht-Sekretoren
Alse (Maifisch)	bekömmlich	bekömmlich
Barrakuda (Pfeilhecht)	zu vermeiden	neutral
Butterfisch	zu vermeiden	neutral
Delphin	bekömmlich	bekömmlich
Erntefisch	bekömmlich	bekömmlich
Flunder	bekömmlich	neutral
Gelbschwanz	zu vermeiden	neutral
Hecht	bekömmlich	neutral
Heilbutt	bekömmlich	neutral
Kabeljau	bekömmlich	bekömmlich
Kaviar	bekömmlich	neutral
Königskrabbe (Pfeilschwanz)	zu vermeiden	zu vermeiden
Lachs	bekömmlich	neutral

Fortsetzung siehe folgende Seite

Stufe zwei *(Fortsetzung)*		
Nahrungsmittel	Blutgruppe B Sekretoren	Blutgruppe B Nicht-Sekretoren
Makrele	bekömmlich	bekömmlich
Meerbrasse	bekömmlich	bekömmlich
Schellfisch	bekömmlich	bekömmlich
Seehecht (Hechtdorsch)	bekömmlich	bekömmlich
Seezunge	bekömmlich	neutral
Stör	bekömmlich	bekömmlich
Weinbergschnecken	zu vermeiden	neutral
Zackenbarsch	bekömmlich	bekömmlich

Neutral: Nahrungsmittel zur allgemeinen Ernährungsergänzung		
Nahrungsmittel	Blutgruppe B Sekretoren	Blutgruppe B Nicht-Sekretoren
Abalone (Seeohr)	neutral	neutral
Barramunda	neutral	neutral
Blaufisch	neutral	neutral
Buntbarsch	neutral	neutral
Fächerfisch (Seglerfisch)	neutral	neutral
Flußbarsch	neutral	neutral
Goldbarsch	neutral	neutral
Goldbrasse	neutral	neutral
Haifisch	neutral	neutral
Hering (frisch)	neutral	neutral

Fortsetzung siehe folgende Seite

Neutral: Nahrungsmittel zur allgemeinen Ernährungsergänzung *(1. Fortsetzung)*		
Nahrungsmittel	Blutgruppe B Sekretoren	Blutgruppe B Nicht-Sekretoren
Hering (mariniert)	neutral	neutral
Jakobsmuscheln (Kammuscheln)	neutral	zu vermeiden
Kalmar (Tintenfisch)	neutral	neutral
Karpfen	neutral	bekömmlich
Katzenfisch (Wels)	neutral	neutral
Katzenwels	neutral	neutral
Lumb	neutral	neutral
Maräne	neutral	neutral
Meeräsche	neutral	neutral
Merlan	neutral	neutral
Mondfisch	neutral	neutral
Muskalunge (Hechtart)	neutral	neutral
Papageifisch	neutral	neutral
Pazifischer Pompano	neutral	neutral
Räucherlachs	neutral	neutral
Roter Schnapper	neutral	neutral
Sauger	neutral	neutral
Schwertfisch	neutral	neutral
Seebarsch	neutral	neutral
Stint	neutral	neutral
Thunfisch	neutral	neutral
Umberfisch/Adlerfisch	neutral	neutral

Fortsetzung siehe folgende Seite

Neutral: Nahrungsmittel zur allgemeinen Ernährungsergänzung *(2. Fortsetzung)*		
Nahrungsmittel	Blutgruppe B Sekretoren	Blutgruppe B Nicht-Sekretoren
Weißbarsch	neutral	neutral
Weißfisch	neutral	neutral
Wittling	neutral	neutral
Ziegelfisch	neutral	neutral

Milchprodukte und Eier

Milchprodukte können fast alle Sekretoren mit der Blutgruppe B vertragen, und eingeschränkt auch die Nicht-Sekretoren. Im Gegensatz zum 0-Typ und zum A-Typ kann der B-Typ Milchprodukte zum Aufbau von aktivem Gewebe nutzen und somit den Grundumsatz steigern. Ich muß aber darauf hinweisen, daß manchen B-Typen das Enzym Lactase fehlt, was zu Problemen bei der Verdauung von Milchprodukten führt. Nicht-Sekretoren der Blutgruppe B sollen auch nicht zuviel Käse essen. Sie sind immunologisch empfindlicher für viele Arten von Mikroorganismen in zahlreichen gereiften Käsesorten. Das gilt besonders für B-Typen afrikanischer Abstammung, aber diese Empfindlichkeit findet sich auch bei Weißen und Asiaten. Vorsicht ist besonders dann geboten, wenn Sie häufig an Infektionen der Nasennebenhöhlen oder Erkältungen leiden, denn Milchprodukte erzeugen oft Schleim. Eier sind für den B-Typ eine gute Quelle von Docosahexaensäure (DHS) und können fester Bestandteil der Dekkung Ihres Eiweißbedarfes sein, der dazu beiträgt, aktives Gewebe aufzubauen. Die Phosphatide Serin und Cholin sind für das Nerven- und Immunsystem des B-Typs sehr hilfreich. Versuchen Sie, hormonfreie Milchprodukte aus ökologischer Tierhaltung zu bekommen.

Blutgruppe B: Eier Portion: 1 Ei			
	Afrikaner	Weiße	Asiaten
Sekretoren	3–4 mal pro Woche	3–4 mal pro Woche	3–4 mal pro Woche
Nicht-Sekretoren	5–6 mal pro Woche	5–6 mal pro Woche	5–6 mal pro Woche

Blutgruppe B: Milch und Joghurt Portion: 120–180 Gramm (Männer); 60–150 Gramm (Frauen und Kinder)			
	Afrikaner	Weiße	Asiaten
Sekretoren	3–5 mal pro Woche	3–4 mal pro Woche	3–4 mal pro Woche
Nicht-Sekretoren	1–3 mal pro Woche	2–4 mal pro Woche	1–3 mal pro Woche

Blutgruppe B: Käse Portion: 90 Gramm (Männer); 60 Gramm (Frauen und Kinder)			
	Afrikaner	Weiße	Asiaten
Sekretoren	3–4 mal pro Woche	3–5 mal pro Woche	3–4 mal pro Woche
Nicht-Sekretoren	1–4 mal pro Woche	1–4 mal pro Woche	1–4 mal pro Woche
MM-Typ	2 Portionen Milch, Käse und Joghurt weniger pro Woche		

Stufe eins		
Nahrungsmittel	Blutgruppe B Sekretoren	Blutgruppe B Nicht-Sekretoren
Eiscreme	zu vermeiden	zu vermeiden
Enteneier	zu vermeiden	zu vermeiden

Fortsetzung siehe folgende Seite

Stufe eins *(Fortsetzung)*		
Nahrungsmittel	Blutgruppe B Sekretoren	Blutgruppe B Nicht-Sekretoren
Farmerkäse	bekömmlich	bekömmlich
Gänseeier	zu vermeiden	zu vermeiden
Kefir	bekömmlich	bekömmlich
Lachsrogen	zu vermeiden	zu vermeiden
Mozzarella	bekömmlich	bekömmlich
Reisdrink	bekömmlich	bekömmlich
Paneer (indischer Frischkäse)	bekömmlich	bekömmlich
Ricotta	bekömmlich	bekömmlich
Wachteleier	zu vermeiden	zu vermeiden
Ziegenkäse	bekömmlich	bekömmlich
Ziegenmilch	bekömmlich	bekömmlich

Stufe zwei		
Nahrungsmittel	Blutgruppe B Sekretoren	Blutgruppe B Nicht-Sekretoren
Amerikanischer Cheddar	zu vermeiden	zu vermeiden
Blauschimmelkäse	zu vermeiden	zu vermeiden
Feta	bekömmlich	bekömmlich
Hüttenkäse	bekömmlich	neutral
Joghurt	bekömmlich	bekömmlich
Milch (fettarme oder Magermilch)	bekömmlich	neutral
Milch (Vollmilch)	bekömmlich	neutral
Schmelzkäse	zu vermeiden	zu vermeiden

Neutral: Nahrungsmittel zur allgemeinen Ernährungsergänzung		
Nahrungsmittel	Blutgruppe B Sekretoren	Blutgruppe B Nicht-Sekretoren
Brie	neutral	neutral
Butter	neutral	neutral
Buttermilch	neutral	neutral
Camembert	neutral	zu vermeiden
Casein	neutral	neutral
Cheddar	neutral	zu vermeiden
Colby	neutral	neutral
Edamer	neutral	neutral
Eigelb (Hühner)	neutral	neutral
Eiweiß (Hühner)	neutral	neutral
Emmentaler	neutral	zu vermeiden
Frischkäse	neutral	neutral
Ghee (geklärte Butter)	neutral	bekömmlich
Gouda	neutral	neutral
Gruyère	neutral	neutral
Hühnereier	neutral	neutral

Bohnen und andere Hülsenfrüchte

B-Typen vertragen die in vielen Bohnen und anderen Hülsenfrüchten vorkommenden Proteine häufig gut, allerdings sind in dieser Kategorie auch einige Bohnensorten mit problematischen Lektinen enthalten. Bohnen und andere Hülsenfrüchte reichen zusammen mit einer geeigneten Auswahl an Fischen und Meeresfrüchten völlig aus, um aktives Gewebe aufzubauen. Sojaprodukte sollten keine große Rolle spielen, da sie in reichlicher Menge eine Art von Enzymen enthalten, die negativ mit dem B-Antigen interagieren können. Manche Bohnenarten, wie etwa Mungbohnen, enthalten Lektine, die das Blut des B-Typs agglutinieren, und sind daher zu meiden. Nicht-Sekretoren der Blutgruppe B sollten sich bemühen, ihr Eiweiß überwiegend aus primären Quellen wie Fisch und Milchprodukten zu beziehen.

Blutgruppe B: Bohnen und andere Hülsenfrüchte Portion: 1 Tasse (trocken)			
	Afrikaner	Weiße	Asiaten
Sekretoren	5–7 mal pro Woche	5–7 mal pro Woche	5–7 mal pro Woche
Nicht-Sekretoren	3–5 mal pro Woche	3–5 mal pro Woche	3–5 mal pro Woche

Stufe eins		
Nahrungsmittel	Blutgruppe B Sekretoren	Blutgruppe B Nicht-Sekretoren
Adzukibohnen	zu vermeiden	zu vermeiden
Augenbohnen	zu vermeiden	zu vermeiden
Berglinsen	zu vermeiden	zu vermeiden
Grüne Linsen	zu vermeiden	zu vermeiden
Kichererbsen	zu vermeiden	zu vermeiden
Kidneybohnen	bekömmlich	neutral
Mungbohnen/-sprossen	zu vermeiden	zu vermeiden
Perlbohnen	bekömmlich	neutral
Rote Linsen	zu vermeiden	zu vermeiden
Schwarze Bohnen	zu vermeiden	zu vermeiden

Stufe zwei		
Nahrungsmittel	Blutgruppe B Sekretoren	Blutgruppe B Nicht-Sekretoren
Limabohnen	bekömmlich	neutral
Miso (aus Soja)	zu vermeiden	zu vermeiden
Sojakäse	zu vermeiden	zu vermeiden
Sojamilch	zu vermeiden	neutral

Neutral: Nahrungsmittel zur allgemeinen Ernährungsergänzung		
Nahrungsmittel	Blutgruppe B Sekretoren	Blutgruppe B Nicht-Sekretoren
Cannellinibohnen	neutral	neutral
Dicke Bohnen	neutral	neutral
Gartenbohnen	neutral	neutral
Mandelmilch	neutral	neutral
Puff-/Saubohnen	neutral	neutral
Rote Bohnen	neutral	neutral
Sojabohnen	neutral	zu vermeiden
Weiße Bohnen	neutral	neutral

Nüsse und Samen

Nüsse und Samen sind eine gute sekundäre Eiweißquelle für den B-Typ. Walnüsse können zur Verringerung der Polyaminkonzentration beitragen, da sie das Enzym Ornithindecarboxylase hemmen. Leinsamen sind besonders reich an Ligninen, die dazu beitragen können, die Anzahl der Rezeptoren für den epidermalen Wachstumsfaktor zu senken, der eine notwendige Voraussetzung für viele verbreitete Krebsarten ist. Wie bei anderen Aspekten des Diätplans für den B-Typ gibt es auch bei der Wahl von Nüssen und Samen einige Überempfindlichkeiten zu berücksichtigen: Einige, wie etwa Sonnenblumenkerne und Sesamsaat, haben Lektine, die das Blut des B-Typs agglutinieren, und sollten daher gemieden werden.

Blutgruppe B: Nüsse und Samen Portion: Samen (eine Handvoll), Nußbutter (1–2 Eßlöffel)			
	Afrikaner	Weiße	Asiaten
Sekretoren	4–7 mal pro Woche	4–7 mal pro Woche	4–7 mal pro Woche
Nicht-Sekretoren	5–7 mal pro Woche	5–7 mal pro Woche	5–7 mal pro Woche

Stufe eins		
Nahrungsmittel	Blutgruppe B Sekretoren	Blutgruppe B Nicht-Sekretoren
Cashewnüsse/Cashewnußmus	zu vermeiden	zu vermeiden
Erdnußbutter	zu vermeiden	zu vermeiden
Erdnüsse	zu vermeiden	zu vermeiden
Färberdistelsamen	zu vermeiden	zu vermeiden
Kürbiskerne	zu vermeiden	neutral
Mohnsamen	zu vermeiden	zu vermeiden
Pinienkerne	zu vermeiden	zu vermeiden
Pistazien	zu vermeiden	zu vermeiden
Sesampaste (Tahin)	zu vermeiden	zu vermeiden
Sesamsaat	zu vermeiden	zu vermeiden
Sonnenblumenmus	zu vermeiden	zu vermeiden

Stufe zwei		
Nahrungsmittel	Blutgruppe B Sekretoren	Blutgruppe B Nicht-Sekretoren
Haselnüsse	zu vermeiden	zu vermeiden

Neutral: Nahrungsmittel zur allgemeinen Ernährungsergänzung		
Nahrungsmittel	Blutgruppe B Sekretoren	Blutgruppe B Nicht-Sekretoren
Bucheckern	neutral	neutral
Butternuß	neutral	neutral
Eßkastanien	neutral	neutral
Hickory (nordam. Walnuß)	neutral	neutral
Leinsamen	neutral	neutral
Macademianüsse	neutral	neutral
Mandelmus	neutral	neutral
Mandeln	neutral	neutral
Paranüsse	neutral	neutral
Pecannüsse/-nußbutter	neutral	neutral
Walnüsse	neutral	bekömmlich

Getreide und Teigwaren

Getreide macht dem B-Typ einige Schwierigkeiten. Nicht-Sekretoren der Blutgruppe B sollten mit dem Verzehr von komplexen Kohlenhydraten wegen ihrer Insulinempfindlichkeit besonders vorsichtig sein. B-Typen vertragen Mais und viele maishaltige Produkte (wie Süßungsmittel), die in den meisten Fertiggerich-

ten enthalten sind, schlecht. Mais führt beim B-Typ zu einer Zunahme des Fettgewebes, wahrscheinlich wegen seines Lektingehaltes. B-Typen sollten auch Roggen und Buchweizen meiden, da diese Nahrungsmittel Lektine enthalten, die eine insulinähnliche Wirkung auf ihren Körper haben und somit das aktive Gewebe verringern und das Fettgewebe vermehren.
Sekretoren der Blutgruppe B sollten keine Vollkornweizenprodukte essen. Das Agglutinin im Vollkornweizen kann entzündliche Krankheiten verschlimmern und das aktive Gewebe verringern. Dieses Lektin wird dem Weizen beim Mahlen oft entzogen und auch beim Keimen zerstört.

Blutgruppe B: Getreide und Teigwaren Portion: 1 Tasse trocken (Getreide oder Pasta)			
	Afrikaner	Weiße	Asiaten
Sekretoren	5–7 mal pro Woche	5–9 mal pro Woche	5–9 mal pro Woche
Nicht-Sekretoren	3–5 mal pro Woche	3–5 mal pro Woche	3–5 mal pro Woche
Rh^-	1 Portion weniger pro Woche		

Stufe eins		
Nahrungsmittel	Blutgruppe B Sekretoren	Blutgruppe B Nicht-Sekretoren
Buchweizen/Kasha (gerösteter Buchweizen)	zu vermeiden	zu vermeiden
Essener Brot	bekömmlich	bekömmlich
Hirse	bekömmlich	bekömmlich
Kamut (ägypt. Weizen)	zu vermeiden	zu vermeiden
Mais (alle Sorten)	zu vermeiden	zu vermeiden

Fortsetzung siehe folgende Seite

Stufe eins *(Fortsetzung)*		
Nahrungsmittel	Blutgruppe B Sekretoren	Blutgruppe B Nicht-Sekretoren
Maismehl	zu vermeiden	zu vermeiden
Popcorn	zu vermeiden	zu vermeiden
Puffreis/Reiskleie	bekömmlich	bekömmlich
Reiswaffeln/Reismehl	bekömmlich	bekömmlich
Roggenmehl	zu vermeiden	zu vermeiden
Roggen/Roggenbrot (100 %)	zu vermeiden	zu vermeiden
Sobanudeln (100 % Buchweizen)	zu vermeiden	zu vermeiden
Sorghumhirse (Durra)	zu vermeiden	zu vermeiden

Stufe zwei		
Nahrungsmittel	Blutgruppe B Sekretoren	Blutgruppe B Nicht-Sekretoren
Amaranth	zu vermeiden	neutral
Couscous (Hartweizengries)	zu vermeiden	zu vermeiden
Dinkel	bekömmlich	neutral
Glutenhaltige Weizenprodukte	zu vermeiden	zu vermeiden
Glutenhaltiges Mehl	zu vermeiden	zu vermeiden
Hafer/Haferkleie/ Haferschrot	bekömmlich	neutral
Hafermehl	bekömmlich	neutral
Tapioka (Maniokstärke)	zu vermeiden	neutral
Tef (Hirseart)	zu vermeiden	zu vermeiden

Fortsetzung siehe folgende Seite

Stufe zwei *(Fortsetzung)*		
Nahrungsmittel	Blutgruppe B Sekretoren	Blutgruppe B Nicht-Sekretoren
Topinamburpasta	zu vermeiden	neutral
Weizenkeime	zu vermeiden	zu vermeiden
Weizenkleie	zu vermeiden	zu vermeiden
Weizenvollkornprodukte	zu vermeiden	zu vermeiden
Wildreis	zu vermeiden	neutral

Neutral: Nahrungsmittel zur allgemeinen Ernährungsergänzung		
Nahrungsmittel	Blutgruppe B Sekretoren	Blutgruppe B Nicht-Sekretoren
Dinkelmehl/ Dinkelprodukte	neutral	neutral
Gerste	neutral	neutral
Glutenfreies Brot	neutral	neutral
Hartweizenprodukte	neutral	zu vermeiden
Malz	neutral	neutral
Quinoa	neutral	neutral
Reis (Weiß-/Vollkorn-/ Basmatireis)/Reisbrot	neutral	neutral
Reisflocken	neutral	neutral
Sojabrot	neutral	zu vermeiden
Weizenauszugsmehl	neutral	zu vermeiden
Weizenkeimbrot	neutral	neutral
Weizenweißmehlprodukte	neutral	zu vermeiden

Gemüse

Gemüse sind ausgezeichnete Quellen für Antioxidantien und Faser- oder Ballaststoffe und tragen außerdem dazu bei, die Erzeugung von Polyaminen im Verdauungstrakt zu verringern. Besonders Zwiebeln sind ein wirksamer Helfer für den B-Typ: Sie enthalten erhebliche Mengen des Antioxidans Quercetin, eines starken Anti-Mutagens. Alle neutralen und bekömmlichen Gemüse sind für den B-Typ, der abnehmen will, sehr wichtige Nahrungsmittel. Champignons sind zwar kein Gemüse im engeren Sinne, aber sie enthalten krebshemmende Lektine. Artischokken sind gut für die Leber und die Gallenblase, die zu den Schwachstellen des B-Typs gehören. Pastinaken enthalten Polysaccharide, die das Immunsystem stark stimulieren. Tomaten enthalten ein Lektin, das mit dem Speichel und den Verdauungssäften der Sekretoren der Blutgruppe B reagiert. Bei Nicht-Sekretoren der Blutgruppe B findet keine Reaktion auf Tomaten statt.

Blutgruppe B: Gemüse Portion: 1 Tasse, gekocht oder roh			
	Afrikaner	Weiße	Asiaten
Für Sekretoren bekömmliche Nahrungsmittel	unbegrenzt	unbegrenzt	unbegrenzt
Für Sekretoren neutrale Lebensmittel	2–5 mal pro Woche	2–5 mal pro Woche	2–5 mal pro Woche
Für Nicht-Sekretoren bekömmliche Nahrungsmittel	unbegrenzt	unbegrenzt	unbegrenzt
Für Nicht-Sekretoren neutrale Lebensmittel	2–3 mal pro Woche	2–3 mal pro Woche	2–3 mal pro Woche
MM-Typ	Essen Sie möglichst bekömmliche Lebensmittel aus der Stufe eins.		

Stufe eins		
Nahrungsmittel	Blutgruppe B Sekretoren	Blutgruppe B Nicht-Sekretoren
Akazie (Gummi arabicum)	zu vermeiden	zu vermeiden
Aloe/Aloe-Tee/ Aloe-Saft	zu vermeiden	zu vermeiden
Brokkoli	bekömmlich	bekömmlich
Grünkohl	bekömmlich	bekömmlich
Ingwer	bekömmlich	bekömmlich
Möhren	bekömmlich	bekömmlich
Oliven (schwarz)	zu vermeiden	zu vermeiden
Pastinaken	bekömmlich	bekömmlich
Rettich	zu vermeiden	zu vermeiden
Rosenkohl	bekömmlich	bekömmlich
Rote Rüben	bekömmlich	bekömmlich
Rote-Rüben-Saft/ Rübengrünsaft	bekömmlich	bekömmlich
Rübengrün	bekömmlich	bekömmlich
Rübenstiele	bekömmlich	bekömmlich
Senfkohlblätter	bekömmlich	bekömmlich
Shiitakepilze	bekömmlich	bekömmlich
Süßkartoffeln (Bataten)	bekömmlich	bekömmlich

Stufe zwei		
Nahrungsmittel	Blutgruppe B Sekretoren	Blutgruppe B Nicht-Sekretoren
Artischocken (alle Arten)	zu vermeiden	neutral
Auberginen	bekömmlich	neutral
Blumenkohl	bekömmlich	bekömmlich
Gartenkürbis	zu vermeiden	neutral
Kohl (Rot-/Weiß-/Chinakohl)	bekömmlich	neutral
Kohlsaft	bekömmlich	neutral
Oliven (grün)	zu vermeiden	zu vermeiden
Paprika (grün/gelb/Jalapeño)	bekömmlich	neutral
Paprika (rot/Cayennepfeffer)	bekömmlich	neutral
Topinambur	zu vermeiden	neutral
Yamswurzel	bekömmlich	bekömmlich

Neutral: Nahrungsmittel zur allgemeinen Ernährungsergänzung		
Nahrungsmittel	Blutgruppe B Sekretoren	Blutgruppe B Nicht-Sekretoren
Abalonepilze	neutral	neutral
Agar-Agar	neutral	zu vermeiden
Alfalfasprossen	neutral	neutral
Bambussprossen	neutral	neutral
Chicorée	neutral	neutral
Chilis	neutral	neutral

Fortsetzung siehe folgende Seite

Neutral: Nahrungsmittel zur allgemeinen Ernährungsergänzung *(Fortsetzung)*		
Nahrungsmittel	Blutgruppe B Sekretoren	Blutgruppe B Nicht-Sekretoren
Daikon (japan. Rettich)	neutral	neutral
Endivie	neutral	neutral
Eskarol (Winterendivie)	neutral	neutral
Fenchel	neutral	neutral
Gurke	neutral	neutral
Gurkensaft	neutral	neutral
Kapern	neutral	neutral
Knoblauch	neutral	bekömmlich
Knollensellerie	neutral	neutral
Kohlrabi	neutral	neutral
Kombualgen	neutral	neutral
Lauch	neutral	neutral
Löwenzahn	neutral	neutral
Meerrettich	neutral	neutral
Möhrensaft	neutral	neutral
Pak-Choi	neutral	neutral
Romanasalat	neutral	neutral
Rucola	neutral	neutral
Salat (Kopf-/ Eisberg-/ gemischter Blattsalat)	neutral	neutral
Sellerie/Selleriesaft	neutral	neutral
Spargel	neutral	neutral
Spargelerbsen	neutral	neutral
Staudensellerie	neutral	neutral

Obst und Fruchtsäfte

Eine Ernährung, die reich an geeigneten Früchten und Gemüsen ist, kann zur Gewichtsabnahme beitragen, indem sie die Wirkungen von Insulin dämpft. Obst kann außerdem helfen, den extrazellulären Wassergehalt des Körpers zu verringern und den intrazellulären Wassergehalt zu steigern. Ananas ist reich an Enzymen, die dazu beitragen können, Entzündungen zu heilen und einen ausgeglichenen Wasserhaushalt herzustellen. Andere Früchte, wie etwa rote Grapefruit und Wassermelone, liefern Lykopin, dasselbe Antioxidans, das in den aus anderem Grunde problematischen Tomaten enthalten ist. Seien Sie sich darüber im klaren, daß das B-Antigen oft zu einzigartigen Reaktionen führen kann. Avocados, Persimonen und Granatäpfel enthalten Lektine, die die Zellen des B-Typs agglutinieren können. Die Nicht-Sekretoren der Blutgruppe B profitieren von einem größeren Spektrum an Früchten als die Sekretoren. Die Nicht-Sekretoren der Blutgruppe B sollten aber vielleicht stark glukosehaltige Früchte wie Trauben, Feigen und Datteln nur in kleineren Mengen genießen, wenn sie feststellen, daß sie übermäßig empfindlich auf Zucker reagieren oder einen Bauch ansetzen.

Blutgruppe B: Obst und Fruchtsäfte **Portion: 1 Tasse oder eine Frucht**			
	Afrikaner	Weiße	Asiaten
Sekretoren	2–4 mal pro Woche	3–5 mal pro Woche	3–5 mal pro Woche
Nicht-Sekretoren	2–3 mal pro Woche	2–3 mal pro Woche	2–3 mal pro Woche

Stufe eins		
Nahrungsmittel	Blutgruppe B Sekretoren	Blutgruppe B Nicht-Sekretoren
Ananas/Ananassaft	bekömmlich	bekömmlich
Avocado	zu vermeiden	zu vermeiden
Granatäpfel	zu vermeiden	zu vermeiden
Persimonen (Kaki)	zu vermeiden	zu vermeiden
Pflaumen (alle Arten)	bekömmlich	bekömmlich
Preiselbeeren/ Preiselbeersaft	bekömmlich	bekömmlich

Stufe zwei		
Nahrungsmittel	Blutgruppe B Sekretoren	Blutgruppe B Nicht-Sekretoren
Bananen	bekömmlich	neutral
Kaktusfeigen	zu vermeiden	zu vermeiden
Kokosmilch	zu vermeiden	zu vermeiden
Papaya/Papayasaft	bekömmlich	bekömmlich
Sternfrucht (Karambola)	zu vermeiden	zu vermeiden
Trauben (alle Arten)	bekömmlich	bekömmlich

Neutral: Nahrungsmittel zur allgemeinen Ernährungsergänzung		
Nahrungsmittel	Blutgruppe B Sekretoren	Blutgruppe B Nicht-Sekretoren
Äpfel	neutral	neutral
Apfelmost/Apfelsaft	neutral	neutral
Aprikosen/ Aprikosensaft	neutral	neutral

Fortsetzung siehe folgende Seite

Neutral: Nahrungsmittel zur allgemeinen Ernährungsergänzung *(1. Fortsetzung)*		
Nahrungsmittel	Blutgruppe B Sekretoren	Blutgruppe B Nicht-Sekretoren
Birnen/Birnensaft	neutral	neutral
Blaubeeren (Heidelbeeren)	neutral	bekömmlich
Boysenbeeren	neutral	bekömmlich
Brombeeren/ Brombeersaft	neutral	bekömmlich
Brotfrucht	neutral	neutral
Datteln	neutral	neutral
Dewberry (amerikanische)	neutral	neutral
Erdbeeren	neutral	neutral
Feigen (frisch/getrocknet)	neutral	bekömmlich
Galia-Melonen	neutral	neutral
Grapefruit/ Grapefruitsaft	neutral	neutral
Guaven/Guavensaft	neutral	bekömmlich
Himbeeren	neutral	neutral
Holunderbeeren (schwarz/blau)	neutral	bekömmlich
Honeydew (Wintermelonenart)	neutral	zu vermeiden
Johannisbeeren (schwarz/rot)	neutral	bekömmlich
Kantalupmelonen	neutral	zu vermeiden

Fortsetzung siehe folgende Seite

Neutral: Nahrungsmittel zur allgemeinen Ernährungsergänzung *(2. Fortsetzung)*		
Nahrungsmittel	Blutgruppe B Sekretoren	Blutgruppe B Nicht-Sekretoren
Kirschen (alle Arten)	neutral	bekömmlich
Kirschsaft (von Süßkirschen)	neutral	bekömmlich
Kiwi	neutral	neutral
Kochbananen	neutral	neutral
Kumquat	neutral	neutral
Limetten/Limettensaft	neutral	neutral
Litschis	neutral	neutral
Loganbeeren	neutral	neutral
Mandarinen/ Mandarinensaft	neutral	neutral
Mango/Mangosaft	neutral	neutral
Maulbeeren	neutral	neutral
Nektarinen/ Nektarinensaft	neutral	neutral
Orangen/Orangensaft	neutral	neutral
Pfirsiche	neutral	neutral
Pflaumen (alle Arten)/ Pflaumensaft	neutral	neutral
Quitten	neutral	neutral
Rosinen	neutral	neutral
Stachelbeeren	neutral	neutral
Wintermelonen	neutral	neutral

Fortsetzung siehe folgende Seite

Neutral: Nahrungsmittel zur allgemeinen Ernährungsergänzung *(3. Fortsetzung)*		
Nahrungsmittel	Blutgruppe B Sekretoren	Blutgruppe B Nicht-Sekretoren
Youngberry (Brombeer-/Himbeer-kreuzung	neutral	neutral
Zitronen/Zitronensaft	neutral	neutral
Zitronenwasser	neutral	neutral
Zuckermelone	neutral	neutral

Öle

B-Typen fahren am besten mit einfach ungesättigten Ölen (wie Olivenöl) und mit Ölen, die reich an Fettsäuren der Omega-Reihe sind, wie etwa Leinöl. Walnußöl und das Öl der schwarzen Johannisbeere sind für Nicht-Sekretoren der Blutgruppe B ausgesprochen gut, die bei der Aufspaltung von Ölen gegenüber den Sekretoren ein wenig im Vorteil sind. Achten Sie darauf, Sesamöl, Sonnenblumenöl und Maiskeimöl zu meiden, denn sie enthalten Lektine, die für die Verdauung des B-Typs schädlich sind.

Blutgruppe B: Öle **Portion: 1 Eßlöffel**			
	Afrikaner	Weiße	Asiaten
Sekretoren	3–7 mal pro Woche	3–7 mal pro Woche	3–6 mal pro Woche
Nicht-Sekretoren	5–8 mal pro Woche	5–8 mal pro Woche	5–8 mal pro Woche

Stufe eins		
Nahrungsmittel	Blutgruppe B Sekretoren	Blutgruppe B Nicht-Sekretoren
Baumwollsaatöl	zu vermeiden	zu vermeiden
Borretschsamenöl	zu vermeiden	zu vermeiden
Distelöl	zu vermeiden	zu vermeiden
Erdnußöl	zu vermeiden	zu vermeiden
Kastoröl (Rizinusöl)	zu vermeiden	zu vermeiden
Kokosöl	zu vermeiden	zu vermeiden
Maiskeimöl	zu vermeiden	zu vermeiden
Olivenöl	bekömmlich	bekömmlich
Sesamöl	zu vermeiden	zu vermeiden
Sojaöl	zu vermeiden	zu vermeiden
Sonnenblumenöl	zu vermeiden	zu vermeiden

Stufe zwei		
Nahrungsmittel	Blutgruppe B Sekretoren	Blutgruppe B Nicht-Sekretoren
Rapsöl	zu vermeiden	zu vermeiden

Neutral: Nahrungsmittel zur allgemeinen Ernährungsergänzung		
Nahrungsmittel	Blutgruppe B Sekretoren	Blutgruppe B Nicht-Sekretoren
Dorschleberöl (Lebertran)	neutral	neutral
Leinöl	neutral	bekömmlich
Mandelöl	neutral	neutral
Nachtkerzenöl	neutral	neutral

Fortsetzung siehe folgende Seite

Neutral: Nahrungsmittel zur allgemeinen Ernährungsergänzung *(Fortsetzung)*		
Nahrungsmittel	Blutgruppe B Sekretoren	Blutgruppe B Nicht-Sekretoren
Schw. Johannisbeeröl	neutral	bekömmlich
Walnußöl	neutral	bekömmlich
Weizenkeimöl	neutral	neutral

Kräuter, Gewürze und Verdickungsmittel

Viele Gewürze haben eine leichte bis mittlere Heilwirkung, oft durch die Beeinflussung der Bakterienmenge im unteren Dickdarm. Viele gebräuchliche Gummisorten wie Guarkernmehl sollten gemieden werden, da sie die Wirkung von Lektinen in Nahrungsmitteln verstärken können. Melasse ist für den B-Typ ein bekömmliches Mittel zum Süßen, da sie zusätzliches Eisen liefern kann. Kurkuma, das in Curry enthalten ist, besitzt einen starken Wirkstoff namens Kurkumin, der die Konzentration von Toxinen im Darm verringern hilft. Bierhefe ist für Nicht-Sekretoren des B-Typs bekömmlich, da sie den Glukosestoffwechsel fördert und zu einer gesunden Bakterienflora im Verdauungstrakt beiträgt. Am besten reagiert der B-Typ auf wärmende Gewürze wie Ingwer, Meerrettich und Cayennepfeffer.

Stufe eins		
Nahrungsmittel	Blutgruppe B Sekretoren	Blutgruppe B Nicht-Sekretoren
Aspartam	zu vermeiden	zu vermeiden
Carrageenan	zu vermeiden	zu vermeiden
Curry	bekömmlich	bekömmlich
Guarkernmehl	zu vermeiden	zu vermeiden
Maissirup	zu vermeiden	zu vermeiden
Maisstärke	zu vermeiden	zu vermeiden
Mandelessenz	zu vermeiden	zu vermeiden
Natrium-L-Glutamat	zu vermeiden	zu vermeiden
Petersilie	bekömmlich	bekömmlich
Pfeffer (schwarz/weiß)	zu vermeiden	zu vermeiden
Süßholzwurzel	bekömmlich	bekömmlich
Tomatenketchup	zu vermeiden	zu vermeiden

Stufe zwei		
Nahrungsmittel	Blutgruppe B Sekretoren	Blutgruppe B Nicht-Sekretoren
Gelatine	zu vermeiden	zu vermeiden
Gerstenmalz	zu vermeiden	zu vermeiden
Guarana	zu vermeiden	zu vermeiden
Maltodextrin	zu vermeiden	zu vermeiden
Piment (Nelkenpfeffer)	zu vermeiden	zu vermeiden
Sojasauce	zu vermeiden	zu vermeiden
Traubenzucker	zu vermeiden	zu vermeiden

Fortsetzung siehe folgende Seite

Stufe zwei *(Fortsetzung)*		
Nahrungsmittel	Blutgruppe B Sekretoren	Blutgruppe B Nicht-Sekretoren
Wacholder	zu vermeiden	zu vermeiden
Zimt	zu vermeiden	zu vermeiden
Zuckerrohrsaft	zu vermeiden	zu vermeiden

Neutral: Nahrungsmittel zur allgemeinen Ernährungsergänzung		
Nahrungsmittel	Blutgruppe B Sekretoren	Blutgruppe B Nicht-Sekretoren
Ahornsirup	neutral	neutral
Anis	neutral	neutral
Apfelpektin	neutral	neutral
Basilikum	neutral	neutral
Bergamottöl	neutral	neutral
Bohnenkraut	neutral	neutral
Carob	neutral	neutral
Chilipulver	neutral	neutral
Dill	neutral	neutral
Fruchtzucker	neutral	zu vermeiden
Gewürznelken	neutral	neutral
Grüne Minze	neutral	neutral
Honig	neutral	neutral
Kardamom	neutral	neutral
Kerbel	neutral	neutral
Koriander	neutral	neutral

Fortsetzung siehe folgende Seite

Neutral: Nahrungsmittel zur allgemeinen Ernährungsergänzung *(1. Fortsetzung)*		
Nahrungsmittel	Blutgruppe B Sekretoren	Blutgruppe B Nicht-Sekretoren
Kreuzkümmel	neutral	neutral
Kümmel	neutral	neutral
Lorbeerblatt	neutral	neutral
Majoran	neutral	neutral
Mayonnaise	neutral	neutral
Meersalz	neutral	neutral
Melasse	neutral	neutral
Minze	neutral	neutral
Muskatblüte	neutral	neutral
Muskatnuß	neutral	neutral
Oregano	neutral	bekömmlich
Paprika	neutral	neutral
Pfeffer (Körner/ getr. Chilischoten)	neutral	neutral
Pfefferminze	neutral	neutral
Pfeilwurzelmehl	neutral	neutral
Reissirup	neutral	neutral
Relish	neutral	zu vermeiden
Rosmarin	neutral	neutral
Rotalge	neutral	neutral
Safran	neutral	neutral
Salatsaucen	neutral	neutral
Salbei	neutral	neutral

Fortsetzung siehe folgende Seite

Neutral: Nahrungsmittel zur allgemeinen Ernährungsergänzung *(2. Fortsetzung)*		
Nahrungsmittel	Blutgruppe B Sekretoren	Blutgruppe B Nicht-Sekretoren
Schnittlauch	neutral	neutral
Schokolade	neutral	neutral
Senf (zubereitet, mit Essig)	neutral	neutral
Senf (zubereitet, ohne Essig)	neutral	neutral
Senfpulver	neutral	neutral
Weinstein	neutral	neutral
Zucker (braun/weiß)	neutral	zu vermeiden

Getränke

Nicht-Sekretoren mit der Blutgruppe B trinken vielleicht gelegentlich gern ein Glas Wein zum Essen; wenn sie ihn in Maßen genießen, tut er ihrem Herz-Kreislauf-System ausgesprochen gut. Grüner Tee sollte zum Diätplan eines jeden B-Typs gehören. Er enthält Polyphenole, die die Produktion schädlicher Polyamine blockieren.

Stufe eins		
Nahrungsmittel	Blutgruppe B Sekretoren	Blutgruppe B Nicht-Sekretoren
Grüner Tee	bekömmlich	bekömmlich

Stufe zwei		
Nahrungsmittel	Blutgruppe B Sekretoren	Blutgruppe B Nicht-Sekretoren
Limonade (verschiedene/Diätlimonaden/Cola)	zu vermeiden	zu vermeiden
Mineralwasser	zu vermeiden	neutral
Spirituosen	zu vermeiden	neutral

Neutral: Nahrungsmittel zur allgemeinen Ernährungsergänzung		
Nahrungsmittel	Blutgruppe B Sekretoren	Blutgruppe B Nicht-Sekretoren
Bier	neutral	neutral
Kaffee (normal/koffeinfrei)	neutral	zu vermeiden
Rotwein	neutral	bekömmlich
Schwarztee (normal/koffeinfrei)	neutral	zu vermeiden
Weißwein	neutral	bekömmlich

Individuelle Therapien für chronische Krankheiten

Wie Sie Ihrem Risikoprofil entnehmen können, sind Menschen mit der Blutgruppe B anfälliger für bestimmte chronische Krankheiten als Menschen mit anderen Blutgruppen. Im folgenden Abschnitt werden diese Krankheiten, die mit der Blutgruppe B zusammenhängen, als Ergänzung zu Ihrer blutgruppenspezifischen Diät der Stufe zwei ausführlich besprochen und zahlreiche Therapievorschläge gemacht.

Siehe Tabelle der Krankheitsrisiken für die Blutgruppe B auf Seite 368.

Für die Blutgruppe B spezifische Stoffwechselstörungen

Syndrom X

Syndrom X

Das Gleichgewicht des Stoffwechsels wird bei der Blutgruppe B stark von den sehr ausgeprägten Wirkungen der Lektine bestimmter Nahrungsmittel beeinflußt. Die Lektine in Huhn/Hähnchen, Mais, Buchweizen, Linsen, Erdnüssen und Sesamsaat verursachen Insulinresistenz, die wiederum zu Gewichtszunahme, Flüssigkeitsretention und Unterzuckerung führt.

B-Typen, die Gewicht verlieren wollen, sollten unbedingt auf Weizen verzichten, mehr noch auf Mais.

In der Reaktion auf Weizen ist der B-Typ dem 0-Typ ähnlich. Das in Weizen enthaltene Lektin verschärft die Probleme, die andere stoffwechselhemmende Nahrungsmittel verursachen. Wird die Nahrung nicht effizient verdaut und zu Energie für den Körper verbrannt, wird sie als Fett gespeichert. An sich greift das Weizenlektin den B-Typ nicht so stark an wie den 0-Typ. Wenn der B-Typ jedoch zusätzlich zum Weizen noch Mais, Buchweizen, Linsen und Erdnüsse ißt, sind die Folgen ebenso schädlich. B-Typen, die abnehmen wollen, sollten Weizen auf alle Fälle meiden. Viele Roggenprodukte können für den B-Typ aber ebenso schädlich sein und sollten ebenfalls mit Vorsicht genossen werden.

Wenn Sie als B-Typ diese lektinhaltigen Nahrungsmittel von Ihrem Speiseplan streichen, können Sie meiner Erfahrung nach Ihr Gewicht sehr erfolgreich kontrollieren. Bei Ihnen sind keinerlei natürliche physiologische Hindernisse gegen das Abnehmen vorhanden, wie etwa Schilddrüsenprobleme, die dem 0-Typ die Gewichtsreduktion erschweren können, allerdings können bei Ihnen Schwierigkeiten mit einem Überschuß an Cortisol auftreten, wenn Sie sich keine Zeit zur Entspannung und zum Visualisieren nehmen. Ihr Verdauungssystem ist von Natur aus sehr ausgeglichen. Wenn Sie abnehmen wollen, brauchen Sie sich lediglich an Ihre Diät zu halten.

Manche Menschen wundern sich, daß es B-Typen nicht schwerer fällt, ihr Gewicht zu kontrollieren, da ihnen Milchprodukte als bekömmlich empfohlen werden. Aber wenn Sie zu viele Nahrungsmittel mit einem hohen Kaloriengehalt essen, dann nehmen Sie natürlich auch zu. Der mäßige Genuß von Milchprodukten, besonders von fermentierten wie Kefir oder Joghurt, unterstützt Ihre Verdauung, fördert eine gesunde Darmflora und vermehrt das aktive Gewebe. Milchprodukte tun Ihnen gut.

Wenn Sie von den Empfehlungen für die Blutgruppe B abweichen, dann sind Sie anfällig für einige Stoffwechselstörungen, die zum Syndrom X gehören – besonders Fettleibigkeit, Insulinresistenz und erhöhte Triglyceridwerte. Wenn Sie ein Nicht-Sekretor der Blutgruppe B sind, steigt Ihr Risiko beträchtlich.

Ein klassisches Anzeichen für Insulinresistenz ist beim B-Typ die sogenannte »Apfelfigur«, für die ein stattlicher Taillenumfang typisch ist. Fettzellen am Bauch geben leichter Fett ins Blut ab als Fettzellen an anderen Körperstellen. So haben beispielsweise Menschen mit »Birnenfigur«, bei denen die Fettpolster vor allem an Hüften und Schenkeln sitzen, nicht dieselben Gesundheitsrisiken. Die Abgabe von Fett aus Zellen am Bauch beginnt schon innerhalb von drei bis vier Stunden nach einer Mahlzeit, während sie bei Fettzellen an anderen Stellen wesentlich länger dauert. Diese rasche Abgabe zeigt sich in Form von höheren Werten für Triglyceride und freie Fettsäuren. Freie Fettsäuren führen zu Insulinresistenz, und erhöhte Triglyceridwerte fallen normalerweise mit niedrigen Werten für HDL (high density lipoproteins, Lipoproteine mit hoher Dichte) oder »gutem« Cholesterin zusammen. Die Überproduktion von Insulin als Folge von Insulinresistenz erhöht, nach manchen Untersuchungsergebnissen, das »sehr schlechte« Cholesterin VLDL (engl. very low density lipoproteins, Lipoproteine sehr niedriger Dichte).

Wenn Sie zur »Apfelfigur« neigen und überschüssiges Fett am Bauch haben, müssen Sie abnehmen, um zu verhindern, daß daraus größere Probleme entstehen.

B-Typen können erfolgreich abnehmen, wenn sie ihre B-Typ-Diät etwas abändern. Außerdem habe ich festgestellt, daß B-Typen besonders gute Erfolge erzielen, wenn sie ein Diät-Tagebuch führen.
Gehen Sie Ihr Abnahmeprogramm langsam an und planen Sie es als Langzeitstrategie. Im nun folgenden Ansatz werden die wichtigsten Elemente für eine erfolgreiche Gewichtsabnahme skizziert. Jedes einzelne spielt dabei eine Rolle. Wenn Sie viel Übergewicht oder irgendeine Krankheit haben, empfehle ich Ihnen, Rücksprache mit Ihrem Arzt zu nehmen, ehe Sie diesen oder irgendeinen anderen Plan in Angriff nehmen.

1. Lernen Sie Ihr Stoffwechselprofil kennen

Zu wissen, wieviel Muskelgewebe, wieviel Prozent Fettgewebe und welchen Grundumsatz Sie haben, kann für Sie wichtiger sein als zu wissen, wieviel Sie wiegen. Denn diese Faktoren sagen aus, wie es um das Gleichgewicht Ihres Stoffwechsels steht. Ihr Ziel ist nicht einfach, Pfunde zu verlieren, sondern Muskeln zu entwickeln. Ich empfehle Ihnen dringend, eine bioelektrische Impedanzmessung vornehmen zu lassen. Falls das nicht möglich ist, gibt es auch einige Methoden, die Sie selbst anwenden können, um etwas über den Zustand Ihres Stoffwechsels zu erfahren. Zwar sind diese Methoden nicht wissenschaftlich genau, aber Sie geben Ihnen einen ungefähren Hinweis.

> *Test für extrazelluläres Wasser – Ödem:*
> Drücken Sie Ihren Finger fest auf Ihr Schienbein und halten Sie den Druck fünf Sekunden lang. Wenn Sie mit dem Finger auf Muskeln oder Fett drücken, wird die Haut sofort wieder herausschnellen. Ist jedoch Wasser zwischen den Zellen, wird es seitlich verschoben und die Delle wird sich nicht sofort wieder füllen. Je länger die Vertiefung bleibt, desto mehr Wasser ist im Gewebe, und das bedeutet, daß Sie überschüssiges Wasser im Körper haben.

Messen Sie das Verhältnis von Taille und Hüfte: Überschüssiges Gewicht ist am schädlichsten – und führt am häufigsten zu Stoffwechselproblemen –, wenn es nicht an Hüften und Schenkeln, sondern vor allem am Bauch sitzt. Hier ein schneller Test für die Feststellung Ihrer Fettverteilung: Stellen Sie sich aufrecht vor einen Spiegel, in dem Sie sich ganz sehen können. Nehmen Sie ein Maßband und messen den Umfang Ihrer Taille an der schmalsten Stelle. Dann messen Sie den Umfang ihres Gesäßes an der breitesten Stelle. Teilen sie jetzt Ihren Taillenumfang durch Ihren Hüftumfang. Ein gesundes Verhältnis liegt bei Frauen zwischen 0,70 bis 0,75. Bei Männern liegt ein gesundes Verhältnis bei 0,80 bis 0,90.

2. Meiden Sie die größten Übeltäter

Um die Gewichtsabnahme zu beschleunigen, variieren Sie Ihre B-Typ-Diät in folgender Weise:

- Essen Sie keinen Mais oder Maisprodukte.
- Essen Sie keinen Weizen. Zwar haben B-Typen nicht so große Schwierigkeiten mit dem Gluten des Weizens wie 0-Typen, aber wenn Sie abnehmen wollen, sollten Sie Weizen unbedingt meiden. Ansonsten essen Sie wenig Weizen.
- Die Lektine in einigen Nahrungsmitteln hemmen beim B-Typ die Nährstoffaufnahme und einen effizienten Stoffwechsel. Ich habe bei vielen B-Typen gesehen, daß ihnen das Abnehmen nicht mehr schwerfiel, als sie die folgenden Nahrungsmittel mieden: Huhn/Hähnchen, Mais, Linsen, Erdnüsse, Sesamsaat und Buchweizen. Am schlimmsten sind Mais und Buchweizen.
- Nehmen Sie Milchprodukte mit wenig oder ganz ohne Fett zu sich und geben Sie weichen Käsesorten den Vorzug vor harten. Sie enthalten weniger Fett und Kalorien.
- Essen Sie mehrmals in der Woche Fisch oder Meeresfrüchte.

Aus der Studie über die Ergebnisse der Blutgruppendiät

Richard S.
Blutgruppe B
Mann mittleren Alters
Besserung: erfolgreiche Gewichtsabnahme

»In meinem Alter von 53 Jahren fand ich es schwierig, nicht jedes Jahr ein Pfund zuzulegen, wie so viele Menschen über 35. Ich trieb regelmäßig Sport und versuchte, meine überflüssigen 9 Pfund abzunehmen. Meine Stimmung hat sich erheblich geändert, vielleicht, weil ich aufgehört habe, Alkohol zu trinken? Ich habe in einem Monat 7–8 Pfund abgenommen, ohne viel zu vermissen. Ich hatte bereits eine andere Diät recht wirksam gefunden, aber sie gab mir nicht genug Kraft für mein Sportprogramm. Meine Frau meint, Ihre Diät sei verrückt, aber sie unterstützt mich trotzdem, weil sich meine Stimmung gebessert hat und weil ich abgenommen habe.«

---

3. Achten Sie auf Symptome eines schlechten Stoffwechsels

Achten Sie auf Anzeichen dafür, daß Ihr Stoffwechsel schlecht funktioniert, wie etwa:

Müdigkeit
Trockene Haut
Kalte Hände und Füße
Verlust des sexuellen Interesses
Verstopfung und Flüssigkeitsretention
Leichte Benommenheit im Stehen

4. Sorgen Sie für Streßabbau

Streß kann Ihnen das Abnehmen erschweren. Streßhormone fördern die Insulinresistenz und ein Ungleichgewicht der Hormone. Außerdem bauen sie durch Verbrennung nicht Fett, sondern

Muskeln ab. Hilfreiche Empfehlungen für den Streßabbau finden Sie unter Strategien für die Lebensweise (Seite 371) und Strategien für den emotionalen Ausgleich (Seite 375).

5. Ergänzen Sie Ihre Ernährung durch Mittel, die den Stoffwechsel anregen

- Magnesium: 200–300 mg pro Tag, 300–500 mg, wenn sie unter großem Streß stehen oder müde sind. Beim B-Typ besteht das Risiko eines Magnesiummangels – teilweise, weil er Calcium zu gut assimiliert. Außerdem mangelt es übergewichtigen Menschen, besonders denen, die sehr schlecht Zucker verstoffwechseln können, häufig an diesem Mineral.
- CoQ_{10}: zweimal täglich 60 mg. Das Coenzym Q_{10} ist wichtig für den Energiehaushalt und die Gesundheit des Herzens. Untersuchungen haben ergeben, daß durch eine Supplementierung der Blutdruck, der Nüchternwert des Blutzuckers und der Blutzuckerwert zwei Stunden nach Nahrungsaufnahme sowie die Glukose- und Triglyceridwerte gesenkt werden können, während die Werte für HDL oder »gutes Cholesterin« steigen. Da CoQ_{10} auch ein Antioxidans ist, trägt es zur Verringerung oxidativer Stoffwechselschwierigkeiten bei, die oft mit Fettleibigkeit einhergehen, und steigert die Wirksamkeit antioxidativer Vitamine wie A, C, E und Beta-Carotin.
- L-Carnitin, 1–2 g. L-Carnitin ist notwendig, um Fette in die Mitochondrien (die innerhalb der Zellen für die Energieproduktion zuständig sind) zu transportieren, wo sie dann als Energiequelle genutzt werden können. Es gibt auch Belege dafür, daß L-Carnitin Insulinresistenzen reduziert.
- Biotin, 2–8 mg. Das Vitamin Biotin wird für den Fettstoffwechsel benötigt. Es gibt Belege dafür, daß Biotin in der richtigen Dosis den Blutzuckerspiegel senkt, die Zuckerverträglichkeit erhöht und Insulinresistenz verringert.
- Chrom oder chromreiche Hefe: Chrom ist eine weiteres Spurenelement, das mit der Zuckerregulierung zu tun hat. In der richtigen Menge wird es gebraucht, um den Nüchternblutzuk-

kerspiegel zu regulieren und um die Sensibilität der Rezeptoren für Insulin zu erhöhen.

- Zink: 25 mg. Zink wird für die Funktion der Wachstumshormone und der Schilddrüse sowie für eine ausgewogene Streßreaktion benötigt.
- Liponsäure: 100–600 mg pro Tag können zu einer besseren Zuckerverwertung beitragen. Liponsäure ist auch ein wichtiger Nährstoff für den Energiestoffwechsel und wird als wirksames Antioxidans gerühmt.
- Pyroxidine (Vitamin B_6) unterstützen den Eiweißstoffwechsel und helfen beim Aufbau aktiver Gewebsmasse.

6. Achten Sie auf Ihre Gewohnheiten

Der Genuß von Alkohol kann Insulinresistenz verstärken, da er über den Stoffwechsel zu einem überhöhten Zuckergehalt im Blut beiträgt. Obwohl Bier im allgemeinen für den B-Typ neutral ist, sollten Sie es meiden, wenn Sie abnehmen möchten. Rotwein kann gesundheitsfördernd sein, weil er außerordentlich viele pflanzliche Wirkstoffe enthält, aber er enthält auch zusätzliche Kalorien in Form von Zucker. Wenn Sie ein Glas Wein trinken, dann am besten zum Essen, um Blutzuckerschwankungen zu verringern.

Rauchen Sie nicht. Wenn Sie rauchen, weil Sie die Gewichtszunahme fürchten, die mit dem Aufhören verbunden sein könnte, dann bedenken Sie folgendes: Chronische Raucher sind insulinresistent und haben im Vergleich zu Nichtrauchern erhöhte Insulinwerte im Blut (Hyperinsulinämie).

Für die Blutgruppe B spezifische Immunkrankheiten

Bakterielle Infektionen
Virusinfektionen, besonders des Nervensystems
Autoimmunkrankheiten

Das Immunsystem ist die schwächste Stelle eines unausgeglichenen B-Typs. Zwar schützt Sie die Blutgruppe B anscheinend ein Stück weit vor Krebs, aber dafür sind Sie außerordentlich anfällig für bakterielle Infektionen, sich langsam entwickelnde Virusinfektionen des Nervensystems und bestimmte Autoimmunkrankheiten.

Bakterielle Infektionen

Viele bakterielle Infektionen attackieren den B-Typ besonders heftig. Das hat seinen Grund. Die häufigsten Bakerien, die Infektionen hervorrufen, ähneln strukturell den Zellen der Blutgruppe B, die daher keine Antikörper gegen sie produzieren.

Nieren- und Harnwegsinfektionen

Wie bei vielen Infektionskrankheiten kann Ihre Blutgruppe die Anfälligkeit für die Reaktion auf die häufigsten Bakterien beeinflussen, die für Harnwegsinfekte verantwortlich sind. Generell sind B-Typen am häufigsten von chronischen oder stets wiederkehrenden Harnwegsinfektionen geplagt. Auch der Sekretor-Status spielt dabei eine Rolle. Bei Nicht-Sekretoren ist die Wahrscheinlichkeit, daß sie sich schwere und wiederholte Harnwegsinfekte zuziehen, deutlich höher. Wenn Sie ein Nicht-Sekretor der Blutgruppe B sind, dann haben Sie es mit einem echten Synergismus (dem Zusammenwirken von Organismen im Sinne der gegenseitigen Förderung) zu tun.[1] Sie sind zwangsläufig stärker betroffen.

Dieses höhere Risiko der Nicht-Sekretoren verdankt sich mehreren Gründen – sie können das Anhaften unerwünschter Bakterien nicht verhindern, haben mehr Rezeptoren, an die sich die Bakterien binden können, und können sich von einer bakteriellen

Besiedlung tendenziell nur schwer wieder befreien. Es gibt Belege dafür, daß Frauen und Kinder mit Nierenschrumpfung im Anschluß an wiederholte Harnwegsinfekte mit höherer Wahrscheinlichkeit Nicht-Sekretoren sind. Bei bis zu 55–60 Prozent der Nicht-Sekretoren wurde eine Nierenschrumpfung festgestellt, selbst bei regelmäßiger Behandlung der Harnwegsinfekte mit Antibiotika. Diese Tendenz scheint weniger auf der Aggressivität der Bakterien zu beruhen, die die Infektion auslösen, als auf der stärkeren Entzündungsreaktion der Nicht-Sekretoren gegen die bakterielle Infektion.
Viele verschiedene Bakterien können einen Harnwegsinfekt auslösen. Beim B-Typ treten am häufigsten die folgenden auf:

Klebsiella pneumoniae
Proteus Sp.
Pseudomonas Sp.

Vorbeugende Maßnahmen gegen Harnwegsinfekte:

- Preiselbeeren und Heidelbeeren haben eine adhäsionshemmende Wirkung, hindern also Bakterien daran, sich an den Zellen in der Blase und in den Harnwegen festzusetzen.
- Bärentraubenblätter (*Uvae ursi folium*) sind ein ausgezeichnetes pflanzliches Mittel gegen Harnwegsinfekte.
- Südafrikanische Buchublätter (*Buccu folium*) sind ein weiteres hervorragendes Pflanzenheilmittel, das sich gut für den B-Typ eignet.
- Nehmen Sie viele fermentierte Milchprodukte zu sich, denn sie tragen zu einem ausgeglichenen Milieu in den Harnwegen bei.

Grippe (Influenza)

Die Blutgruppe B hat von allen Blutgruppen die schwächste Abwehr gegen die verbreitetsten Grippeviren (A H1 N1 und A H3 N2). Ich empfehle Ihnen dringend, regelmäßig Holunderbeerenextrakt einzunehmen – einen Teelöffel 3–4mal täglich in der

Grippezeit. Holunder wird seit Jahrhunderten von Heilpflanzenkundigen eingesetzt und verhindert nachweislich die Vermehrung aller Stämme von Grippeviren. Holunder wirkt durch eine Stärkung der Immunreaktion und durch die Hemmung der Neuroaminidase. Das ist ein Enzym, dessen Wirkung verhindert werden *soll*, denn es erhöht die Fähigkeit von Mikroorganismen, in Gewebe einzudringen und es zu zerstören. Außerdem fördert Neuroaminidase die zerstörerische Wirkung von Lektinen.
Bitte beachten Sie: Eine erhebliche Überschreitung der empfohlenen Dosis kann zu Übelkeit führen.

E. coli

Viele der am stärksten krankheitserregenden Formen von Escherichia coli, die Durchfälle verursachen können, sind immunologisch ähnlich aufgebaut wie die B-Antigene.[2] Dadurch sind Sie gegen eine Infektion wehrlos. Ihre beste Form der Gegenwehr ist Vorbeugung:

- Servieren Sie niemals Hamburger oder andere Speisen, die Hackfleisch enthalten, roh oder halbroh. Wenn Hackfleisch richtig durchgegart ist, sieht es innen nicht mehr rosa aus, sondern braun, und hat eine Innentemperatur von 70 °C. Der Fleischsaft ist farblos.
- Essen Sie keine rohen Sprossen.
- Hände, Küchengeräte und Arbeitsflächen, die mit Lebensmitteln in Berührung kommen, müssen zwischen dem Kontakt mit rohem Fleisch und dem Kontakt mit bereits gegarten oder roh servierten Nahrungsmitteln mit warmem Seifenwasser abgewaschen werden.
- Eine sorgfältige Hygiene trägt entscheidend dazu bei, die Weitergabe von Krankheiten durch infizierte Personen zu verhindern. Nach der Benutzung der Toilette oder wenn man Windeln gewechselt hat, sollten die Hände stets mit warmem Wasser und Seife gewaschen werden. Personen, die an Durchfall leiden, sollten keine Mahlzeiten für andere zubereiten oder sie ihnen servieren. Persönliche Toilettengegenstände

im Badezimmer sollten zugedeckt im Medizinschrank aufbewahrt werden.

Wenn Sie dennoch eine Infektion mit E. coli bekommen, wirken Sie der dehydrierenden Wirkung des Durchfalls durch reichliche Flüssigkeitsaufnahme entgegen. Untersuchungsergebnisse deuten darauf hin, daß die bei Dehydrierung als Ergänzung zugeführte Flüssigkeit sowohl Salz als auch Zucker enthalten muß, um die Lebensfunktionen stabilisieren zu können. Zu diesen Flüssigkeiten sollten frische Gemüsesäfte (wie Möhren- oder Selleriesaft) und Fruchtsäfte (wie Heidelbeersaft) gehören. Auch Fleisch- und Gemüsebrühe und bekömmliche Tees wie Kamillentee eignen sich gut. Probiotische Bakterien in Form von Ergänzungsstoffen und fermentierte Milchprodukte sind Gegenspieler der E. coli und der meisten anderen pathogenen Bakterien im Magen-Darm-Trakt.

Streptokokkeninfektionen

Streptokokkeninfektionen treten bei Menschen mit der Blutgruppe B häufiger auf als bei denen anderer Blutgruppen, zum Beispiel in Form von Streptokokkenangina oder schwereren Krankheiten wie toxischem Schocksyndrom, Bakteriämie und Lungenentzündung. Eine schwere Form einer Streptokokkeninfektion tritt hauptsächlich bei Neugeborenen auf. Folgen dieser Infektion können Sepsis (Blutvergiftung), Lungenentzündung und Meningitis sein. Es kann auch zu neurologischen Komplikationen kommen, die einen Verlust des Seh- oder Hörvermögens oder eine Verlangsamung der geistigen Entwicklung nach sich ziehen. Eine Infektion verläuft bei 6 Prozent der Säuglinge und 16 Prozent der Erwachsenen tödlich.[3]

Es besteht ein Zusammenhang zwischen der Blutgruppe B und neonatalen Streptokokkeninfektionen durch Erreger der Gruppe B. Dieser Zusammenhang ist so stark, daß er sogar aufgrund der Blutgruppe der Mutter zum Tragen kommt. Das heißt, ein Säugling mit der Blutgruppe B und einer Mutter mit der Blutgruppe B hat ein doppeltes Risiko.

Virusinfektionen besonders des Nervensystems

Ich weiß von vielen Fällen von Fibromyalgie, die sich durch Einhaltung der Blutgruppendiät durchschlagend gebessert haben. Auf der Liste der Nahrungsmittel, von denen bekannt ist, daß sie zu Gelenkentzündungen führen, stehen Getreide sicherlich ganz oben. Ein Forscher sagt über die Lektine: »Ihre Vermeidung ist häufig die einzige diätetische Maßnahme, die erforderlich ist, vor allen in den frühen Stadien.«[4] Wie wir gesehen haben, enthalten unsere gebräuchlichsten Getreidearten Lektine, und viele von ihnen binden sich mit Vorliebe an Zucker – besonders an N-Acetyl-Glucosamin (NAG) – die in Bindegewebe reichlich zu finden sind. Vor allem Weizenkeimlektin hat eine Affinität zu NAG. Ich habe den Verdacht, daß ein erheblicher Teil der Besserung einfach das Ergebnis der Vermeidung von Weizen ist, besonders bei der Blutgruppe B.

Aus der Studie über die Ergebnisse der Blutgruppendiät

John W.
Blutgruppe B
Mann mittleren Alters
Besserung: Chronische Erschöpfung (CFS)

»Ich litt seit mehreren Jahren an vielen Symptomen der Chronischen Erschöpfung (CFS). Manchmal hatte ich das Gefühl, es trete eine Besserung ein, aber die Symptome kamen immer wieder. Anfang März 1999 begann ich nach der Blutgruppendiät zu essen und stellte fast sofort eine Besserung fest (innerhalb von drei Tagen). Im Laufe der letzten beiden Monate konnte ich wieder joggen, und – was noch wichtiger ist – meine geistigen Fähigkeiten sind wieder in Ordnung. Ich bin sicher, Dr. D. ist auf einer heißen Spur, und ich kann nur hoffen, daß seine Ideen bald mehr Anerkennung bei Ärzten und bei der Öffentlichkeit finden.«

Vorbeugende Maßnahmen:

- Halten Sie sich an die B-Typ-Diät.
- Nehmen Sie Holunder ein. In Versuchen wurde nachgewiesen, daß Holunderbeeren die Replikation aller getesteten Stämme von humanen Grippeviren hemmt. In einer durch Placebogaben kontrollierten Doppelblindstudie ließ sich zeigen, daß ein Extrakt aus Holunderbeeren bei der Behandlung von Influenza B wirksam ist. Patienten, die Holunderextrakt einnahmen, erholten sich wesentlich schneller – über 70 Prozent ging es nach zwei Tagen besser, und über 90 Prozent hatten die Infektion nach drei Tagen vollständig überwunden. Dagegen fühlten sich Patienten, die ein Placebo erhalten hatten, vielfach erst nach bis zu sechs Tagen wieder wohl. Die Forscher fanden heraus, daß bei Patienten, die Holunder einnahmen, der Körper den Grippevirus rascher und besser erkennen und ihn als Feind einstufen konnte. In meiner Praxis kommen Patienten, die eine Mischung aus Holunder-, Heidelbeer-, Kirsch- und Apfelkonzentrat einnehmen, im allgemeinen unbeschadet durch die Grippezeit. Beachten Sie jedoch, daß bei der täglichen Einnahme von Holunder mehr nicht immer besser ist. Hohe Dosierungen führen zu Übelkeit. Wenn Sie einer Grippe vorbeugen wollen, nützt Ihnen eine kleine Menge pro Tag mehr. Ich empfehle Holunder vor allem Menschen mit den Blutgruppen B und AB, weil sie generell anfälliger für Grippeviren sind. Für eine Behandlung verordnen wir 2 Eßlöffel, 3–4mal täglich, für Erwachsene und für Kinder proportional zu ihrem Körpergewicht entsprechend weniger.
- Essen Sie exotische Pilze. Shiitake-, Maitake- und Reishipilze unterstützen langfristig die Widerstandskraft gegen Viren ganz erheblich.
- Nehmen Sie B-Vitamine ein, vor allem Riboflavin und Thiamin, um die Gesundheit der Nerven zu fördern.
- Arginin (250 mg) kann die Stickoxidproduktion vermehren und die Abwehr gegen Viren steigern.
- Nehmen Sie Astragalus-Wurzel-Extrakt (*Astragalus membra-*

naceus), das 0,8–1% Isoflavone enthält. Diese Pflanze wirkt sich sehr günstig auf das Immunsystem aus, denn sie steigert nachweislich die Aktivität von NK-Zellen, sorgt für eine ausgeglichene Funktion des Immunsystems und wirkt Streß und Viren aktiv entgegen.

- Süßholzwurzel fördert die Virenabwehr des Immunsystems.
- Probiotische Bakterien als Nahrungsergänzung fördern eine Reihe von Aktivitäten des Immunsystems, die speziell der Virenabwehr gelten.
- Apfelpektin ist reich an Polysacchariden, die ein Anhaften von Viren und Bakterien verhindern können.

Autoimmunkrankheiten

Viele der Autoimmunkrankheiten sind selten, aber insgesamt gesehen treffen sie Millionen von Menschen. Die meisten Autoimmunkrankheiten treten bei Frauen häufiger auf als bei Männern. Und sie brechen vor allem bei Frauen im arbeits- und geburtsfähigen Alter aus. Das deutet stark darauf hin, daß möglicherweise hormonale Auslöser dabei eine Rolle spielen. Manche Autoimmunkrankheiten sind bei bestimmten Bevölkerungsgruppen häufiger als bei anderen. Lupus ist unter afroamerikanischen Frauen und Frauen lateinamerikanischer Abstammung weitaus stärker verbreitet als bei den weißen Frauen europäischer Abstammung. Rheumatoide Arthritis und Sklerodermie betreffen viel mehr Angehörige bestimmter indianischer Bevölkerungsgruppen als die Gesamtbevölkerung der Vereinigten Staaten.[5]

Aus der Studie über die Ergebnisse der Blutgruppendiät

Nora A.
Blutgruppe B
Frau mittleren Alters
Besserung: Arthritis

»Ich hatte wegen äußerst schmerzhafter Arthritis in Hüften und Knien einen Rheumatologen aufgesucht. Es taten mir auch noch andere Gelenke weh – aber Hüften und Knie waren am schlimmsten. Nachdem ich etwa 30 Tage lang die Nahrungsmittel weggelassen hatte, die ich meiden soll, und statt dessen die empfohlenen aß, stellte ich ein erhebliches Nachlassen der Schmerzen fest. Jetzt habe ich praktisch gar keine arthritischen Schmerzen mehr. Außerdem habe ich eine Menge abgenommen. Das hatte ich aber auch schon vorher getan und meine Arthritis trotzdem behalten. Der wunderbare Unterschied für mich ist das schmerzfreie Leben, das ich jetzt genieße!«

Träger der Blutgruppe B sind besonders anfällig für Autoimmunkrankheiten wie rheumatoide Arthritis, Lupus und Sklerodermie. Im allgemeinen tendieren Nicht-Sekretoren erheblich stärker zu Autoimmunkrankheiten als Sekretoren, besonders wenn sie durch eine Infektion ausgelöst werden. Nicht-Sekretoren haben außerdem genetisch bedingte Schwierigkeiten, Immunkomplexe aus ihrem Gewebe auszuscheiden, was zu einem erhöhten Risiko führt, daß diese das Gewebe angreifen, in dem sie enthalten sind. Ein besonders hohes Risiko haben Sie, wenn Sie ein Nicht-Sekretor der Blutgruppe B sind.
Neben der Einhaltung der B-Typ-Diät tragen die folgenden Nahrungsergänzungsmittel zur Stärkung des Immunsystems bei:

- Magnesium (300–500 mg täglich)
- Süßholzwurzel-Extrakt – Süßholz ist als virenabwehrende

Substanz bekannt und beugt dem Chronischen Erschöpfungssyndrom vor.
- Lecithin – es stimuliert das Immunsystem des B-Typs.
- Larch AG – stärkt auf sichere und safte Weise das Immunsystem.

Chronische Erschöpfung (Chronic Fatigue Syndrome: CFS)

Bei Chronischer Erschöpfung helfen einige Ernährungsstrategien, und allmählich werden sie sogar in der Schulmedizin immer mehr eingesetzt. Bei über 50 Prozent aller Fälle hat man Magnesiummangel und oxidative Stoffwechselschwierigkeiten festgestellt. Eine gründliche Lektüre der Literatur zu Chronischer Erschöpfung läßt vermuten, daß dabei eine Reihe von geringfügigen Ernährungsdefiziten eine Rolle spielen könnte. So etwa ein Mangel an verschiedenen B-Vitaminen, Vitamin C, Magnesium, Natrium, Zink, L-Tryptophan, L-Carnitin, Coenzym Q_{10} und essentiellen Fettsäuren. Jeder dieser Nährstoffe könnte bei Patienten mit Chronischer Erschöpfung in geringfügigem Maße fehlen, was sich auf den ersten Blick eher dem Fortschritt der Krankheit als einer unzureichenden Ernährung zu verdanken scheint.[6] Abhilfe schafft hier ein einfacher und wirksamer Behandlungsplan für B-Typen. Bitte nehmen Sie:

- Methyl-Cobalamin, 500 µg zweimal täglich: Bitte beachten Sie, daß es sich nicht um das standardmäßige Vitamin B_{12} handelt, sondern vielmehr um die »aktive Form« von B_{12}.
- Magnesium, 500 mg zweimal täglich. Bitte beachten Sie, daß das abführend wirken kann. Wenn der Stuhl bei dieser Dosierung zu weich wird, setzen Sie die Dosis herab und erhöhen Sie sie nach und nach wieder, wenn Sie sich an das Präparat gewöhnt haben.
- Ein gutes Multivitaminpräparat.
- Essentielle Fettsäuren. Eine mehr als ausreichende Menge enthält wahrscheinlich schon der »Membran-Verflüssiger-Cocktail« (siehe Seite 388). Wenn Sie einmal nicht dazu kommen,

ihn zu trinken, können Sie ersatzweise ein paar Kapseln mit dem Öl der Kerne von schwarzen Johannisbeeren nehmen.

- Süßholzwurzel. Bei manchen Menschen kann Süßholzwurzel einige Nebenwirkungen hervorrufen, wie etwa Flüssigkeitsretention. Daher sollte sie unter Aufsicht eines in Pflanzenheilkunde ausgebildeten und erfahrenen Heilpraktikers oder Arztes eingenommen werden. Die üblicherweise erhältlichen Formen geschälter, de-glycyrrhizinierter Süßholzwurzel reichen vermutlich nicht aus.

Wenn Sie mehr darüber wissen wollen, wie Sie gesund und ausgeglichen leben können, rufen Sie unsere Blutgruppen-Internetseite auf: www.dadamo.com.

12 Richtig leben mit der Blutgruppe AB

Inhalt

Das Profil der Blutgruppe AB

Es gibt sie erst seit ungefähr tausend Jahren, und nur zwei bis fünf Prozent aller Menschen haben diese Blutgruppe, so daß man sie als eine Art Übergangserscheinung ansehen kann – als noch in Entwicklung begriffen. Da sie die einzige Blutgruppe ist, deren Existenz eher das Ergebnis von Vermischung denn Umweltanpassung ist, hat der AB-Typ eine ganz besondere Beziehung zum Immunsystem

Der AB-Typ hat etwas von einem Chamäleon an sich. Je nach den Umständen kann sich diese Blutgruppe die Eigenschaften jeder anderen Blutgruppe aneignen. Das Streßhormonprofil des AB-Typs ähnelt am stärksten dem des 0-Typs – er teilt jedoch einige chemische Reaktionen auf Stickoxid mit dem B-Typ. Das Verdauungsprofil des AB-Typs ähnelt dem des A-Typs, aber er teilt die Vorliebe für Fleisch mit dem B-Typ. Daher brauchen

AB-Typen zwar mehr tierisches Eiweiß in ihrer Ernährung als der A-Typ, aber es fehlt ihnen die nötige Magensäure, um es effizient zu verdauen. Zudem hat der AB-Typ Schwierigkeiten, Protein zu verstoffwechseln, weil er einen niedrigen Spiegel des Enzyms intestinale alkalische Phosphatase hat. Das Immunsystem des AB-Typs ähnelt ebenfalls dem des A-Typs, und auch das hohe Krebsrisiko hat er mit diesem gemeinsam. Der AB-Typ ist häufig körperlich kräftiger als der weniger aktive A-Typ und hält bei sportlicher Betätigung mehr aus. Dieses Plus an Kraft könnte sich dem ungewöhnlichen genetischen Erbe des AB-Typs verdanken. Wieviel davon genau durch die Vermischung genetischen Materials zustandekommt, wird sich erst in weiteren Untersuchungen zeigen müssen, aber bisherige genetische und persönlichkeitsbezogene Untersuchungen weisen darauf hin, daß der AB-Typ im Idealfall intuitiv und spirituell ist und die Gabe besitzt, über die starren Grenzen der Gesellschaft hinauszuschauen. Die widersprüchlichen Bedürfnisse nach Unabhängigkeit einerseits und Geselligkeit andererseits können zu Konflikten führen, aber der AB-Typ besitzt viele Eigenschaften, die in unserer modernen, weltoffeneren Umwelt hochgeschätzt werden.

Das Profil der Krankheitsrisiken für die Blutgruppe AB			
Merkmale	Manifestationen	Erhöhte Risiken	Variationen
Körper/Seele Tendenz, bei Streß einen hohen Katecholaminspiegel aufzubauen (Adrenalin und Noradrenalin), weil der Spiegel des Enzyms MAO niedrig ist.	Neigung zu Zorn und Entfremdungsgefühlen gegenüber anderen Unausgewogenheit des Neurotransmitters Dopamin Extreme Introversion	Bipolare Depression (manisch-depressiv) Depression Herzkrankheiten (wenn Persönlichkeitstyp A) Morbus Parkinson Schizophrenie Alkohol, Drogen und Medikamentenmißbrauch	

Fortsetzung siehe folgende Seite

Das Profil der Krankheitsrisiken für die Blutgruppe AB *(1. Fortsetzung)*			
Merkmale	Manifestationen	Erhöhte Risiken	Variationen
Tendenz, Stickoxid rasch auszuscheiden, dank des Einflusses des B-Antigens auf die enzymatische Stickoxid-produktion	Bei Ungleichgewicht: Übersteigerte emotionale Reaktion auf streßreiche Situationen	Bluthochdruck	
Verdauungstrakt Geringe Produktion von Magensäure	Bewirkt Schwierigkeiten bei der Eiweißverdauung Blockiert Aktivität von Verdauungsenzymen Fördert übermäßiges Bakterienwachstum im Magen und oberen Verdauungstrakt Kann die Absorption von Vitaminen und Mineralien beeinträchtigen	Magenkrebs Gallensteine Gelbsucht Giftstoffe im Darm	**Nicht-Sekretoren** Ein etwas höherer Magensäurespiegel ermöglicht eine leichtere Verdauung von tierischem Eiweiß
Mangel des Enzyms intestinale alkalische Phosphatase	Führt zu einem hohen Cholesterinspiegel im Blut, vor allem zu erhöhten Lipoproteinen geringer Dichte (engl. LDL, low density lipoproteins) Erschwert die Aufspaltung von Fett	Krankheiten der Herzkranzgefäße Osteoporose Dickdarmkrebs Hypercholesterinämie	**Nicht-Sekretoren** Extrem niedriger Spiegel an intestinaler alkalischer Phosphatase

Fortsetzung siehe folgende Seite

Das Profil der Krankheitsrisiken für die Blutgruppe AB *(2. Fortsetzung)*			
Merkmale	Manifestationen	Erhöhte Risiken	Variationen
Stoffwechsel Erhöhte Blutgerinnungsfaktoren	Das Blut gerinnt leichter	Krankheiten der Herzkranzgefäße Zerebrale Thrombose Problematisch bei Krebs	**Ältere Menschen** Erhöhtes Risiko für Schlaganfälle aufgrund von Embolien Erhöhtes Risiko für okklusive Herzerkrankungen
Immunsystem Niedrige Konzentration von IgA-Antikörpern	Führt zu Anfälligkeit für Infektionen von Ohren und Atemwegen Führt zu Anfälligkeit für gastrointestinale Infektionen	Zöliakie (Verdauungsinsuffizienz) Rheumatische Herzerkrankungen Nierenkrankheiten	**Nicht-Sekretoren** Höheres Risiko, besonders bei Kindern
Niedrige Konzentration von IgE Antikörpern	Begünstigt Asthma und Allergien	Schlechte Parasitenabwehr	
Weniger anti-A- und anti-B-Fähigkeiten	Beeinträchtigt die Fähigkeit des Immunsystems, zwischen Freund und Feind zu unterscheiden Muß eine höhere Aktivität der natürlichen Killerzellen (NK-Zellen) aufrechterhalten	Die meisten Krebsarten Chronische Viruserkrankungen Risiko minder schwerer Erkrankungen	**Sekretoren** Höheres Risiko minderschwerer Erkrankungen Niedrigeres Maß an NK-Zellen **Ältere Menschen** NK-Zellenaktivität nimmt mit dem Alter ab

Empfehlungen für die Blutgruppe AB

Die Empfehlungen für die Blutgruppe AB bestehen aus einer Kombination von Strategien in den Bereichen Diät, Verhalten und Wahl des richtigen Lebensumfelds und sollen Ihnen helfen, entsprechend Ihrer Blutgruppe richtig zu leben.

Strategien für die Lebensweise, um Ihr Leben auf Gesundheit und ein hohes Alter auszurichten

Modifizierte Strategien für Kinder, ältere Menschen und Nicht-Sekretoren

Strategien für den emotionalen Ausgleich und Streßbewältigung

Spezieller Diätplan: Stufe eins für maximale Gesundheit

Gezielter Diätplan: Stufe zwei für die Überwindung von Krankheit

Individuelle Therapien für chronische Krankheiten

Strategien für die Lebensweise

Schlüsseltips für die Blutgruppe AB

- Pflegen Sie Ihre soziale Seite in einer ansprechenden Umgebung. Meiden Sie Situationen, die stark konkurrenzbetont sind.
- Vermeiden Sie ritualisiertes Denken und seien Sie nicht fixiert, besonders nicht auf Gebiete, die Sie nicht kontrollieren oder beeinflussen können.
- Entwickeln Sie einen klaren Plan für Ziele und Aufgaben – jährliche, monatliche, wöchentliche, tägliche –, um Impulsivität zu vermeiden.
- Nehmen Sie Veränderungen in der Lebensweise schrittweise vor, anstatt alles auf einmal in Angriff zu nehmen.
- Machen Sie mindestens zweimal in der Woche 45–60 Minuten Aerobic, dazu als Ausgleich täglich Stretching, Meditation oder Yoga.

- Machen Sie täglich Visualisierungsübungen.
- Engagieren Sie sich in einer Gemeinschaft, der Nachbarschaft oder in einem sonstigen Rahmen für gemeinsame Aktivitäten, die Ihnen eine sinnvolle Einbindung in eine Gruppe ermöglichen.
- Nehmen Sie sich auch Zeit zum Alleinsein. Praktizieren Sie mindestens eine Sportart, ein Hobby oder eine Aktivität, die Sie unabhängig von anderen ausüben.

1. Die richtige Ernährung für Ihr Wohlbefinden

AB-Typen sollten sich an die folgende Faustregel halten: Die meisten Nahrungsmittel, die die Blutgruppen A und B meiden sollten, sind auch von der Blutgruppe AB zu meiden. Daraus ergibt sich eine gemischte Ernährung. Hier sind die wichtigsten Tips dazu:

- Meiden Sie Koffein und Alkohol, vor allem in Situationen, in denen Sie unter Streß stehen. Koffein kann besonders schädlich sein, weil es die Tendenz hat, den Adrenalin- und Noradrenalinspiegel zu erhöhen – die bei AB-Typen ohnehin schon hoch sind.
- Decken Sie Ihren Eiweißbedarf nicht primär mit rotem Fleisch. Fisch und Meeresfrüchte eignen sich besonders gut für Sie.
- Essen Sie nicht zuwenig und lassen Sie keine Mahlzeiten ausfallen. Wenn Sie Hunger bekommen, nehmen Sie als Zwischenmahlzeit für Ihre Blutgruppe geeignete Snacks zu sich. Machen Sie keine Diäten, bei denen Sie sehr kalorienarm essen sollen, denn Nahrungsmittelentzug ist für Ihren Körper ein riesiger Streß. Er erhöht den Spiegel der Streßhormone, setzt den Stoffwechsel herab, fördert das Anlegen von Fettvorräten und schwächt gesundes Muskelgewebe.
- Frühstücken Sie ausgewogen und achten Sie dabei auf einen hohen Anteil eiweißhaltiger Nahrungsmittel. Für AB-Typen gilt das Motto »Morgens wie ein König«, vor allem, wenn sie abnehmen wollen. Das Frühstück ist für den Ausgleich Ihres Stoffwechsels und eine adäquate Streßreaktion die wichtigste Mahlzeit des Tages.

- Häufigere kleine Mahlzeiten wirken den Verdauungsproblemen entgegen, die Sie aufgrund der niedrigen Magensaftproduktion haben. Der Magen beginnt den Verdauungsprozeß mit einer Mischung von Verdauungssäften und den Muskelkontraktionen, die die Nahrung mit diesen Sekreten vermengen. Wenn Sie nur wenig Verdauungssäfte ausscheiden, bleibt die Nahrung meist länger im Magen. Achten Sie auch auf die Zusammenstellung der Speisen. Sie werden Ihr Essen besser verdauen und verstoffwechseln, wenn Sie nicht Stärke und Eiweiß bei derselben Mahlzeit essen. Auch ein Getränk mit Bitterstoffen eine halbe Stunde vor dem Essen kann Ihrer Verdauung auf die Sprünge helfen.

2. Kombinieren Sie intensive sportliche Betätigung mit beruhigenden Übungen

AB-Typen brauchen sowohl beruhigende Übungen als auch eine intensive sportliche Betätigung. Variieren Sie Ihr Übungsprogramm so, daß es eine Mischung bietet – zwei Tage Beruhigung, drei Tage Aerobic.

Beruhigung: Hatha Yoga: Hatha Yoga ist als Methode, Streß zu bewältigen, in westlichen Ländern immer beliebter geworden und nach meiner Erfahrung eine hervorragende Art der Übung für AB-Typen.

Betreiben Sie Aerobic.

Sportart	Dauer	Häufigkeit
Aerobic	45–60 Minuten	2–3 × in der Woche
Kampfkünste	30–60 Minuten	3 × in der Woche
Radfahren	45–60 Minuten	3 × in der Woche
Wandern	30–60 Minuten	3 × in der Woche
Hanteltraining	30 Minuten	2 × in der Woche

Modifizierte Strategien für die Lebensweise von Kindern mit der Blutgruppe AB

Wenn Sie ein Kind mit der Blutgruppe AB haben, dann richten Sie sein Leben nach den folgenden Grundregeln für ein gesundes Wachstum, Wohlbefinden und ein möglichst geringes Krankheitsrisiko aus.

Kleinkinder

- Schaffen Sie eine nicht-restriktive Umgebung. Erlauben Sie beispielsweise Ihrem Kind, seine Kleidung selbst auszusuchen, auch wenn die Farben nicht zusammenpassen oder Ihnen der Stil nicht gefällt.
- Seien Sie flexibel in puncto Regeln – beispielsweise bei den Essenszeiten und beim Zubettgehen.
- Bringen Sie Ihrem Kind einfache Visualisierungsübungen bei.
- Schon mit zwei oder drei Jahren kann ein Kind täglich mit Ihnen zusammen Übungen zur vertieften Atmung, Dehnübungen und Meditation machen.
- Fördern Sie soziale Kontakte in einer nicht konkurrenzorientierten Umgebung. Kinder mit der Blutgruppe AB sind oft sehr kontaktfreudig, ziehen sich aber unter Druck leicht zurück.
- AB-Typen haben die Tendenz, Emotionen in sich zu verschließen. Achten Sie daher sehr aufmerksam auf Anzeichen dafür, daß Ihr Kind etwas auf dem Herzen hat.

Größere Kinder

- Klären Sie Ihr Kind über die Gefahren von Alkohol, Tabak und Drogen auf und seien Sie ihm selbst ein Vorbild für wünschenswertes Verhalten. Denken Sie daran, daß Menschen mit der Blutgruppe AB besonders zu Suchtverhalten neigen.
- Regen Sie ihr Kind dazu an, sportliche Betätigungen zu wählen, die weniger auf Konkurrenz ausgerichtet sind, wie etwa Tanzen.

- Fördern Sie das Bedürfnis Ihres Kindes nach Unabhängigkeit und Selbständigkeit und lassen Sie es Teilzeitjobs außer Haus machen oder an schulunabhängigen Kursen teilnehmen.

Modifizierte Strategien für die Lebensweise älterer Menschen mit der Blutgruppe AB

- Die Produktion von Magensaft, die beim AB-Typ bereits niedrig ist, nimmt bei etwa 20 Prozent der älteren Menschen noch weiter ab. Es ist aber äußerst wichtig, den Magensäurespiegel auf einem Niveau zu halten, das eine gute Verdauung ermöglicht. Nehmen Sie zweimal täglich als Nahrungsergänzung L-Histidin, trinken Sie vor den Mahlzeiten einen schwachen Tee aus bitteren Kräutern und meiden Sie kohlensäurehaltige Getränke.
- Ab sechzig Jahren beginnt Ihr Geruchssinn abzunehmen, und zwar manchmal stark. Ihr Geruchssinn spielt aber auch für das Schmecken eine Rolle, denn beide Sinne zusammen aktivieren die Ausschüttung von Verdauungssäften und signalisieren Ihnen: Es ist Zeit zu essen. Menschen mit abnehmendem Geruchs- und Geschmackssinn essen oft zu wenig. Die Unfähigkeit, starke Gerüche wahrzunehmen, kann auch gefährlich sein, denn sie erschwert es, verdorbenes Essen zu bemerken. Mangelhafte Ernährung ist bei Senioren des AB-Typs ein besonders häufiges Problem. Dank Ihres empfindlichen Immunsystems sind Sie als AB-Typ auch anfälliger für bakterielle Infekte. Wenn Sie glauben, daß Ihr Geruchssinn nachläßt, sollten Sie vielleicht ein Spurenelement zusätzlich in Ihren Speiseplan aufnehmen.

Strategien für den emotionalen Ausgleich

Schlüsseltips

- Planen Sie Ihre Tage und Wochen, um Überraschungen zu minimieren und Hektik zu vermeiden.
- Unterbrechen Sie Ihren Arbeitstag durch körperliche Aktivität, besonders wenn Sie bei der Arbeit sitzen müssen. Sie haben dann mehr Energie.
- Geben Sie sich selbst kleine Belohnungen, wenn Sie eine Aufgabe bewältigt haben.
- Hören Sie auf zu rauchen und meiden Sie aufputschende Genußmittel.
- Nehmen Sie sich die Zeit und geben Sie anderen etwas zurück. AB-Typen sind von Natur aus Menschenfreunde und einfühlsam. Spenden Sie Geld oder andere Dinge, um anderen zu helfen.

Aus der Studie über die Ergebnisse der Blutgruppendiät

Gwen S.
Blutgruppe AB
Frau mittleren Alters
Erfolg: Einstellung des Rauchens

»Ich glaube, die bedeutsamste Veränderung war, daß ich das Interesse an Zigaretten verloren habe, nachdem ich die AB-Diät erst eine Woche lang ausprobiert hatte. Das kam mir wie ein Wunder vor, weil ich Künstlerin bin und bisher die Drogenwirkung des Nikotins bei der kreativen Arbeit genoß. Die beruhigende Wirkung des tryptophanreichen dunklen Truthahnfleisches und der calciumreichen Nahrungsmittel dieser Diät ist genau das richtige für mich. Ich rauche jetzt seit vier Monaten nicht mehr und denke nur selten an Zigaretten. Das ist doch prima nach 18 Jahren mit dieser schlechten Gewohnheit! Ich hoffe nur, daß es für mich mit meinem empfindlichen AB-Immunsystem

noch nicht zu spät ist. Ich esse die Diät gerne, und im allgemeinen fällt es mir leicht, mich an sie zu halten. Mein Herz fühlt sich stärker und gesünder an, weil ich nicht mehr rauche und wahrscheinlich auch wegen der Diät.«

---

1. Machen Sie sich Ihre Tendenzen bewußt

AB-Typen bekommen oft widersprüchliche Botschaften über ihre emotionale Gesundheit. Einerseits fühlen Sie sich als AB-Typ häufig zu anderen Menschen hingezogen und sind freundlich und vertrauensvoll, andererseits fühlen Sie sich von der Gemeinschaft im großen leicht entfremdet. Im Idealfall sind Sie intuitiv und spirituell und haben die Fähigkeit, über die starren Grenzen der Gesellschaft hinauszusehen. Sie haben leidenschaftliche Überzeugungen, aber Sie möchten auch von anderen gemocht werden, und das schafft Konflikte.

In bezug auf die Streßhormone ähneln Sie mit Ihrer Tendenz, zu viele Katecholamine zu produzieren, am meisten dem 0-Typ. Außerdem haben Sie die komplexen Vorgänge der raschen Ausscheidung von Stickoxid mit dem B-Typ gemeinsam, was starke Emotionen auslösen kann. Die größte Gefahr für Sie liegt in Ihrer Tendenz, Emotionen in sich zu verschließen – besonders Wut und Feindseligkeit, und das ist für Ihre Gesundheit viel schädlicher als die Ableitung von Wut und Aggressivität nach außen, die dem 0-Typ eigen ist. Machen Sie sich klar, ob von diesen Persönlichkeitsmerkmalen manche auf Sie zutreffen.

Ich will Ihnen kein Etikett verpassen. Ihre Persönlichkeit ist sehr individuell, und genetische Prädispositionen machen nur einen kleinen Teil des Gesamtbildes aus. Sie könnten sich aber durchaus überlegen, was diese Daten für Sie bedeuten. Nach meiner Erfahrung treten diese prototypischen Eigenschaften am stärksten in den Vordergrund, wenn sie auf wenig Widerstand treffen und der Streßpegel hoch ist.

2. Reduzieren Sie Ihre Streßanfälligkeit mit Adaptogenen

Mit dem Begriff »Adaptogene« bezeichnet man eine Kategorie von Pflanzen, die die nichtspezifische Streßreaktion verbessern. Viele dieser Pflanzen haben einen normalisierenden Einfluß auf die Physiologie, der in zwei Richtungen gehen kann – besteht ein Mangel, gleichen sie ihn aus, ist ein Überschuß da, bauen sie ihn ab. Die folgenden Adaptogene sind für den AB-Typ sehr geeignet.

Rhodiola rosea und Rhodiola Sp.: Rhodiola wirkt streßmindernd und kann außerdem in signifikanter Weise streßverursachte Katecholaminaktivität im Herzen herabsetzen und eine stabile Kontraktilität fördern. Rhodiola kann außerdem Störungen von Herz- und Lungenfunktion verhindern, wenn Sie im Hochgebirge sind.

Vitamin B: Menschen mit der Blutgruppe AB brauchen im allgemeinen eine reichliche Menge von B-Vitaminen zur Förderung einer ausgeglichenen Streßreaktion. Besonders wichtig sind dabei B_1, Pantethin und B_6. Wenn Sie unter Streß stehen, nehmen Sie ein Mehrfaches der empfohlenen Tagesdosis.

Liponsäure: Liponsäure ist wichtig für den Katecholamin-Stoffwechsel und dadurch hilfreich für die Streßreaktion des AB-Typs.

3. Verwenden Sie folgende Ergänzungsstoffe für das neurochemische Gleichgewicht

L-Tyrosin: Wenn Sie Ihren Spiegel der Aminosäure L-Tyrosin erhöhen, kann das die Dopaminkonzentration im Gehirn steigern. Laut einer Untersuchung schnitten Kadetten, die bei einem anstrengenden Manöver ein tyrosinreiches Getränk bekamen, bei Gedächtnisaufgaben und Orientierungsübungen wesentlich besser ab als eine Vergleichsgruppe, die ein kohlenhydratreiches Getränk bekam. Dieses Ergebnis legt nahe, daß Tyrosin in einer von psychosozialem und körperlichem Streß geprägten Situation die Auswirkungen von Streß und Ermüdung bei kognitiven Aufgaben verringern kann.

Citrullin: Diese Aminosäure ist am Energiefluß und der Stickoxidsynthese beteiligt. Eine gute Quelle dafür sind Wassermelonen.

Danshen-Wurzel: 50 mg. Dieses traditionelle chinesische Heilkraut unterstützt die Regulation von Stickoxid wie auch zwei andere chinesische Kräuter: *Cordyceps sinensis* (100 mg) und *Gynostemma pentaphyllum* (50 mg).

Sangre de Grado: 50 mg. Dieses Heilkraut vom Amazonas unterstützt die Regulation von Stickoxid.

Glutamin: Glutamin ist eine Aminosäure, aus der der Neurotransmitter GABA (γ-Aminobuttersäure) gebildet wird. Besonders hilfreich kann es für AB-Typen mit einer Vorliebe für Süßigkeiten sein. Lösen Sie ein Gramm in einem Glas Wasser auf, wenn Sie ein Kohlenhydrat brauchen.

Folsäure: Bei den meisten Menschen wirken die chemischen Antidepressiva, nicht gut, wenn ihnen dieses Vitamin fehlt. AB-Typen, die an Stimmungsschwankungen leiden, sollten immer Folsäure ergänzen, zusammen mit anderen Vitaminen der B-Gruppe. Folsäure senkt auch den Nomozystinspiegel, der die Anfälligkeit des AB-Typs für Erkrankungen der Herzkranzgefäße beeinflussen kann.

Die Zwei-Stufen-Diät für die Blutgruppe AB

Die Zwei-Stufen-Diät hat den Zweck, eine individuellere Ernährung zu ermöglichen. Nach meiner Erfahrung kommen manche Menschen sehr gut mit der grundlegenden Diätstufe eins zurecht

– das heißt, sie halten sich einigermaßen an die wichtigsten bekömmlichen und zu vermeidenden Nahrungsmittel und essen viele neutrale Nahrungsmittel als allgemeine Ernährungsergänzung. Andere brauchen einen strengeren Plan, besonders wenn sie an chronischen Krankheiten leiden. Die Diätstufe zwei ermöglicht eine strengere Auswahl, die zur Überwindung von Krankheiten und der Wiederherstellung des Wohlbefindens beiträgt.

Ihr Sekretor-Status kann sich darauf auswirken, ob Sie bestimmte Nahrungsmittel voll verdauen und verstoffwechseln können. Deshalb enthält jede Nahrungsmittelliste bei der Bewertung separate Spalten für Sekretoren und Nicht-Sekretoren. Zwar sind die meisten Menschen Sekretoren und können guten Gewissens den Empfehlungen in der Spalte für die Sekretoren folgen, aber die abweichenden Empfehlungen können einen großen Unterschied machen, wenn Sie zu den etwa 20 Prozent Nicht-Sekretoren gehören.

In seltenen Fällen beeinflussen auch der A_1- und A_2-Status sowie der Rhesusfaktor und der Status im MN-System die Nahrungsmittelverträglichkeit. Diese Besonderheiten sind jeweils unter der entsprechenden Tabelle getrennt aufgeführt.

Sekretor oder Nicht-Sekretor? Ehe Sie mit der Diät beginnen, machen Sie den Speicheltest, den Sie leicht zu Hause durchführen können, um Ihren Sekretorstatus zu bestimmen. Siehe Seite 525.

Das Stufensystem der Blutgruppendiät

Bekömmlich: Diese Nahrungsmittel haben Bestandteile, die bei Ihrer Blutgruppe die Gesundheit von Stoffwechsel, Immunsystem oder Struktur fördern.

Neutral: Diese Nahrungsmittel haben im allgemeinen keine direkten nützlichen oder schädlichen Auswirkungen, die mit Ihrer Blutgruppe zusammenhängen, aber viele von ihnen liefern Nährstoffe, die für eine ausgewogene Diät wichtig sind.

Zu vermeiden: Diese Nahrungsmittel enthalten Bestandteile, die für Ihre Blutgruppe schädlich sind.

Stufe eins: Maximieren Sie Ihre Gesundheit

Entscheiden Sie sich so bald wie möglich für diese Nahrungsmittel, um Ihre Gesundheit optimal zu fördern. Die Wahl von Nahrungsmitteln der Stufe eins in Kombination mit neutralen Nahrungsmitteln zur Ergänzung der Ernährung wird für die meisten gesunden Menschen genügen.

Stufe zwei: Überwinden Sie Ihre Krankheit

Entscheiden Sie sich für diese Stufe, wenn Sie eine chronische Krankheit haben oder eine strengere Diät einhalten möchten. Wenn Sie nach dem Plan der Stufe zwei essen, seien Sie vorsichtig mit der Einbeziehung neutraler Nahrungsmittel zur allgemeinen Ernährungsergänzung.

Blutgruppe AB – Individuelle Diätrichtlinien

Wenn Sie ein gesunder AB-Typ sind, dann bietet Ihnen die Diätstufe eins die Kombination von Nahrungsmitteln, die Sie brauchen, um bei guter Gesundheit zu bleiben. Um optimalen Gewinn aus der Diät zu ziehen, sollten Sie folgende Richtlinien beachten:

Schlüsseltips

- Beschränken Sie Ihren Fleischkonsum und vermeiden Sie Huhn. Ein niedriger Spiegel von Salzsäure und intestinaler alkalischer Phosphatase machen die Verdauung für den AB-Typ schwierig und können eine Reihe von Stoffwechselproblemen hervorrufen.
- Decken Sie ihren Eiweißbedarf vorwiegend mit Sojaprodukten sowie frischem Fisch und Meeresfrüchten.
- Nehmen Sie kleine Mengen von fermentierten Milchprodukten in Ihre Ernährung auf, aber meiden Sie frische Milchprodukte, weil sie ein Übermaß an Schleim produzieren. Durch Bakterien fermentierte Milchprodukte haben eine probiotische Wirkung, sie fördern eine gesunde Darmflora und stärken das Immunsystem.
- Essen Sie auch normale Portionen stark ölhaltiger Tiefseefische. Fischöle können Ihren Stoffwechsel anregen.
- Essen Sie Vitamin A-reiche Kost wie Karotten, Spinat und Brokkoli, um die Produktion von intestinaler alkalischer Phosphatase zu erhöhen.

Diätrichtlinien für die Blutgruppe AB

Diese Richtlinien sollen dem gesunden Menschen mit der Blutgruppe AB helfen, die Störungen zu unterbinden, die aufgrund seiner spezifischen Beschaffenheit von Nerven, Verdauung, Stoffwechsel und Immunsystem auftreten können.

Erhöhen Sie Ihren Magensäurespiegel

Die folgenden Strategien werden Ihnen helfen, dem niedrigen Magensäurespiegel entgegenzuwirken:

Nehmen Sie 500 Milligramm der Aminosäure L-Histidin, zweimal am Tag. Sie fördert die Produktion von Magensäure, besonders wenn Sie unter allergischen Beschwerden leiden.

Nehmen Sie bittere Kräuter. Kräuter wie Enzian (*Gentiana Ssp.)* stimulieren die Magensäfte. Sie können sie in Form eines schwachen Tees eine halbe Stunde vor dem Essen nehmen.

Meiden Sie kohlensäurehaltige Getränke wie Mineralwasser und Limonaden. Die Kohlensäure drosselt die Produktion von Gastrin, was wiederum zu einer Verringerung der Magensäure führt.

Nehmen Sie Betain. In Form von Betainhydrochlorid kann es die Säure im Magen erhöhen und hat noch einige andere günstige Wirkungen. Betain wird auch empfohlen, um den Spiegel einer Substanz namens Homocystin (die mit Herzkrankheiten zusammenhängt) im Blut zu senken. Es wird vom Körper für die Erzeugung von S-Adenosylmethionin (SAM) gebraucht, einer Substanz, die als natürliches Antidepressivum und Heilmittel für die Leber Schlagzeilen in der Presse machte. In der Traditionellen Chinesischen Medizin werden Ängstlichkeit und Depression mit einem Ungleichgewicht der Energie oder des *chi* der Leber assoziiert. Kolanüsse enthalten eine erhebliche Menge an Betain und außerdem einige andere leberschützende Substanzen wie D-Catechin, L-Epicatechin, Colatin und Colanin. Sie enthalten auch Koffein, nehmen Sie sie also sparsam zu sich und wenn Sie Verdauungsprobleme haben, überhaupt nicht.

Nehmen Sie Dendrobium: Es steigert die Säurebildung und die Gastrinkonzentration.

Verhindern Sie eine Schädigung durch Lektine

Meiden Sie Nahrungsmittel, die für die Blutgruppe AB ein rotes Tuch sind. Die schlimmsten sind:

Huhn/Hähnchen
Bestimmte Arten von Weißfisch
Mais
Buchweizen
Limabohnen/Kidneybohnen

AB-Typen können die Wirkung von Lektinen in Nahrungsmitteln dadurch blockieren helfen, daß sie Polysaccharid-Moleküle zu sich nehmen, die sich für die Lektinblockierung opfern. Sie finden sich in:

NAG (N-Acetyl-Glucosamin)
Fucus vesiculosis (Blasentang)
Laminaria (Brannalge)
Larch AG (Arabinogalactan aus Lärchen oder Lärchengummi)

Fleisch und Geflügel

Zwar ist die Blutgruppe AB etwas besser für die Verarbeitung von tierischem Eiweiß gerüstet als die Blutgruppe A (hauptsächlich wegen der Auswirkungen ihres B-Gens auf die Fettresorption), aber AB-Typen müssen sich dennoch vor einem erhöhten Cholesterinspiegel in acht nehmen – wobei diese Gefahr ein wenig sinkt, wenn Sie ein Nicht-Sekretor sind.
Essen Sie nur chemie- und pestizidfreies Fleisch aus ökologischer Tierhaltung.

Blutgruppe AB: Fleisch und Geflügel **Portion: 120–180 Gramm (Männer); 60–150 Gramm (Frauen und Kinder)**			
	Afrikaner	Weiße	Asiaten
Sekretoren	2–5 mal pro Woche	1–5 mal pro Woche	1–5 mal pro Woche
Nicht-Sekretoren	3–5 mal pro Woche	2–5 mal pro Woche	2–5 mal pro Woche
A_2B-Typ	1 Portion mehr pro Woche		
MM-Typ	2 Portionen weniger pro Woche		
Varianten: A_2B -Typ – Rebhuhn, Wachtel, junge Täubchen und Wild sind neutral. MM-Typ – Lamm, Leber und Hammel sind zu vermeiden.			

Stufe eins		
Nahrungsmittel	Blutgruppe AB Sekretoren	Blutgruppe AB Nicht-Sekretoren
Eichhörnchen	zu vermeiden	zu vermeiden
Ente	zu vermeiden	zu vermeiden
Huhn/Hähnchen	zu vermeiden	zu vermeiden
junge Täubchen	zu vermeiden	zu vermeiden
Perlhuhn	zu vermeiden	zu vermeiden
Pferd	zu vermeiden	zu vermeiden
Rebhuhn	zu vermeiden	zu vermeiden
Schildkröte	zu vermeiden	zu vermeiden
Speck/Schinken/ Schweinefleisch	zu vermeiden	zu vermeiden
Truthahn	bekömmlich	bekömmlich
Wachtel	zu vermeiden	neutral
Waldhuhn	zu vermeiden	zu vermeiden

Stufe zwei		
Nahrungsmittel	Blutgruppe AB Sekretoren	Blutgruppe AB Nicht-Sekretoren
Büffel	zu vermeiden	zu vermeiden
Gans	zu vermeiden	zu vermeiden
Hammel	neutral	bekömmlich
Herz/Bries	zu vermeiden	zu vermeiden
Kalb	zu vermeiden	zu vermeiden
Kaninchen	neutral	bekömmlich
Lamm	neutral	bekömmlich

Fortsetzung siehe folgende Seite

Stufe zwei *(Fortsetzung)*		
Nahrungsmittel	Blutgruppe AB Sekretoren	Blutgruppe AB Nicht-Sekretoren
Rind	zu vermeiden	zu vermeiden
Wild	zu vermeiden	neutral

Neutral: Nahrungsmittel zur allgemeinen Ernährungsergänzung		
Nahrungsmittel	Blutgruppe AB Sekretoren	Blutgruppe AB Nicht-Sekretoren
Fasan	neutral	neutral
Leber (Kalb)	neutral	neutral
Vogel Strauß	neutral	neutral

Fisch und Meeresfrüchte

Fisch und Meeresfrüchte stellen für die meisten AB-Typen eine primäre Eiweißquelle dar, die ihr aktives Gewebe vermehrt und außerdem das Protein liefert, das für die optimale Funktion der natürlichen Killerzellen erforderlich ist. Die Fische und Meeresfrüchte, die AB-Typen meiden sollen, besitzen meist Lektine, die A- oder B-spezifisch wirken, oder Polyamine, die in diesen Nahrungsmitteln häufig vorkommen. Meiden Sie tiefgefrorenen Fisch, denn sein Gehalt an Polyaminen ist viel höher als der von frischem Fisch. Wegen ihres höheren Krebsrisikos sollten AB-Typen regelmäßig Weinbergschnecken (*Helix pomatia*) verzehren.

Blutgruppe AB: Fleisch und Geflügel Portion: 120–180 Gramm (Männer); 60–150 Gramm (Frauen und Kinder)			
	Afrikaner	Weiße	Asiaten
Sekretoren	4–6 mal pro Woche	3–5 mal pro Woche	3–5 mal pro Woche
Nicht-Sekretoren	4–7 mal pro Woche	4–6 mal pro Woche	4–6 mal pro Woche
A_2B-Typ	2 Portionen mehr pro Woche		
Varianten: A_2B-Typ – Flunder und Wittling sind neutral. Karpfen, Knurrhahn, Flußbarsch, Merlan, Seebarsch und Weißfisch sind bekömmlich.			

Stufe eins		
Nahrungsmittel	Blutgruppe AB Sekretoren	Blutgruppe AB Nicht-Sekretoren
Aal	zu vermeiden	zu vermeiden
Alse (Maifisch)	bekömmlich	bekömmlich
Anchovis (Sardellen)	zu vermeiden	zu vermeiden
Austern	zu vermeiden	zu vermeiden
Bachforelle	zu vermeiden	neutral
Barrakuda (Pfeilhecht)	zu vermeiden	zu vermeiden
Barsch (alle Arten)	zu vermeiden	zu vermeiden
Delphin	bekömmlich	bekömmlich
Flunder	zu vermeiden	zu vermeiden
Froschschenkel	zu vermeiden	zu vermeiden
Gelbschwanz	zu vermeiden	zu vermeiden
Heilbutt	zu vermeiden	zu vermeiden
Krabben	zu vermeiden	zu vermeiden

Fortsetzung siehe folgende Seite

Stufe eins *(Fortsetzung)*		
Nahrungsmittel	Blutgruppe AB Sekretoren	Blutgruppe AB Nicht-Sekretoren
Krake	zu vermeiden	zu vermeiden
Lachs	bekömmlich	bekömmlich
Lachsforelle	zu vermeiden	neutral
Makrele	bekömmlich	bekömmlich
Meerschnecken	zu vermeiden	zu vermeiden
Regenbogenforelle	zu vermeiden	neutral
Roter Schnapper	bekömmlich	bekömmlich
Sardinen	bekömmlich	bekömmlich
Schellfisch	zu vermeiden	zu vermeiden
Seehecht (Hechtdorsch)	zu vermeiden	zu vermeiden
Seezunge	zu vermeiden	zu vermeiden
Thunfisch	bekömmlich	bekömmlich
Venusmuschel	zu vermeiden	zu vermeiden
Weinbergschnecken	bekömmlich	bekömmlich
Weißstör	zu vermeiden	zu vermeiden
Wittling	zu vermeiden	zu vermeiden

Stufe zwei		
Nahrungsmittel	Blutgruppe AB Sekretoren	Blutgruppe AB Nicht-Sekretoren
Fächerfisch	bekömmlich	bekömmlich
Garnelen	zu vermeiden	zu vermeiden
Hecht	bekömmlich	bekömmlich

Fortsetzung siehe folgende Seite

Stufe zwei *(Fortsetzung)*		
Nahrungsmittel	Blutgruppe AB Sekretoren	Blutgruppe AB Nicht-Sekretoren
Hechtbarsch	bekömmlich	bekömmlich
Hummer	zu vermeiden	zu vermeiden
Kabeljau	bekömmlich	bekömmlich
Meerbrasse	bekömmlich	bekömmlich
Seeteufel	bekömmlich	bekömmlich
Stör	bekömmlich	bekömmlich
Zackenbarsch	bekömmlich	bekömmlich

Neutral: Nahrungsmittel zur allgemeinen Ernährungsergänzung		
Nahrungsmittel	Blutgruppe AB Sekretoren	Blutgruppe AB Nicht-Sekretoren
Abalone (Seeohr)	neutral	neutral
Blaufisch	neutral	neutral
Buntbarsch	neutral	neutral
Butterfisch	neutral	neutral
Erntefisch	neutral	neutral
Flußbarsch (alle Arten)	neutral	neutral
Goldbrasse	neutral	neutral
Haifisch	neutral	neutral
Hering	neutral	bekömmlich
Jakobsmuscheln (Kammuscheln)	neutral	neutral
Kalmar (Tintenfisch)	neutral	neutral
Karpfen	neutral	neutral

Fortsetzung siehe folgende Seite

Neutral: Nahrungsmittel zur allgemeinen Ernährungsergänzung *(Fortsetzung)*		
Nahrungsmittel	Blutgruppe AB Sekretoren	Blutgruppe AB Nicht-Sekretoren
Katzenfisch (Wels)	neutral	neutral
Katzenwels	neutral	neutral
Kaviar	neutral	neutral
Knurrhahn	neutral	neutral
Maräne	neutral	neutral
Meeräsche	neutral	neutral
Merlan	neutral	neutral
Miesmuscheln	neutral	neutral
Mondfisch	neutral	neutral
Muskalunge (Hechtart)	neutral	neutral
Papageifisch	neutral	neutral
Pazifischer Pompano	neutral	neutral
Pollack	neutral	neutral
Rot-/Goldbarsch	neutral	neutral
Sauger	neutral	neutral
Schwertfisch	neutral	neutral
Seebarsch	neutral	neutral
Stint	neutral	neutral
Umberfisch/Adlerfisch	neutral	neutral
Weißfisch	neutral	neutral
Ziegelfisch	neutral	neutral

Milchprodukte und Eier

Milchprodukte können von vielen AB-Typen nach Belieben verzehrt werden, besonders, wenn sie Sekretoren sind. Eier, die (wie auch Fisch) eine gute Quelle von Docosahexaensäure (DHS) sind, können das Proteinprofil dieser Blutgruppe ergänzen und AB-Typen helfen, aktives Gewebe aufzubauen. AB-Typen afrikanischer Abstammung müssen unter Umständen nichtfermentierte Milchprodukte, wie etwa Milch, auf ein Minimum reduzieren.

Blutgruppe AB: Eier Portion: 1 Ei			
	Afrikaner	Weiße	Asiaten
Sekretoren	2–5 mal pro Woche	3–4 mal pro Woche	3–4 mal pro Woche
Nicht-Sekretoren	3–6 mal pro Woche	3–6 mal pro Woche	3–6 mal pro Woche

Blutgruppe AB: Milch und Joghurt Portion: 120–180 Gramm (Männer); 60–150 Gramm (Frauen und Kinder)			
	Afrikaner	Weiße	Asiaten
Sekretoren	2–6 mal pro Woche	3–6 mal pro Woche	1–6 mal pro Woche
Nicht-Sekretoren	0–3 mal pro Woche	0–4 mal pro Woche	0–3 mal pro Woche

Blutgruppe AB: Käse Portion: 90 Gramm (Männer); 60 Gramm (Frauen und Kinder)			
	Afrikaner	Weiße	Asiaten
Sekretoren	2–3 mal pro Woche	3–4 mal pro Woche	3–4 mal pro Woche
Nicht-Sekretoren	0 mal pro Woche	0–1 mal pro Woche	0 mal pro Woche
A_2B-Typ	2 Eier mehr pro Woche, 2 Portionen Milch, Käse und Joghurt weniger pro Woche		
MM-Typ	2 Portionen Milch und Joghurt weniger pro Woche		
Varianten: A_2B-Typ – Enteneier sind neutral, Cheddar, Jarlsberg und Gruyère sind zu vermeiden.			

Stufe eins		
Nahrungsmittel	Blutgruppe AB Sekretoren	Blutgruppe AB Nicht-Sekretoren
Brie	zu vermeiden	zu vermeiden
Eiweiß (Hühner)	bekömmlich	bekömmlich
Enteneier	zu vermeiden	zu vermeiden
Joghurt	bekömmlich	neutral
Kefir	bekömmlich	bekömmlich
Lachsrogen	zu vermeiden	zu vermeiden
Mozzarella	bekömmlich	bekömmlich
Ricotta	bekömmlich	bekömmlich
Ziegenkäse	bekömmlich	bekömmlich

Stufe zwei		
Nahrungsmittel	Blutgruppe AB Sekretoren	Blutgruppe AB Nicht-Sekretoren
Amerikanischer Cheddar	zu vermeiden	zu vermeiden
Blauschimmelkäse	zu vermeiden	zu vermeiden
Butter	zu vermeiden	zu vermeiden
Buttermilch	zu vermeiden	zu vermeiden
Camembert	zu vermeiden	zu vermeiden
Eiscreme	zu vermeiden	zu vermeiden
Farmerkäse	bekömmlich	bekömmlich
Feta	bekömmlich	bekömmlich
Hüttenkäse	bekömmlich	bekömmlich
Milch (Vollmilch)	zu vermeiden	zu vermeiden
Parmesan	zu vermeiden	zu vermeiden
Provolone	zu vermeiden	zu vermeiden
Reisdrink	bekömmlich	bekömmlich
Sauerrahm (fettarm: 10 %)	bekömmlch	bekömmlich
Ziegenmilch	bekömmlich	bekömmlich

Neutral: Nahrungsmittel zur allgemeinen Ernährungsergänzung		
Nahrungsmittel	Blutgruppe AB Sekretoren	Blutgruppe AB Nicht-Sekretoren
Casein	neutral	neutral
Cheddar	neutral	neutral
Colby	neutral	neutral

Fortsetzung siehe folgende Seite

Neutral: Nahrungsmittel zur allgemeinen Ernährungsergänzung *(Fortsetzung)*		
Nahrungsmittel	Blutgruppe AB Sekretoren	Blutgruppe AB Nicht-Sekretoren
Edamer	neutral	neutral
Eigelb (Hühner)	neutral	bekömmlich
Emmentaler	neutral	zu vermeiden
Frischkäse	neutral	neutral
Gänseeier	neutral	neutral
Ghee (geklärte Butter)	neutral	bekömmlich
Gouda	neutral	neutral
Gruyère	neutral	neutral
Jarlsberg	neutral	neutral
Milch (fettarme oder Magermilch)	neutral	neutral
Molke	neutral	neutral
Monterey Jack	neutral	neutral
Münster	neutral	neutral
Neufchâtel	neutral	neutral
Paneer (indischer Frischkäse)	neutral	neutral
Quark	neutral	neutral
Schmelzkäse	neutral	neutral
Wachteleier	neutral	neutral

Bohnen und andere Hülsenfrüchte

AB-Typen kommen gut mit den Eiweißen zurecht, die in vielen Bohnen und anderen Hülsenfrüchten enthalten sind; allerdings gehören dieser Kategorie von Nahrungsmitteln auch einige Bohnenarten mit problematischen A- oder B-spezifischen Lektinen an. Allgemein gesprochen reicht diese Kategorie bei AB-Typen nur knapp für den Aufbau von aktivem Gewebe aus, besonders Nicht-Sekretoren.

Blutgruppe AB: Bohnen und andere Hülsenfrüchte **Portion: 1 Tasse (trocken)**			
	Afrikaner	Weiße	Asiaten
Sekretoren	3–6 mal pro Woche	3–6 mal pro Woche	4–6 mal pro Woche
Nicht-Sekretoren	2–5 mal pro Woche	2–5 mal pro Woche	3–6 mal pro Woche
MM-Typ	3 Portionen mehr pro Woche		
Varianten: MM-Typ – Puff- oder Saubohnen, Tofu und alle Sojaprodukte sind bekömmlich.			

Stufe eins		
Nahrungsmittel	Blutgruppe AB Sekretoren	Blutgruppe AB Nicht-Sekretoren
Adzukibohnen	zu vermeiden	zu vermeiden
Augenbohnen	zu vermeiden	zu vermeiden
Dicke Bohnen	zu vermeiden	neutral
Grüne Linsen	bekömmlich	bekömmlich
Kichererbsen	zu vermeiden	zu vermeiden
Kidneybohnen	zu vermeiden	zu vermeiden
Limabohnen	zu vermeiden	zu vermeiden

Fortsetzung siehe folgende Seite

Stufe eins *(Fortsetzung)*		
Nahrungsmittel	Blutgruppe AB Sekretoren	Blutgruppe AB Nicht-Sekretoren
Miso (aus Soja)	bekömmlich	neutral
Mungbohnen/ -sprossen	zu vermeiden	zu vermeiden
Pintobohnen	bekömmlich	bekömmlich
Schwarze Bohnen	zu vermeiden	zu vermeiden
Tempeh (aus Soja)	bekömmlich	neutral

Stufe zwei		
Nahrungsmittel	Blutgruppe AB Sekretoren	Blutgruppe AB Nicht-Sekretoren
Perlbohnen	bekömmlich	neutral
Sojabohnen	bekömmlich	neutral
Tofu (aus Soja)	bekömmlich	neutral

Neutral: Nahrungsmittel zur allgemeinen Ernährungsergänzung		
Nahrungsmittel	Blutgruppe AB Sekretoren	Blutgruppe AB Nicht-Sekretoren
Berglinsen	neutral	neutral
Cannellinibohnen	neutral	neutral
Gartenbohnen	neutral	neutral
Mandelmilch	neutral	neutral
Puff-/Saubohnen	neutral	neutral
Rote Linsen	neutral	neutral
Sojaflocken	neutral	neutral
Sojakäse	neutral	zu vermeiden

Fortsetzung siehe folgende Seite

Neutral: Nahrungsmittel zur allgemeinen Ernährungsergänzung *(Fortsetzung)*		
Nahrungsmittel	Blutgruppe AB Sekretoren	Blutgruppe AB Nicht-Sekretoren
Sojamilch	neutral	zu vermeiden
Sojaschrot	neutral	neutral
Weiße Bohnen	neutral	neutral

Nüsse und Samen

Nüsse und Samen sind eine gute sekundäre Eiweißquelle für den AB-Typ. Einige Nußarten, wie etwa Walnüsse, können zur Verringerung der Polyaminkonzentration beitragen, da sie das Enzym Ornithindecarboxylase hemmen. Leinsamen sind besonders reich an Ligninen, die dazu beitragen können, die Anzahl der Rezeptoren für den epidermalen Wachstumsfaktor zu senken, der eine notwendige Voraussetzung für viele verbreitete Krebsarten ist und durch das A-Antigen gefördert werden kann.

Blutgruppe AB: Nüsse und Samen Portion: Samen (eine Handvoll), Nußbutter (1–2 Eßlöffel)			
	Afrikaner	Weiße	Asiaten
Sekretoren	5–10 mal pro Woche	5–10 mal pro Woche	5–9 mal pro Woche
Nicht-Sekretoren	4–8 mal pro Woche	4–9 mal pro Woche	5–9 mal pro Woche
MM-Typ	2 Portionen mehr pro Woche		
Varianten: MM-Typ – Mandeln sind bekömmlich.			

Stufe eins		
Nahrungsmittel	Blutgruppe AB Sekretoren	Blutgruppe AB Nicht-Sekretoren
Erdnußbutter	bekömmlich	neutral
Erdnüsse	bekömmlich	neutral
Haselnüsse	zu vermeiden	zu vermeiden
Kürbiskerne	zu vermeiden	zu vermeiden
Mohnsamen	zu vermeiden	zu vermeiden
Sesampaste (Tahin)	zu vermeiden	zu vermeiden
Sesamsaat	zu vermeiden	zu vermeiden
Sonnenblumenmus	zu vermeiden	zu vermeiden
Walnüsse	bekömmlich	bekömmlich

Stufe zwei		
Nahrungsmittel	Blutgruppe AB Sekretoren	Blutgruppe AB Nicht-Sekretoren
Eßkastanien	bekömmlich	bekömmlich

Neutral: Nahrungsmittel zur allgemeinen Ernährungsergänzung		
Nahrungsmittel	Blutgruppe AB Sekretoren	Blutgruppe AB Nicht-Sekretoren
Bucheckern	neutral	neutral
Butternüsse	neutral	neutral
Cashewnüsse/ Cashewnußmus	neutral	zu vermeiden
Färberdistelsamen	neutral	neutral
Hickory (nordam. Walnuß)	neutral	neutral

Fortsetzung siehe folgende Seite

Neutral: Nahrungsmittel zur allgemeinen Ernährungsergänzung *(Fortsetzung)*		
Nahrungsmittel	Blutgruppe AB Sekretoren	Blutgruppe AB Nicht-Sekretoren
Leinsamen	neutral	neutral
Macademianüsse	neutral	neutral
Mandelmus	neutral	neutral
Mandeln	neutral	neutral
Paranüsse	neutral	zu vermeiden
Pecannüsse/-nußbutter	neutral	neutral
Pinienkerne	neutral	neutral
Pistazien	neutral	zu vermeiden

Getreide und Teigwaren

Während Nicht-Sekretoren der Blutgruppe AB bei tierischem Eiweiß wegen ihrer empfindlichen Reaktion auf Insulin ein wenig im Vorteil sind, sollten sie mit dem Verzehr komplexer Kohlenhydrate vorsichtig sein, was für Sekretoren der Blutgruppe AB nicht gilt. Daher haben Sekretoren des AB-Typs eine große Auswahl an Getreidesorten. Nicht-Sekretoren des AB-Typs sollten besonders beim Verzehr von Weizen- und Maisprodukten zurückhaltend sein, da diese Nahrungsmittel Lektine enthalten, die eine insulinähnliche Wirkung auf ihren Körper haben und damit ihr aktives Gewebe verringern und den Anteil an Fett erhöhen können. Amaranth, eine alte Getreideart, sollte zur Grundernährung des AB-Typs gehören, denn er enthält ein Lektin, das dazu beitragen kann, Dickdarmkrebs zu verhindern.

Blutgruppe AB: Getreide und Teigwaren Portion: ½ Tasse trocken (Getreide oder Pasta); 1 Muffin, 2 Scheiben Brot			
	Afrikaner	Weiße	Asiaten
Sekretoren	6–8 mal pro Woche	6–9 mal pro Woche	6–10 mal pro Woche
Nicht-Sekretoren	5–7 mal pro Woche	4–6 mal pro Woche	6–8 mal pro Woche
A_2B-Typ	1 Portion weniger pro Woche		
Varianten: A_2B-Typ – Weizenprodukte sind zu vermeiden, MM-Typ – Quinoa ist bekömmlich.			

Stufe eins		
Nahrungsmittel	Blutgruppe AB Sekretoren	Blutgruppe AB Nicht-Sekretoren
Amaranth	bekömmlich	bekömmlich
Buchweizen/Kasha (gerösteter Buchweizen)	zu vermeiden	zu vermeiden
Essener Brot	bekömmlich	bekömmlich
Hafer/Haferkleie/ Haferschrot	bekömmlich	bekömmlich
Hafermehl	bekömmlich	bekömmlich
Hirse	bekömmlich	bekömmlich
Mais (alle Sorten)	zu vermeiden	zu vermeiden
Maismehl	zu vermeiden	zu vermeiden
Popcorn	zu vermeiden	zu vermeiden
Reis (Weiß-/Vollkorn-/ Basmatireis)/Reisbrot	bekömmlich	bekömmlich
Reiskleie/Puffreis	bekömmlich	bekömmlich

Fortsetzung siehe folgende Seite

Stufe eins *(Fortsetzung)*		
Nahrungsmittel	Blutgruppe AB Sekretoren	Blutgruppe AB Nicht-Sekretoren
Reiswaffeln/Reismehl	bekömmlich	bekömmlich
Sobanudeln (100 % Buchweizen)	zu vermeiden	zu vermeiden
Sorghumhirse (Durra)	zu vermeiden	zu vermeiden
Tapioka	zu vermeiden	zu vermeiden
Tef (Hirseart)	zu vermeiden	zu vermeiden
Topinamburpasta	zu vermeiden	zu vermeiden
Wildreis	bekömmlich	bekömmlich

Stufe zwei		
Nahrungsmittel	Blutgruppe AB Sekretoren	Blutgruppe AB Nicht-Sekretoren
Dinkel	bekömmlich	neutral
Kamut (ägypt. Weizen)	zu vermeiden	zu vermeiden
Roggen/Roggenbrot (100 %)	bekömmlich	bekömmlich
Roggenmehl	bekömmlich	bekömmlich
Sojabrot	bekömmlich	zu vermeiden
Weizenauszugsmehl	zu vermeiden	zu vermeiden
Weizenkeimbrot	bekömmlich	bekömmlich

Neutral: Nahrungsmittel zur allgemeinen Ernährungsergänzung		
Nahrungsmittel	Blutgruppe AB Sekretoren	Blutgruppe AB Nicht-Sekretoren
Couscous (Hartweizengries)	neutral	neutral
Dinkelmehl/ Dinkelprodukte	neutral	neutral
Gerste	neutral	neutral
Glutenfreies Brot	neutral	neutral
Glutenhaltige Weizenprodukte	neutral	zu vermeiden
Glutenhaltiges Mehl	neutral	neutral
Hartweizenprodukte	neutral	zu vermeiden
Malz	neutral	neutral
Quinoa	neutral	neutral
Reisflocken	neutral	neutral
Weizenkeime	neutral	zu vermeiden
Weizenkleie	neutral	neutral
Weizenvollkorn-produkte	neutral	zu vermeiden
Weizenweißmehl-produkte	neutral	zu vermeiden

Gemüse

Gemüse sind ausgezeichnete Quellen für Antioxidantien und Faser- oder Ballaststoffe und tragen außerdem dazu bei, die Erzeugung von Polyaminen im Verdauungstrakt zu verringern. Besonders Zwiebeln sind ein wirksamer Helfer für den AB-Typ: Sie enthalten erhebliche Mengen des Antioxidans Quercetin, eines starken Anti-Mutagens. Wenn Sie ein AB-Sekretor sind und zur Unterklasse MM gehören, sollten Sie den regelmäßigen Genuß von bekömmlichen Nahrungsmitteln der Stufe eins zum festen Bestandteil Ihres Krebsvorbeugeprogramms machen. Pilze sind zwar kein Gemüse im engeren Sinne, aber Champignons enthalten krebshemmende Lektine. Artischocken sind gut für die Leber und die Gallenblase, die zu den Schwachstellen des AB-Typs gehören. Pastinaken enthalten Polysaccharide, die das Immunsystem stark stimulieren.

Blutgruppe AB: Gemüse **Portion: 1 Tasse, gekocht oder roh**			
	Afrikaner	Weiße	Asiaten
Sekretoren	unbegrenzt	unbegrenzt	unbegrenzt
Nicht-Sekretoren	unbegrenzt	unbegrenzt	unbegrenzt
MM-Typ	Essen Sie möglichst bekömmliche Lebensmittel aus der Stufe eins.		
Varianten: A_2B-Typ – rote Paprika ist neutral, MM-Typ – Zwiebeln, Pak-Choi, Chicorée und Tomaten sind bekömmlich.			

Stufe eins		
Nahrungsmittel	Blutgruppe AB Sekretoren	Blutgruppe AB Nicht-Sekretoren
Akazie (Gummi arabicum)	zu vermeiden	zu vermeiden
Aloe/Aloe-Tee/ Aloe-Saft	zu vermeiden	zu vermeiden
Artischocken (alle Arten)	zu vermeiden	zu vermeiden
Blumenkohl	bekömmlich	bekömmlich
Brokkoli	bekömmlich	bekömmlich

Fortsetzung siehe folgende Seite

Stufe eins *(Fortsetzung)*		
Nahrungsmittel	Blutgruppe AB Sekretoren	Blutgruppe AB Nicht-Sekretoren
Grünkohl	bekömmlich	bekömmlich
Gurken	bekömmlich	bekömmlich
Knoblauch	bekömmlich	bekömmlich
Löwenzahn	bekömmlich	bekömmlich
Maitakepilze	bekömmlich	bekömmlich
Oliven (schwarz)	zu vermeiden	zu vermeiden
Paprika (grün/gelb/Jalapeño)	zu vermeiden	zu vermeiden
Rettich	zu vermeiden	zu vermeiden
Rettichsprossen	zu vermeiden	zu vermeiden
Rhabarber	zu vermeiden	zu vermeiden
Rote Rüben	bekömmlich	neutral
Rübengrün	bekömmlich	bekömmlich
Rübenstiele	bekömmlich	bekömmlich
Süßkartoffeln (Bataten)	bekömmlich	bekömmlich
Topinambur	zu vermeiden	zu vermeiden

Stufe zwei		
Nahrungsmittel	Blutgruppe AB Sekretoren	Blutgruppe AB Nicht-Sekretoren
Abalonepilze	zu vermeiden	zu vermeiden
Alfalfasprossen	bekömmlich	bekömmlich
Auberginen	bekömmlich	bekömmlich
Chilis	zu vermeiden	zu vermeiden

Fortsetzung siehe folgende Seite

Stufe zwei *(Fortsetzung)*		
Nahrungsmittel	Blutgruppe AB Sekretoren	Blutgruppe AB Nicht-Sekretoren
Kapern	zu vermeiden	zu vermeiden
Kohlsaft	bekömmlich	bekömmlich
Möhrensaft	bekömmlich	bekömmlich
Paprika (rot/Cayennepfeffer)	zu vermeiden	zu vermeiden
Pastinaken	bekömmlich	bekömmlich
Sellerie/Selleriesaft	bekömmlich	bekömmlich
Senfkohlblätter	bekömmlich	bekömmlich
Shiitakepilze	zu vermeiden	zu vermeiden
Staudensellerie	bekömmlich	bekömmlich
Yamswurzel	bekömmlich	bekömmlich

Neutral: Nahrungsmittel zur allgemeinen Ernährungsergänzung		
Nahrungsmittel	Blutgruppe AB Sekretoren	Blutgruppe AB Nicht-Sekretoren
Agar-Agar	neutral	zu vermeiden
Bambussprossen	neutral	neutral
Brunnenkresse	neutral	neutral
Champignons	neutral	neutral
Chicorée	neutral	neutral
Daikon (japan. Rettich)	neutral	neutral
Endivie	neutral	neutral
Enokipilze	neutral	neutral
Erbsen (grüne/ Zuckerschoten)	neutral	neutral

Fortsetzung siehe folgende Seite

Neutral: Nahrungsmittel zur allgemeinen Ernährungsergänzung *(1. Fortsetzung)*		
Nahrungsmittel	Blutgruppe AB Sekretoren	Blutgruppe AB Nicht-Sekretoren
Eskarol (Winterendivie)	neutral	neutral
Fenchel	neutral	neutral
Frühlingszwiebeln	neutral	neutral
Gartenbohnen	neutral	neutral
Gartenkürbis	neutral	neutral
Gelbe Kohlrüben	neutral	neutral
Gurkensaft	neutral	neutral
Ingwer	neutral	bekömmlich
Kartoffeln (alle Arten)	neutral	neutral
Knollensellerie	neutral	neutral
Kohl (Rot-/Weiß-/Chinakohl)	neutral	neutral
Kohlrabi	neutral	neutral
Kombualgen	neutral	neutral
Mangold	neutral	neutral
Meerrettich	neutral	neutral
Melonenkürbis	neutral	neutral
Möhren	neutral	neutral
Okra (Gumbofrucht)	neutral	neutral
Oliven (grüne)	neutral	neutral
Pak-Choi	neutral	neutral
Porree (Lauch)	neutral	neutral
Radicchio	neutral	neutral

Fortsetzung siehe folgende Seite

Neutral: Nahrungsmittel zur allgemeinen Ernährungsergänzung *(2. Fortsetzung)*		
Nahrungsmittel	Blutgruppe AB Sekretoren	Blutgruppe AB Nicht-Sekretoren
Reisstroh-Scheidling (Pilz)	neutral	neutral
Romanasalat	neutral	neutral
Rosenkohl	neutral	neutral
Rucola	neutral	neutral
Salat (Kopf-/Eisberg-/ gemischter Blattsalat)	neutral	neutral
Sauerkraut	neutral	neutral
Schalotten	neutral	neutral
Seetang	neutral	neutral
Sennesblätter	neutral	neutral
Spargel	neutral	neutral
Spinat/Spinatsaft	neutral	neutral
Taro	neutral	zu vermeiden
Tomaten/Tomatensaft	neutral	bekömmlich
Wasserkastanien	neutral	neutral
Weiße Rüben	neutral	neutral
Yucca	neutral	neutral
Zucchini	neutral	neutral
Zwiebeln (alle Arten)	neutral	neutral

Obst und Fruchtsäfte

Obst ist reich an Antioxidantien, und viele Früchte, wie etwa Heidelbeeren, Holunderbeeren, Kirschen und Brombeeren enthalten Pigmente, die das Leberenzym Ornithindecarboxylase hemmen. Dadurch wird die Produktion von Polyaminen verringert, das sind chemische Stoffe, die mit Insulin zusammenwirken und die Gewichtszunahme sowie das Mutationspotential von Zellen fördern. Wenn Sie ein AB-Typ-Sekretor sind, sollten Sie unbedingt regelmäßig bekömmliche Nahrungsmittel der Stufe eins zum Bestandteil Ihres Krebsvorbeugeprogramms machen. Eine Ernährung mit viel geeignetem Obst und Gemüse kann zur Gewichtsabnahme beitragen, denn sie dämpft die Wirkungen des Insulins und hilft dem Körper, den Wassergehalt von extrazellulären Konzentrationen (schlecht) zu intrazellulären Konzentrationen (gut) zu verschieben. Viele Früchte, wie etwa Ananas, sind reich an Enzymen, die dazu beitragen können, Entzündungen zu heilen und einen ausgeglichenen Wasserhaushalt herzustellen. Wenn Sie ein Nicht-Sekretor sind, müssen Sie mit dem Verzehr glukosehaltiger Früchte vorsichtig sein, besonders, wenn Sie empfindlich auf Zucker reagieren.

Blutgruppe AB: Obst und Fruchtsäfte
Portion: 1 Tasse oder eine Frucht

	Afrikaner	Weiße	Asiaten
Sekretoren	3–4 mal pro Woche	3–6 mal pro Woche	3–5 mal pro Woche
Nicht-Sekretoren	1–3 mal pro Woche	2–3 mal pro Woche	3–4 mal pro Woche
A_2B-Typ	1 Portion weniger pro Woche		
MM-Typ	Essen Sie möglichst bekömmliche Lebensmittel aus Stufe eins.		
Varianten: A_2B-Typ – Honeydew und Mandarinen sind zu vermeiden, Kokosnuß ist neutral, MM-Typ – Johannisbeeren, Blaubeeren und Holunderbeeren sind bekömmlich.			

Stufe eins		
Nahrungsmittel	Blutgruppe AB Sekretoren	Blutgruppe AB Nicht-Sekretoren
Ananas	bekömmlich	bekömmlich
Avocado	zu vermeiden	zu vermeiden
Bananen	zu vermeiden	zu vermeiden
Bitter Melon (Momordica charantia)	zu vermeiden	zu vermeiden
Dewberry (amerikanische)	zu vermeiden	zu vermeiden
Feigen (frisch/getrocknet)	bekömmlich	bekömmlich
Granatäpfel	zu vermeiden	zu vermeiden
Grapefruit (Pampelmuse)	bekömmlich	bekömmlich
Guaven/Guavensaft	zu vermeiden	zu vermeiden
Kaktusfeigen	zu vermeiden	zu vermeiden
Kirschen (alle Arten)	bekömmlich	bekömmlich
Kirschsaft (von Süßkirschen)	bekömmlich	bekömmlich
Kiwi	bekömmlich	bekömmlich
Loganbeeren	bekömmlich	bekömmlich
Persimonen (Kaki)	zu vermeiden	zu vermeiden
Pflaumen (alle Arten)	bekömmlich	bekömmlich
Quitten	zu vermeiden	zu vermeiden
Trauben (alle Arten)	bekömmlich	bekömmlich

Stufe zwei		
Nahrungsmittel	Blutgruppe AB Sekretoren	Blutgruppe AB Nicht-Sekretoren
Kokosnüsse	zu vermeiden	zu vermeiden
Mangos/Mangosaft	zu vermeiden	zu vermeiden
Orangen/Orangensaft	zu vermeiden	zu vermeiden
Preiselbeeren/ Preiselbeersaft	bekömmlich	bekömmlich
Stachelbeeren	bekömmlich	bekömmlich
Sternfrucht (Karambola)	zu vermeiden	zu vermeiden
Zitronen/Zitronensaft	bekömmlich	bekömmlich

Neutral: Nahrungsmittel zur allgemeinen Ernährungsergänzung		
Nahrungsmittel	Blutgruppe AB Sekretoren	Blutgruppe AB Nicht-Sekretoren
Ananassaft	neutral	neutral
Äpfel	neutral	neutral
Apfelmost/Apfelsaft	neutral	neutral
Aprikosen/ Aprikosensaft	neutral	neutral
Birnen/Birnensaft	neutral	neutral
Blaubeeren (Heidelbeeren)	neutral	bekömmlich
Boysenbeeren	neutral	neutral
Brombeeren/ Brombeersaft	bekömmlich	neutral
Brotfrucht	neutral	neutral
Datteln (alle Arten)	neutral	neutral

Fortsetzung siehe folgende Seite

Neutral: Nahrungsmittel zur allgemeinen Ernährungsergänzung *(2. Fortsetzung)*		
Nahrungsmittel	Blutgruppe AB Sekretoren	Blutgruppe AB Nicht-Sekretoren
Dörrpflaumen	neutral	zu vermeiden
Erdbeeren	neutral	neutral
Galia-Melonen	neutral	neutral
Grapefruitsaft	neutral	neutral
Himbeeren	neutral	neutral
Holunderbeeren (schwarz/blau)	neutral	bekömmlich
Honeydew (Wintermelonenart)	neutral	zu vermeiden
Honigmelonen	neutral	neutral
Johannisbeeren (schwarz/rot)	neutral	neutral
Kantalupmelonen	neutral	zu vermeiden
Kochbanane	neutral	neutral
Kumquat	neutral	neutral
Limetten/Limettensaft	neutral	bekömmlich
Litschis	neutral	neutral
Mandarinen/ Mandarinensaft	neutral	zu vermeiden
Maulbeeren	neutral	neutral
Nektarinen/ Nektarinensaft	neutral	neutral
Papaya	neutral	neutral
Pfirsiche	neutral	neutral
Pflaumensaft	neutral	zu vermeiden

Fortsetzung siehe folgende Seite

Neutral: Nahrungsmittel zur allgemeinen Ernährungsergänzung *(2. Fortsetzung)*		
Nahrungsmittel	Blutgruppe AB Sekretoren	Blutgruppe AB Nicht-Sekretoren
Rosinen	neutral	neutral
Wassermelonen	neutral	neutral
Wintermelonen	neutral	neutral
Youngberry (Brombeer-/Himbeer-Kreuzung)	neutral	neutral
Zitronenwasser	neutral	neutral
Zuckermelonen	neutral	neutral

Öle

AB-Typen sollten sicherstellen, daß ihre Öle frisch sind und keinesfalls ranzig. Im allgemeinen fahren AB-Typen am besten mit einfach ungesättigten Ölen (wie Olivenöl) und mit Ölen, die reich an Fettsäuren der Omega-Reihe (wie etwa Leinöl) sind. Nicht-Sekretoren der Blutgruppe AB sind bei der Aufspaltung von Ölen gegenüber Sekretoren ein wenig im Vorteil und ziehen wahrscheinlich auch einen etwas größeren Nutzen aus ihrem Verzehr, da sie die Absorption von Calcium über den Dünndarm begünstigen.

Blutgruppe AB: Öle Portion: 1 Eßlöffel			
	Afrikaner	Weiße	Asiaten
Sekretoren	4–7 mal pro Woche	5–8 mal pro Woche	5–7 mal pro Woche
Nicht-Sekretoren	3–6 mal pro Woche	3–6 mal pro Woche	3–4 mal pro Woche
A_2B-Typ	2 Portionen mehr pro Woche		
Varianten: Rh^- – Borretschsamenöl ist zu vermeiden, A_2B-Typ – Kokosnußöl ist neutral.			

Stufe eins		
Nahrungsmittel	Blutgruppe AB Sekretoren	Blutgruppe AB Nicht-Sekretoren
Baumwollsaatöl	zu vermeiden	zu vermeiden
Maiskeimöl	zu vermeiden	zu vermeiden
Olivenöl	bekömmlich	bekömmlich
Sesamöl	zu vermeiden	zu vermeiden
Sonnenblumenöl	zu vermeiden	zu vermeiden
Walnußöl	bekömmlich	bekömmlich

Stufe zwei		
Nahrungsmittel	Blutgruppe AB Sekretoren	Blutgruppe AB Nicht-Sekretoren
Distelöl	zu vermeiden	zu vermeiden
Kokosöl	zu vermeiden	zu vermeiden

Neutral: Nahrungsmittel zur allgemeinen Ernährungsergänzung		
Nahrungsmittel	Blutgruppe AB Sekretoren	Blutgruppe AB Nicht-Sekretoren
Borretschsamenöl	neutral	neutral
Dorschleberöl (Lebertran)	neutral	neutral
Erdnußöl	neutral	neutral
Kastoröl (Rizinusöl)	neutral	neutral
Leinöl	neutral	neutral
Mandelöl	neutral	neutral
Nachtkerzenöl	neutral	neutral
Rapsöl	neutral	neutral
Schw. Johannisbeeröl	neutral	neutral
Sojaöl	neutral	neutral
Weizenkeimöl	neutral	neutral

Kräuter, Gewürze und Verdickungsmittel

Viele Gewürze haben eine leichte bis mittlere Heilwirkung, oft durch die Beeinflussung der Bakterienmenge im unteren Dickdarm. Viele gebräuchliche Gummisorten wie Guarkernmehl sollten gemieden werden, da sie die Wirkung von Lektinen in Nahrungsmitteln verstärken können. Melasse ist für den AB-Typ ein bekömmliches Mittel zum Süßen, da sie zusätzliches Eisen liefern kann. Kurkuma (in Curry enthalten) besitzt einen starken Wirkstoff namens Kurkumin, der die Konzentration von Toxinen im Darm verringern hilft. Bierhefe ist bekömmlich für Nicht-Sekretoren des AB-Typs, da sie den Glukosestoffwechsel fördert und zu einer gesunden Bakterienflora im Verdauungstrakt beiträgt.

Varianten: A_2B-Typ – Bierhefe ist zu vermeiden, roter Pfeffer ist neutral, MM-Typ – Kurkuma ist bekömmlich.

Stufe eins		
Nahrungsmittel	Blutgruppe AB Sekretoren	Blutgruppe AB Nicht-Sekretoren
Anis	zu vermeiden	zu vermeiden
Aspartam	zu vermeiden	zu vermeiden
Carrageenan	zu vermeiden	zu vermeiden
Curry	bekömmlich	bekömmlich
Essig (Apfel-/Balsamico-/Weiß-/Rotwein-)	zu vermeiden	zu vermeiden
Fruchtzucker	zu vermeiden	zu vermeiden
Gelatine	zu vermeiden	zu vermeiden
Gerstenmalz	zu vermeiden	zu vermeiden
Guarana	zu vermeiden	zu vermeiden
Guarkernmehl	zu vermeiden	zu vermeiden
Maissirup	zu vermeiden	zu vermeiden
Maisstärke	zu vermeiden	zu vermeiden
Maltodextrin	zu vermeiden	zu vermeiden
Mandelessenz	zu vermeiden	zu vermeiden
Petersilie	bekömmlich	bekömmlich
Pfeffer (Körner/ getr.Chilischoten)	zu vermeiden	zu vermeiden
Pfeffer (schwarz/weiß)	zu vermeiden	zu vermeiden
Relish	zu vermeiden	zu vermeiden
Tomatenketchup	zu vermeiden	zu vermeiden
Traubenzucker	zu vermeiden	zu vermeiden

Fortsetzung siehe folgende Seite

Stufe eins *(2. Fortsetzung)*		
Nahrungsmittel	Blutgruppe AB Sekretoren	Blutgruppe AB Nicht-Sekretoren
Worcestersauce	zu vermeiden	zu vermeiden
Zuckerrohrsaft	zu vermeiden	zu vermeiden

Stufe zwei		
Nahrungsmittel	Blutgruppe AB Sekretoren	Blutgruppe AB Nicht-Sekretoren
Natrium-L-Glutamat	zu vermeiden	zu vermeiden
Pickles (in Essig)	zu vermeiden	zu vermeiden
Pickles (in Salzbrühe)	zu vermeiden	zu vermeiden
Piment (Nelkenpfeffer)	zu vermeiden	zu vermeiden

Neutral: Nahrungsmittel zur allgemeinen Ernährungsergänzung		
Nahrungsmittel	Blutgruppe AB Sekretoren	Blutgruppe AB Nicht-Sekretoren
Ahornsirup	neutral	zu vermeiden
Apfelpektin	neutral	neutral
Basilikum	neutral	neutral
Bergamottöl	neutral	neutral
Bierhefe	neutral	neutral
Bohnenkraut	neutral	neutral
Carob	neutral	neutral
Chili	neutral	neutral
Dill	neutral	neutral

Fortsetzung siehe folgende Seite

Neutral: Nahrungsmittel zur allgemeinen Ernährungsergänzung *(1. Fortsetzung)*		
Nahrungsmittel	Blutgruppe AB Sekretoren	Blutgruppe AB Nicht-Sekretoren
Estragon	neutral	neutral
Gewürznelke	neutral	neutral
Grüne Minze	neutral	neutral
Honig	neutral	zu vermeiden
Kardamom	neutral	neutral
Kerbel	neutral	neutral
Koriander	neutral	neutral
Kreuzkümmel	neutral	neutral
Kümmel	neutral	neutral
Kurkuma	neutral	bekömmlich
Lorbeerblatt	neutral	bekömmlich
Majoran	neutral	neutral
Mayonnaise	neutral	neutral
Meersalz	neutral	neutral
Melasse	neutral	neutral
Minze	neutral	neutral
Muskatblüte	neutral	neutral
Muskatnuß	neutral	neutral
Paprika	neutral	neutral
Pfefferminze	neutral	neutral
Pfeilwurzelmehl	neutral	neutral
Reissirup	neutral	zu vermeiden

Fortsetzung siehe folgende Seite

Neutral: Nahrungsmittel zur allgemeinen Ernährungsergänzung *(2. Fortsetzung)*		
Nahrungsmittel	Blutgruppe AB Sekretoren	Blutgruppe AB Nicht-Sekretoren
Rosmarin	neutral	neutral
Rotalge	neutral	neutral
Safran	neutral	neutral
Salbei	neutral	neutral
Schokolade	neutral	neutral
Senf (zubereitet, ohne Essig)	neutral	neutral
Senfpulver	neutral	neutral
Sojasauce	neutral	neutral
Süßholzwurzel	neutral	neutral
Tamari (dunkle Sojasauce, weizenfrei)	neutral	neutral
Tamarinde	neutral	neutral
Thymian	neutral	neutral
Vanille	neutral	neutral
Wacholder	neutral	zu vermeiden
Weinstein	neutral	neutral
Wintergrün	neutral	neutral
Zimt	neutral	neutral
Zucker (braun/weiß)	neutral	zu vermeiden

Getränke

Nicht-Sekretoren mit der Blutgruppe AB trinken vielleicht gelegentlich gern ein Glas Wein zum Essen; wenn sie ihn in Maßen genießen, tut er ihrem Herz-Kreislauf-System ausgesprochen gut. Grüner Tee sollte zum Diätplan eines jeden AB-Typs gehören. Er enthält Polyphenole, die die Produktion schädlicher Polyamine blockieren.

Stufe eins		
Nahrungsmittel	Blutgruppe AB Sekretoren	Blutgruppe AB Nicht-Sekretoren
Grüner Tee	bekömmlich	bekömmlich

Stufe zwei		
Nahrungsmittel	Blutgruppe AB Sekretoren	Blutgruppe AB Nicht-Sekretoren
Kaffee (normal/koffeinfrei)	zu vermeiden	zu vermeiden
Limonade (verschiedene/ Diätlimonaden/Cola)	zu vermeiden	zu vermeiden
Schwarztee (normal/koffeinfrei)	zu vermeiden	zu vermeiden
Spirituosen	zu vermeiden	neutral

Neutral: Nahrungsmittel zur allgemeinen Ernährungsergänzung		
Nahrungsmittel	Blutgruppe AB Sekretoren	Blutgruppe AB Nicht-Sekretoren
Bier	neutral	zu vermeiden
Mineralwasser	neutral	neutral
Rotwein	neutral	bekömmlich
Weißwein	neutral	neutral

Individuelle Therapien für chronische Krankheiten

Wie Sie Ihrem Risikoprofil entnehmen können, sind Menschen mit der Blutgruppe AB anfälliger für bestimmte chronische Krankheiten als Menschen mit anderen Blutgruppen. Bei der Blutgruppe AB ist die Lage jedoch komplexer, da sie sowohl das Antigen der Blutgruppe A als auch das der Blutgruppe B besitzt – es teilen sich also sozusagen zwei natürliche Feinde die Funktion des Türhüters. Das erhöht Ihre Anfälligkeit für bestimmte Immunkrankheiten, wenn Sie ein AB-Typ sind, so daß es für Sie besonders wichtig ist, sich an die Diät für die Blutgruppe AB zu halten.
Nach meiner Erfahrung ähnelt der AB-Typ in bezug auf die meisten chronischen Krankheiten mehr dem A-Typ als dem B-Typ. Das ist höchstwahrscheinlich deshalb so, weil das A-Antigen auf Attacken an allen Fronten so verletzlich reagiert – sei es am Verdauungs-, Herz-Kreislauf- oder Immunsystem.

Siehe Tabelle der Krankheitsrisiken auf Seite 442.

Der AB-Typ scheint wenig von der Neigung des B-Typs zu sich langsam entwickelnden bakteriellen oder Vireninfektionen zu haben. Andererseits ist das Krebsrisiko des AB-Typs manchmal schwerer als das des A-Typs.
Insgesamt tut der AB-Typ gut daran, den Empfehlungen in diesem Kapitel zu folgen und sich an die Therapievorschläge für den Typ A zu halten (s. Seite 342).
Dennoch gibt es ein Feld, dem AB-Typen ihre besondere Aufmerksamkeit widmen sollten, dem Immunsystem. Es wurde nachgewiesen, daß der AB-Typ besonders anfällig ist für eine verringerte Aktivität der NK-Zellen. Die folgenden Richtlinien bieten dem AB-Typ zusätzlichen Schutz.
Die Aktivität der NK-Zellen wird mit vielen Faktoren aus dem Bereich der Ernährung in Zusammenhang gebracht. Das Auslassen des Frühstücks, unregelmäßige Essenszeiten, geringer

Gemüseverbrauch, zuviel Eiweiß, zu weizenreiche Ernährung, fettreiche Mahlzeiten (besonders zu große Mengen an ungesättigten Fettsäuren): Alle diese Faktoren gelten als hemmend für die Aktivität der NK-Zellen.

- Ganz allgemein kann man festhalten, daß giftige Chemikalien und Schwermetalle die Aktivität der NK-Zellen schwächen. Bei manchen Menschen kann sie sich nach einigen Wochen oder Monaten wieder normalisieren, bei anderen halten die Nachwirkungen aber viel länger an. Es ist sehr wichtig, daß Sie sich diesen Stoffen möglichst wenig aussetzen.
- Ein Mangel an verschiedenen Nährstoffen kann eine Verminderung der NK-Zellaktivität zur Folge haben. Besonders gegen einen Mangel an Selen, Zink, Vitamin C, CoQ_{10}, Beta-Carotin, Vitamin A, Vitamin E und Vitamin D sollten Sie unbedingt etwas unternehmen.
- Antihormone wie Tamoxifen scheinen einen indirekten, aber positiven Einfluß auf die NK-Zellaktivität auszuüben. Bei Studien mit Frauen, die nach der Menopause einen Brustkrebs im Stadium I aufwiesen, konnte nach einmonatiger Verabreichung von Tamoxifen ein statistisch meßbarer Anstieg der NK-Zellaktivität festgestellt werden.
- L-Arginin, das man regelmäßig drei Tage bis eine Woche lang einnimmt (täglich 3–30 g), kann ebenfalls hilfreich sein. Diese hochdosierte Nahrungsergänzung mit L-Arginin ist besonders für Frauen zu empfehlen, die kurz vor einer Chemotherapie stehen. Mehrere Untersuchungen haben gezeigt, daß dies eine effektive Strategie ist, um die Zahl von weißen Blutkörperchen während der Chemotherapie aufrechtzuerhalten.
- Um die Aktivität der NK-Zellen zu steigern, verwende ich regelmäßig das Arabinogalactan der Lärche; allerdings verursachen viele Polysaccharide auch Veränderungen bei den NK-Zellen. Auch zahlreiche immunkräftigende Heilkräuter können sehr hilfreich sein – etwa Ginseng, Astralagus, Süßholzwurzel und Echinacea. Die meisten wasserlöslichen Extrakte von medizinischen Pilzen wie Cordyceps, Reishi, Maitake,

Shiitake und Coriolus üben erwiesenermaßen einen positiven Einfluß auf die NK-Zellaktivität aus.

Eine Schlußbemerkung zu den Heilkräutern: Sie reaktivieren die NK-Zellfunktion am besten dann, wenn diese noch nicht völlig erschöpft ist. Wenn Sie erst chronisch krank sind, wird eine kleine Dosis kaum bedeutende Ergebnisse erzielen. Verwenden

So erzielen Sie mit Kräutern und medizinischen Pilzen die besten Erfolge:

- Je länger Sie sie nehmen, desto besser.
- Die Wirksamkeit ist proportional zur Dosis, d.h. höhere Dosen bewirken bessere Ergebnisse. In China nimmt man jeweils mehrere Gramm ein (mindestens 3 g und oft bis zu 15 g zweimal täglich); die meisten Fachleute gehen davon aus, daß der Polysaccharid-Anteil mindestens 1,5–3 g betragen muß, damit die absorbierte Menge überhaupt eine Wirkung entfalten kann.
- Die NK-stimulierende Aktivität liegt in den wasserlöslichen Komponenten (und nicht in Alkohollösungen). Schon unzählige Male hatte ich mit Leuten zu tun, die alkoholhaltige Kräuterextrakte etwa von Astralagus und Ginseng einnahmen, obwohl dieser Typ von Extrakten in der traditionellen chinesischen Medizin nie verwendet wurde und für die Steigerung der Immunkraft kaum bis gar nicht von Nutzen ist.

Sie die Heilkräuter, um vorsorglich Ihre Streßempfindlichkeit zu verringern, und achten Sie dauerhaft auf die Gesundheit Ihres Immunsystems.

Wenn Sie mehr darüber wissen wollen, wie Sie gesund und ausgeglichen leben können, rufen Sie unsere Blutgruppen-Internetseite auf: www.dadamo.com.

Nachwort

Dr. Phil. Jeffrey Bland
Gründer des Institute for Functional Medicine
Autor von Genetic Nutritioneering

Vor der Veröffentlichung von Dr. Peter D'Adamos Buch *Eat Right 4 Your Type* im Jahr 1996 (*4 Blutgruppen – Vier Strategien für ein gesundes Leben*, 1997) hatten nur sehr wenige Menschen von dem Konzept gehört, daß unsere Blutgruppe oder unser Sekretor-Status die Reaktion unseres Körpers auf bestimmte Nahrungsmittel und Umweltfaktoren beeinflußt. Aber für diejenigen, die sich mit genetischen Stoffwechselstörungen befaßten, war es nicht ganz neu. Tatsächlich gibt es in der medizinischen Literatur schon seit sechzig Jahren Hinweise darauf, daß unsere AB0-Blutgruppen von unseren Genen kontrolliert werden und daß sie unser Risiko für viele Krankheiten, wie etwa Herzkrankheiten, bestimmte Krebsarten und allergische Störungen beeinflussen können.
In *4 Blutgruppen – Richtig leben* wird die Forschung auf die nächsthöhere Verständnis- und Anwendungsebene gehoben. Seit 1996 haben Dr. D'Adamo und andere Mediziner in Praxis und Forschung viel dazugelernt, unter anderem auch bahnbrechende Erkenntnisse aus dem Human-Genom-Projekt gewonnen. Ein wichtiger Aspekt der neuen Untersuchungen befaßt sich mit der Frage, welche Verbindungen zwischen unserem genetischen Erbe – vor allem unserer Blutgruppe im AB0-System – und Faktoren besteht, die unsere Persönlichkeit, unsere Stimmung und unsere gesamte Gesundheit beeinflussen können. Es ist faszinierend zu beobachten, wie sich die Medizin allmählich von ihrer Haltung der letzten hundert Jahre entfernt, in denen sie Krankheiten für unausweichlich in unsere Gene einprogrammiert hielt, und langsam erkennt, daß wir durch die Gestaltung unseres Alltagslebens Einfluß auf unser genetisches Erbe nehmen und es stärken können.

Man könnte die Frage stellen, warum die Wissenschaft von den Blutgruppen, die Dr. D'Adamo in seinem Werk skizziert, nicht von allen Ärzten anerkannt wird. Die Antwort hat ein Stück weit mit der Ausbildung und dem Wissen zu tun, die für die Erkenntnis der Zusammenhänge zwischen Blutgruppe, Sekretor-Status, Ernährung, Lebensweise und Gesundheit erforderlich sind. Dr. D'Adamo ist ein naturheilkundlich orientierter Arzt in zweiter Generation, dessen Denken durch seine Erziehung geprägt und auf eine entsprechende Art der Beobachtung vorbereitet wurde. Er ist auch ein Forscher, der stets schwierige Frage gestellt hat und sich erst zufrieden gab, wenn er in der medizinischen Literatur Material fand, das seine Prämissen stützte. Und schließlich ist er ein praktizierender Arzt, der bei seiner Arbeit mit chronisch kranken Patienten gesehen hat, was wirkt und was nicht. Damit besitzt er einen Erfahrungsschatz, den die meisten Ärzte nicht haben.

Dr. D'Adamo hat in diesem Buch meisterhaft beschrieben, wie unser genetisches Erbe, das mit unserer AB0-Blutgruppe zusammenhängt, mit bestimmten weiteren Faktoren verbunden ist, die unsere Persönlichkeit und unsere Stimmung sowie unsere Gesundheit insgesamt beeinflussen können.

4 Blutgruppen – Richtig leben ist ein praktischer Leitfaden, der aufzeigt, wie wir darauf einwirken können, in welcher Art und Weise unsere Gene ihre Botschaften umsetzen. Indem wir die richtige Ernährung und die richtige Lebensweise für unseren Genotyp auswählen – der ein Stück weit von unserer Blutgruppe abhängt –, können wir die Umsetzung bestimmter genetischer Botschaften abwenden, die Krankheit auslösen, und die Umsetzung von Botschaften herbeiführen, die die Gesundheit fördern. Das ist eine machtvolle Botschaft, die uns ermöglicht, unsere Jahre lebendiger zu leben und unserem Leben Jahre hinzuzufügen.

Anhänge

Anhang A

Anmerkungen

Die zentrale Rolle, die die Blutgruppe in jedem Körper spielt, ist vielfach dokumentiert. Auf die wichtigsten wissenschaftlichen Grundlagen, die im Text durch Fußnoten angegeben sind, wird auf den folgenden Seiten verwiesen. Zusätzlich habe ich die allgemeine Literatur genannt, die Ihnen von Nutzen sein könnte. Um Ihre Kenntnis der Blutgruppenwissenschaft zu vertiefen, lade ich Sie ein, unsere Webseite zu besuchen: www.dadamo.com

1 Das unverwechselbare Du
Das Blutgruppen-Gen

1. The Human Genome Project. Research archives; Washington DC: http://www.ornl.gov
2. Skolnick, M. H., E. A. Thompson, D. T. Bishop, and L. A. Cannon. »Possible linkage of a breast cancer–susceptibility locus to the ABO locus: sensitivity of LOD scores to a single new recombinant observation.« *Genet Epidemiol,* 1984; 1 (4): S. 363–373.
3. Craig, S. P., V. J. Buckle, A. Lamouroux, et al. »Localization of the human dopamine beta hydroxylase (DBH) gene to chromosome 9q34.« *Cytogenet Cell Genet,* 1988; 48 (1): S. 48–50.
   Goldin, L. R., E. S. Gershon, C. R. Lake, et al. »Segregation and linkage studies of plasma dopamine beta hydroxylase (DBH), erythrocyte catechol-O-methyltransferase (COMT), and platelet monoamine oxidase (MAO): possible linkage between the ABO locus and a gene controlling DBH activity.« *Am J Hum Genet,* March 1982; 34 (2): S. 250–262.
   Sherrington, R., D. Curtis, J. Brynjolfsson, et al. »A linkage study of affective disorder with DNA markers for the ABO-AK1-ORM linkage group near the dopamine beta hydroxylase gene.« *Biol Psychiatry,* 1. Oktober 1994; 36 (7): S. 434–442.
   Wilson, A. F., R. C. Elston, R. M. Siervogel, and L. D. Tran. »Linkage of a gene regulating dopamine beta hydroxylase activity and the ABO blood group locus.« *Am J Hum Genet,* Januar 1988; 42 (1): S. 160–166.
4. Mohn, J. F., N. A. Owens, and R. W. Plunkett. »The inhibitory properties of group A and B non-secretor saliva.« *Immunol Commun,* 1981; 10 (2): S. 101–126.

Kapadia, A., T. Feizi, D, Jewell, et al. »Immunocytochemical studies of blood group A, H, I, and i antigens in gastric mucosae of infants with normal gastric histology and of patients with gastric carcinoma and chronic benign peptic ulceration.« *J Clin Pathol,* März 1981; 34 (3): S. 320–337.

5. Cruz-Coke, R. »Genetics and alcoholism.« *Neurobehav Toxicol Teratol,* März–April 1983; 5 (2): S. 179–180.
   Kojic, T., A. Dojcinova, D. Dojcinova, et al. »Possible genetic predisposition for alcohol addiction.« *Adv Exp Med Biol,* 1977; 85 A: S. 7–24.
6. Wahlberg T. B., M. Blomback, and D. Magnusson. »Influence of sex, blood group, secretor character, smoking habits, acetylsalicylic acid, oral contraceptives, fasting and general health state on blood coagulation variables in randomly selected young adults.« *Haemostasis,* 1984; 14 (4): S. 312–319 and vWf.
   Orstavik, K. H. »Genetics of plasma concentration of von Willebrand factor.« *Folia Haematol Int Mag Klin Morphol Blutforsch,* 1990; 117 (4): S. 527–531.
   Orstavik, K. H., L. Kornstad, H. Reisner, and K. Berg. »Possible effect of secretor locus on plasma concentration of factor VIII and von Willebrand factor.« *Blood,* März 1989; 73 (4): S. 990–993.
   Green, D., O. Jarrett, K. J. Ruth, A. R. Folsom, and K. Lui. »Relationship among Lewis phenotype, clotting factors, and other cardiovascular risk factors in young adults.« *J Lab Clin Med,* März 1995; 125 (3): S. 334–339.

2 Auf der Suche nach Identität Besteht ein Zusammenhang zwischen Blutgruppe und Persönlichkeit?

1. Neumann, J. K. et al. »Effects of stress and blood type on cortisol and VLDL toxicity preventing activity.« *Psychosom Med,* September–Oktober 1992; 54 (5): S. 612–19.
2. Sato, T. Blood-typing: As a lay personality theory. *Japanese Journal of Social Psychology,* 1993; 8; S. 197–208 (auf japanisch).
   Sato, T. and Y. Watanabe. »Psychological Studies on Blood-typing in Japan.« *Japanese Psychological Review,* 1993; 35; S. 234–268 (auf japanisch).
3. Sato, T. and Y. Watanabe. »The Furukawa theory of blood-type and temperament: The origins of a temperament theory during the 1920 s.« *The Japanese Journal of Personality,* 1995; 3; S. 51–65 (auf japanisch).
   Takuma, T. and Y. Matsui. »Ketsueki gata sureroetaipu ni tsuite [Über Blutgruppenklischees],« *Jinbungakuho* (Tokyo Metropolitan University), 1985; 44: S. 15–30.
4. Nomi, T. and A. Besher. *You Are Your Blood Type.* New York: St. Martin's Press, 1983.

5. Constantine, P. *What's Your Type?* New York: Plume Books, 1997.
6. Cattell, R. B. »The relation of blood types to primary and secondary personality traits.« *The Mankind Quarterly* 1980; 21: S. 35–51.
   Cattell, R. B., H. B. Young, and J. D. Houndelby. »Blood groups and personality traits.« *American Journal of Human Genetics,* 1964; 16–4: S. 397–402.
7. Eysenk, H. J. »National differences in personality as related to ABO blood group polymorphism.« *Psychological Reports,* 1977; 41: S. 1257–1258.
8. Eysenk, H. J., »The biological basis of cross-cultural differences in personality: Blood group antigens.« *Psychological Reports,* 1982. 51: S. 531–540.
9. Jung, C. G. *Psychological Types.* Princeton, NJ: Princeton University Press, 1971.
10. Myers, I., and P. Myers. *Gifts Differing: Understanding Personality Type.* Consulting Psychologists Press, 1995.
11. Keirsey, D. *Please Understand Me II.* Del Mar CA: Prometheus Nemesis Book Company.

3 Streß und emotionale Stabilität
Blutgruppe und seelische Gesundheit

1. Rubello, D., N. Sonino, D. Casara, et al. »Acute and chronic effects of high glucocorticoid levels on hypothalamic-pituitary-thyroid axis in man.« *J Endocrinol Invest,* 15. Juni, 1992; 15 (6): S. 437–441.
   Pike J. L., T. L. Smith, R. L. Hauger, et al. »Chronic life stress alters sympathetic, neuroendocrine, and immune responsivity to an acute psychological stressor in humans.« *Psychosom Med,* Juli–August 1997; 59 (4): S. 447–447.
2. Masugi, F., T. Ogihara, K. Sakaguchi, et al. »High plasma levels of cortisol in patients with senile dementia of the Alzheimer's type.« *Find Exp Clin Pharmacol,* November 1989; 11 (11): S. 707–710.
   Leproult R, O. Van Reeth, M. M. Byrne, et al. »Sleepiness, performance, and neuroendocrine function during sleep deprivation: effects of exposure to bright light or exercise.« *J Biol Rhythms,* 12. Juni 1997 (3): 245–258.
   Opstad, K. »Circadian rhythm of hormones is extinguished during prolonged physical stress, sleep and energy deficiency in young men.« *Eur J Endocrinol,* Juli 1994 131 (1): S. 56–66.
3. Neumann, J. K., B. W. Arbogast, D. S. Chi, and L. Y. Arbogast. »Effects of stress and blood type on cortisol and VLDL toxicity preventing activity.« *Psychosom Med,* September 1992; 54 (5): S. 612–619.
4. Locong, A. H. and A. G. Roberge. »Cortisol and catecholamines response to venisection by humans with different blood groups.« *Clin Biochem,* Februar 1985; 18 (1): 67–69.

5. Mao, X. et al. »Study on relationship between human ABO blood groups and type A behavior pattern.« *Hua Hsi I Ko Ta Hsueh Hsueh Pao,* März 1991; 22 (1): S. 93–96 [der vollständige Aufsatz auf chinesisch].
Neumann, J. K. et al. »Relationship between blood groups and behavior patterns in men who have had myocardial infarction.« *South Med J.,* Februar 1991; 84 (2): S. 214–218.
6. Pu, S. et al. »Evidence showing that beta-endorphin regulates cyclic guanosine 3', 5'-monophosphate (cGMP) efflux: anatomical and functional support for an interaction between opiates and nitric oxide.« *Brain Res,* 30. Januar 1999; 817 (1–2): S. 220–225.
7. Locong, A. H., A. G. Roberge. »Cortisol and catecholamines response to venisection by humans with different blood groups.« *Clin Biochem,* Februar 1985; 18 (1): S. 67–69.
8. Bosco, C., J. Tihanyl, L. Rivalta, et al. »Hormonal responses in strenuous jumping effort.« *Jpn J Physiol,* Februar 1996; 46 (1): S. 93–98.
Frey, H. »The endocrine response to physical activity.« *Scand J Soc Med Suppl,* 1982; 29: S. 71–75.
Gallois, P., G. Forzy, J. L. Dhont. »Hormonal changes during relaxation.« *Encephale,* 1984; 10 (2): 79–82 [vollständiger Artikel auf französisch].
Jin, P. »Efficacy of Tai Chi, brisk walking, meditation, and reading in reducing mental and emotional stress.« *J Psychosom Res,* Mai 1992; 36 (4): S. 361–370.
Jin, P. »Changes in heart rate, noradrenaline, cortisol and mood during Tai Chi.« *J Psychosom Res,* 1989; 33 (2): S. 197–206.
Keller, S. and P. Seraganian. »Physical fitness level and autonomic reactivity to psychosocial stress.« *J Psychosom Res,* 1984; 28: S. 279–287.
Lehmann, M., U. Gastmann, K. G. Petersen, et al. »Training-overtraining: performance, and hormone levels, after a defined increase in training volume versus intensity in experienced middle- and long-distance runners.« *Br J Sports Med,* Dezember 1992; 26 (4): S. 233–242.
Platania-Solazzo, A., T. M. Field, J. Blank, et al. »Relaxation therapy reduces anxiety in child and adolescent psychiatric patients.« *Acta Paedopsychiatr,* 1992; 55 (2): S. 115–120.
Schell, F. J., B. Allolio, O. W. Schonecke. »Physiological and psychological effects of hatha-yoga exercise in healthy women.« *Int J Psychosom,* 1994; 41 (1–4): S. 46–52.
Schmidt, T., A. Wijga, A. Von Zur Muhlen, et al. »Changes in cardiovascular risk factors and hormones during a comprehensive residential three month kriya yoga training and vegetarian nutrition.« *Acta Physiol Scand Suppl,* 1997; 640: S. 158–162.
Schurmeyer, T., K. Jung, and E. Nieschlag. »The effect of an 1100 km run on testicular, adrenal and thyroid hormones.« *Int J Androl,* August 1984; 7 (4): S. 276–282.

Semple, C. G., J. A. Thomson, and G. H. Beastall. »Endocrine responses to marathon running.« *Br J Sports Med,* September 1985; 19 (3): S. 148–151.
9. MEDLINE: The online database at Medscape (http://www.medscape.com).
10. Sherrington, R., D. Curtis, J. Brynjolfsson, E. Moloney, L. Rifkin, H. Petursson, and H. Gurling. »A linkage study of affective disorder with DNA markers for the ABO-AK1-ORM linkage group near the dopamine beta hydroxylase gene.« *Biol Psychiatry,* Oktober 1994; 36 (7): S. 434–442.
Goldin, L. R., et al. »Segregation and linkage studies of plasma dopamine beta hydroxylase (DBH), erythrocyte catechol-O-methyltransferase (COMT), and platelet monoamine oxidase (MAO): Possible linkage between the ABO locus and a gene controlling DBH activity.« *Am J Hum Genet,* März 1982; 34 (2): S. 250–262.
Kleber, E., T. Obry, S. Hippeli, W. Schneider, E. F. Elstner. »Biochemical activities of extracts from *Hypericum perforatum* L. 1st Communication: inhibition of dopamine beta hydroxylase.« *Arzneimittelforschung,* Februar 1999; 49 (2): S. 106–109.
Retezeanu, A., et al. »The ABO blood groups in affective and in schizophrenic psychosis.« *Neurol Psychiatr (Bucur),* Oktober–Dezember 1978; 16 (4): S. 271–275.
Rihmer, Z., and M. Arato. »ABO blood groups in manic-depressive patients.« *J Affect Disord,* März 1981; 3 (1): S. 1–7.
Rinieris, P. M., C. N. Stefanis, E. P. Lykouras, and E. K. Varsou. »Affective disorders and ABO blood types.« *Acta Psychiatr Scand,* September 1979; 60 (3): S. 272–278.
11. Arato, M., G. Bagdy, Z. Rihmer, Z. Kulcsar. »Reduced platelet MAO activity in healthy male students with blood group O.« *Acta Psychiatr Scand,* Februar 1983; 67 (2): S. 130–134.
12. Sozmen, E. S. et al. »Platelet-rich plasma monoamine oxidase activities: A novel marker of criminality for young Turkish Delinquents?« *J. Medical Sciences.* 1996; 26 (5): S. 475–477.
13. Blanco, C., L. Orensanz-Munoz, C. Blanco-Jerez, and J. Saiz-Ruiz. »Pathological gambling and platelet MAO activity: A psychobiological study.« *Am J Psychiatry,* Januar 1996; 153 (1): S. 119–121.
Sofuoglu, S., P. Dogan, K. Kose, E. Esel, M. Basturk, H. Oguz, and A. S. Gonul. »Changes in platelet monoamine oxidase and plasma dopamine beta hydroxylase activities in lithium-treated bipolar patients.« *Psychiatry Res,* November 29, 1995; 59 (1–2): S. 165–170.
14. Susman, E. J., K. H. Schmeelk, B. K. Worrall, D. A. Granger, A. Ponirakis, and G. P. Chrousos. »Corticotropin-releasing hormone and cortisol: Longitudinal associations with depression and antisocial behavior in pregnant adolescents.« *J Am Acad Child Adolesc Psychiatry,* April 1999; 38 (4): S. 460–67.
Blood, G. W., I. M. Blood, S. B. Frederick, H. A. Wertz, and K. C. Simpson. »Cortisol responses in adults who stutter: Coping preferences and apprehen-

sion about communication.« *Percept Mot Skills,* Juni 1997; 84 (3 Pt 1): S. 883–889.

Prüßner, J. et al. *Increasing Correlations between Personality Traits and Cortisol Stress Responses Obtained by Data Aggregation.* Seattle: Hogrefe & Huber Publishers. 1998.

Ritter, M. »[The Associated Press] Study links hormone, memory loss.« *The Seattle Times Company.* Mittwoch, 15. April, 1998.

Scerbo, A. S. and D. J. Kolko. »Salivary testosterone and cortisol in disruptive children: Relationship to aggressive, hyperactive, and internalizing behaviors.« *J Am Acad Child Adolesc Psychiatry,* Oktober 1994; 33 (8): S. 1174–1184.

15. Sapse, A. T. »Stress, cortisol, interferon and stress diseases. I. Cortisol as the cause of stress diseases.« *Med Hypotheses,* Januar 1984; 13 (1): S. 31–44.
16. Glaser, R., J. K. Kiecolt-Glaser, W. B. Malarkey, and J. F. Sheridan. »The influence of psychological stress on the immune response to vaccines.« *Ann NY Acad Sci,* 1. Mai 1998; 840: S. 649–655.
17. Benkelfat, C., I. N. Mefford, C. F. Masters, T. E. Nordahl, A. C. King, R. M. Cohen, and D. L. Murphy. »Plasma catecholamines and their metabolites in obsessive-compulsive disorder.« *Psychiatry Res,* Juni 1991; 37 (3): pp. 321–331.

    Gehris, T. L., R. G. Kathol, D. W. Black, and R. Noyes Jr. »Urinary free cortisol levels in obsessive-compulsive disorder.« *Psychiatry Res,* Mai 1990; 32 (2): S. 151–158.

    Monteleone, P., F. Catapano, A. Tortorella, and M. Maj. »Cortisol response to d-fenfluramine in patients with obsessive compulsive disorder and in healthy subjects: evidence for a gender-related effect.« *Neuropsychobiology,* 1997; 36 (1): S. 8–12.
18. Catapano, F., P. Monteleone, A. Fuschino, M. Maj, and D. Kemali. »Melatonin and cortisol secretion in patients with primary obsessive-compulsive disorder.« *Psychiatry Res,* Dezember 1992; 44 (3): S. 217–225.
19. Rinieris, P. M., C. N. Stefanis, A. D. Rabavilas, and N. M. Vaidakis. »Obsessive-compulsive neurosis, anancastic symptomatology and ABO blood types.« *Acta Psychiatr Scand,* Mai 1978; 57 (5): S. 377–381.
20. Rinieris, P., C. Stefanis, and A. Rabavilas. »Obsessional personality traits and ABO blood types.« *Neuropsychobiology,* 1980; 6(3): S. 128–131.
21. Boyer, W. F. »Influence of ABO blood type on symptomatology among outpatients: Study and replication.« *Neuropsychobiology,* 1986; 16 (1): S. 43–46.
22. Pu, S., et al. »Evidence showing that beta-endorphin regulates cyclic guanosine 3', 5'-monophosphate (cGMP) efflux: anatomical and functional support for an interaction between opiates and nitric oxide.« *Brain Res,* 30. Januar 1999; 817 (1–2): 220–225.
23. Expression of a blood group B antigen-related glycoepitope in human dorsal

root ganglion cells. Yamada M, N. Yuki, T. Kamata, Y. Itoh, T. Miyatake Department of Neurology, Faculty of Medicine, Tokyo Medical and Dental University, Japan. »Carbohydrate epitopes of glycoconjugates are expressed on sensory neurons of dorsal root ganglion (DRG). A possible role of antibodies directed at carbohydrate determinants of the glycoconjugates has been suggested in some patients with sensory neuropathy. We investigated expression of blood group antigen-related epitopes in human DRG immunohistochemically using monoclonal antibodies to A, B, and H antigens. A blood group B determinant [Gal alpha 1–3 (Fuc alpha 1–2)Gal beta-]-related glycoepitope was demonstrated in the neurons and surrounding satellite cells of DRG obtained from subjects with any ABO blood group phenotype. The treatment with trypsin or chloroform/methanol prior to the immunostaining suggested that the glycoconjugate exhibiting the blood group B determinant-related epitope consisted mainly of glycoprotein and included glycolipid. The glycoconjugates with the blood group B determinant-related epitope may play a role in the physiological function and pathophysiology of human DRG neurons.«

4 Ein gesundes Verdauungssystem
Der Einfluß der Blutgruppe auf den Verdauungsapparat

1. Toft, A.D., C. C. Blackwell, A. T. Saadi, et al. »Secretor status and infection in patients with Graves' disease.« *Autoimmunity,* 1990; 7 (4): S. 279–289.
2. Arneberg, P., L. Kornstad, H. Nordbo, and P. Gjermo. »Less dental caries among secretors than among non-secretors of blood group substance.« *Scand J Dent Res,* November 1976; 84 (6): S. 362–366.
   Holbrook, W. P., and C. C. Blackwell. »Secretor status and dental caries in Iceland.« *FEMS Microbiol Immunol,* Juni 1989; 1 (6–7): S. 397–399.
   Kaslick, R. S., T. L. West, and A. I. Chasens. »Association between ABO blood groups, HL-A antigens and periodontal diseases in young adults: A follow-up study.« *J Periodontol,* Juni 1980; 51 (6): S. 339–342.
   Nikawa, H., H. Kotani, S. Sadamori, and T. Hamada. »Denture stomatitis and ABO blood types.« *J Prosthet Dent,* September 1991; 66 (3): S. 391–394.
3. Macartney, J. C. »Lectin histochemistry of galactose and N-acetyl-galactosamine glycoconjugates in normal gastric mucosa and gastric cancer and the relationship with ABO and secretor status.« *J Pathol,* Oktober 1986; 150 (2): S. 135–144.
4. Pals, G., J. Defize, J. C. Pronk, et al. »Relations between serum pepsinogen levels, pepsinogen phenotypes, ABO blood groups, age and sex in blood donors.« *Ann Hum Biol,* September 1985; 12 (5): S. 403–411.
5. Melissinos, K., G. Alegakis, A. J. Archimandritis, and G. Theodoropoulos. »Serum gastrin concentrations in healthy people of the various ABO blood

groups.« *Acta Hepatogastroenterol* (Stuttg), Dezember 1978; 25 (6): S. 482–486.

6. Springer, G. F. »Importance of blood-group substances in interactions between man and microbes.« *Ann NY Acad Sci.,* 13. Februar 1970; 169 (1): S. 134–152.
7. Acarin, L., J. M. Vela, B. Gonzalez, and B. Castellano. »Demonstration of poly-N-acetyl lactosamine residues in ameboid and ramified microglial cells in rat brain by tomato lectin binding.« *J Histochem Cytochem,* August 1994; 42 (8): S. 1033–1041.

   Gibbons, R. J. and I. Dankers. »Immunosorbent assay of interactions between human parotid immunoglobulin A and dietary lectins.« *Arch Oral Biol,* 1986; 31 (7): S. 477–481.

   Irache, J. M., C. Durrer, D. Duchene, Ponchel »Bioadhesion of lectin-latex conjugates to rat intestinal mucosa.« *Pharm Res,* November 1996; 13 (11): S. 1716–1719.
8. Boyd, W. C. *Genetics and the Races of Man: An Introduction to Modern Physical Anthropology.* Boston: Little Brown, 1950.
9. Freed, D. J. *Dietary Lectins in Food Allergy and Intolerance.* Brostoff and Callacombe Editors; London: Bailliere Tindall Publishers.
10. Pusztai, A. »Dietary lectins are metabolic signals for the gut and modulate immune and hormone functions.« *Eur J Clin Nutr,* Oktober 1993; 47 (10): S. 691–699.
11. Falth-Magnusson, K., et al. »Elevated levels of serum antibodies to the lectin wheat germ agglutinin in celiac children lend support to the gluten-lectin theory of celiac disease.« *Pediatr Allergy Immunol,* Mai 1995; 6 (2): S. 98–102.
12. Freed, D. L. J. Rheumatic Patches. http://www.elfstrom.com/arthritis/articles/r-patch.html.
13. Brady, P. G., A. M. Vannier, and J. G. Banwell. »Identification of the dietary lectin, wheat germ agglutinin, in human intestinal contents.« *Gastroenterology,* August 1978; 75 (2): S. 236–239.
14. Hollander, D., C. M. Vadheim, E. Brettholz, G. M. Petersen, T. Delahunty, and J. I. Rotter. »Increased intestinal permeability in patients with Crohn's disease and their relatives. A possible etiologic factor.« *Ann Intern Med,* Dezember 1986; 105 (6): S. 883–885.
15. Jordinson, M., R. J. Playford Calam. »Effects of a panel of dietary lectins on cholecystokinin release in rats.« *Am J Physiol,* Oktober 1997; 273 (4 Pt 1): S. G946–50.
16. Jordinson, M., et al. »Soybean lectin stimulates pancreatic exocrine secretion via CCK-A receptors in rats.« *Am J Physiol,* April 1996; 270 (4 Pt 1): S. G653–59.
17. Weinman, M. D., C. H. Allan, J. S. Trier, and S. J. Hagen. »Repair of microvilli in the rat small intestine after damage with lectins contained in the red kidney bean.« *Gastroenterology,* November 1989; 97 (5): 1193–1204.

18. Erickson, R. H., J. Kim J., M. H. Sleisenger, and Y. S. Kim. »Effect of lectins on the activity of brush border membrane-bound enzymes of rat small intestine.« *J Pediatr Gastroenterol Nutr,* Dezember 1985; 4 (6): S. 984–991.
19. Ponzio, G., A. Debant, J. O. Contreres, and B. Rossi. »Wheat-germ agglutinin mimics metabolic effects of insulin without increasing receptor autophosphorylation.« *Cell Signal,* 1990; 2 (4): S. 377–386.
20. Hussain, N., P. U. Jani, and A. T. Florence. »Enhanced oral uptake of tomato lectin-conjugated nanoparticles in the rat.« *Pharm Res,* Mai 1997; 14 (5): S. 613–618.
21. Chuang, J. S., J. M. Callaghan, P. A. Gleeson, and B. H. Toh. »Diagnostic ELISA for parietal cell autoantibody using tomato lectin-purified gastric H + /K(+)-ATPase (proton pump).« *Autoimmunity,* 1992; 12 (1): S. 1–7.
22. Burks, A. W., et al. »Identification of peanut agglutinin and soybean trypsin inhibitor as minor legume allergens.« *Int Arch Allergy Immunol,* Oktober 1994; 105(2): S. 143–149.
Tariq, S. M., M. Stevens, S. Matthews, S. Ridout, R. Twiselton, and D. W. Hide. »Cohort study of peanut and tree nut sensitisation by age of 4 years.« *BMJ,* 31. August 1996; 313 (7056): S. 514–517. http://www.foodallergy.org/research.html
23. Gan, R. L. »[Peanut lectin-binding sites in gastric carcinoma and the adjacent mucosa].« *Chung-hua Ping Li Hsueh Tsa Chih,* Juni 1990; 19 (2): S. 109–111.
Lin, M. et al. »Peanut lectin–binding sites and mucins in benign and malignant colorectal tissues associated with schistomatosis.« *Histol Histopathol,* Oktober 1998; 13 (4): S. 961–966.
Melato, M. et al. »The lectin-binding sites for peanut agglutinin in invasive breast ductal carcinomas and their metastasis.« *Pathol Res Pract,* 1998; 194 (9): S. 603–608.
24. Agbedana, E. O. and M. H. Yeldu. »Serum total, heat and urea stable alkaline phosphatase activities in relation to ABO blood groups and secretor phenotypes.« *Afr J Med Med Sci,* Dezember 1996; 25 (4): S. 327–329.
Domar, U., K. Hirano, and T. Stigbrand. »Serum levels of human alkaline phosphatase isozymes in relation to blood groups.« *Clin Chim Acta,* 16. Dezember 1991; 203 (2–3): S. 305–313.
Mehta, N. .J, D. V. Rege, and M. B. Kulkarni. »Total serum alkaline phosphatase (SAP) and serum cholesterol in relation to secretor status and blood groups in myocardial infarction patients. *Indian Heart,* März 1989; 41 (2): S. 82–85.

5 Stoffwechsel-Gleichlauf Der biochemische Einfluß der Blutgruppe

1. Ponzio, G., A. Debant, J. O. Contreres, and B. Rossi. »Wheat-germ agglutinin mimics metabolic effects of insulin without increasing receptor autophosphorylation.« *Cell Signal,* 1990; 2 (4): S. 377–386.
   Shechter, Y. »Bound lectins that mimic insulin produce persistent insulinlike activities.« *Endocrinology,* Dezember 1983; 113 (6): S. 1921–1926.
2. Clausen, J. O., H. O. Hein, P. Suadicani, et al. »Lewis phenotypes and the insulin resistance syndrome in young healthy white men and women.« *Am J Hypertens,* 8. November 1995; (11): S. 1060–1066.
   Melis, C., P. Mercier, P. Vague, and B. Vialettes. »Lewis antigen and diabetes.« *Rev Fr Transfus Immunohematol,* September 1978; 21 (4): S. 965–971 [vollständiger Aufsatz auf französisch].
   Patrick, A. W. and A. Collier. »An infectious aetiology of insulin-dependent diabetes mellitus? Role of the secretor status.« *FEMS Microbiol Immunol,* Juni 1989; 1 (6–7): S. 411–416.
   Peters, W. H. and W. Gohler. »ABH-secretion and Lewis red cell groups in diabetic and normal subjects from Ethiopia.« *Exp Clin Endocrinol,* November 1986; 88 (1): S. 64–70.
3. Rosskamp, R. »Hormonal findings in obese children. A review.« *Klin Pädiatr* 1987 Juli–August; 199 (4): 253–259 [vollständiger Aufsatz auf deutsch]
4. Blfiore, F, and S. Iannello. »Insulin resistance in obesity: metabolic mechanisms and measurement methods.« *Mol Genet Metab,* 1998; 65: 121–128.
5. Grundy, S. M. »Hypertriglyceridemia, insulin resistance, and the metabolic syndrome.« *Am J Cardiol,* 13. Mai 1999; 83(9 B): S. 25 F–29 F.
   Kotake, H. and S. Oikawa. »Syndrome X.« *Nippon Rinsho,* März 1999; 57 (3): S. 622–626 [vollständiger Aufsatz auf japanisch].
6. Wong, F. L., K. Kodama, H. Sasaki, M. Yamada, and H. B. Hamilton. »Longitudinal study of the association between ABO phenotype and total serum cholesterol level in a Japanese cohort.« *Genet Epidemiol,* 1992; 9 (6): S. 405–18.
7. George, V. T., R. C. Elston, C. I. Amos, L. J. Ward, and G. S. Berenson. »Association between polymorphic blood markers and risk factors for cardiovascular disease in a large pedigree.« *Genet Epidemiol*, 1987; 4 (4): S. 267–275.
8. Tarjan, Z., M. Tonelli, J. Duba, and A. Zorandi. »Correlation between ABO and Rh blood groups, serum cholesterol and ischemic heart disease in patients undergoing coronarography.« *Orv Hetil,* 9. April 1995; 136 (15): 767–769.
9. Lamarche, B. et al. »Atherosclerosis prevention for the next decade: risk assessment beyond low density lipoprotein cholesterol.« *Can J Cardiol,* Juni 1998; 14 (6): 841–851.

10. Terrier, E., M. Baillet, and B. Jaulmes. »Detection of lipid abnormalities in blood donors.« *Rev Fr Transfus Immunohematol,* März 1979; 22 (2): 147–158.
11. Bayer, P. M., H. Hotschek, and E. Knoth. »Intestinal alkaline phosphatase and the ABO blood group system – a new aspect.« *Clin Chim Acta,* 20. November 1980; 108 (1): S. 81–87.

6 Das Immun-Schlachtfeld
Die Blutgruppe als Überlebenswaffe

1. [Breanndon Moore, The Mayo Clinic, Rochester, MN.]
2. Oriol, R., J. Le Pendu, and R. Mollicone. »Genetics of ABO, H, Lewis, X and related antigens.« *Vox Sang,* 1986; 51 (3): S. 161–171.
   Sarafian, V., P. Dimova, I. Georgiev, and H. Taskov. »ABH blood group antigen significance as markers of endothelial differentiation of mesenchymal cells.« *Folia Med,* (Plovdiv) 1997; 39 (2): S. 5–9.
   Szulman, A. E. »Evolution of ABH blood group antigens during embryogenesis.« *Ann Inst Pasteur Immunol,* November–Dezember 1987; 138 (6): S. 845–847.
3. Pamm, A. O. »Effects of antibiotics on intestinal microflora and production of metabolics.« Journal of Antibiotics Juni 1989; 34: 409–414.
4. Nayak, S. K. »ABO blood groups in different diseases.« *J. Ind Med,* 1971; 87: 449–452.
   Rybalka, A. N., P. V. Andreeva, L. F. Tikhonenko, and N. A. Koval'chuk. »ABO system blood groups and the rhesus factor in tumors and tumorlike processes of the ovaries.« *Vopr Onkol,* 1979; 25 (3): 28–30 [vollständiger Aufsatz auf russisch].
5. Ichikawa, D., K. Handa, and S. Hakomori. »Histo-blood group A/B antigen deletion/reduction vs. continuous expression in human tumor cells as correlated with their malignancy.« *Int J Cancer,* 13. April 1998; 76 (2): S. 284–289.
   Sarafian, V., A. Popov, and H. Taskov. »Expression of A, B and H blood-group antigens and carcinoembryonic antigen in human tumours.« *Zentralbl Pathol,* November 1993; 139 (4–5): S. 351–54.
6. Kurtenkov, O., K. Klaamas, and L. Miljukhina. »The lower level of natural anti-Thomsen-Friedenreich antigen (TFA) agglutinins in sera of patients with gastric cancer related to ABO(H) blood-group phenotype.« *Int J Cancer,* 16. März 1995; 60 (6): 781–785.
   Yoshida, A., et al. »Different expression of Tn and sialyl-Tn antigens between normal and diseased human gastric epithelial cells.« *Acta Med Okayama,* August 1998; 52 (4): S. 197–204.
7. Orstavik, K. H., L. Kornstad, H. Reisner, and K. Berg. »Possible effect of

secretor locus on plasma concentration of factor VIII and von Willebrand factor.« *Blood,* März 1989; 73 (4): 990–993.

Koster, T., A. D. Blann, E. Briet, J. P. Vandenbroucke, and F. R. Rosendaal. »Role of clotting factor VIII in effect of von Willebrand factor on occurrence of deep-vein thrombosis.« *Lancet,* 21. Januar 1995 ; 345 (8943): 152–155.

8. Oleksowicz, L., N. Bhagwati, and M. DeLeon-Fernandez. »Deficient activity of von Willebrand's factor-cleaving protease in patients with disseminated malignancies.« *Cancer Res* 1. Mai 1999; 59 (9): 2244–2250.
9. Ciardiello, F. and G. Tortora. »Interactions between the epidermal growth factor receptor and type I protein kinase A: Biological significance and therapeutic implications.« *Clin Cancer Res,* April 1998; 4 (4): S. 821–828.
10. Anderson, D. E., and C. Haas. »Blood type A and familial breast cancer.« *Cancer,* 1. November 1984; 54 (9): S. 1845–1849.

Costantini, M., T. Fassio, L. Canobbio et al. »Role of blood groups as prognostic factors in primary breast cancer.« *Oncology,* 1990; 47 (4): S. 308–312.

Skolnick, M. H., E. A. Thompson, D. T. Bishop, and L. A. Cannon. »Possible linkage of a breast cancer–susceptibility locus to the ABO locus: sensitivity of LOD scores to a single new recombinant observation.« *Genet Epidemiol,* 1984; 1 (4): S. 363–373.

Tryggvadottir, L., H. Tulinius, and J. M. Robertson. »Familial and sporadic breast cancer cases in Iceland: a comparison related to ABO blood groups and risk of bilateral breast cancer.« *Int J Cancer,* 15. Oktober 1988; 42 (4): S. 499–501.

11. Kaur, I., I. P. Singh, and M. K. Bhasin. »Blood groups in relation to carcinoma of cervix uteri.« *Hum Hered,* 1992; 42 (5): S. 324–326.

Llopis, B., J. L. Ruiz, G. Server et al. »ABO blood groups and bladder carcinoma.« *Eur Urol,* 1990; 17 (4): S. 289–292.

Marinaccio, M., A. Traversa, E. Carioggia et al. »Blood groups of the ABO system and survival rate in gynecologic tumors.« *Minerva Ginecol,* März 1995; 47 (3): S. 69–76.

Metoki, R., K. Kakudo, Y. Tsuji, et al. »Deletion of histo-blood group A and B antigens and expression of incompatible A antigen in ovarian cancer.« *J Natl Cancer Inst,* 2. August 1989; 81 (15): 1151–1157.

Nayak, S. K. »ABO blood groups in different diseases.« *J. Ind Med,* 1997; 1; 87: S. 449–452.

Rybalka, A. N., P. V. Andreeva, L. F. Tikhonenko, N. A. Koval'chuk. »ABO system blood groups and the rhesus factor in tumors and tumorlike processes of the ovaries.« *Vopr Onkol,* 1979; 25 (3): S. 28–30 [vollständiger Aufsatz auf russisch].

Tsukazaki, K., M. Sakayori, H. Arai, et al. »Abnormal expression of blood group-related antigens in uterine endometrial cancers.« *Jpn J Cancer Res,* August 1991; 82 (8): 934–941.

12. Orlow, I., L. Lacombe, I. Pellicer et al. »Genotypic and phenotypic characte-

rization of the histoblood group ABO(H) in primary bladder tumors.« *Int J Cancer,* 16. März 1998; 75 (6): S. 819–824.

Orihuela, E. and R. S. Shahon. »Influence of blood group type on the natural history of superficial bladder cancer.« *J Urol,* Oktober 1987; 138 (4): S. 758–759.

Raitanen, M. P. and T. L. Tammela. »Relationship between blood groups and tumour grade, number, size, stage, recurrence and survival in patients with transitional cell carcinoma of the bladder.« *Scand J Urol Nephrol,* 1993; 27 (3): S. 343–347.

Srinivas, V., S. A. Khan, S. Hoisington, A. Varma, and M. J. Gonder. »Relationship of blood groups and bladder cancer.« *J Urol,* Januar 1986; 135 (1): S. 50–52.

13. Annese, V., M. Minervini, A. Gabbrielli, G. Gambassi, and R. Manna. »ABO blood groups and cancer of the pancreas.« *Int J Pancreatol,* März 1990; 6 (2): S. 81–88.

    Uchida, E., M. A. Tempero, D. A. Burnett, Z. Steplewski, and P. M. Pour. »Correlative studies on antigenicity of pancreatic cancer and blood group types.« *Cancer Detect Prev Suppl,* 1987; 1: S. 145–48.

14. Slater, G. et al. »Clinicopathologic correlations of ABO and Rhesus blood type in colorectal cancer.« *Dis Colon Rectum,* Januar 1993; 36 (1): S. 5–7.

15. Itzkowitz, S. H. »Blood group–related carbohydrate antigen expression in malignant and premalignant colonic neoplasms.« *J Cell Biochem Suppl,* 1992; 16 G: S. 97–101.

    Jordinson, M. et al. »Vicia faba agglutinin, the lectin present in broad beans, stimulates differentiation of undifferentiated colon cancer cells.« *Gut,* Mai 1999; 44 (5): S. 709–714.

16. David, L., D. Leitao, M. Sobrinho-Simoes, E. P. Bennett, T. White, U. Mandel, E. Dabelsteen, and H. Clausen. »Biosynthetic basis of incompatible histo-blood group A antigen expression: Anti-A transferase antibodies reactive with gastric cancer tissue of type O individuals.« *Cancer Res,* 15. November 1993; 53(22): 5494–5500.

    Torrado, J., B. Ruiz, J. Garay et al. »Blood group phenotypes, sulfomucins, and *Helicobacter pylori* in Barrett's esophagus.« *Am J Surg Pathol,* September 1997; 21 (9): S. 1023–1029.

17. Pyd, M., I. Rzewnicki, and U. Suwayach. »ABO blood groups in patients with laryngeal and hypopharyngeal cancer.« *Otolaryngol Pol,* 1995; 49 Suppl 20: S. 396–398.

    Xie, X., M. Boysen, O. P. Clausen, and M. A. Bryne. »Prognostic value of Le(y) and H antigens in oral tongue carcinomas.« *Laryngoscope,* 1999.

18. Gnedkova, I. A., N. I., Lisianyi, Ala Glavatskii. »Efficacy of chemotherapy and immunochemotherapy in neuro-oncologic patients of various blood groups.« *Zh Vopr Neirokhir,* Januar–Februar 1989; (1): S. 17–20 [vollständiger Aufsatz auf russisch].

19. Gonzalez-Campora, R., J. A. Garcia-Sanatana et al. »Blood group antigens in differentiated thyroid neoplasms.« *Arch Pathol Lab Med,* November 1998; 122 (11): S. 957–965.
Klechova, L. and T. S. Gosheva-Antonova. »ABO and Rh blood group factors in thyroid gland diseases.« *Vutr Boles,* 1980; 19: S. 75–79.
Larena, A., M. Vierbuchen, S. Schroder, A. Larena-Avellaneda, I. Hadshiew, and R. Fischer. »Blood group antigen expression in papillary carcinoma of the thyroid gland. An immunohistochemical and clinical study of expression of Lewis, ABO and related antigens.« *Langenbecks Arch Chir,* 1996; 381 (2): S. 102–113.
20. Dintenfass, L. »Some aspects of haemorrheology of metastasis in malignant melanoma.« *Haematologia* (Budap), 1977; 11 (3–4): S. 301–307.
21. Manthorpe, R., L. Staub Nielsen et al. »Lewis blood type frequency in patients with primary Sjogren's syndrome: A prospective study including analyses for A1 A2 BO, Secretor, MNSs, P, Duffy, Kell, Lutheran and rhesus blood groups.« *Scand J Rheumatol,* 1985; 14 (2): S. 159–62. Among individuals with multiple sclerosis, a similar trend for over representation of the Lewis negative (Le (a-b)) phenotype also occurs.
22. Hafner, V., M. Coatmelec, and R. Niculescu. »Temporary changes and permanent changes in the erythrocyte blood group antigens in malignant hemopathies.« *Rom J Intern Med,* Juli–Dezember 1996; 34 (3–4): S. 183–188.
Uchikawa, M. »Alterations of ABH antigens in leukemic patients.« *Nippon Rinsho,* September 1997; 55 (9): S. 2369–2373.

7 Die Balance wiederherstellen
Wenn Sie von den Empfehlungen für Ihre Blutgruppe abweichen

1. Anderson, R. L., J. K. Maurer, W. R. Francis, and S. L. Buring. »Trypsin inhibitor ingestion-induced urinary indican excretion and pancreatic acinar cell hypertrophy.« *Nutr Cancer,* 1986; 8 (2): S. 133–39.
Mayer, P. J. and W. L. Beeken. »The role of urinary indican as a predictor of bacterial colonization in the human jejunum.« *Am J Dig Dis,* November 1975; 20 (11): S. 1003–1009.
2. Pusztai, A. and S. Bardocz. »Biological effects of plant lectins on the gastrointestinal tract: Metabolic consequences and applications.« *Trends In Glycoscience and Glycotechnology,* Vol. 8, Nr. 41, Mai 1996.
3. Mikkat, U., I. Damm, G. Schroder, K. Schmidt, C. Wirth, H. Weber, and L. Jonas. »Effect of the lectins wheat germ agglutinin (WGA) and Ulex europaeus agglutinin (UEA-I) on the alpha-amylase secretion of rat pancreas *in vitro* and *in vivo*.« *Pancreas,* Mai 1998; 16 (4): S. 529–538.
4. Wu, G., W. G. Pond, S. P. Flynn, T. L. Ott, and F. W. Bazer. »Maternal dietary protein deficiency decreases nitric oxide synthase and ornithine decarboxy-

lase activities in placenta and endometrium of pigs during early gestation.« *J Nutr,* Dezember 1998; 128 (12): S. 2395–2402.
Wu, G., and S. M. Morris Jr. »Arginine metabolism: nitric oxide and beyond.« *Biochem J,* 15. November, 1998; 336 (Pt 1): S. 1–17.
5. Naidu, A. S., W. R. Bidlack, and R. A. Clemens. »Probiotic spectra of lactic acid bacteria (LAB).« *Crit Rev Food Sci Nutr,* Januar 1999; 39 (1): S. 13–126.
Schaafsma, G., W. J. Meuling, W. van Dokkum, and C. Bouley. »Effects of a milk product, fermented by Lactobacillus acidophilus and with fructo-oligosaccharides added, on blood lipids in male volunteers.« *Eur J Clin Nutr,* Juni 1998; 52 (6): S. 436–440.

9 Richtig leben mit der Blutgruppe 0

1 Smith, D. F. »Type A personalities tend to have low platelet monoamine oxidase activity.« *Acta Psychiatr Scand,* Februar 1994; 89 (2): S. 88–91.
2. Ota, H. et al. »Intestinal metaplasia with adherent *Helicobacter pylori:* A hybrid epithelium with both gastric and intestinal features.« *Hum Pathol,* August 1998; 29 (8): S. 846–850.
3. Hein, H. O. et al. »[Genetic markers for stomach ulcer. A study of 3,387 men aged 54–74 years from The Copenhagen Male Study].« *Ugeskr Laeger,* 24. August 1998; 160 (35): 5045–5049.
Heneghan, M. A. et al. »Effect of host Lewis and ABO blood group antigen expression on *Helicobacter pylori* colonisation density and the consequent inflammatory response.« *FEMS Immunol Med Microbiol,* April 1998; 20 (4): S. 257–266.
McNamara, D. et al. » *Helicobacter pylori* and gastric cancer.« *Ital J Gastroenterol Hepatol,* 30. Oktober 1998; 30 Suppl 3: S. S294–98.
4. Springer, G. F. »Relation of blood group active plant substances to human blood groups.« *Acta Haem,* 1958; 20: S. 147–155.
5. «Observations on abnormal thyroid-stimulating hormone levels and on a possible association of blood group O with hyperthyroidism.« *Arch Intern Med,* August 1982; 142 (8):S. 1465–1469.
6. Robbins, J. »Factors altering thyroid hormone metabolism.« *Environ Health Perspect,* April 1981; 38: S. 65–70.

10 Richtig leben mit der Blutgruppe A

1. Beale, N. and S. Nethercott. »Job-loss and family morbidity: a study of a factory closure.« *J R Coll Gen Pract,* November 1985; 35 (280): 510–514.
Cohen, B.G., M. J. Colligan, W. Wester, 2 d, M. J. Smith. »An investigation of

job satisfaction factors in an incident of mass psychogenic illness at the workplace.« *Occup Health Nurs,* Januar 1978; 26 (1): 10–6

Eysenck, H. J. »Personality, stress and cancer: prediction and prophylaxis.« *Br J Med Psychol,* März 1988; 61 (Pt 1): 57–75.

Kiecolt-Glaser, J.K., R. Glaser, et al. »Marital stress: Immunologic, neuroendocrine, and autonomic correlates.« *Ann NY Acad Sci,* 1. Mai 1998; 840: 656–663.

Martin, R. A. and J. P. Dobbin. »Sense of humor, hassles, and immunoglobulin A: Evidence for a stress-moderating effect of humor.« *Int J Psychiatry Med,* 1988; 18 (2): 93–105.

Rein, G., M. Atkinson, and R. McCraty. »The physiological and psychological effects of compassion and anger.« *J Advanc Med* 1995; 8: 87–105.

2. Mockel, M., T. Stork, J. Vollert et al. »Stress reduction through listening to music: Effects on stress hormones, hemodynamics and mental state in patients with arterial hypertension and in healthy persons.« *Dtsch Med Wochenschr,* 26. Mai 1995; 120 (21): 745–52 [vollständiger Aufsatz auf deutsch].

   VanderArk, S. D. and D. Ely. »Cortisol, biochemical, and galvanic skin responses to music stimuli of different preference values by college students in biology and music.« *Percept Mot Skills,* August 1993; 77 (1): 227–234.
3. Wan X. S., Lu L. J., Anderson K. E., Kennedy A. R. »Urinary excretion of Bowman-Birk inhibitor in humans after soy consumption as determined by a monoclonal antibody-based immunoassay.« *Cancer Epidemiol Biomarkers Prev.* Juli 2000; 9 (7): 741–747.

   Clawson, G. A. »Protease inhibitors and carcinogenesis: a review.« *Cancer Invest* 1996; 14 (6): 597–608.
4. Steuer M. K., Hofstadter F., Probster L., et al. »Are ABH antigenic determinants on human outer ear canal epitelium responsible for Pseudomonas aeruginosa infections? *ORL J Otorhinolaryngol Relat Spec* 1995;57: 148–152.

   Mortensen E. H. Lildholdt T., Gammelgard N. P., Christensen P. H. Distribution of ABO blood groups in secretary otitis media and cholesteatoma.« *Clin Otolaryngol* 1983;8 : 263–265.

   Gannon, M. M. Jagger C., Haggard M. P. »Material blood group in otitis media with effusion.« *Clin Otolaryngol* 1994;19 : 327–331.
5. Billington, B. P. »A note on the distribution of ABO blood groups in bronchiectasis and portal cirrhosis.« *Aust Annal Med,* 1956; 5: S. 20–22.
6. Samuels, M. H. and P. A. McDaniel. »Thyrotropin levels during hydrocortisone infusions that mimic fasting-induced cortisol elevations: A clinical research center study.« *J Clin Endocrinol Metab,* November 1997; 82 (11): S. 3700–3704.
7. Bertolini, S., C. Donati, N. Elicio, et al. »Lipoprotein changes induced by pantethine in hyperlipoproteinemic patients: adults and children.« *Int J Clin Pharmacol Ther Toxicol,* 1986; 24: S. 630–637.

8. Melato, M. et al. »The lectin-binding sites for peanut agglutinin in invasive breast ductal carcinomas and their metastasis.« *Pathol Res Pract,* 1998; 194 (9): S. 603–608.
9. Schumacher, U., D. Higgs, M. Loizidou, R. Pickering, A. Leathem, and I. Taylor. *Cancer* 15. Dezember 1994; 74 (12): 3104–3107 Helix pomatia agglutinin binding is a useful prognostic indicator in colorectal carcinoma. Brooks SA and Leathem AJC.
10. Andersen, B.L., W. B. Farrar, D. Golden-Kreutz, et al. »Stress and immune responses after surgical treatment for regional breast cancer.« *J Natl Cancer Inst,* 7. Januar 1998 ; 90 (1): S. 30–36.
    Irwin, M., T. Patterson, T. L. Smith, et al. »Reduction of immune function in life stress and depression.« *Biol Psychiatry,* 1. Januar 1990; 27 (1): S. 22–30.
    Sieber, W. J., J. Rodin, L. Larson, et al. »Modulation of human natural killer cell activity by exposure to uncontrollable stress.« *Brain Behav Immun,* Juni 1992; 6 (2): S. 141–156.
11. Defize, L. H., D. J. Arndt-Jovin, T. M. Jovin, J. Boonstra, J. Meisenhelder, T. Hunter, H. T. de Hey, and S. W. de Laat. »A431 cell variants lacking the blood group A antigen display increased high affinity epidermal growth factor–receptor number, protein-tyrosine kinase activity, and receptor turnover.« *J Cell Biol,* September 1988; 107 (3): S. 939–949.

11 Richtig leben mit der Blutgruppe B

1. Kinane, D. F., C. C. Blackwell, R. P. Brettle, et al. »ABO blood group, secretor state, and susceptibility to recurrent urinary tract infection in women.« *Br Med J* (Clin Res Ed), 3. Juli 1982; 285 (6334): S. 7–9.
2. Blackwell, C. C. »The role of ABO blood groups and secretor status in host defences. *FEMS Microbiol Immunol,* Juni 1989; 1 (6–7): S. 341–349.
   Gabr, N. S. and A. M. Mandour. »Relation of parasitic infection to blood group in El Minia Governorate, Egypt.« *J Egypt Soc Parasitol,* Dezember 1991; 21 (3): S. 679–683.
3. Haverkorn, M. J. and W. R. Goslings. »Streptococci, ABO blood groups, and secretor status.« *Am J Hum Genet,* Juli 1969; 21 (4): S. 360–375.
4. Freed, D. J. Rheumatic Patches. http://www.elfstrom.com/arthritis/articles/r-patch.html
5. Tang, W., A. Matsumoto, K. Shikata, F. Takeuchi, T. Konishi, M. Nakata, T. Mizuochi. »Detection of disease-specific augmentation of abnormal immunoglobulin G in sera of patients with rheumatoid arthritis.«
6. Manuel Y., Keenoy, B., Moorkens, G., Vertommen, J. Noe, M., Neve, J. J. De Leeuw, I. »Magnesium status and parameters of the oxidant-antioxidant balance in patients with chronic fatigue: effects of supplementation with magnesium.« *J Am Coll Nutr.* Juni 2000; 19 (3):374–382.

Werbach, M. R. »Nutritional strategies for treating chronic fatigue syndrome. *Altern Med Rev.* April 2000; 5 (2): 93–108. Review.

Allgemeine Literatur zur Blutgruppe

Brues, A. M.: Tests of Blood Group Selection. In: American J. Forensic Medicine 1929, S. 287–289.

Childe, V. G.: Man Makes Himself. London: Watts & Co. 1936.

Coon, C. S.: The Races of Europe. New York: MacMillan 1939.

D'Adamo, J.: One Man's Food. New York/NY: Richard Marek 1980 (vergriffen).

D'Adamo, J.: The D'Adamo Diet. Montreal: McGraw Hill Ryerson 1989.

D'Adamo, Peter: Eat Right 4 Your Type: The Individualized Diet Solution to Staying Healthy, Living Longer and Achieving Your Ideal Weight. New York: G. P. Putnam's Sons 1996, deutsch: 4 Blutgruppen – Vier Strategien für ein gesundes Leben. München: Piper [12]2000.

D'Adamo, Peter: Cook Right 4 Your Type: The Practical Kitchen Companion to Eat Right 4 Your Type. New York: G. P. Putnam's Sons 1996, deutsch: 4 Blutgruppen – Das Kochbuch für ein gesundes Leben. München: Piper [3]2000.

D'Adamo, Peter: Gut ecosystems III: The ABO and other polymorphic systems. In: Townsend Ltr. for Doctors. August 1990.

Gates, R. R.: Human Ancestry. Cambridge MA: Harvard University Press 1948.

Livingstone, F. R.: Natural selection disease and ongoing human evolution as illustrated by the ABO groups. (Unbekannte Quelle. Kopie im Besitz des Autors.)

Marcus, D. M.: The ABO and Lewis Blood-Group-System. In: New England Journal of Medicine 280 (1969), S. 994–1005.

Mourant, A. E./Kopec, A. C./Domaniewska-Sobczak, K.: Blood Groups and Disease. Oxford: Oxford University Press [4]1984.

Mourant, A. E.: Blood Relations; Blood Groups and Anthropology. Oxford: Oxford University Press 1983.

Muschel, L.: Blood Groups, Disease and Selection. In: Bacteriological Rev. 30/2 (1966), S. 427–441.

Nomi, T./Besher, A.: You are Your Blood Type. Pocket Books, USA (o. O.) 1983.

Race, R. R./Sanger, R.: Blood Groups in Man. Oxford: Blackwell Scientific Publications 1975.

Sheppard, P. M.: Blood groups and natural selection. In: British Med. Bull. 15 (1959), S. 132–139.

Snyder, L.H.: Blood Grouping in Relation to Clinical and Legal Medicine. O.O.: Williams and Wikin 1929.

Wyman, L. C./Boyd, W. C.: Blood group determinations of pre-historic American Indians. In: American Anthropol. 39 (1937), S. 583–592.

Wyman, L. C./Boyd, W. C.: Human blood groups and anthropology. In: American Anthropol 37 (1935), S. 181.

Anhang B

Ihre genetische Topographie

Ihre Blutgruppe dient als wichtigster Architekt Ihrer Zellstruktur. Dies erreicht sie durch ihre Antigene, die chemische Marker auf unseren Zellen sind und bei der Unterscheidung von Freund und Feind helfen. Blutgruppen-Antigene sind äußerst mächtig. Im Zustand bester Gesundheit können sie fremde Substanzen, zum Beispiel gefährliche Bakterien, wirkungsvoll aus Ihrem Körper fernhalten. Außerdem gibt es starke Anhaltspunkte dafür, daß Blutgruppen-Antigene als »Differenzierungs-Marker« dienen, die im sich entwickelnden Fötus den Weg für die Entwicklung von Nerven und Blutgefäßen bereiten – ganz im Stil eines Landvermessers, der einem Autobahnbautrupp vorangeht, um die beste Trasse für eine neue Straße zu finden.

Ihr Immunsystem bildet Antikörper, um fremde Antigene zurückzuweisen, zu denen auch fremde Blutgruppen-Antigene gehören. Ihr eigenes Blutgruppen-Antigen verhindert, daß Sie Antikörper gegen eben dieses eigene Blutgruppen-Antigen bilden. Menschen der Blutgruppe A haben einen Antikörper gegen den Typ B in ihrem Blutplasma. Dieser Anti-B-Antikörper hilft dem eigenen Körper bei der Zerstörung von Typ-B-Blutzellen, die versuchen, sich Zutritt zu verschaffen. Die Blutgruppe 0 verfügt sowohl über Anti-A- als auch über Anti-B-Antikörper, und die Blutgruppe AB enthält keine andersartigen Blutgruppen-Antikörper. Wenn Sie sich an der medizinischen Fakultät einer Universität mit Blutgruppen beschäftigen würden, dann wäre das das Ende Ihrer Karriere. Die medizinische Ausbildung beschränkt sich normalerweise auf die Bedeutung von Blutgruppen für Transfusionen. Wenn Sie erst einmal wissen, daß sich der Typ A und der Typ B nicht gegenseitig Blut spenden können, daß der Typ AB Spenderblut von allen anderen Gruppen empfangen, aber keinem von ihnen spenden kann, und daß der Typ 0 allen anderen Blut spenden, aber selbst nur vom Typ 0 empfangen kann, dann wissen Sie genausoviel wie die meisten Ärzte. Mutter Natur wird wohl ungläubig ihr Haupt schütteln, weil wir dieses phantastische genetische Werkzeug nur so eingeschränkt gebrauchen. Die Blutgruppe liefert uns einen Wirkstoff, der auf jeder roten Blutzelle präsent ist. Wenn wir uns der spezifischen Blutgruppeneigenschaften bedienen, können wir die Immuntätigkeit überwachen, ebenso die Stoffwechsel-Aktivität, die Verdauung und die neurologischen Signale. Das ist ein äußerst wirkungsvolles Kontrollinstrument, und dennoch ist das Thema Blutgruppe immer noch vor allem auf das Transfusionslabor beschränkt. Glücklicherweise ringt sich die medizinische Wissenschaft langsam aber sicher – dieses Buch wird das zeigen – zu der Position durch, daß die Blutgruppe im Körper des Menschen eine beherrschende Rolle spielt.

Ihr Blutgruppen-Stammbaum

Was entscheidet über ihre Blutgruppe? Die Blutgruppen-Genetik ist wirklich ziemlich einfach. Sie sind der körperliche Ausdruck Ihrer Gene. Man nennt das Ihren Phänotyp. Sie erhalten diese Gene von Ihren Eltern, und die Kombination der Gene Ihrer Eltern nennt man Ihren Genotyp. Eines dieses beiden Gene ist normalerweise dominant, und das ist der Schlüssel zu Ihrer Verschiedenheit. Das Gen für die Blutgruppe A verhält sich beispielsweise dominant gegenüber dem Gen für Typ 0. Wenn Sie also von Ihrer Muttter ein A, von Ihrem Vater aber ein 0 erhalten haben, wird Ihr Genotyp Ao, Ihr Phänotyp aber A sein. Dennoch tragen Sie eine latent wirkende 0 in sich, die Sie Ihrerseits an Ihre Nachkommen weitergeben können. Die Unterscheidung zwischen Phänotyp und Genotyp ist das, was viele Menschen an der Blutgruppen-Genetik so verwirrt. Sie erklärt, warum eine Mutter des Typs A und ein Vater des Typs 0 ein Kind mit der Blutgruppe 0 haben können, selbst wenn Sie nur dann ein 0-Typ werden können, wenn Sie ein 0-Gen von beiden Elternteilen erhalten.

		MUTTER	
		0	o
VATER	A	Ao = Typ A	Ao = Typ A
	o	0o = Typ 0	0o = Typ 0

		VATER	
		A	B
MUTTER	o	Ao = Typ A	Bo = Typ B
	o	Ao = Typ A	Bo = Typ B

Hier sehen Sie eine einfache Skizze. Der Kasten oben, als Punnett-Quadrat bekannt, wird von Genetikern benutzt, um mögliche Kombinationen des Phänotyps vom Genotyp aus festzulegen. MUTTER ist ein Phänotyp 0 (Blutgruppe 0) und ein Genotyp 0o. VATER ist ein Phänotyp A (Blutgruppe A) und ein Genotyp Ao. Wie leicht zu sehen ist, haben sämtliche Nachkommen hier eine 50:50-Chance, entweder die Blutgruppe A (Ao) oder die Blutgruppe 0 (0o) zu erhalten. Weil keiner der beiden Elternteile einen B-Erbfaktor hat, können die Kinder dieses Paares unmöglich die Blutgruppe B oder AB haben. Deshalb ist die Blutgruppe bei der Bestimmung einer Vaterschaft hilfreich. Sie kann nicht bestätigen, daß ein Mann der Vater eines bestimmten Kindes ist, aber unter bestimmten Umständen kann sie bestätigen, daß ein Mann *nicht* der Vater ist. Hier sehen Sie eine interessante Kombination: Mutter ist Typ 0, Vater ist Typ AB. Unter diesen Umständen werden die Kinder entweder die Blutgruppe A oder B haben, weil sowohl die A- als auch die B-Erbanlagen sich gegenüber 0 dominant verhalten.

		VATER	
		B	0
MUTTER	A	AB = Typ AB	Ao = Typ A
	o	Bo = Typ B	0o = Typ 0

Kein Kind wird die Blutgruppe der Mutter haben. Beide Kinder werden aber eine rezessive o-Erbanlage haben, die sie ihrerseits an den eigenen Nachwuchs weitergeben können, wodurch die Enkel möglicherweise die Blutgruppe 0 erhalten werden. Die Rache der Großmutter! Und das beantwortet eine weitere Frage, warum nämlich der Typ 0 im Lauf der Zeit nicht einfach verschwindet, wenn Typ A und Typ B dominant sind. Es gibt genügend o-Erbanlagen im menschlichen Gen-Pool, um das Überleben der Blutgruppe 0 in absehbarer Zukunft zu sichern.

Im dritten Szenario sehen wir, wie ein Vater des Typs B und eine Mutter des Typs A in der Lage sind, Nachwuchs jeden Typs zu zeugen. Auf diese Weise ist es denkbar – obwohl das eine weitreichende Konstruktion bleibt –, daß jedes Mitglied einer Familie eine andere Blutgruppe hat.

So können wir verstehen, daß zwei Individuen des gleichen Blutgruppen-Phänotyps verschiedene Genotypen haben. Meine Eltern haben zum Beispiel beide die Blutgruppe A. Ich gehe davon aus, daß ich von beiden Eltern eine A-Erbanlage erhielt (weshalb ich ein AA-Genotyp bin), weil meine beiden Töchter beide die Blutgruppe A haben. Meine Frau Martha hat die Blutgruppe 0 und kann nur zwei 0-Erbanlagen haben, weshalb unsere Töchter mit Sicherheit Ao-Genotypen sind.

Ihr Blut-Genotyp und -Phänotyp bilden nur zwei Schichten Ihrer genetischen Einzigartigkeit. Um der Analyse eine größere Dimension und Bedeutung zu geben, müssen wir uns den erweiterten Kontext ihres Blutgruppenerbes genauer ansehen.

Sekundärsysteme

Zu Ihrem Blutgruppenprofil gehören mehr als 300 Untertypen, die wie genealogische Mikro-Verfeinerungen wirken. Für unsere Zwecke jedoch haben nur drei dieser Faktoren eine meßbare Wirkung. Für über 90 Prozent dieser Faktoren ist der Phänotyp verantwortlich, wobei der Sekretorstatus etwa fünf Prozent abdeckt. Zwei weitere Faktoren können in besonderen Situationen nützlich sein: Das sind der Rhesusfaktor und das MN-Blutgruppensystem.

Der Rhesusfaktor

Wenn Ihre Blutgruppe bestimmt wird, erfahren Sie auch, ob Sie »negativ« oder »positiv« sind. Vielen Leuten wird dabei überhaupt nicht klar, daß es sich hier um eine zusätzliche Blutgruppe handelt, das Rhesus- oder Rh-System, und es hat mit dem AB0-Blutgruppensystem nichts zu tun. Das Rh-System ist nach dem Rhesusaffen benannt, einem häufig verwendeten Labortier, in dessen Blut es zuerst entdeckt worden war. Lange Jahre blieb es für die Ärzte ein Rätsel, warum einige Frauen, die eine normale erste Schwangerschaft hatten, in der zweiten wie auch in weiteren Schwangerschaften Komplikationen erlebten, die oft zur Fehlgeburt oder sogar zum Tod der Mutter führten. Im Jahr 1940 entdeckte Dr. Karl Landsteiner (der zuvor bereits das ganze System der AB0-Antigene und -Antikörper entdeckt hatte), daß diese Frauen eine andere Blutgrupppe hatten als ihre Babys, deren Blutgruppe vom Vater bestimmt worden war. Die Babys waren Rh^+, was bedeutete, daß sie das Rh-Antigen auf ihren Blutzellen trugen. Ihre Mütter waren Rh^-, was zeigte, daß dieses Antigen in ihrem Blut nicht vorhanden war.
Anders als im AB0-System, in dem sich die Antikörper gegen andere Blutgruppen von Geburt an entwickeln, bilden Rhesus-negative Menschen bis zur ersten »Sensibilisierung« keinen Antikörper gegen das Rh-Antigen. Diese Sensibilisierung tritt gewöhnlich ein, wenn während der Geburt zwischen Mutter und Kind Blut ausgetauscht wird, so daß das Immunsystem der Mutter nicht genug Zeit hat, um auf das erste Kind zu reagieren. Sollte sich jedoch bei einer folgenden Schwangerschaft erneut ein Rh^+-Baby entwickeln, wird die Mutter, inzwischen sensibilisiert, Antikörper gegen die Blutgruppe des Babys entwickeln. Immunreaktionen auf den Rh-Faktor gibt es nur bei einer Rhesus-negativen Frau mit einem Rhesus-positiven Partner. Rh^+-Frauen (dies sind etwa 85 Prozent) müssen sich keinerlei Sorgen machen. Obwohl das Rh-System keine besondere Rolle

spielt, wenn es um Ernährungsfragen oder Krankheiten geht, ist es für schwangere Frauen und ihre Partner sicher ein wichtiger Faktor.

Das MN-Blutgruppen-System

Das MN-Blutgruppen-System ist praktisch unbekannt, weil es in der Transfusions- oder Transplantationsmedizin unbedeutend ist. Es gibt allerdings Anhaltspunkte dafür, daß Ihr MN-Status bei bestimmten Aspekten von Herz-Kreislauf-Erkrankungen und Krebs eine Rolle spielt. In diesem System können Sie ein MM-, NN- oder MN-Typ sein. Das hängt davon ab, ob die Zellen nur das »M«-Antigen haben (das ergibt den MM-Typ), das »N«-Antigen (NN) oder beide (MN). Etwa 28 Prozent der Bevölkerung sind MM, 22 Prozent NN und 50 Prozent MN. Die meisten Gesundheitsprobleme sind mit den beiden »reinen« Typen verbunden (NN und MM), weniger mit dem Mischtyp (MN). Dieses Phänomen ist in der Genetik unter dem Begriff Heterosis bekannt.

Es scheint so, als ob das MN-System beim Brustkrebs eine Rolle spielen könnte. Dr. George Springer, ein vor kurzem verstorbener Forscher am Bligh-Krebszentrum der Medizinischen Fakultät der Universität Chicago, hatte bis zu seinem Tod an einem Impfstoff gearbeitet, dessen Grundlage ein als T-Antigen bekanntes Molekül ist. Dieses Antigen, ein häufiger Tumor-Marker, der bei vielen Krebsarten auftaucht (besonders beim Brustkrebs), ist ein unmittelbarer Vorläufer der Antigene, die das M-Antigen der MN-Blutgruppe produzieren. Obwohl das T-Antigen aus dem M-Antigen gebildet wird, sieht das fertige Produkt eher dem Antigen der Blutgruppe A ähnlich als dem M-Antigen. In gesundem Gewebe werden diese Antigene normalerweise durch die letzten baulichen Veränderungen gebunden, die am T-Antigen vorgenommen werden, um das MN-Blutgruppen-Antigen zu produzieren. Gesunde Menschen ohne Krebszellen verfügen gewöhnlich über Antikörper gegen das T-Antigen, deshalb wird es bei ihnen niemals nachgewiesen. Wenn ich bei einem Patienten mit einer familiären Krebsvorgeschichte die Blutgruppe A/MM feststelle, neige ich dazu, ihm oder ihr eine an aggressiver Krebsvorsorge orientierte Lebensweise zu empfehlen.

Möglicherweise spielt das MN-System auch bei Herz-Kreislauf-Erkrankungen eine Rolle. Eine 1983 in der Zeitschrift Clinical Genetics veröffentlichte Studie zeigte, daß NN-Personen unmittelbar nach der Einnahme einer Standard-Testmahlzeit in ihrem Blut deutlich erhöhte Cholesterin- und Triglyceridwerte aufwiesen. Die Forscher schlossen daraus, daß Menschen mit zumindest einem M-Gen (die Blutgruppen MM und NN) gegen eine starke Zunahme ihrer Triglycerid- und Cholesterinwerte besser geschützt zu sein scheinen.

A_1 oder A_2?

Es gibt weitere Untergliederungen der Blutgruppen A und AB, die für Ihr Gesundheits- und Ernährungskonzept eine gewisse Bedeutung haben.

Die Unterscheidung, ob jemand zur Blutgruppe A_1 oder A_2 gehört (und konsequenterweise zur Gruppe A_1B oder A_2B), wird über einen Bluttest mit einer Lösung vorgenommen, die ein Lektin der Pflanze Dolichos biflorus enthält (das ist eine in Indien vorkommende Bohnenart, die Pferdebohne, englisch: horsegram).

Das Lektin von Dolichos biflorus reagiert stärker mit den roten Blutkörperchen des Typs A_1 als mit denen des A_2-Typs. Dieses Reagens kann über verschiedene Chemikalien-Lieferfirmen bezogen werden, und die A_1-A_2-Bestimmung ist im Normalfall in zahlreichen Untersuchungslabors möglich. Die Unterscheidung zwischen A_1 und A_2 gewinnt im Hinblick auf bestimmte Mikroben-Lektine immer mehr an Bedeutung, denn einige dieser Lektine scheinen eine Präferenz für den einen oder den anderen A-Typ aufzuweisen.

Die Blutgruppen-Subtypographie ist eine weitläufige und vielfältige Landschaft, und vieles ist dort noch unerforscht. Obwohl Sie selten (wenn überhaupt jemals) in diesen Gefilden unterwegs sein werden, ist es doch das Beste, vorbereitet zu sein. Wissen und Verständnis sind Ihre beste Vorbereitung.

Zu Ihrem Blutgruppen-Stammbaum gehören:

Genotyp: Blutgruppen-Gen, von den Eltern geerbt.
Phänotyp: Ihre Blutgruppe – 0, A, B, AB.
Sekretor-Status: Lewis^{a-b+} (Sekretor), Lewis^{a+b-} (Nicht-Sekretor), Lewis^{a-b-} (Sekretor oder Nicht-Sekretor).
Rhesusfaktor: Rh^+ oder Rh^-.
MN-Blutgruppe: MM, NN, MN.

Anhang C

Bestimmen Sie Ihren Sekretor-Status

Ich hoffe, daß Sie nun überzeugt sind, daß es zu den wichtigsten Dingen gehört, die Sie tun können, um den größten Nutzen aus der Blutgruppendiät zu ziehen, Ihren Sekretor-Status herauszufinden. Besonders wenn Sie sich unter den 15–20% Nicht-Sekretoren in der Bevölkerung befinden, sollten Sie die geeignete Anpassung in Ihrer Ernährung und Gesundheitsvorsorge vornehmen, um den zusätzlichen Risikofaktoren gegenzusteuern.
Wir können Ihnen jetzt einen Speicheltest zur Bestimmung Ihres Sekretor-Status anbieten. Die Kosten für das Bestimmungsset mit Anleitung betragen 32,95 $ zzgl. 5,25 $ Versandkosten. Das Ergebnis erhalten Sie nach etwa zwei Wochen. Die Bestellung können Sie auf unserer Webseite www.dadamo.com vornehmen oder Sie schreiben an:

D'Adamo Personalized Nutrition
213 Danbury Road
Wilton, CT 06897
USA

Tel. (001) 203 761 0042
Fax (001) 203 76 0043
www.4 yourtype.com

Anhang D

Blutgruppen und Infektionskrankheiten

In jedem einzelnen von uns tobt ein uralter Kampf. Lebensgefährliche Krankheiten – die schwarze Pest, Pocken, Cholera, Grippe, Tuberkulose – haben im Lauf der Evolutionsgeschichte immer wieder regelrechte Breschen in die Bevölkerungen geschlagen und dem Prinzip des »survival of the fittest« Vorschub geleistet. Die Anfälligkeit für Krankheiten hat ihre Opfer schon immer bei den Schwächsten gesucht: den älteren Menschen und den Neugeborenen. Dazu kommen genetische Veranlagungen, der Gesamtzustand des Immunsystems, außerdem der grundlegende Mangel im hygienischen und sanitären Bereich. Die zuletzt genannten Faktoren können die Widerstandskraft steigern oder die Wahrscheinlichkeit einer Ansteckung senken.

Noch immer sterben weltweit etwa 13 Millionen Menschen im Jahr an Infektionskrankheiten. Allein in den USA wurden im Jahr 1998 etwa 180 000 Menschen Opfer von ansteckenden Krankheiten. Für etwa 90% aller Todesfälle von unter 44jährigen sind sechs Infektionskrankheiten verantwortlich: Aids, Tuberkulose, Malaria, Masern, Diarrhöe und Lungenentzündung. Assoziationen zu bestimmten Blutgruppen gibt es für Tuberkulose, Malaria, Masern und Darmerkrankungen.

Die meisten Anthropologen sehen den Tod durch Infektionskrankheiten als eine Form der natürlichen Selektion an. Wenn das stimmt, dann steht dahinter als bedeutendster Selektionsfaktor schon immer unsere Blutgruppe. Die Blutgruppe ist ein grundlegendes Element im Schaltplan unseres Körpers, einem System, das bedeutenden Einfluß auf das Zusammenspiel von seinen inneren Vorgaben und externer Beeinflussung ausübt.

Bei Infektionen gibt es zwei wesentliche Aspekte: Anfälligkeit und Abwehrkraft. Sie können zum Beipiel für eine bestimmte Infektion anfällig sein, aber ein hohes Pensum an Abwehrkraft dagegen aufbringen. Oder Sie können von Natur aus gegen einen bestimmten Typ von Infektionskrankheiten eine hohe Widerstandskraft besitzen, aber wenn Sie die Krankheit erst einmal entwickelt haben, stürzt Ihr System ab, und die Frage nach der Überlebensfähigkeit stellt sich ganz neu.

Je nach Ihrer Blutgruppe fällt eine Infektion mehr oder weniger schlimm aus. Die Antigene können sich auch auf einen Gegner einstellen, ihre Abwehr gegen ihn aufbauen und ihn beim nächsten Angriff sofort vernichten. Die Blutgruppe ermöglicht dem Körper die Abwehr mancher Infektionskrankheiten,

während er aber seine Reaktion auf andere Infektionen erschwert bzw. begrenzt.
Die Geschichte vom Kampf des Menschen gegen Infektionen ist die Geschichte des Überlebens. Und sie ist ein Schlüssel zum Verständnis der Blutgruppen – der vordersten Verteidigungslinie im Kampf gegen tödliche Krankheiten. Unter den problematischsten Infektionskrankheiten machen viele heute wie früher einigen Blutgruppen mehr zu schaffen, während andere Blutgruppen relativ gut geschützt sind. Viele Fachleute bringen überzeugende Argumente dafür, daß der Druck, den die Infektionen entlang der Blugruppengrenzen ausübten, ein, wenn nicht gar der entscheidende Faktor zur natürlichen Selektion und der Verteilung der Blutgruppen war. In diesem Kapitel sollen einige Erkenntnisse darüber vorgestellt werden, wie Blutgruppen und Infektionskrankheiten miteinander zusammenhängen.

Warum starb der Typ 0 nicht aus?

In der Genetik haben wir oft beobachtet, daß frühe Formen des Lebens sich entwickeln und schließlich durch Nachfolger ersetzt werden. Der Typ 0 ist aber bis heute die häufigste Blutgruppe geblieben. Es gibt verschiedene plausible Erklärungen für das Überleben des Typs 0. Eine besonders einleuchtende ist der hohe Anteil des 0-Gens im Gen-Pool und die damit verbundene Tatsache, daß es sich bis zu einem gewissen Grad selbst reproduziert.
Eine neuere Abhandlung könnte unter einer eher praktischen Perspektive erklären, warum das Gen für die Blutgruppe 0 weiterbesteht. Es hat den Anschein, als ob Patienten mit einer seltenen, unter dem Namen Leukozyten-Adhäsionsdefekt Typ II bekannten Störung (sie äußert sich durch ständig wiederkehrende Infektionen, einen konstant hohen Anteil weißer Blutkörperchen und schwere geistige Zurückgebliebenheit sowie Wachstumsverzögerung) nicht in der Lage sind, ihre weißen Blutkörperchen an entzündete Körperstellen zu schicken. LAD-II-Patienten zeigen eine Schwäche bei der Bildung von Zelloberflächenstrukturen, zu denen auch das Antigen der Blutgruppe 0 (genauer: das H-Antigen) gehört. Es ist deshalb denkbar, daß die Herstellung des H-Antigens (es ist das einzige Antigen, das der Typ 0 bildet, es wird aber in unterschiedlichen Mengen auch von den anderen Blutgruppen hergestellt) den Zellen unseres Immunsystems hilft, an Orte zu gelangen, wo Reparaturbedarf besteht. Wenn dem so ist, dann ist die Erhaltung von Genen, die für die Produktion von H-Antigen nötig sind, lebenswichtig für unser Weiterbestehen, und dies mag auch erklären, warum die menschliche Muttermilch soviel Fucose (also: H-Antigen) enthält. Sie hilft dem sich entwickelnden Immunsystem eines Säuglings bei der wirksamen Bekämpfung von Infektionen, bis es weit genug ist, diese Aufgabe selbst zu übernehmen.

Der Kampf der Titanen

Wenn ich öffentliche Vorträge halte, taucht unweigerlich in irgendeiner Form dieselbe Frage auf: »Welches ist die beste Blutgruppe?« Immer wieder höre ich Witze über »Blutgruppenneid« und Klagen von manchen, die mit ihrem Typ den kürzeren gezogen haben. Das gilt vor allem für A- und AB-Typen, und zwar wegen ihres generell relativ schlechten Abschneidens bei Herzerkrankungen und Krebs. Trotzdem ist die anthropologische Wahrheit sehr viel komplexer. Keine Blutgruppe ist an sich besser oder schlechter als die anderen; jede einzelne hat ihre eigenen Vor- und Nachteile.

Heute mögen sich A- und AB-Typ vielleicht sehr angreifbar fühlen – vor ein- oder zweihundert Jahren war das allerdings noch ganz anders: Damals war der 0-Typ am leichtesten verwundbar. Wenn ich in die Vergangenheit reisen könnte und an verschiedenen Orten der Welt vor unterschiedlichen Zuhörern sprechen würde, dann würden die 0-Typen unter ihnen liebend gerne ihre Krankheitsrisiken gegen die einer anderen Blutgruppe austauschen. Sicherlich würden sie die schlechteren Aussichten bei Herzerkrankungen und Krebs gern in Kauf nehmen, wenn sie ihre eigenen Gesundheitsrisiken dabei loswürden – denn dazu gehörte die verheerende Geißel der Tuberkulose. In manchen Regionen der Erde hätten auch heute noch viele meiner Zuhörer lieber die Blutgruppe A als eine andere. Je nach der zeitlichen und räumlichen Lage im Verlauf unserer Geschichte haben die verschiedenen Blutgruppen immer deutliche Vorteile gehabt. Und diese Vorteile ergaben sich ganz direkt daraus, wie gut die jeweilige Blutgruppe vor ernsthaften Infektionserkrankungen schützen konnte, die im Lauf der Menschheitsgeschichte eine der weitaus bedeutendsten Herausforderungen an die Gesundheit des Menschen darstellten – und an sein Überleben.

Im Mittelalter starb ein Drittel der gesamten Bevölkerung Europas an der Pest. Wer vor ihr floh, verbreitete sie noch nach Afrika und Asien, wo weitere – ungezählte – Millionen umkamen. Der »schwarze Tod« war eine bestimmte Infektionskrankheit: Yersiniose. Diese Infektion verursachte die Produktion eines 0-ähnlichen Antigens, eines pathogenen Betrügers, den der 0-Typ als körperfreundlich einstufte. Viele Opfer der riesigen Pestepidemien des Mittelalters waren Träger der Blutgruppe 0. In der Form einer Epidemie verschob das Prinzip vom Überleben des Stärkeren das Gleichgewicht in der Bevölkerung hin zu vergleichsweise höheren Anteilen der Blutgruppe A. Das heißt also, daß die größte Herausforderung an das Überleben der Menschheit zugleich der wichtigste Faktor war, der für Ausdifferenzierung und Wandel sorgte und schließlich dazu führte, daß mehr und mehr Menschen mit anderen Blutgruppen überlebten.

Noch vor hundert Jahren starben mehr Europäer an Cholera (einer Infektion des Verdauungssystems, die zu extremem Flüssigkeitsverlust und damit oft zum Tod führt) als an jeder anderen Krankheit. Wiederholt wurde in Studien nachgewiesen, daß diese Krankheit beim 0-Typ sehr viel häufiger auftritt als bei allen ande-

ren Blutgruppen. Dies bedeutet also, daß vor nur einhundert Jahren eine weitverbreitete tödliche Krankheit blutgruppenspezifisch war.
In einer bestimmten Epoche waren Pocken eine der gefürchtetsten Krankheiten in Europa. Heute ist nur noch selten von Pocken die Rede, weil sie praktisch ausgerottet sind. Träger der Blutgruppen 0 und B hatten schon immer eine bessere Abwehrkraft gegen diese Krankheit und wurden damit im Ernstfall besser fertig. Im Gegenzug wiesen die Pocken bei den Blutgruppen A und AB eine deutliche selektive Wirkung auf: Diese beiden Bluttypen nämlich litten an weitaus schwereren Formen der Infektion. Manchen Forschern zufolge ist dieser selektive Druck auf den A- und AB-Typ sogar dafür verantwortlich, daß in bestimmten Regionen der Welt, wie etwa in Island, die bei starker Isolierung nach außen wiederholten Pockenepidemien ausgesetzt waren, noch heute die genetische Veranlagung für den A-Typ sehr selten und für den 0-Typ sehr verbreitet ist. Dies ist also ein gutes Beispiel dafür, wie die Blutgruppe in Zusammenwirkung mit einer Infektion die natürliche Selektion unterstützen kann.
Und diese Beispiele sind keineswegs weit hergeholte Einzelfälle. Noch immer wirken Infektionskrankheiten selektiv und üben damit über die genetischen Veranlagungen Druck auf die Anpassung der Blutgruppen aus. Wenn die Blutgruppe 0 in den modernen zivilisierten Gesellschaften auch im Vorteil sein mag, so könnte der völlig unberechenbare Gesundheitsfaktor Infektionskrankheiten diesen Vorteil jederzeit genauso gut einer anderen Blutgruppe zuspielen.
Daß die Blutgruppe einen entscheidenden Einfluß auf die Überlebensfähigkeit der frühen Menschheit ausübte, läßt sich auch mit dem Umstand beweisen, daß praktisch jede Infektionskrankheit, die erwiesenermaßen die demographischen Werte signifikant beeinflußt (Malaria, Cholera, Typhus, Grippe und Tuberkulose), eine besonders anfällige Blutgruppe »bevorzugt« und ihm eine andere, besonders resistente Blutgruppe gegenüberstellt. In unserer Zeit spektakulärer medizinischer Fortschritte ist es besonders interessant, daß noch vor hundert Jahren die Blutgruppe über das Überleben weiter Teile der Bevölkerung entschied und daß bestimmte blutgruppenspezifische Erreger wie der Tuberkelbazillus zunehmend gegen Medikamente resistent werden.

Die Vorteile der Blutgruppen

Jede Infektionskrankheit hat eine Vorliebe für bestimmte Blutgruppen, die das gesundheitliche Gleichgewicht stören kann. Um sich selbst zu schützen, ist es also zunächst einmal wichtig, seine Schwachpunkte zu kennen. Allerdings kann ich nie genügend betonen, daß niemand völlig sicher vor jedem Infektionsrisiko ist. Wer bei geschwächtem Immunsystem mit Krankheitserregern in Kontakt kommt, läuft immer Gefahr, sich anzustecken. Die beste Abwehrmethode für jede Blutgruppe ist zunächst die Befolgung der jeweiligen Blutgruppendiät. Das heißt, Sie sollten möglichst viele der bekömmlichen Nahrungsmittel essen,

immunstärkende und probiotische Nahrungsergänzungsstoffe einnehmen, die Streßbelastung reduzieren und alle weiteren Anweisungen beachten, die Teil Ihrer individuellen Empfehlungen sind.
Im folgenden werden wir die Infektionskrankheiten durchgehen, die heute die ganze Welt bedrohen, und untersuchen, wie hoch die blutgruppenspezifischen Risikofaktoren liegen.

Grippe: Der Influenzavirus

Pünktlich wie die Sonnenuhr werden wir jedes Jahr im Winter wieder von einer Grippewelle überrollt. Im Laufe des 20. Jahrhunderts hat die Grippe in mehreren Fällen epidemische Ausmaße angenommen. An der Spanischen Grippe starben 1918/19 in den USA 500000 und weltweit etwa 20 Millionen Menschen. Die Asiatische Grippe verursachte 1957/58 allein in den USA 70000 Todesfälle. Der Hongkong-Grippe von 1968/69 fielen 34000 Menschen zum Opfer. Auch am Beginn des 21. Jahrhunderts ist die Grippe noch immer tödlich für viele Tausende. Jährlich sterben daran nicht weniger als 20000 Amerikaner – betroffen sind meist ältere Menschen sowie Patienten mit Immunschwächekrankheiten und anderen Vorbelastungen wie Diabetes, Asthma oder Herzerkrankungen.
Häufig wird die Bezeichnung »Grippe« für ein breites Spektrum an Symptomen verwendet, die irgendwie mit Fieber oder Erkältung im Zusammenhang stehen. Der Grippevirus ist ein sehr spezifischer Erreger, der eine geradezu höllische Kombination von Krankheitserscheinungen auslöst. Grippe verursacht Fieber, Erkrankungen der Atemwege wie etwa Husten, Halsschmerzen und Schnupfen; außerdem Kopf- und Gliederschmerzen und schwere Erschöpfung. Man unterscheidet bei der Grippe gewöhnlich die Typen A und B. Diese Bezeichnungen haben nichts mit den Blutgruppen zu tun, sondern benennen verschiedene Virenstämme. Zur Unterscheidung der Grippeformen A und B von der Blutgruppe A und B werden die Grippeformen hier mit A und B (mit Unterstreichungen) dargestellt.

Blutgruppe und Grippe

Mehrere Wissenschaftler haben in voneinander unabhängigen Untersuchungen Zusammenhänge zwischen Blutgruppen und Grippeerkrankungen festgestellt. Hier die Ergebnisse der verschiedenen Immunreaktionen:

Blutgruppe 0: Relativ gute Antikörperreaktion gegen die beiden verbreiteten Viren des Typs A, nämlich A(H1 N1) und A(H3 N2). Höhere Anfälligkeit für A(H1 N1) als für A(H3 N2). Geringere Antikörperproduktion gegen den Grippevirus B. Träger der Blutgruppe 0 sind generell sehr anfällig für die heftigsten

Grippeformen. In den Jahren mit besonders aggressiven Grippeviren und sehr ernsten Erkrankungen treten bei der Blutgruppe 0 die schwersten Fälle auf.

Blutgruppe A: Hohe Fähigkeit zur schnellen und effektiven Antikörperreaktion gegen den Grippetyp A(H1 N1) und in noch höherem Maße gegen die Form A(H3 N2). Geringere Reaktion auf den Grippevirus des Typs B. Insgesamt fangen Träger der Blutgruppe A eher nur schwächere Varianten des Virus ein; und wenn sie krank werden, dann weniger schwer als die anderen Bluttypen.

Blutgruppe B: Geringste Abwehrkraft gegen den Virustyp A(H3 N2) und etwas bessere Reaktion gegenüber A(H1 N1). Das Antigen A(H3 N2) ist bei gesunden Trägern der Blutgruppe B noch bis zu fünf Monate nach der Genesung von der Grippe nachweisbar. Auch wenn dann keine Symptome mehr auftreten, hat der Virus doch immerhin ein sicheres Nest zum Überleben gefunden. Dennoch hat die Blutgruppe B gegenüber allen anderen Blutgruppen einen deutlichen Vorteil bei den Grippeformen des Typs B: Die Immunreaktion erfolgt sehr viel schneller und hält länger vor als bei den anderen Blutgruppen.

Blutgruppe AB: Relativ schwache Antikörperreaktion gegenüber allen Grippeviren. Für den Träger der Blutgruppe AB ist die Grippe jedes Jahr problematisch, denn sie sind jeder Grippevariante praktisch hilflos ausgeliefert.

Viele meiner Patienten fragen mich jedes Jahr, ob sie sich gegen Grippe impfen lassen sollen – und das in der Annahme, sie seien dann vollständig gegen den Virus geschützt. Unter normalen Umständen ist das auch richtig. Der Grippeimpfstoff wird jährlich aus den Grippeviren hergestellt, die im vergangenen Jahr am weitesten verbreitet waren. Wenn der Grippevirus des letzten Jahres sich inzwischen nicht sehr verändert hat, dann bietet die Impfung in der Tat einen echten Schutz.

Allerdings gilt dabei eine deutliche Einschränkung. Dafür, daß der Grippevirus so lebensgefährlich bleibt, sorgt seine Verwandlungsfähigkeit, die der eines Chamäleons gleichkommt. Er kann sich zum Beispiel gerade nur so viel verändern, daß die Grippeschutzimpfung wirkungslos wird. Bei manchen Stämmen von Viren des Grippetyps A sind wir aber auch schon Zeugen von der Herausbildung völlig neuer Mutationen geworden, auf die kein Immunsystem auch nur im entferntesten vorbereitet war. In den entsprechenden Jahren wurde die Grippe zu einer Pandemie, einer weltweit verbreiteten Seuche, der Millionen von Menschen zum Opfer fielen.

Kürzlich war viel die Rede von einer neuen Medikamentengruppe, den selektiven Neuraminidasehemmern (wie Zanamivir), die verhindern sollen, daß der Virus bis ins Zellinnere vordringt; sie versprechen einigen Erfolg bei der Symptombehandlung nach erfolgter Infektion und könnten vielleicht sogar generell vor der Ansteckung schützen. Allerdings wird dies Medikament als Pulver inha-

liert. Inzwischen ist auch ein oral einzunehmender Neuraminidasehemmer verfügbar, das Oseltamivir.
Meine Erfahrung zeigt mir, daß Holunder, der schon seit Jahrhunderten als Heilpflanze verwendet wird, sehr gute Ergebnisse erzielt; und die Forschung bestätigt diese Erfahrungen. In Studien wurde nachgewiesen, daß Holunder die Ausbreitung aller Formen von Grippeviren verhindern kann. In einer Doppelblindstudie mit dem Grippetyp B konnten die Probanden, die Holunderextrakt einnahmen, die Grippe sehr viel schneller überwinden als die Placebogruppe. 70 % der Testpersonen ging es nach 48 Stunden deutlich besser, nach 72 waren es bereits 90 %. Wir empfehlen unseren Patienten ein Mischkonzentrat aus Blaubeeren, Kirschen, Apfel und Holunder, das offensichtlich viele von ihnen gesund durch die Grippesaison bringt – und das gilt sogar für die Blutgruppe AB, deren Abwehrkraft gegen Grippe doch so gering ausfällt.

Durchfallerkrankungen

Durchfallerkrankungen stehen weltweit an erster Stelle der tödlichen Erkrankungen, die durch Krankheitserreger ausgelöst werden. Und auch wenn wir in der westlichen Welt nur selten davon reden hören, ist die Cholera in vielen ärmeren Regionen der Welt noch immer eine verbreitete Seuche. Häufig sind die Auslöser von Diarrhöe auch E. coli, Dysenterie (Ruhr), Lambliasis und Shigellose (Bakterienruhr). Jeder von uns hat schon einmal in der einen oder anderen Form an Durchfall gelitten. Und wir alle haben eine bestimmte Vorstellung davon, was Diarrhöe eigentlich ist. Bei uns Einwohnern der westlichen Länder enthält der Stuhl in der Regel nicht mehr als 250 ml Wasser. Wenn diese Menge deutlich überschritten wird, spricht man von Diarrhöe.
Bei einem insgesamt gesunden Menschen ist Durchfall normalerweise die Folge einer Erkrankung. Im folgenden wollen wir die verbreitetsten dieser Krankheiten besprechen.

Aus der Studie über die Ergebnisse der Blutgruppendiät

Janet R.
Blutgruppe A
Frau mittleren Alters
Besserung: Darminfektionen

»Nach einer Reise in den Mittelmeerraum hatte ich zwei Jahre lang ernsthafte Verdauungsprobleme. Ich konnte niemals eine ganze Mahlzeit durchhalten, ohne zwischendurch auf die Toilette zu müssen. Alle erdenklichen medizinischen Untersuchungen wurden vorgenommen, aber alle blieben ohne ein greifbares

Resultat. Niemand konnte festellen, was mir eigentlich fehlte, und langsam sah man mich schon wie jemanden an, der recht fragwürdige Symptome aufwies. Ich baute Muskeln ab und mein Körper alterte vorzeitig, weil er die nötigen Nährstoffe nicht aufnehmen konnte. Da wurde in meiner Nachbarschaft ein neues Sportzentrum eröffnet, und dort gilt Ihr Buch als die Bibel. Schon zwei Tage, nachdem ich mit der Diät für die Blutgruppe AB begonnen hatte, hatten sich die Verdauung und meine Ausscheidungen normalisiert. Sofort befolgte auch mein Mann seine Diät, die für die Blutgruppe B. Sofort hat er ganz unerwartete Besserungen bei einer seltenen Autoimmunkrankheit erzielt, die vor fünf Jahren bei ihm diagnostiziert wurde. Mit dieser Diät voller Lieblingsspeisen fühlt er sich hervorragend. Bis jetzt halten wir uns erst seit ein paar Wochen an die Blutgruppendiät, aber wir sind jetzt schon zu treuen Anhängern geworden!«

Cholera

Cholera ist weltweit noch immer für sehr viele Todesfälle verantwortlich, und vor nicht mehr als hundert Jahren war sie in den Slums vieler moderner Großstädte wie London und New York noch durchaus verbreitet. In den Jahrhunderten davor dezimierten Choleraepidemien regelmäßig die Einwohnerzahlen von großen Städten. Man geht heute davon aus, daß es sich bei mehreren Seuchen, die im Römischen Reich für ungezählte Tote sorgten, tatsächlich um Cholera handelte. Bei Cholera hat die Blutgruppe 0 einen enormen selektiven Nachteil. Um es klar zu sagen, der 0-Typ kann beinahe mit Sicherheit davon ausgehen, daß seine Blutgruppe die schwersten Formen dieser einst äußerst gefürchteten Infektionskrankheit durchmachen muß. Es gibt Spekulationen darüber, daß es in Städten im Mittelmeerraum, deren Wurzeln bis in die Antike zurückreichen, möglicherweise deswegen so wenige 0-Typen gibt, weil Träger der Blutgruppe 0 häufiger an Cholera starben – ein Selektionsnachteil gegenüber der Blutgruppe A. Auch bei der Bevölkerung des Ganges-Deltas in Indien könnte der andauernde Selektionsdruck der Cholera gegen den 0-Typ zum Teil dafür verantwortlich sein, daß dort so extrem wenige genetische Veranlagungen für den 0- und ein deutliches Übergewicht für Gene des B-Typs zu finden sind. Im höchsten Grad sind gegen Cholerainfektionen offensichtlich Träger der Blutgruppe AB geschützt.
Was es für die Blutgruppe 0 nicht leichter macht, sind seine schwachen Heilungsfortschritte nach einer Infektion. Bei einer Haushaltsbefragung, die 1991 beim Ausbruch einer südamerikanischen Choleraepidemie durchgeführt wurde, ergab sich eine deutliche Assoziation der Blutgruppe 0 mit schweren Choleraformen: Infizierte 0-Typen hatten täglich häufiger diarrhöischen Stuhlgang als Träger anderer Blutgruppen, berichteten öfter von Erbrechen und Muskelkrämpfen und mußten fast achtmal so häufig stationär behandelt werden. In einer unabhängigen Studie wurde von ähnlichen Ergebnissen berichtet. Patienten mit den aus-

geprägtesten Diarrhöe-Formen hatten im Vergleich zu den Patienten, die auch infiziert, aber symptomfrei waren, öfter die Blutgruppe 0 als eine andere.
Zu den Hauptfaktoren, die heute wie früher zu Choleraepidemien beitragen, gehören vor allem Armut und das Fehlen von grundlegenden sanitären Maßnahmen. Cholera wird meist durch den Kontakt mit infiziertem Kot übertragen (am häufigsten durch Trinkwasser oder Nahrung, die mit dem Cholera-Bakterium verseucht sind). Die Krankheit kann sich also am leichtesten in den Regionen ausbreiten, in denen Abwasser und Trinkwasser nicht angemessen aufbereitet werden. Das Cholerabakterium kann auch in stehenden Flüssen und in küstennahen Gewässern überleben, so daß etwa rohe Meeresfrüchte zu einem Choleraüberträger werden können. In den Vereinigten Staaten kam es nach dem Verzehr von rohen oder halbgaren Meeresfrüchten aus dem Golf von Mexiko zu Cholerafällen. Wenn Sie die Blutgruppe 0 haben und vorhaben, in Gebiete zu verreisen, in denen Darmerkrankungen verbreitet sind, ergreifen Sie unbedingt die geeigneten Vorbeugungsmaßnahmen.

Typhus

Typhusinfektionen schießen häufig in Kriegs- und Hungerzeiten in die Höhe, wenn sanitäre Maßnahmen vernachlässigt werden. In der Antike konnte Typhus ganze Bevölkerungsteile ausrotten. Es ist keine Überraschung, daß auch Typhus, wie die meisten Infektionskrankheiten, die sich massiv auf die demographischen Werte auswirken können, in einem gewissen Maß blutgruppenspezifisch ist. Die Auswertung einer Studie, die in Usbekistan durchgeführt wurde, ergab eine deutliche Tendenz, daß A-Typen zu Dauerausscheidern werden, was besonders für die Bewohner des asiatischen Landesteils charakteristisch ist. Im Vergleich zur Kontrollgruppe war dieser Status beim 0-Typ wesentlich seltener.

E. coli

Schon die bloße Nennung eines Bakteriums wie des E. coli (Escherichia coli) versetzt die Leute in Panik. Die meisten Menschen sehen in E. coli einen lebensbedrohlichen Angreifer von außen – und in der Tat kann es das sein. Was sie dabei vergessen, ist die Tatsache, daß sich auch in der ganz normalen Dickdarmflora Unmengen von E. coli aufhalten und in einem für beide Seiten nützlichen Verhältnis leben: Unser Verdauungstrakt versorgt sie mit Nahrung, und sie sorgen dafür für die Abwehr von Krankheiten.
Wie kann es aber nun sein, daß E. coli gleichzeitig nützlich und schädlich ist?
Bei der Entwicklung vom Kleinkind zum Jugendlichen und zum Erwachsenen wird der Körper allmählich mit »guten« E. coli bevölkert. Diese guten Bakterien

sorgen normalerweise für eine Verdrängung der »schlechten«, indem sie sich selbst viel stärker vermehren, den schlechten Artgenosen die Nahrung streitig machen und ihnen den Weg zu den Stellen an der Darmwand versperren, an denen sie sich festsetzen könnten.

Es gibt viele verschiedene Stämme von E. coli, und zum größten Teil sind sie für das Immunsystem verträglich. Der Grund für diese Vielzahl von E. coli-Varianten liegt in ihrer hohen Fähigkeit zur Umwandlung von genetischem Material und zu unglaublich schnellen Mutationen. Manche Stämme von E. coli haben Antigenstrukturen, die den menschlichen Blutgruppen-Antigenen ähneln. Es handelt sich dabei um Kohlenhydrate, die mit den Zellwand-Lipopolysacchariden zusammenhängen. In einer umfangreichen Studie wurde gezeigt, daß die E. coli-Stämme Y1089 und Y1090 über das 0-Antigen verfügen, das auch in das A-Antigen umgewandelt werden kann. Das zeigt, wie diese Darmbakterien durch die Umwandlung von einem Blutgruppenantigen zu einem anderen bei verschiedenen Blutgruppen immun werden können und sich an einen anderen Wirt anpassen können, indem sie Elemente ihrer »Blutgruppe« verändern.

Die E. coli-Variante, die den meisten von uns heute geläufig ist, ist die hochgefährliche Form O157:H7. Zum erstenmal wurde sie im Jahr 1982 als Krankheitserreger beim Menschen identifiziert. Seither sind in den USA mehrere großflächige Infektionen durch E. coli O157:H7 aufgetreten; unter anderem ein Krankheitsausbruch im Jahr 1993, der wohl auf nicht vollständig gegartes Rinderhackfleisch in Hamburgern zurückzuführen ist: Bei dieser Epidemie wissen wir von über 600 Schwerkranken und vier Todesfällen. Nach dem Verzehr von infizierten Rettichsprossen erkrankten 1996 mehr als 6000 japanische Schulkinder an einer schweren E. coli-Infektion.

Vegetarische Hardliner neigen dazu, Fleisch als die Hauptursache für E. coli-Infektionen zu bezeichnen – aber offensichtlich ist das nicht immer richtig. Seit 1995 kam es aufgrund von Nahrungsmittelvergiftungen mit E. coli oder Salmonellen dreizehnmal zu Krankheitsfällen, die direkt mit kommerziell vertriebenen Rohsprossen in Zusammenhang standen. Verantwortlich für diese Infektionsquelle ist wohl nicht eine unsachgemäße Lagerung, sondern eine Infizierung der Sprossen selbst.

In den meisten Fällen führt diese Infektion nur zu Durchfall und Magenkrämpfen, aber in fortgeschrittenen Einzelfällen kann es auch zu blutigem und sehr schwächendem Durchfall kommen. In zwei bis sieben Prozent der Fälle entwikkeln die Patienten, besonders wenn sie sehr jung oder sehr alt sind, eine Krankheit mit Namen hämolytisch-urämisches Syndrom (HUS). Ein bakterielles Gift schädigt dann feine Blutgefäße in den Nieren, senkt die Konzentration von Blutplättchen und zerstört rote Blutkörperchen. Die Nierenfunktion kann dadurch so weit eingeschränkt werden, daß eine Dialysebehandlung notwendig wird. Wenn man einmal mit diesem speziellen Erreger infiziert ist, gibt es derzeit keine Präventionsmöglichkeiten gegen HUS.

Viele der gefährlicheren E. coli-Stämme haben eine Vorliebe für bestimmte Blutgruppen entwickelt. Sogar die Strategien, nach denen sie ihre Wirte überfallen, unterscheiden sich je nach der Blutgruppe:

Blutgruppe 0: Interaktion. Es besteht ein Zusammenhang zwischen Blut des 0-Typs und der Heftigkeit einer Infektion mit E. coli-Bakterien. Bei einer Forschungsstudie über Diarrhöe als Folge einer E. coli-Infektion wurden die 316 erwachsenen Teilnehmer auf ihre AB0-Blutgruppe und ihren Rhesusfaktor hin getestet, um die Reaktionen der verschiedenen Blutgruppen und ihre Heftigkeit zu untersuchen. Die Testpersonen der Blutgruppe 0 hatten signifikant stärkere Diarrhöe-Anfälle als die mit den anderen Blutgruppen. Die Wissenschaftler vermuteten, daß zwischen einem Element im Blut des A-Typs und dem Gift, das der Bakterienstamm produziert, eine deutlichere Reaktion hervorgerufen wird.

Blutgruppe A: Verbindung. Viele der im höchsten Grad pathogenen E. coli-Varianten produzieren schnurförmige Faserbündel, die man als »bundle forming pili« (BFP) bezeichnet. Mit Hilfe dieser Fasern können sich die E. coli-Bakterien an die Darmwände anheften. Diese spezifischen Bakterien verfügen über Lektine in der Form von winzigen Saugnäpfen, dank derer sie sich mit den verschiedenen Zuckern verbinden können (Glykoproteine und Glykolipide) – unter anderem mit den Polysacchariden der Darmschleimhaut. Viele dieser Zucker kommen nur auf den AB0-Antigenen vor. Manche E. coli-Stämme, die im menschlichen Verdauungstrakt leben, verfügen über Lektine, die für verschiedene Glykolipide spezifisch sind. Eines davon, globo-A, tritt nur bei Trägern der Blutgruppe A mit positivem Sekretor-Status auf.

Blutgruppe B und AB: Mimikry. Viele Varienten von E. coli sind in immunologischer Hinsicht dem Bluttyp B ähnlich. Das heißt, sie besitzen auf ihrer Oberfläche ein Antigen, das dem Antigen der Blutgruppe B ähnelt. In mehreren Studien wurde gezeigt, daß mehr Träger der Blutgruppen B und AB von E. coli-verursachter Gastroenteritis betroffen sind als Träger der Blutgruppen, die das B-ähnliche Antigen als feindlich einstufen.

Aus der Studie über die Ergebnisse der Blutgruppendiät

Bruce D.
Blutgruppe 0
Mann mittleren Alters
Besserung: Immunfunktionen/Infektionen

»Ich bin 42 Jahre alt und grundsätzlich gesund. Einmal im Jahr muß ich einen medizinischen Gesamtcheck durchführen lassen, weil ich auf einem Öltanker arbeite und ab und zu mit sehr gesundheitsschädlichen Substanzen in Kontakt

komme. Seit Mitte der 80er Jahre esse ich fast vollständig vegetarisch und dachte, ich täte damit etwas für meine Gesundheit. Seit den frühen 90er Jahren, als ich mit den alljährlichen Gesundheitstests begann, waren alle meine Werte immer bestens – bis auf den Spiegel an weißen Blutkörperchen. Der sank schnell immer weiter ab, und ich wurde wegen Leukopenie beobachtet. Aber nicht einmal eine Knochenmarkbiopsie konnte uns die Frage nach dem Grund dafür beantworten. Da hörten meine Frau und ich von Ihrem Buch und fanden es so interessant, daß wir es einmal ausprobieren wollten. Seit dem 12. März befolgen wir nun genau die Diätvorschriften für unsere Blutgruppe. Bei einer Blutprobe am 22. März lag mein Leukozytenwert bei 3,1 µl. Bei der nächsten Untersuchung am 9. April war er schon auf 4,5 µl gestiegen. Das ist wirklich sehr bemerkenswert, denn seit so vielen Jahren hatte er immer bei um die 3 µl gelegen, teilweise sogar bei nur 2,6 µl.«

Parasiten

Eine berühmte Episode aus der Medizingeschichte berichtet von einem Mann, der glaubte, daß die Cholera, die rund um ihn herum die Menschen heimsuchte, von dem Wasser aus einem bestimmten Brunnen verursacht wurde, das nach seiner Überzeugung die tödlichen Bakterien enthielt. Er brach den Griff der Wasserpumpe ab, und sofort wurde die Choleraepidemie gestoppt.

Es gibt noch eine andere Geschichte, die nicht ganz so bekannt ist. Aber auch sie ist wahr. Da geht es um einen Mann, der diese ganze Theorie für Blödsinn hielt – Bakterien sollten die Cholera hervorrufen? –, und der gleich ein ganzes Glas voll Choleraerreger leertrank. Dieser Mann wurde nicht cholerakrank.

Beide hatten ein Stück weit recht. Candida, Lamblien und andere Parasiten können sehr wohl problematisch werden, wenn sie unser Verdauungssystem infizieren und angreifen. Aber diese Erreger können nur dann wirksam werden, wenn unser Verdauungssystem geschwächt und die massive Abwehrkraft unseres Immunsystems beeinträchtigt ist. Um Ihr Darmsystem vor krankheitserregenden Mikroorganismen zu schützen, gibt es einen klar bestimmten Weg: Essen Sie die Nahrungsmittel, auf deren Aufnahme Ihr Organismus am besten eingestellt ist. Diese Diät ist für Ihren Körper gut verträglich und enthält keine Schadstoffe; außerdem trägt sie dazu bei, daß im Darm verträgliche Bakterien wachsen können.

Es gibt einige deutliche Zusammenhänge zwischen Blutgruppen und dem einen oder anderen Parasitenbefall. Häufig betrifft das allerdings weniger wichtige Subsysteme der Blutgruppen wie die nach Kell, Duffy oder dem Vorhandensein bestimmter Antigene.

Die Klassifikation nach den AB0-Typen ist zwar bei weitem das bedeutendste Blutgruppensystem, aber es ist eben auch nur eines von etwa 23 Systemen, nach dem wir die Blutgruppen bestimmen können. Da wir hier versuchen, uns auf das

AB0- und das Sekretor-System zu beschränken und gelegentlich nur auf den Rhesusfaktor und den Status im MN-System zurückgreifen, wollen wir auch an dieser Stelle den Blickwinkel darauf eingrenzen.
Wie zu erwarten haben auch Parasiten Vorlieben für bestimmte Blutgruppen.

Hakenwurm: Blutgruppe 0

Noch vor 70 Jahren war der Hakenwurm in Amerika durchaus verbreitet, vor allem in den südlichen Staaten. Offensichtlich besteht eine größere Gefährdung für Träger der Blutgruppe 0 als für die anderen Blutgruppen. Der Hakenwurm ist bei Haustieren noch immer häufig und kann auf diesem Weg auch auf den Menschen übertragen werden. Die Ansteckung erfolgt meistens durch ungewaschene Hände bei einem mit dem Hakenwurm verseuchten Garten; das heißt, der Stuhl Ihres Hundes, mitsamt den darin enthaltenen Hakenwürmern, ist überall im Garten verteilt. Wenn Sie im Garten arbeiten, sollten Sie unbedingt Handschuhe tragen und sich gründlich die Hände waschen, wenn Sie den Boden umgegraben haben.

Lamblien: Blutgruppe A

In zahlreichen Studien wurde erwiesen, daß das Bakterium Giardia lamblia (»Montezumas Rache«) an seiner Oberfläche Antigene besitzt, die das A-Antigen imitieren. Das hat zur Folge, daß Träger der Blutgruppe A häufiger davon befallen werden und daß diese Infektion für A-Typen schwerer und gefährlicher ausfällt als bei den anderen Blutgruppen. Überträger von Lamblien können wilde Tiere sein, aber auch in Flüssen und in Brunnenwasser können die Bakterien vorkommen. Lamblien-Infektionen können in Siedlungen auftreten, wo die Wasservorräte mit unbehandelten Abwassern verseucht sind. Die Ansteckung kann erfolgen, wenn man Wasser aus Seen und Flüssen trinkt, in denen Wassertiere wie Biber und Bisamratten leben oder wo Schafe oder andere Haustiere für einen Bekterienbefall verantwortlich sind. Auch durch direkten Körperkontakt kann das Bakterium übertragen werden, weshalb es sich in Kindertagesstätten bei Kindern und Erziehern hat ausbreiten können. Das verbreitetste Symptom dieser Infektion ist Durchfall, der sehr heftig ausfallen und zu goßer Schwächung führen kann.

Amöben-Infektion: Blutgruppe B

Nachdem zwei Untersuchungen zunächst zu zeigen schienen, daß Amöben sich nicht mit größerer Wahrscheinlichkeit an die roten Blutkörperchen einer bestimmten Blutgruppe anheften als an andere, wurde in einer separaten Studie inzwischen doch eine blutgruppenspezifische Reaktion nachgewiesen: Im Vergleich zu den Blutgruppen 0 und B wurden bei A- und AB-Typen verhältnismäßig mehr Amöben von der Immunabwehr zerstört. Wenn also tatsächlich keine der Blutgruppen mit größerer Wahrscheinlichkeit von Amöben befallen wird, so zeigten die Blutgruppen A und AB doch eine deutlich bessere

Abwehrreaktion. Das ist wohl auch die Erklärung dafür, daß Amöben-Infektionen in einer weiteren Studie in engen Zusammenhang mit dem Blut des B-Typs gebracht wurden.

Malaria

Weltweit betrachtet ist Malaria eine lebensgefährliche Krankheit; jährlich sterben daran immerhin 2,5 Millionen Menschen. In den Gebieten, wo Malaria lange Zeit vorherrschte, hat diese Infektionskrankheit eindeutig einen großen Einfluß auf die prozentuale Verteilung der Blutgruppen ausgeübt – und tut das teilweise noch immer. Zu den kritischsten Regionen zählen das tropische Afrika, Süd- und Südostasien, Mittel- und Südamerika einschließlich Mexiko, Haiti und der Dominikanischen Republik, sowie ein Teil der pazifischen Inseln wie Papua-Neuguinea, die Salomonen und Vanuatu.
Noch vor dreißig Jahren schien die Ausrottung der Malaria in greifbarer Nähe zu stehen. Aber letztlich haben sich chemische Behandlungen zur Ausrottung der übertragenden Fliegen doch als uneffektiv erwiesen, und inzwischen tauchen immer mehr gegen Medikamente resistente Malariastämme auf. Die Resistenz gegen Medikamente siegt im Wettlauf gegen die Entwicklung neuer Arzneien, und immer häufiger kommt es zur Unempfindlichkeit gegen Malariamittel.
Die Krankheit wird durch die Anophelesmücke übertragen, die beim Stechen Parasiten ins Blut spritzt, nämlich Plasmodium falciparum, P. malariae, P. vivax oder P. ovale. Diese Parasiten vermehren sich dann in unseren roten Blutkörperchen.
Unter den vier genannten ist nur P. falciparum lebensbedrohlich. In schweren Fällen kann es zu Leber- und Nierenversagen, zu Konvulsionen und zum Koma kommen. Etwa zwei Prozent der P. falciparum-Infektionen führen zum Tod, meist weil sie zu spät behandelt werden.
Wie stark Sie für eine Malariainfektion gefährdet sind und wie Ihre Reaktion darauf ausfällt, hängt in hohem Maße von Ihrer Blutgruppe ab:

Blutgruppe 0: Veranlagung für P. vivax-Infektionen, dagegen etwas höherer Schutz gegen P. falciparum als bei den anderen Blutgruppen. Nach erfolgter Infektion bessere Heilung als bei den anderen Blutgruppen. Träger der Blutgruppe 0 sind am sichersten vor Rosettenbildungen, einer Autoimmunreaktion des Bluts, die sich gegen den Parasiten richten soll.

Blutgruppe A: Veranlagung für P. vivax-Infektionen, dagegen etwas höherer Schutz gegen P. falciparum als bei den Blutgruppen B und AB. Nach erfolgter Infektion relativ schlechte Heilung und mögliche Probleme im Gehirnbereich.

Blutgruppe B: Veranlagung für P. falciparum-Infektionen. Nach erfolgter Infektion bessere Heilungschancen als bei den Blutgruppen A und AB.

Blutgruppe AB: Gewisser Schutz gegen mehrere Formen des Parasiten. Nach erfolgter Infektion ähnlich schlechte Heilung wie bei der Blutgruppe A.

Tuberkulose

Noch um die Jahrhundertwende zum 20. Jahrhundert war Tuberkulose die häufigste Todesursache in den USA. Diese Krankheit beruht auf einer Infektion mit dem sogenannten Mycobacterium tuberculosis, das prinzipiell jeden Körperteil angreifen kann, sich aber meist gegen die Lunge richtet. In den 40er Jahren des vergangenen Jahrhunderts entdeckten Wissenschaftler das erste der heute noch in der Tbc-Therapie geläufigen Medikamente, und seither nahm die Zahl der Infektionen in den USA langsam, aber stetig ab. Allerdings gibt es inzwischen so etwas wie ein Tbc-Comeback. Seit 1984 steigt die Zahl der Tuberkulose-Infektionen in den USA allmählich wieder an; im Jahr 1993 wurden über 25 000 Fälle registriert.

Ganz im Gegensatz zur Malaria ist Tuberkulose bei der Blutgruppe 0 sehr viel aggressiver und gefährlicher, während der A-Typ am besten dagegen geschützt ist. Außerdem ist bei dieser Erkrankung offensichtlich die Abstammung der Patienten relevant. 0-Typen europäischer Herkunft sind stärker gefährdet und haben schlechtere Heilungsaussichten als andere Träger der Blutgruppe 0. Bei Asiaten werden häufiger B-Typen infiziert, die auch an schwereren Formen der Infektion erkranken. Auch Ihr Rhesusfaktor kann für die Überlebensfähigkeit der Tuberkulose-Bakterien eine Rolle spielen. In wissenschaftlichen Studien wurde erwiesen, daß Patienten mit negativem Rhesusfaktor häufiger an der Tuberkulose starben, während Rhesuspositive häufiger überlebten.

Genauso wie bei verschiedenen anderen Krankheiten spielt die Blutgruppe eine wichtige Rolle bei der genetischen Anpassung, die für höhere Überlebensfähigkeit und einen weniger schweren Krankheitsverlauf sorgt. Man kann also durchaus davon ausgehen, daß im Lauf der Menschheitsgeschichte und besonders im 19. Jahrhundert, als die Tuberkulose eine der häufigsten Todesursachen war, ein regelrechter Ringkampf zwischen der Tuberkulose und den Blutgruppenveranlagungen ausgefochten wurde.

Die Ansteckung mit Tbc erfolgt gewöhnlich durch Tröpfcheninfektion, meist durch Husten oder Niesen. In der ersten Zeit nach der Infektion hat der Patient in der Regel keine Beschwerden, weist keinerlei Symptome auf und kann die Infektion auch nicht übertragen. Aber wer einmal infiziert ist, kann irgendwann einmal Tuberkulose entwickeln. Bei den meisten Menschen, die einmal Tbc-Bakterien eingeatmet haben und infiziert sind, behält der Körper die Bakterien zumindest anfangs unter Kontrolle. Die Bakterien sind dann desaktiviert, aber sie bleiben im Körper lebendig und können eines Tages wieder aktiv werden. Viele Menschen, die zwar Tbc-infiziert sind, werden niemals an Tuberkulose erkranken. Bei diesen Tbc-Trägern bleiben die Erreger das ganze Leben lang desaktiviert und verursachen zu keinem Zeitpunkt eine Erkrankung. Bei anderen Leuten aber – besonders wenn das Immunsystem geschwächt ist – werden die Bakterien aktiv und rufen Tuberkulose hervor.

Zu den Symptomen der Tuberkulose gehört heftiger Husten, der mindestens zwei Wochen andauert, Schmerzen im Brustbereich, blutiges Sputum beim Husten (d.h. Schleimauswurf aus der Lunge), große Müdigkeit und Schlappheit, Gewichtsverlust, Appetitlosigkeit, Schüttelfrost, Fieber und Nachtschweiß. Der einzige Nachweis einer Tbc-Infektion liegt in einer speziellen Hauttestung, dem Tuberkulin-Test, den Sie bei Ihrem Hausarzt durchführen lassen können.

Literaturangaben: Blutgruppen und Infektionskrankheiten

Alonso P. et al. »Phagocytic activity of three Naegleria strains in the presence of erythrocytes of various types«. in: *J. Protozool.* November 1985; 32(4), S. 661–664.

Black R.E./Levine M.M./Clements M.L./Hughes T./O'Donnell S., »Association between O blood group and occurence and severity of diarrhoea due to Escherichia coli«. in: *Trans R. Soc Trop Med Hyg* 1987; 81(1), S. 120–123.

Bouree P., Bonnot G., »Study of relationship of ABO and Rh blood group, and HLA antigens with parasitic diseases«. in: *J Egypt Soc Parasitol* Juni 1989; 19(1), S. 67–73.

Cameron B.J. et al., »Blood group glycolipids as epithelial cell receptors for Candida albicans«. in: *Infect Immun.* März 1996; 64(3), S. 891–896.

de Manueles Jimenez J. et al., [Histocompatibiliy antigens and Giardia lamblia parasitosis]. in: *An Esp Pediatr.* Januar 1992; 36(1), S. 41–44. (spanisch)

Essery S.D. et al., »Detection of microbial sufrace antigens that binsd Lewis(a) antigen«. in: *FEMS Immunol Med Microbiol.* Juni 1994; 9(1), S. 15–21.

Glass R.I., Holmgren J., Haley C.E., Khan M.R., Svennerholm A.M., Stoll B.J., Belayet Hossain Kaneko K. et al., »Prevalence of O agglutinins against the epizootic strains of Yersinia pseudo tuberculosis serovars IB and IVA in barn rats«. *Nippon Juigaku Zasshi.* April 1982; 44(2), S. 375–377.

K.M., Black R.E., Yunus M., Baroua D., »Predisposition for cholera of indiviuals with O blood goup. Possible evolutionary significance«. in: *Am J Epidemiol* Juni 1985; 121(6), S. 791–796.

Lindstedt R., Larson G., Falk P., Jodal U., Leffler H., Svanborg C., »The receptor repertoire defines the host range for attaching Escherichia coli strains that recognize globo-A«. in: *Infect Immun* März 1991; 59(3), S. 1086–1092.

Lopez-Revilla R. et al., »Adhesion of Entamoeba histolytica trophozoites to human erythrocytes«. in: *Infect Immun.* Juli 1982; 37(1), S. 281–285.

Mourant A.E., *Blood Types and Disease*, Oxford University Press 1979.

Roberts-Thomson I.C., »Genetic studies of human and murine giardasis«. in: *Clin Infect Dis.* März 1993; 16 Suppl. 2, S. 98–104. Rezension.

Sinha A.K., Bhattacharya S.K., Sen D., Dutta P., Dutta D., Bhattacharya M.K., Pal S.C., »Blood group and shigellosis«. in: *J Assoc Physicians India* Juni 1991; 39(6), S. 452 f.

Springer G.F., »Role of human cell surface structures in interactions between man and microbes«. in: *Naturwissenschaften.* April 1970; 57(4), S. 162–171.

Swerdlow D.L., Mintz E.D., Rodriguez M., Tejada E., Ocampo C., Espejo L., Barrett T.J., Petzelt J., Bean N.H., Seminario L. et al., »Severe life-threatening cholera associated with blood group O in Peru: implications for the Latin American epidemic«. in: *J Infect Dis.* August 1994; 170(2), S. 468–472.

Thom S.M. et al., »Non-secretion of blood group antigens and susceptibility to infection by Candida species«. in: *FEMS Microbiol Immunol.* Juni 1989; 1(6–7), S. 401–405.

Tosh F.D. et al., »Characterization of a fucoside-binding adhesin of Candida albicans«. in: *Infect Immun.* November 1992; 60(11), S. 4734–4739.

Villalobos J.J. et al., [A 10-year prolective study on cancer of the digestive system]. in: *Rev Gastroenterol Mex.* Januar–März 1990; 55(1), S. 17–24 (spanisch).

Wittels E.G., Lichtman H.C., »Blood group incidence and Escherichia coli bacterial sepsis«. in: *Transfusion* November–Dezember 1986; 26(6), S. 533–535.

Yamamoto M. et al., »Structure and action of saikosaponins isolated from Bupleurum falcatum L. II. Metabolic actions of saikosaponins, especially a plasma cholesterol-lowering action«. in: *Arzneimittelforschung* August 1975; 25(8), S. 1240–1243.

Yang N., Boettcher B., »Development of human ABO blood group A antigen on Escherichia coli Y1089 and Y1090«. in: *Immunol Cell Biol* Dezember 1992; 70(Pt 6), S. 411–416.

Zhukov-Berezhnilov N.N. et al., [Heterogenetic antigens of plague and cholera microbes, similar to antigens of human and animal tissues] in: *Biull Eksp Biol Med.* April 1972; 73(4), S. 63–65 (auf russisch).

Anhang E

Hilfsmittel und Bezugsquellen

Dr. Peter D'Adamo und sein Team nehmen in begrenztem Rahmen weiterhin neue Patienten auf. Wenn Sie einen Termin vereinbaren wollen, wenden Sie sich bitte an

The D'Adamo Clinic, LLC
213 Danbury Road
Wilton, CT 06897
USA
Tel. (001) 2038347500

Anmerkung: Bitte stellen Sie auf diesem Weg keine Fragen über Dr. D'Adamos Arbeit oder zu persönlichen Gesundheitsproblemen.
Dr. D'Adamo unterhält eine Internetseite (http://www.dadamo.com), auf der es ein interaktives Mailboard sowie eine Archivdatei mit früheren Nachrichten und Fragen an diese Adresse gibt. Im Augenblick ist das der einzige Weg, um zusätzliche Informationen über Dr. D'Adamos laufende Forschungsarbeit zu Blutgruppen und Individualität zu erhalten.

www.dadamo.com

Das Internet hat sich als geeigneter Knotenpunkt erwiesen, um die Grundlagen der Blutgruppendiät und der entsprechenden Lebensweise kennenzulernen und umzusetzen. Seit Januar 1997 haben schon Hunderttausende die Webseite besucht, um an den Blutgruppen-Chatrooms teilzunehmen, die wissenschaftlichen Archive zu konsultieren, Erfahrungen und Rezepte mit anderen auszutauschen und mehr über die Hintergründe der Blutgruppensysteme zu erfahren.
Einer der interessantesten Beiträge auf der Homepage ist die Studie über die Ergebnisse der Blutgruppendiät, mit dessen Hilfe die Daten über meßbare Erfolge der Blutgruppendiät bei sehr unterschiedlichen medizinischen Voraussetzungen gesammelt werden.
Ich lade auch Sie dazu ein, auf unserer Internetseite von Ihren Ergebnissen zu berichten. Das geht ganz einfach: Rufen Sie www.dadamo.com auf und blättern Sie auf der Startseite so weit nach unten, bis das Stichwort »Share your outcome«

erscheint. Wenn Sie diesen Link anklicken, werden Sie zur Studie über die Ergebnisse der Blutgruppendiät geleitet.
Ich würde mich sehr freuen, wenn Sie sich die Zeit nehmen würden, mir über Ihre Erfahrungen mit dem Diätprogramm zu berichten. Ihr Feedback enthält vielleicht entscheidende Hinweise und Tendenzen, die zur weiteren Forschung beitragen können. Alle Informationen, die auf der per Internet zugänglichen Studie über die Ergebnisse der Blutgruppendiät gegeben werden, werden streng vertraulich behandelt.

Blutgruppen-Bestimmungsset

Die North American Pharmacal, Inc. vertreibt offiziell das Set zur Selbstbestimmung Ihrer Blutgruppe. Jedes Set kostet 7,95 $; es besteht aus einem Einweggerät zur einmaligen Bestimmung der Blutgruppe und des Rhesusfaktors. Das Testergebnis liegt nach etwa 4–5 Minuten vor. Wenn Sie mehrere Freunde oder Familienmitglieder auf ihre Blutgruppe testen wollen, denken Sie daran, für jede einzelne Person ein eigenes Bestimmungsset zu bestellen.
Bestellungen innerhalb der USA werden über UPS geliefert (die Versandkosten betragen unabhängig von der Anzahl der bestellten Sets einmalig 5,25 $). Expresslieferungen (nach den UPS-Versandoptionen) sind gegen Aufpreis möglich. Bitte wenden Sie sich an unseren Kundenservice, um genaue Informationen über die Lieferbedingungen für Ihren Wohnort zu erfragen.
Wenn Sie ein Set zur Lieferung außerhalb der USA bestellen, können die Versandkosten sehr verschieden ausfallen und sehr teuer werden. Bitte wenden Sie sich an unseren Kundenservice, bevor Sie eine Bestellung aufgeben, und lassen Sie sich die ungefähren Versandkosten in Länder außerhalb der USA abschätzen.
Für die Bestellung eines einzelnen Blutgruppen-Bestimmungssets innerhalb der USA legen Sie 7,95 + 5,25 $ in einen Umschlag und senden Sie ihn an

D'Adamo Personalized Nutrition
213 Danbury Road
Wilton, CT 06897
USA

Tel. (001) 203 761 0042
Fax (001) 203 76 0043
www.4 yourtype.com

Gesundheitsprodukte und Nahrungsergänzung

Die North American Pharmacal, Inc. vertreibt offiziell die originalen Blutgruppenprodukte. Zum Angebot gehören Nahrungsergänzungsstoffe, Bücher, Videos, Tees, nährstoffreiche Riegel, die Mahlzeiten ersetzen, Kosmetikprodukte und weiteres Material, das die Umsetzung der blutgruppenspezifischen Diäten und Lebensweisen erleichtert.

Zu diesen Produkten gehören »New Chapter® D'Adamo 4 Your Type Products™«. Diese Vitamine, Kräuter und sonstigen Nahrungsergänzungsstoffe für eine ausgeglichene Ernährung wurden eigens entworfen, um den besonderen Bedürfnissen jeder Blutgruppe gerecht zu werden.

Außerdem umfaßt die Produktreihe »Sip Right 4 Your Type®«-Tees, die Lektinblocker-Formeln der »Deflect™«-Serie und eine Reihe weiterer blutgruppenspezifischer und blutgruppenfreundlicher Gesundheitsprodukte, die in Zusammenarbeit mit »The Republic of Tea« und »New Chapter« entwickelt wurden.

Produktinformationen und Preislisten erhalten Sie auf unserer Webseite oder bei North American Pharmacal, Inc. (siehe oben)

Naturheilkunde

Dr. Peter D'Adamos Vater, Dr. James D'Adamo, Arzt für Naturheilkunde, der ein Pionier der ersten klinischen Untersuchungen über die Blutgruppen war, führt weiterhin seine naturheilkundliche Praxis. Er ist zu erreichen unter

Dr. James D'Adamo, N. D.
44–46 Bridge Street
Portsmouth, NH 03801
USA

Sachregister

Blutgruppenregister

Blutgruppe B

Blutgruppe AB

Hinweis des Autors zu Gesundheitsprodukten und Nahrungsergänzungsmitteln

North American Pharmacal ist der offizielle Vertrieb für die speziellen Blutgruppen-Produkte. Diese Produktlinie enthält ein Blutgruppen-Bestimmungsset, Nahrungsergänzungsmittel, Bücher, Audio-Kassetten, ein Video, Tees, Snack-Riegel, die eine Mahlzeit ersetzen, Kosmetika und weitere hilfreiche Produkte, die dem Ziel dienen, »richtig zu leben und richtig zu essen«.

In diese Produktlinie sind die »D'Adamo 4 Your Type Products«™ aufgenommen. Diese reinen Vitamine, Kräuter und andere Nahrungsergänzungsmittel sind so hergestellt, daß sie den Bedürfnissen der spezifischen Blutgruppe entsprechen.

Neben dem »Sip Right 4 Your Tea«™-Tee und »Deflect«™, einem lectin-blockierenden Mittel gehört eine Reihe von weiteren blutgruppenspezifischen und blutgruppenfreundlichen Gesundheitsprodukten zum Angebot, an deren Entwicklung »The Republic of Tea« mitgearbeitet hat.

Produktinformationen und Preise finden sich auf unserer Website (www.dadamo.com). Natürlich können Sie auch unter der Nummer 001-203-7610042 bei North American Pharmacal anrufen oder unter 001-203-760043 ein Fax senden.

Für Leser im deutschsprachigen Raum:

Der offizielle Vertrieb in Europa, über den Sie ebenfalls Informationen erhalten können, ist:

NAP4EU Ltd.
info@right4eu.com
www.right4eu.com